外科疾病诊治与围术期管理

主编　高成生　王　波　吕建平　李现新
　　　宋　磊　李海洋　胡　涛　孔德胤

中国海洋大学出版社
·青岛·

图书在版编目（CIP）数据

外科疾病诊治与围术期管理 / 高成生等主编. —青
岛：中国海洋大学出版社，2024.5
ISBN 978-7-5670-3835-6

Ⅰ．①外… Ⅱ．①高… Ⅲ．①外科－疾病－诊疗②外
科手术－围手术期－卫生管理 Ⅳ.①R6

中国国家版本馆CIP数据核字（2024）第082097号

Diagnosis and Treatment of Surgical Diseases and Perioperative Management

出版发行	中国海洋大学出版社		
社　　址	青岛市香港东路23号	邮政编码	266071
出 版 人	刘文菁		
网　　址	http://pub.ouc.edu.cn		
电子信箱	369839221@qq.com		
订购电话	0532-82032573（传真）		
责任编辑	韩玉堂	电　　话	0532-85902349
印　　制	日照报业印刷有限公司		
版　　次	2024年5月第1版		
印　　次	2024年5月第1次印刷		
成品尺寸	185 mm×260 mm		
印　　张	29		
字　　数	733千		
印　　数	1～1000		
定　　价	208.00元		

发现印装质量问题，请致电0633-8221365，由印刷厂负责调换。

前 言
FOREWORD

外科学是一门实践性很强的学科，不同的外科疾病可能会有相同的临床表现，而同一种外科疾病也可能临床表现不同。要提高外科疾病的临床治疗效果、提升患者生存质量，外科医师不仅要正确诊断疾病、密切观察病情变化、合理地选择治疗药物，更重要的是要选择合适的手术方式，执行正确的手术操作。为提高外科医师的临床实践能力，我们特组织具有丰富临床经验的外科专家编写了《外科疾病诊治与围术期管理》一书。

本书在参照国内、外最新文献的基础上，结合了各位专家自身的临床经验，纳入了当下外科常见疾病的诊疗新进展。内容安排上，本书针对神经外科、心胸外科、普外科、肝胆外科、骨外科、肛肠外科等各科室疾病，就其病因、临床表现、诊断与鉴别诊断、治疗方案的选择进行了重点阐述，在阐述过程中涵盖了西医、中医、中西医结合治疗特色，以供读者参考。考虑到普外科手术的普遍性，为拓宽读者思路，本书对围术期管理和部分外科疾病的护理措施进行介绍，以贴合临床实际，提升患者康复后的生活质量。本书旨在提升外科临床医师的诊疗思维能力，完善临床需求，内容全面、翔实，条理清晰，有助于临床医师对疾病迅速作出明确诊断和恰当处理，适合各级医院的外科临床医师参考阅读。

尽管我们已经竭尽全力，但是由于受经验和水平的限制，书中难免有不足之处，希望广大同仁批评指正，对此我们不胜感激。

《外科疾病诊治与围术期管理》编委会
2023 年 10 月

目 录
CONTENTS

第一章

神经外科疾病

第一节　外伤性颅内血肿

一、概述

外伤性颅内血肿在闭合性颅脑损伤中占 10% 左右,在重型颅脑损伤中占 40%～50%。

(一)颅内血肿的分类

1.按血肿症状出现的时间分类

(1)特急性血肿:3 h 以内出现血肿症状者。

(2)急性血肿:伤后 3 d 内出现症状者。

(3)亚急性血肿:伤后 3 d 至 3 周出现症状者。

(4)慢性血肿:伤后 3 周以上出现症状者。

2.按血肿在颅腔内部位不同分类

(1)硬脑膜外血肿:血肿位于颅骨和硬脑膜之间。

(2)硬脑膜下血肿:血肿位于硬脑膜和蛛网膜之间。

(3)脑内血肿:血肿位于脑实质内。

(4)特殊部位血肿:脑室内出血,出血在脑室系统内;颅后窝血肿,血肿位于颅后窝;脑干血肿,血肿位于脑干。

3.按血肿数目多少分类

(1)单发性血肿:颅内出现单一血肿。

(2)多发性血肿:两个以上同部位不同类型的血肿或不同部位的血肿。

4.按血肿是否伴脑挫裂伤分类

(1)单纯性血肿:不伴有脑挫裂伤的血肿。

(2)复合性血肿:血肿部位伴脑挫裂伤。

此外,CT 扫描的出现又引出以下两种概念:①迟发性颅内血肿,即伤后首次 CT 扫描未发现血肿,当病情变化再次 CT 检查发现了血肿。②隐匿性颅内血肿,伤后病情稳定,无明显症状,经CT 扫描发现了颅内血肿。

1

(二)病理生理

正常时,颅腔的容积是脑的体积、颅内血容量和颅内脑脊液量三者之和。外伤后颅内形成血肿,为维持正常颅内压,血肿形成早期,机体借颅内血管的反射性收缩使血容量减少,并将一部分脑脊液挤压到椎管内,脑脊液分泌也减少,吸收速度增加以代偿。但这种代偿有一定限度。脑脊液可代偿的容量占颅腔总量的 5% 左右,即相当于 70 mL,血容量可供代偿容量约为 25 mL。但颅内血肿大多都伴有脑挫裂伤及脑水肿,因此,血肿即便小于 70 mL,也可产生急性脑受压及失代偿的表现。一般认为,幕上急性血肿超过 20～30 mL,幕下急性血肿超过 10 mL,即可产生症状而需手术处理。机体失代偿后可经以下环节形成恶性循环。

1.脑血液循环障碍

颅内压增高,脑静脉回流受阻,脑血流淤滞,引起脑缺氧和毛细血管通透性增强,产生脑水肿和颅内压增高。

2.脑脊液循环障碍

脑血循环的淤滞,导致脑脊液分泌量增加和吸收量减少,脑水肿加重,闭塞了脑池和蛛网膜下腔,特别是环池和枕大池。当脑疝形成时,中脑导水管受压,脑脊液循环障碍,致使颅内压更加增高。

3.脑疝形成

当血肿体积不断增大,压迫同侧大脑半球,导致颞叶沟回疝,压迫中脑致使导水管处脑脊液循环障碍。幕上颅内压急剧增高,压力向下传达到颅后窝,促使小脑扁桃体经枕骨大孔下疝,延髓受压,生命中枢衰竭,导致患者死亡。

(三)临床表现

1.颅内压增高症状

(1)头痛、恶心、呕吐:为头外伤的早期常见症状,如在急性期或亚急性期并发血肿者,头痛加剧,恶心、呕吐频繁。对慢性血肿则不明显。

(2)生命体征改变:急性颅内血肿引起的颅内压增高,可导致库欣综合征,表现为血压升高,脉压增大,脉搏和呼吸减慢。

(3)意识障碍:颅内血肿患者的意识障碍变化多有"中间清醒期"或"中间好转期",即患者伤后出现原发性昏迷,当患者神志转清或意识障碍有好转时,由于颅内出血的存在,血肿不断增大,颅内压增高或脑疝形成,再次出现昏迷。某些颅内血肿伴严重脑挫裂伤,如原发昏迷程度加重,应考虑到有脑水肿或多发颅内血肿的可能。

(4)躁动:为颅内压急剧增高或脑疝发生前的临床表现。

(5)视盘水肿:亚急性或慢性血肿,以及少数急性血肿均可出现视盘水肿。

2.局灶症状

颅内血肿的局灶体征是伤后逐渐出现的,这与脑挫裂伤后立即出现的局灶症状有所不同。

3.脑疝症状

幕上血肿造成小脑幕切迹疝,表现为意识丧失,血肿同侧瞳孔散大,对光反射消失和对侧偏瘫等。少数患者由于脑干被推向对侧,致使对侧的大脑脚与小脑幕游离缘相挤压,出现颠倒症状,这在血肿定位时应予以注意。

脑疝晚期则可出现双侧瞳孔散大、去大脑强直,进一步发生枕骨大孔疝,出现病理性呼吸,最终导致呼吸停止。

（四）辅助检查

1.颅骨 X 线平片

了解有无颅骨骨折、骨折线的走行和其与硬脑膜外血肿的关系，对判断头部着力部位、出血来源和血肿的位置、类型有帮助。钙化松果体的移位，对判断幕上血肿的定位有帮助。

2.超声波探查

简单易行，便于动态观察。单侧的血肿可出现中线波移位；发展中的血肿，初次检查时中线波可无明显移位，但随着血肿增大，复查中将发现中线波明显移位，但额底、颞底和两侧性血肿，中线波常不出现移位。

3.脑血管造影

在无 CT 扫描的条件下，脑血管造影仍然是较好的诊断方法，但对已出现脑疝症状者切忌做此项检查，防止因造影延迟手术时间，造成不良后果。

4.CT 扫描

在外伤性颅内血肿的检查中，CT 扫描是目前最为理想的方法。它可以准确地判断血肿的类型、大小、位置和数目，以及同时伴有的颅骨、脑组织损伤的情况，便于同时处理。

（五）诊断与鉴别诊断

根据患者的头外伤史，进行性颅内压增高的症状、体征及局灶体征，及时行 CT 扫描，有利于颅内血肿的早期诊断。当伤情发展到脑疝形成时，应抓紧时间直接进行钻孔探查。在临床上，外伤性颅内血肿应与以下疾病进行鉴别。

1.脑挫裂伤

伤后立即出现局灶神经体征，颅内压增高症状多不明显。鉴别主要靠 CT 扫描。

2.脑血管意外

发病时患者突然感到剧烈头痛、头晕，然后意识丧失而昏倒。因病种不同可有不同的病史和临床特点，有时合并轻度头外伤时，在临床上难以鉴别。经 CT 扫描了解血肿的部位和类型将有助于鉴别诊断。

3.脂肪栓塞

常伴有四肢长骨骨折，伤后患者情况良好，但数小时或数月后出现头痛、躁动、癫痫发作和意识障碍，全身皮肤可有散在小出血点。

（六）救治原则与措施

患者伤后无意识障碍及颅内压增高，CT 示血肿量小、中线结构移位不明显、脑室系统无明显受压，无局灶性神经系统体征可行保守疗法，其余者多需手术治疗，清除血肿。手术指征为：①意识障碍逐渐加重；②颅内压增高，颅内压监测 ICP＞12.7 kPa，并呈进行性升高；③有局灶性神经系统体征；④CT 示幕上血肿量＞30 mL，幕下＞10 mL，中线结构移位＞1 cm，脑池、脑室受压明显；⑤在脱水、利尿保守治疗中病情恶化者；⑥硬脑膜外血肿不易吸收，指征须放宽；⑦颞叶、颅后窝血肿易致脑疝，需密切观察患者病情变化，在脑疝出现前及早手术。

二、硬膜外血肿

硬膜外血肿位于颅骨内板与硬脑膜之间，占外伤性颅内血肿的 30% 左右，在闭合性颅脑损伤中其发生率为 2%～3%。资料统计临床显示外伤性硬膜外血肿以急性多见，约占 86.2%，亚急性血肿占 10.3%，慢性者少见，占 3.5%；在我国 1978 年全国神经精神科学会上将伤后 3 h 内出现典型颅内血肿症状及体征者定为特急性血肿，以加强此类患者的救治工作，硬膜外血肿呈特急性表现者在各类外伤性血肿中较为多见。硬膜外血肿多为单发，多发者少见，但可合并其他类型血肿，构成复合型血肿，其中以外伤着力点硬膜外血肿合并对冲部位硬膜下血肿较为常见，脑内血肿少见。硬膜外血肿可见于任何年龄患者，以15～40岁青壮年较为多见。儿童因颅内血管沟较浅且颅骨与脑膜粘连紧密，脑膜动脉损伤及脑膜剥离机会少，硬膜外血肿少见。

（一）急性硬膜外血肿

1.病因与病理

急性硬膜外血肿的常见原因是颅骨骨折致脑膜中动脉或其分支撕裂出血，于颅骨内板和硬膜之间形成血肿，以额颞部及颞顶部最为常见。脑膜中动脉经颅中窝底的棘孔进入颅内，沿脑膜中动脉沟走行，在翼点处分为前后两支，翼点处颅骨较薄，发生骨折时脑膜中动脉及其分支均可被撕裂，其主干出血形成血肿以额部为主，前支出血形成血肿多位于额部或额顶部，后支出血血肿多位于颞顶或颞部。脑膜中动脉出血凶猛，血肿可迅速增大，数小时内产生脑疝，特急性硬膜外血肿多见于此处出血者。前额部外伤或颅前窝骨折，可损伤筛前动脉及其分支（脑膜前动脉），于额极部或额底部形成硬膜外血肿，此处血肿形成较慢且临床少见，易于漏诊。有时骨折损伤与脑膜中动脉伴行的脑膜中静脉，因出血缓慢，血肿多为亚急性或慢性，临床少见。矢状窦、横窦可因相应部位骨折使其撕裂出血造成矢状窦旁血肿、颅后窝血肿或骑跨静脉窦的硬膜外血肿。板障静脉或穿通颅骨的导血管因骨折引起出血，可于硬膜外间隙形成血肿，临床可以遇见，但较静脉窦出血所致血肿形成更为缓慢。有时头部外伤后，并无骨折，但外力可使硬膜与颅骨分离，致微小血管撕裂形成硬膜外血肿，多位于外伤着力点处，形成缓慢且血肿较小。

血肿的大小、出血速度是影响患者病情的两大因素，出血速度快血肿迅速形成者，即使血肿量较小，因颅内压增高来不及代偿，早期即出现脑受压及颅内压增高症状。大脑半球凸面急性血肿，向下、向内挤压脑组织，形成颞叶沟回疝，产生临床危象。亚急性与慢性血肿可因颅内血液与脑脊液的减少，以代偿颅内压的缓慢增高，即使血肿较大，仍可无脑疝形成。若血肿量继续增加（大于100 mL），颅内压代偿失调，可出现危象。若救治不及时，则可致生命危险。

2.临床表现

（1）意识障碍：急性硬膜外血肿多数伤后昏迷时间较短，少数甚至无原发昏迷，说明大多数脑原发损伤比较轻。有原发昏迷者伤后短时间内清醒，后血肿形成并逐渐增大，颅内压增高及脑疝形成，出现再昏迷，两次昏迷之间的清醒过程称为"中间清醒期"。各种颅内血肿中，急性硬膜外血肿患者"中间清醒期"最为常见；部分无原发昏迷者伤后3 d内出现继发昏迷，早期检查不细致容易漏诊；原发脑损伤严重，伤后持续昏迷或仅出现意识好转后进行性加重，无典型中间清醒期，颅内血肿征象被原发脑干损伤或脑挫裂伤掩盖，易漏治。

（2）颅内压增高：在昏迷或再昏迷之前，因颅内压增高，患者表现为剧烈头痛、恶心、呕吐、躁动不安，血压升高、脉压增大、心跳及呼吸缓慢等表现。

（3）神经系统体征：幕上硬膜外血肿压迫运动区、语言中枢、感觉区，可出现中枢性面瘫、偏瘫、运动性失语、感觉性失语、混合性失语、肢体麻木等，矢状窦旁血肿可单纯表现为下肢瘫。小脑幕切迹疝形成后，出现昏迷，血肿侧瞳孔散大，对光反应消失，对侧肢体瘫痪，肌张力增高，腱反射亢进，病理反射阳性等大脑脚综合征表现。脑疝形成后可短期内进入脑疝晚期，出现双瞳孔散大、病理性呼吸、去大脑强直等。若不迅速手术清除血肿减压，将因严重脑干继发损害，致生命中枢衰竭死亡。偶见血肿迅速形成，致脑干向对侧移位嵌压于对侧小脑幕上，首先表现为对侧瞳孔散大、同侧肢体瘫痪等不典型体征,需要立即辅助检查确诊。幕下血肿出现共济失调、眼球震颤、颈项强直等,因颅后窝体积狭小,其下内侧为延髓和枕骨大孔,血肿继续增大或救治不及时,可因枕骨大孔疝突然形成出现呼吸、心跳停止而死亡。

3.辅助检查

(1)颅骨 X 线平片:颅骨骨折发生率较高,约有 95% 显示颅骨骨折。

(2)脑血管造影:血肿部位显示典型的双凸镜形无血管区,伤后数小时内造影者,有时可见对比剂外渗;矢状窦旁或跨矢状窦的硬脑膜外血肿,造影的静脉及静脉窦期,可见该段的矢状窦和注入静脉段受压下移。

(3)CT 扫描:表现为呈双凸镜形密度增高影,边界锐利,骨窗位可显示血肿部位颅骨骨折。同侧脑室系统受压,中线结构向对侧移位。

(4)MRI 扫描:多不用于急性期检查,形态与 CT 表现相似,呈梭形,边界锐利,T_1 加权像为等信号,其内缘可见低信号的硬脑膜,T_2 加权像为低信号。

4.诊断

依据头部外伤史,着力部位及受伤性质,伤后临床表现,早期 X 线颅骨平片等,可对急性硬膜外血肿做初步诊断。出现剧烈头痛、呕吐、躁动、血压增高、脉压加大等颅内压严重增高,或偏瘫、失语、肢体麻木等体征时,应高度怀疑颅内血肿,尽快行 CT 检查协助诊断。

5.鉴别诊断

急性硬膜外血肿应与硬膜下血肿、脑内血肿、局限性脑水肿及弥漫性脑肿胀等进行鉴别诊断。

(1)硬膜下血肿及脑内血肿:与硬膜外血肿比较,受伤暴力较重,顶枕及颞后部着力对冲性损伤多见,中间清醒期少见,意识障碍进行性加重多见,颅骨骨折较少见(约占 50%),CT 扫描显示硬膜下及脑内不规则高密度影,脑血管造影为硬膜下无血管区及脑内血管抱球征。

(2)局限性脑水肿及弥漫性脑肿胀:与各种血肿比较,受伤暴力更重,亦多见于对冲性损伤,原发损伤重,原发脑干损伤多见,伤后昏迷时间长,意识相对稳定,部分患者可有中间清醒期,水肿及肿胀以一侧为主者,临床表现与血肿相似。脑血管造影可见血管拉直,部分显示中线移位;CT 扫描见病变区脑组织呈低密度影及散在点片状高密度出血灶,脑室、脑池变小。多数患者对脱水、激素治疗有效,重症者 24~48 h 间严重恶化,脱水、激素治疗及手术效果均不理想,预后差。

6.救治原则与措施

急性硬膜外血肿原则上确诊后应尽快手术治疗。早期诊断,尽量在脑疝形成前手术清除血肿并充分减压,是降低死亡率、致残率的关键。CT 扫描可清晰显示血肿的大小、部位、脑损伤的程度等,使穿刺治疗部分急性硬膜外血肿成为可能,且可连续 CT 扫描动态观察血肿的变化。

(1)手术治疗:①骨瓣或骨窗开颅硬膜外血肿清除术,适用于典型的急性硬膜外血肿。脑膜中动脉或其分支近端撕裂、静脉窦撕裂等出血凶猛,短时间形成较大血肿,已经出现严重颅内压增高症状和体征或早期颞叶沟回疝表现,应立即行骨瓣开颅清除血肿,充分减压并彻底止血,术后骨瓣复位,避免二次颅骨修补手术;若患者已处于双侧瞳孔散大、病理性呼吸等晚期脑疝表现,为了迅速减压,可先行血肿穿刺放出血肿的液体部分,达到部分减压的目的,再进行其他术前准备及麻醉,麻醉完毕后采用骨窗开颅咬开骨窗应足够大,同时行颞肌下减压。骨瓣打开或骨窗形成后,即已达到减压的目的,血肿清除应自血肿周边逐渐剥离,遇有破裂的动静脉即电凝或缝扎止血;脑膜中动脉破裂出血可电凝、缝扎及悬吊止血,必要时填塞棘孔,血肿清除后仔细悬吊硬膜,反复应用生理盐水冲洗创面,对所有出血点进行仔细止血,防止术后再出血。硬膜外血肿清除后,若硬膜张力高或硬膜下发蓝,疑有硬膜下血肿时,应切开硬膜探查,避免遗漏血肿。清除血肿后硬膜外置橡皮条引流 24~48 h。②穿刺抽吸液化引流治疗急性硬膜外血肿,部分急性硬膜外血肿位于颞后及顶枕部,因板障出血或脑膜动静脉分支远端撕裂出血所致,出血相对较慢,血肿形成后出现脑疝亦较慢,若血肿量大于 30 mL,在出现意识障碍及典型小脑幕切迹疝之前,依据 CT 扫描简易定位,应用一次性穿刺针穿刺血肿最厚处,抽出血肿的液体部分后注入尿激酶液化血肿,每天 1~3 次,血肿可于 2~5 d 间完全清除。穿刺治疗急性硬膜外血肿应密切观察病情变化,及时复查 CT,若经抽吸及初次液化后血肿减少低于 1/3 或症状无明显缓解,应及时改用骨瓣开颅清除血肿。

(2)非手术治疗:急性硬膜外血肿量低于 30 mL,可表现为头痛、头晕、恶心等颅内压增高症状,但一般无神经系统体征,没有 CT 扫描时难以确定血肿的存在,经 CT 扫描确诊后,应用脱水、激素、止血、活血化瘀等治疗,血肿可于 15~45 d 吸收。保守治疗期间行动态 CT 扫描监测,血肿量超过 30 mL 可行穿刺治疗,在亚急性及慢性期内穿刺治疗,血肿多已部分或完全液化,抽出大部分血肿,应用液化剂液化 1~2 次即可完全清除血肿。

(二)亚急性硬膜外血肿

外伤第 4 天至 3 周内出现临床症状及体征的硬膜外血肿为亚急性硬膜外血肿,CT 应用以后亚急性硬膜外血肿的发现率明显增加,约占硬膜外血肿的 10.5%,但应与迟发性硬膜外血肿的概念结合起来进行诊断。

1.病因与病理

亚急性硬膜外血肿外伤暴力多较轻,着力点处轻微线形骨折,致局部轻微渗血,逐渐形成血肿;亦可无骨折,在受伤的瞬间颅骨轻微变形,后靠其弹性迅速复原,但已造成颅骨与硬膜剥离,致颅骨内面与硬膜表面微小血管损伤出血,形成血肿并逐渐增大。存在颅底骨折脑脊液漏者,因颅内压明显低于正常,亦是血肿变大的因素之一。脑膜中动脉及其分支因外伤产生假性动脉瘤破裂也是亚急性硬膜外血肿形成的可能原因之一。因血肿形成缓慢,颅内压可通过降低脑脊液分泌量、减少颅内血液循环总量进行代偿,出现临床症状较慢且相对较轻。亚急性硬膜外血肿早期为一血凝块,一般在第 6~9 d 即出现机化,逐渐在硬膜面形成一层肉芽组织,血肿出现钙化现象是慢性血肿的标志,较大的血肿经 CT 扫描可显示其包膜及其中心液化。

2.临床表现

本病多见于男性青壮年,因其从事生产劳动及其他户外活动多,且其硬脑膜与颅骨连接没有妇女、儿童及老人紧密,好发于额、顶、颞后及枕部。因颅内压增高缓慢,可长时间处于颅内压慢性增高状态,头痛、头晕、恶心、呕吐等逐渐加重,延误诊治者可出现意识障碍、偏瘫、失语等。

3.辅助检查

(1)CT 扫描:表现为梭形稍高、等或低密度区,增强 CT 扫描可有血肿内缘的包膜强化,有助于等密度血肿的诊断。

(2)MRI 扫描:硬膜外血肿在亚急性期与慢性期 T_1、T_2 加权图像均为高信号。

(3)脑血管造影:可见颅骨内板下梭形无血管区。

4.诊断及鉴别诊断

明确的外伤史,X 线平片示骨折,结合临床表现可做出初步诊断,个别外伤史不明确者要与慢性硬膜下血肿及其他颅内占位性病变进行鉴别。及时的 CT、MRI 检查或脑血管造影可以确诊。

5.治疗及预后

对已经出现意识障碍的患者,应及时手术治疗,CT 检查显示血肿壁厚,有增强及钙化者,行骨瓣开颅清除血肿,内侧壁应周边缓慢剥离,仔细止血,血肿清除后硬膜悬吊,外置橡皮条引流,骨瓣完整保留;部分亚急性期血肿液化良好,可行穿刺对血肿抽吸液化引流治疗。个别症状轻微、意识清楚、血肿量低于 30 mL 的患者,可应用非手术治疗,期间密切观察病情,并行动态 CT 监测,多数于 30～45 d 可完全吸收。此类患者处理及时得当,多预后良好且无后遗症。

(三)慢性硬膜外血肿

1.发生率

由于诊断慢性硬膜外血肿的时间文献中报道不一,因此,其发生率悬殊也就很大。慢性硬膜外血肿占硬膜外血肿的比率为 3.9%～30.0%。

2.临床表现

慢性硬膜外血肿可以无症状或中间清醒期长达数月、数年,甚至数十年。幕上慢性硬膜外血肿常表现为进行性头痛、恶心、呕吐,轻度嗜睡,动眼神经、滑车神经麻痹,视盘水肿,以及偏瘫、行为障碍等。幕下者则以颈部疼痛和后组脑神经、小脑受累为主要表现。

3.诊断标准

多数人认为以头外伤 12～14 d 诊断为慢性硬膜外血肿最为合理,因为此时显微镜下才能发现有血肿机化或钙化,而在亚急性硬膜外血肿(伤后 48 h 至 13 d)中则没有血肿机化这种组织学改变。

4.辅助检查

(1)CT 扫描:慢性硬膜外血肿几乎均发生在幕上且主要发生在额部、顶部。多数慢性硬膜外血肿在 CT 平扫中呈双凸透镜形低密度区的脑外病变表现,亦可呈等密度或高密度影。强化CT 扫描可减少漏诊率。强化 CT 中慢性硬膜外血肿呈周边高密度影,周边强化除血肿部位硬膜本身强化外,还与硬膜外层表面形成富含血管的肉芽组织有关。血肿亦可有钙化或骨化。绝大多数患者合并有颅骨骨折,其发生率要比急性硬膜外血肿更高。文献中报道合并颅骨骨折的发生率在 75%～100%,平均为 93%。

(2)MRI 扫描:对小而薄的慢性硬膜外血肿,MRI 发现率比 CT 要高。典型病例均表现为 T_1 及 T_2 加权像上硬膜外高信号。

5.治疗与手术病理所见

慢性硬膜外血肿可以自行机化、吸收。因此,对于症状轻微、意识清醒、血肿小于 3 cm× 1.5 cm 的病例可在 CT 动态观察下保守治疗。但是,保守治疗病例中偶有数月、数年后病情恶化或发生迟发性癫痫或再出血者。对已液化的慢性硬膜外血肿可行钻孔引流术,但多数情况下,为了清除机化的血凝块或寻找出血源应行开颅清除血肿。术中可见机化的血凝块或发生液化形成血肿。一般认为慢性硬膜外血肿液化形成包膜的时间为 5 周左右。部分病例血肿亦可发生骨化,血肿处硬膜上,亦可见有一薄层炎性肉芽组织,富含不成熟的小血管,这是慢性血肿刺激产生的,尤其多见于青年患者。

6.预后

慢性硬膜外血肿的预后与诊断和治疗是否延误及恰当密切有关。绝大多数患者预后良好。

三、硬膜下血肿

硬膜下血肿为颅内出血积聚于硬脑膜下腔,占外伤性颅内血肿的40%左右,是最常见的继发性颅脑损伤。临床上多分为复合型硬膜下血肿和单纯型硬膜下血肿,前者与脑挫裂伤、脑内血肿或硬膜外血肿合并存在,脑皮质动静脉出血,血液积聚在硬脑膜和脑皮质之间,这类硬膜下血肿多因减速性损伤所致,即头部在运动中损伤,尤其是对冲性损伤所致的硬膜下血肿,一般原发性脑损伤较重,病情恶化迅速,伤后多持续昏迷,并且昏迷程度逐渐加深,部分有中间清醒期或中间好转期,早期缺乏特异性症状,易与硬膜外血肿混淆。当血肿增大到一定程度时,可出现脑疝形成瞳孔散大,并迅速恶化,预后不良,病死率较高;单纯型硬膜下血肿由桥静脉损伤所致,受伤暴力轻,合并轻微脑损伤或无原发脑损伤,血液积聚于硬脑膜和蛛网膜之间,出血缓慢,多呈亚急性或慢性表现。临床上根据血肿出现症状的时间将硬膜下血肿分为急性、亚急性和慢性这3种类型。

(一)急性硬膜下血肿

1.病因与病理

减速性损伤所引起的对冲性脑挫裂伤,血肿常在受伤的对侧,为临床最常见者;加速性损伤所致的脑挫裂伤,血肿多在同侧。一侧枕部着力,因大脑在颅腔内相对运动,凸凹不平的前、中颅窝底可致对侧额颞部脑挫裂伤及血管撕裂发生复合性硬膜下血肿;枕部中线着力易致双侧额叶、颞极部血肿;头部侧方着力时,同侧多为复合性硬膜下血肿或硬膜外血肿,对侧可致复合性或单纯性硬膜下血肿;前额部的损伤,青年人受伤暴力大可形成复合性血肿,单纯性硬膜下血肿少见,因枕叶靠近光滑的小脑幕,极少出现对冲性损伤及对冲部位的硬膜下血肿,而老年人因存在一定程度脑萎缩且血管脆性增加,额部着力外伤易发生硬膜下血肿。

2.临床表现

急性硬膜下血肿多合并较重脑挫伤,临床分类大多数为重型颅脑损伤,伤后原发昏迷多较深,复合性硬膜下血肿中间清醒期少见,多表现为意识障碍进行性加重,部分患者有中间意识好转期,少部分患者出现中间清醒期。在脑挫伤的基础上随着血肿形成出现脑疝进入深昏迷。颅内压增高症状如呕吐、躁动比较常见;生命体征变化如血压升高、脉压增大、呼吸及脉搏缓慢、体温升高等明显;伤后早期可因脑功能区的损伤和血肿的压迫产生相应的神经系统体征,如中枢性面舌瘫及偏瘫、失语、癫痫等;出现小脑幕切迹疝时出现同侧瞳孔散大、眼球固定,对侧肢体瘫痪,治疗不及时或无效可迅速恶化出现双侧瞳孔散大、去大脑强直及病理性呼吸,进入濒危状态。特急性颅内血肿常见于减速性对冲性损伤所致硬膜下血肿。单纯性急性硬膜下血肿多有中间清醒期,病情进展相对较慢,局部损伤体征少见,颅内压增高表现及出现小脑幕切迹疝后表现与复合性硬膜下血肿相似。

3.辅助检查

(1)颅骨X线片:颅骨骨折的发生率较硬膜外血肿低,约为50%。血肿的位置与骨折线常不一致。

(2)脑血管造影:一侧脑表面的硬脑膜下血肿表现为同侧脑新月形无血管区,同侧大脑前动脉向对侧移位;两侧硬脑膜下血肿的一侧脑血管造影显示为同侧脑表面的新月形无血管区,而大脑前动脉仅轻度移位或无移位。额底和颞底的硬膜下血肿,脑血管造影可无明显变化。

(3)CT扫描:表现为脑表面的新月形高密度影,内侧皮层内可见点片状出血灶,脑水肿明显,同侧侧脑室受压变形,中线向对侧移位,是目前颅脑损伤、颅内血肿首选且最常用的确诊依据。

(4)MRI扫描:可清晰显示血肿及合并损伤的范围和程度,但费时较长。有意识障碍者不能配合检查,因此多不应用于急性期颅脑损伤患者。

4.诊断

依据头部外伤史,受伤原因及受伤机制,原发昏迷时间较长或意识障碍不断加深,并出现颅内压增高的征象,特别是早期出现神经系统局灶体征者,应高度怀疑有急性硬膜下血肿的可能,应及时行CT检查确诊。

5.鉴别诊断

(1)急性硬膜外血肿:典型的硬膜外血肿特点是原发性脑损伤较轻,有短暂的意识障碍,中间清醒期比较明显,继发性昏迷出现时间的早晚与血管损伤的程度、损伤血管的直径有关。病情发展过程中出现剧烈的头痛、呕吐、躁动不安等;并有血压升高、脉搏和呼吸缓慢等颅内压增高的表现。CT扫描原发脑伤少见,颅骨内板下表现为双凸形高密度区。

(2)脑内血肿:急性硬膜下血肿与脑内血肿受伤机制、临床表现均极为相似,脑内血肿相对少见,病情进展较缓慢,脑血管造影、CT扫描、MRI扫描均可对两者鉴别。

(3)弥漫性脑肿胀:伤后短暂昏迷,数小时后再昏迷并迅速加重,且多见于顶枕部着力减速性对冲伤,单纯依据受伤机制和临床表现难以进行鉴别,CT扫描显示一个或多个脑叶水肿肿胀、散在点片状出血灶,病情发展迅速或治疗不及时预后均极差。

6.治疗及预后

急性硬膜下血肿患者,病情发展迅速,确诊后应尽快手术治疗,迅速解除脑受压和减轻脑缺氧是提高手术成功率和患者生存质量的关键。

(1)手术治疗:①骨窗或骨瓣开颅血肿清除术,是治疗急性硬膜下血肿最常用的手术方式。适应于病情发展快,血肿定位明确,血肿以血凝块为主,钻孔探查难以排出或钻孔冲洗引流过程中新鲜血液不断流出者。手术应暴露充分,清除血肿及挫碎、坏死的脑组织,仔细止血;清除血肿后脑肿胀明显应脑内穿刺,发现脑内血肿同时清除,血肿蔓延致颅底者,应仔细冲洗基底池;术中出现颅内压增高及脑膨出,有存在颅内多发血肿或开颅过程中继发远隔部位血肿者,应结合受伤机制对额、颞及脑深部进行探查,或行术中B超协助诊断,发现其他血肿随之予以清除;未发现合并血肿时行颞肌下减压或去骨瓣减压,减压充分者硬膜缝合下置橡皮条或橡皮管引流24~48 h,脑肿胀较重者予硬膜减张缝合。合并脑室内出血者同时行脑室穿刺引流,术后脑疝无缓解者可行小脑幕切开术。②内减压术,适用于严重的复合性硬膜下血肿,术前已经形成脑疝者。急性硬膜下血肿伴有严重的脑挫裂伤、脑水肿或脑肿胀时,颅内压增高,经彻底清除血肿及破碎的脑组织,颅内压不能缓解常需切除颞极及额极,作为内减压措施。③颞肌下减压术,将颞肌自颅骨表面充分剥离后,咬除颞骨鳞部及部分额骨及顶骨,骨窗可达8~10 cm,然后放射状剪开硬膜达骨窗边缘,清除硬膜下血肿,反复冲洗蛛网膜下腔的积血,止血后间断缝合颞肌,颞肌筋膜不予缝合,以充分减压。一般多行单侧减压,必要时可行双侧颞肌下减压。④去骨瓣减压术,即去除骨瓣,敞开硬脑膜,仅将头皮缝合,以便减压,通常根据手术情况,决定是否行去骨瓣减压,并将骨窗加大,向下达颧弓、向前达额骨眶突,使颞叶和部分额叶向外凸出,减轻对脑干及侧裂血管的压迫。大骨瓣去除后,由于脑膨出导致的脑移位、脑变形和脑脊液流向紊乱,早期可致局部水肿加重,脑结构变形,增加神经缺损,晚期可导致脑软化、脑积液、穿通畸形及癫痫等并发症,应严格掌握指征。大骨瓣减压的指征：特重型颅脑损伤，急性硬膜下血肿，伴有严重的脑挫裂伤、脑水肿肿胀，清除血肿后颅内压仍很高；急性硬膜下血肿时间较长，术前已形成脑疝，清除血肿后减压不满意者；弥漫性脑损伤，严重的脑水肿，脑疝形成，CT 扫描硬膜下薄层血肿或无血肿；术前双侧瞳孔散大，对光反应消失，去大脑强直。

（2）非手术治疗：急性硬膜下血肿就诊后应立即给予止血、脱水、保持呼吸道通畅、吸氧等抢救治疗。下列情况可在密切观察病情变化、动态 CT 监测下采用非手术治疗：①意识清楚，病情稳定，无局限性脑受压致神经功能受损，生命体征平稳；②CT 扫描血肿 40 mL 以下，中线移位小于 1 cm，脑室、脑池无显著受压；③颅内压监护压力为 3.3～4.0 kPa（25～30 mmHg）；④高龄、严重的心肺功能障碍、脑疝晚期双侧瞳孔散大、自主呼吸已停者。

（二）亚急性硬膜下血肿

亚急性硬膜下血肿为伤后第四天到三周之内出现症状者，在硬膜下血肿中约占 5%。出血来源与急性硬膜下血肿相似，不同的是损伤的血管较小，多为静脉性出血，原发性脑损伤也较轻，伤后很快清醒，主诉头痛，伴有恶心、呕吐，第 4 天后上述症状加重，可出现偏瘫、失语等局灶性神经受损的症状、体征，眼底检查可见视盘水肿。若病情发展较缓，曾有中间意识好转期，3 d 后出现症状加重，并出现眼底水肿及颅内压增高症状，应考虑伴有亚急性硬膜下血肿，颅脑 CT 扫描显示脑表面的月牙形高密度影或等密度区，需注意脑室系统的变形、移位，磁共振成像（MRI）能直接显示血肿的大小、有无合并损伤及血管范围和程度，尤其是对 CT 等密度期的血肿，由于红细胞溶解后高铁血红蛋白释放，T_1、T_2 均显示高信号。脑超声检查或脑血管造影检查亦有定位的价值。

亚急性硬膜下血肿的治疗可采用手术治疗和非手术治疗：①骨窗或骨瓣开颅术，同急性硬膜下血肿；②穿刺血肿抽吸液化引流术，亚急性硬膜下血肿多液化较完全，不以血凝块为主，大部分适合微创穿刺治疗，应用特制穿刺针于血肿中心处穿刺，抽出部分血肿，后注入尿激酶 10 000～20 000 U，每天 1～2 次，可将凝固血肿液化后排出。亚急性硬膜下血肿病情较缓，脑损伤较轻，多预后良好。

（三）慢性硬膜下血肿

慢性硬膜下血肿头部外伤三周以后出现血肿症状者，位于硬脑膜与蛛网膜之间，具有包膜。常见于老年人及小儿，以老年男性多见。本病发病率较高，约占各种颅内血肿的 10%，在硬膜下血肿中占 25%。多数头部轻微外伤，部分缺乏外伤史，起病缓慢，无特征性临床表现，临床表现早期症状轻微，血肿达到一定量后症状迅速加重，临床上在经影像检查确诊之前，易误诊为颅内肿瘤、缺血或出血性急性脑血管病。

1.病因与病理

绝大多数患者都有轻微的头部外伤史，老年人由于脑萎缩，脑组织在颅腔内的移动度较大，容易撕破汇入上矢状窦的桥静脉，导致慢性硬膜下血肿，血肿大部分位于额、颞、顶部的表面，位于硬脑膜与蛛网膜之间，血肿的包膜多在发病后 5～7 d 开始出现，到 2～3 周基本形成，为黄褐色或灰色的结缔组织包膜。电镜观察，血肿内侧膜为胶原纤维，没有血管，外侧膜含有大量毛细血管网，其内皮血管的裂隙较大，基膜结构不清，通透性增强，内皮细胞间隙可见红细胞碎片、血浆蛋白、血小板，提示有渗血现象，导致血肿不断扩大。研究发现，血肿外膜中有大量嗜酸性粒细胞浸润，并在细胞分裂时有脱颗粒现象，这些颗粒基底内含有纤维蛋白溶解酶原，激活纤维蛋白溶解酶而促进纤维蛋白溶解，抑制血小板凝集，诱发慢性出血。

　　小儿慢性硬膜下血肿较为常见,多因产伤引起,小儿出生时头部变形,导致大脑表面汇入矢状窦的桥静脉破裂;其次为摔伤,小儿平衡功能发育不完善,头部摔伤常见。小儿以双侧慢性硬膜下血肿居多,6个月以内的小儿发生率高,之后逐渐减少。除外伤以外,出血性疾病、营养不良、颅内炎症、脑积水分流术后等亦是产生小儿硬膜下血肿的原因。

　　2.临床表现

　　(1)慢性颅内压增高的症状:如头痛、恶心、呕吐、复视等,查体示眼底视盘水肿。

　　(2)智力障碍及精神症状:记忆力减退,理解力差,反应迟钝,失眠多梦,易疲劳,烦躁不安,精神失常等。

　　(3)神经系统局灶性体征:偏瘫、失语、同向偏盲,偏侧肢体麻木,局灶性癫痫等。

　　(4)幼儿常有嗜睡、头颅增大、囟门突出、抽搐、视网膜出血等。

　　(5)病情发展到晚期出现嗜睡或昏迷、四肢瘫痪、去大脑强直发作、癫痫大发作,查体示一侧或双侧巴宾斯基征阳性。

　　3.辅助检查

　　(1)颅骨平片:可显示脑回压迹,蝶鞍扩大和骨质吸收,局部骨板变薄,甚至外突。患病多年的患者,血肿壁可有圆弧形的条状钙化,婴幼儿患者可有前囟扩大,颅缝分离和头颅增大等。

　　(2)脑血管造影:可见颅骨内板下月牙或梭形无血管区。

　　(3)CT扫描:多表现为颅骨内板下方新月形、半月形或双凸透镜形低密度区,也可为高密度、等密度或混杂密度。单侧等密度血肿应注意侧脑室的受压变形及移位,同侧脑沟消失及蛛网膜下腔内移或消失等间接征象。增强扫描可显示出血肿包膜。

　　(4)MRI对于慢性硬膜下血肿的诊断:MRI扫描比CT扫描具有优势。MRI的T_1加权像呈短于脑脊液的高信号。由于反复出血,血肿信号可不一致。形态方面同CT扫描。其冠状面在显示占位效应方面更明显优于CT。

　　4.诊断

　　多数患者有头部轻微受伤史,部分患者因外伤轻微,至数月后出现颅内压高症状时外伤已难回忆。在伤后较长时间内无症状或仅有轻微头痛、头晕等症状,3周后出现头痛、呕吐、复视、偏瘫、精神失常等应考虑慢性硬膜下血肿。确诊可行CT、MRI检查。

　　5.鉴别诊断

　　慢性硬膜下血肿在确诊之前,特别是外伤史不明确者,易出现误诊,及时的影像学检查是减少误诊的关键,临床上应与以下疾病进行鉴别。

　　(1)颅内肿瘤:无外伤史,颅内压增高的症状多数较缓慢。根据肿瘤发生的部位及性质,相对较早出现神经系统局灶刺激或破坏的症状,如癫痫、肢体麻木无力、语言功能障碍、视力减退、脑神经症状、尿崩及内分泌功能障碍等,并进行性加重。头颅CT、脑血管造影及MRI检查均可对两者做出鉴别。

　　(2)脑血栓形成:亦多见于老年人,但无外伤史,意识障碍表现较轻而局灶性症状表现较重,多为急性静止时发病,缓慢进展,颅脑CT显示脑血管分支供应区低密度阴影。

　　(3)神经症:头痛、头晕,记忆力减退,失眠,多梦,注意力不集中,反应迟钝等。查体示无神经系统局灶体征,颅脑CT检查无阳性改变。

　　(4)慢性硬膜下积液:又称硬膜下水瘤,与慢性硬膜下血肿极为相似,积液为淡黄色或无色透明,蛋白含量高于正常脑脊液,低于血肿液体。硬膜下积液可演变成慢性硬膜下血肿,常需行颅脑 CT 或 MRI 检查才能明确诊断。

（5）其他：应与正常颅内压脑积水、脑脓肿、精神分裂症、高血压脑出血等进行鉴别。

6.治疗

慢性硬膜下血肿的诊断明确后，均应采取手术治疗，多数疗效比较好，甚至有些慢性硬膜下血肿患者已经形成脑疝，出现昏迷及瞳孔散大，颅脑 CT 显示脑中线显著移位，及时手术仍可挽救生命，并预后良好。

（1）钻孔血肿冲洗引流术：是治疗慢性硬膜下血肿的首选方式，方法简单、损伤小，局麻下进行，采用细孔钻颅可于病房床边进行，于血肿较厚的部位或顶结节处钻孔，引流并冲洗血肿腔，为冲洗引流彻底，可前后各钻一孔，冲洗完毕后接引流袋闭式引流，引流 48～72 h。

（2）骨瓣开颅血肿清除术：适用于血肿内分隔、血肿引流不能治愈者、穿刺治疗术后复发者及血肿壁厚或已钙化的慢性硬膜下血肿患者。手术打开骨瓣后，可见硬膜肥厚，硬膜下发蓝，硬膜上切一小口，缓慢放出积血，减压太快有诱发远隔部位血肿的可能，然后剪开硬膜，血肿外侧壁与硬膜粘在一起翻开，血肿内膜贴在蛛网膜上，易于剥离，仔细剥离，在内、外膜交界处剪断，严格止血。术毕，缝合硬膜，骨瓣复位，分层缝合帽状腱膜及皮肤各层，血肿腔内置橡皮管引流 2～4 d。

（3）前囟侧角硬脑膜下穿刺术：小儿慢性硬膜下血肿，前囟未闭者，可经前囟硬膜下穿刺抽吸血肿，经前囟外侧角采用 45°斜行穿向额部或顶部硬膜下，进针 0.5～1.0 cm 即有棕褐色液体抽出，每次抽出 15～20 mL，若为双侧血肿应左右交替反复穿刺，抽出血肿亦逐渐变淡，动态 CT 复查示血肿多逐渐减少。穿刺有鲜血抽出或经多次穿刺血肿无明显减少甚至增大者，应该行骨瓣开颅血肿清除术。

由于老年患者有程度不同的脑萎缩，慢性硬膜下血肿长时间压迫脑组织，术后脑膨起困难。另因血肿壁厚硬膜下腔不能闭合，慢性出血等原因可导致血肿复发。术后采用头低位，卧向患侧，多饮水，并动态 CT 监测，若临床症状明显好转，即使脑不能完全复位，硬膜下仍有少量积液，可出院随诊，大部分患者硬膜下积液可完全消失。

（四）外伤性硬膜下积液

外伤性硬膜下积液是指硬膜下腔在外伤后形成大量的液体潴留。其发生率占颅脑外伤的 0.5%～1.0%，占外伤性颅内血肿的 10%。

1.发病机制与病理

一般认为头外伤时，脑在颅内移动，造成脑池或脑表面的蛛网膜破裂并形成一个活瓣，使脑脊液进入硬膜下腔而不能回流，逐渐形成张力性液体潴留，覆盖于额、顶、颞表面，引起脑组织受压的表现。一般为 50～60 mL，多者为 100 mL 以上。临床上根据出现症状的不同分为急性、亚急性和慢性三种类型。急性期者液体多呈血性，即蛛网膜下腔出血，血性脑脊液进入硬脑膜下腔，亚急性者呈黄色液体，慢性者多为草黄色或无色透明液体。硬膜下积液的蛋白含量较正常脑脊液为高，但低于血肿液体。

2.临床表现

急性硬膜下积液的表现与急性、亚急性硬膜下血肿相似，但原发性脑损伤一般较轻，主要表现为颅内压升高与脑受压的局限性体征。病情的进展比硬膜下血肿缓慢。慢性者与慢性硬膜下血肿的症状相似，起病隐袭，往往不被注意，直到出现颅内压增高症状、精神障碍及脑受压征象才就诊。严重时可出现昏迷、瞳孔散大、去大脑强直等脑疝症状。

3.辅助检查

(1)脑超声检查:单侧硬膜下积液者可见中线移位,而双侧者则诊断困难。

(2)脑血管造影:造影所见同硬膜下血肿。单凭脑血管造影无法鉴别积液或血肿。

(3)CT 扫描:显示为新月形低密度影,CT 值近于脑脊液密度。占位表现较硬膜下血肿轻。硬膜下积液可发展为硬膜下血肿,可能系再出血所致,其 CT 值可升高。

(4)MRI 扫描:无论急性或慢性硬膜下积液,在 MRI 上均呈新月形长 T_1 与长 T_2 信号,信号强度接近于脑脊液。

4.诊断

根据轻度头外伤后继而出现的颅内压增高及脑受压征象及脑 CT 扫描或 MRI 扫描的特征性表现,一般都能做出定位、定性诊断。部分病例因囊液蛋白含量高或伴出血,CT 扫描及 MRI 扫描的表现不典型,难与硬膜下血肿鉴别。

5.救治原则与措施

急性硬膜下积液可用钻孔引流,钻孔后切开硬脑膜排液后放置引流管,多数病例可顺利治愈。慢性硬膜下积液的治疗与慢性硬膜下血肿相似,钻孔探查证实后,采用闭式引流的方法,引流 2～3 d 即可治愈。硬膜下积液量较少者可暂保守治疗,部分病例可自行消散,亦可演变为慢性硬膜下血肿。如复查 CT 时发现积液增加或临床症状加重,应及时手术治疗。

四、脑内血肿

外伤后在脑实质内形成血肿为脑内血肿可发生于脑组织的任何部位,常见于对冲性闭合性颅脑损伤患者,少数见于凹陷骨折及颅脑火器伤患者。脑内血肿多以最大径为 3 cm 以上,血肿量超过 20 mL 为标准。发生率为 1.1％～13％。在闭合性颅脑损伤中,脑内血肿多位于额叶及颞叶前部,约占脑内血肿总数的 80％,其余分别位于脑基底核区、顶叶、枕叶、小脑、脑干等处。

(一)急性脑内血肿

1.病因与病理

急性脑内血肿即伤后 3 d 内血肿形成并产生临床症状及体征,以额叶及颞叶前部和底侧最为常见,约占脑内血肿总数的 80％,多与脑挫裂伤及硬膜下血肿并存,系因顶后及枕部着力外伤致额极、颞极和额颞叶底面严重脑挫裂伤,皮层下动静脉撕裂出血所致。因着力点处直接打击所致冲击伤或凹陷骨折所致脑内血肿较少见,约占 10％,可见于额叶、顶叶、颞叶、小脑等处。因脑受力变形或因剪力作用致脑深部血管撕裂出血所致基底核区、脑干及脑深部血肿罕见。急性脑内血肿在血肿形成初期为一血凝块,形状多不规则,或与挫伤、坏死脑组织混杂,位于脑深部、脑干、小脑的血肿形状多相对规则,周围为受压水肿、坏死脑组织包绕。脑深部血肿可破入脑室使临床症状加重。

2.临床表现

急性外伤性脑内血肿的临床表现,与血肿的部位及合并损伤的程度相关。额叶、颞叶血肿多因合并严重脑挫伤或硬膜下血肿,表现为颅内压增高症状及意识障碍,而缺少定位症状与体征。脑叶血肿挫伤累及主要功能区可出现偏瘫、偏身感觉障碍、失语等;小脑血肿可出现同侧肢体共济及平衡功能障碍;脑干血肿可出现严重意识障碍及中枢性瘫痪。顶枕及颞后着力的对冲性颅脑损伤所致脑内血肿患者,伤后意识障碍较重且进行性加重,部分有中间意识好转期或清醒期,病情恶化迅速,易形成小脑幕切迹疝。颅骨凹陷骨折及冲击伤所致脑内血肿,脑挫伤相对局限,意识障碍少见且多较轻。

3.辅助检查

(1)脑超声检查:较其他类型的血肿更有检查意义,多有明显的中线波向对侧移位,有时可见血肿波。

(2)脑血管造影:根据脑内血肿所处部位不同,显示相应的脑内占位病变处血管位置的改变。但在颅内看不到无血管区的改变。

(3)CT扫描:表现为圆形或不规则形均一高密度肿块,CT值为50～90 Hu,周围有低密度水肿带,伴有脑室池形态改变,中线结构移位等占位效应。常伴有脑挫裂伤及蛛网膜下腔出血的表现。

(4)MRI扫描:多不用于急性期脑内血肿的检查。多表现为T_1等信号,T_2低信号,以T_2低信号更易显示病变。

4.诊断与鉴别诊断

急性外伤性脑内血肿,在CT应用之前,难以与脑挫伤、局限性脑水肿肿胀、硬膜下血肿等鉴别,脑血管造影对脑内血肿的诊断有帮助,受伤机制、伤后临床表现、超声检查等可做出初步定位,诊断性穿刺、手术探查是确诊和治疗的方法。及时CT扫描可以确定诊断,脑内血肿CT扫描显示高密度团块,周围为低密度水肿带,合并脑挫伤程度及是否并发急性硬膜外血肿亦多可清楚显示。

5.治疗及预后

急性脑内血肿以手术为主,多采用骨瓣或骨窗开颅,合并硬膜下血肿时先予清除,后探查清除脑内血肿和坏死脑组织,保护主要功能区脑组织,血肿腔止血要彻底,内减压充分者骨瓣保留,脑组织肿胀明显者去骨瓣减压。血肿破入脑室者,术后保留脑室引流。急性脑内血肿经CT确诊,患者表现颅内压增高症状,神志清楚,无早期脑疝表现,可采用CT定位血肿穿刺引流治疗或立体定向血肿穿刺排空术。穿刺治疗脑内血肿,应密切观察病情变化并动态CT随访,个别患者若症状体征加重或CT显示局部占位效应加重,应及时改行开颅血肿清除术。脑内血肿量大或合并损伤严重者,病情恶化迅速,死亡率高达50%;单纯性血肿、病情进展较慢者,及时手术或穿刺治疗,预后多较好。血肿量低于30 mL,临床症状轻,位于非主要功能区,无神经系统体征,意识清楚,颅内压监测低于3.3 kPa(25 mmHg)者可采用非手术治疗。

(二)亚急性脑内血肿

亚急性脑内血肿指外伤后3 d至3周内出现临床症状及体征的脑内血肿。多位于额叶、基底核区、脑深部、颞叶等处,顶枕叶、小脑、脑干罕见,因其原发伤多较轻且不合并硬膜下血肿,位于脑叶者预后好,位于基底核者因与内囊关系密切,偏瘫、失语等后遗症可能较重。

1.病因与病理

造成亚急性脑内血肿的外伤暴力相对较轻,一般为对冲性及冲击性损伤,外伤时脑组织各部分相对运动产生的剪力作用损伤脑深部小血管,致其撕裂,出血缓慢,形成血肿并逐渐增大,于亚急性期内出现临床症状。脑内血肿形成经4～5 d开始出现液化,血肿逐渐变为酱油样或棕褐色陈旧液体,周围为胶质增生带;经2～3周血肿变为黄褐色囊性病变,表面有包膜形成,周围脑组织内有含铁血黄素沉着,皮层下血肿局部脑回增宽、平软。老年人血管脆性增加,易破裂出血形成血肿。

2.临床表现

亚急性脑内血肿多见于老年人,伤后多有短暂意识障碍,后逐渐表现头痛、头晕、恶心、呕吐、视盘水肿、血压升高、脉搏与呼吸缓慢等颅内压增高表现;基底核区血肿早期出现偏瘫、失语,额颞叶皮层下血肿可出现癫痫大发作。此类患者伤后应立即行 CT 扫描。

3.辅助检查

(1)CT 扫描:初为高密度,随血肿内血红蛋白分解,血肿密度逐渐降低,边界欠清,3 周左右为等密度,经 2～3 个月为低密度。

(2)MRI 扫描:T_1、T_2 加权像均为高信号,周围有 T_1 加权像低信号水肿带相衬,显示清楚。

4.诊断与鉴别诊断

头部外伤史,伤后 4 d 至 3 周内出现颅内压增高症状及体征可对亚急性脑内血肿做出初步诊断,应与亚急性硬膜下血肿和硬膜外血肿进行鉴别,及时 CT 扫描可以确定诊断;脑血管造影可排除硬膜外血肿及硬膜下血肿,个别外伤史不确切的亚急性脑内血肿病例应与颅内肿瘤鉴别。

5.治疗与预后

亚急性脑内血肿确诊后,因其多不并发严重脑挫伤,脑内血肿单独存在,且血肿已不同程度液化,行穿刺抽吸或立体定向穿刺血肿排空治疗,临床疗效极佳。穿刺抽吸依据 CT 简易定位,局麻下进行,穿刺血肿中心抽出大部分血肿后注入尿激酶液化引流,3 d 内可清除全部血肿,本方法迅速有效;立体定向穿刺血肿排空术,定位精确,但操作过程复杂。CT 显示血肿量低于 30 mL,临床症状轻微,可采用非手术治疗。极少数慢性脑内血肿,已完全囊变,无占位效应,颅内压正常,除合并难治性癫痫外,一般不做特殊处理。

(三)迟发性外伤性脑内血肿

迟发性外伤性脑内血肿在文献中虽早有报道,但自 CT 扫描应用以后,才较多地被发现,并引起人们重视。

1.发病机制

目前认为外伤后迟发性血肿的形成与以下几种因素有关:①脑损伤局部二氧化碳蓄积,引起局部脑血管扩张,进一步产生血管周围出血;②血管痉挛引起脑局部缺血,脑组织坏死,血管破裂多次出血;③脑损伤区释放酶的代谢产物,损伤脑血管壁引起出血;④与外伤后弥散性血管内凝血和纤维蛋白溶解有关。此外,治疗过程中控制性过度换气、过度脱水致颅内压过低,均可加重出血。

2.临床表现

大部分迟发性外伤性脑内血肿患者的原发伤不重,患者在经过一阶段好转或稳定期,数天或数周后又逐渐或突然出现意识障碍,出现局灶性神经体征或原有症状体征加重,部分患者的原发伤可以很重,伤后意识障碍亦可一直无改善或加重。复查 CT 才证实为迟发性脑内血肿。

3.诊断与鉴别诊断

迟发性脑内血肿的诊断主要依靠反复的 CT 扫描,脑血管造影。其病史诊断要满足以下四点:①无脑血管病;②有明确头外伤史;③伤后第一次 CT 扫描无脑内血肿;④经过一个好转期或稳定期后出现脑卒中发作。

在鉴别诊断上,其与高血压脑出血不同,在年龄、血肿分布和病史等方面可以区别。对于脑血管畸形、颅内动脉瘤和肿瘤内出血,在有外伤史的情况下,术前难以截然区分,脑血管造影、CT 检查和病程的特点有助于鉴别诊断。颅脑 CT 检查特点是血肿呈混杂密度,血肿内有陈旧出血和新旧不同时间的出血,并呈扩张性占位性病变表现。

4.救治原则与措施

确诊后应及早作骨瓣开颅,清除血肿多能恢复良好。

五、特殊部位血肿

(一)脑室内出血

外伤性脑室内出血并非少见,而且常出现在非危重的患者中。这是由于邻近脑室的脑内血肿破入脑室,或脑穿通伤经过脑室系统,伤道的血流入脑室,或来自脑室壁的出血所致。

1.损伤机制

(1)外伤性脑室内出血大多伴有广泛性脑挫裂伤及脑内血肿,脑室邻近的血肿穿破脑室壁进入脑室。

(2)部分患者为单纯脑室内出血伴轻度脑挫裂伤。这是由于外伤时脑室瞬间扩张,造成室膜下静脉撕裂出血。脉络丛的损伤出血极为少见。

脑室内的少量血液,可被脑脊液稀释而不引起脑室系统梗阻;大量者可形成血肿,堵塞室间孔、第三脑室、导水管或第四脑室,引起脑室内脑脊液循环梗阻。

2.临床表现

患者伤后大多意识丧失,昏迷程度重,持续时间长,有些患者意识障碍可较轻。多缺乏局部体征,患者可有剧烈头痛、呕吐、高热及脑膜刺激症状。极少数患者可呈濒死状态。

3.辅助检查

CT 表现为脑室内的高密度出血。如果脑内血肿破入脑室,可见半球内的血肿腔。当血肿较大造成脑室梗阻时,可见双侧脑室扩大。

4.诊断

CT 应用以前,脑室内出血的诊断较困难,多在钻颅和/或开颅探查中,穿刺脑室后确诊。CT的出现,不仅使本病能得以确诊,而且可了解出血的来源,血肿在脑室内的分布以及颅内其他部位脑挫裂伤和颅内血肿的发生情况。

5.救治原则与措施

治疗措施主要先进行脑室持续引流,以清除血性脑脊液和小的血块。当患者意识情况好转,脑脊液循环仍不通畅,脑室引流拔除困难时,及时进行分流手术。

对于单侧脑室内大血肿和并发硬脑膜外、硬脑膜下或脑内血肿者,应手术清除。

(二)颅后窝血肿

颅后窝血肿较为少见,但由于其易引起颅内压急骤升高而引起小脑扁桃体疝,直接或间接压迫延髓而出现中枢性呼吸、循环衰竭,因此病情多急而险恶,应及早行手术以清除血肿,抢救脑疝,挽救患者生命。

1.损伤机制

颅后窝血肿主要见于枕部着力伤,常因枕骨骨折损伤静脉窦或导静脉而致,以硬脑膜外血肿多见,血肿多位于骨折侧,少数可越过中线累及对侧,或向幕上发展,形成骑跨性硬脑膜外血肿,当小脑皮质血管或小脑表面注入横窦的导静脉撕裂时,可形成硬脑膜下血肿,发病急骤,更易形成脑疝。小脑内血肿为小脑半球脑挫裂伤、小脑内血管损伤而形成的血肿,常合并硬脑膜下血肿,预后差。颅后窝血肿可直接或间接压迫脑脊液循环通路使颅内压升高而形成脑疝,或直接压迫脑干,从而使患者呼吸循环衰竭,危及患者生命。颅后窝血肿多因枕部着力的冲击伤而致,在对冲部位额极额底,颞极与颞底等部位易发生对冲性脑挫裂伤及硬脑膜下血肿或脑内血肿。

2.临床表现

(1)多见于枕部着力伤:着力点处皮肤挫裂伤或形成头皮血肿,数小时后可发现枕下部或乳突部皮下淤血(巴特尔征)。

(2)急性颅内压增高:头痛剧烈,喷射性呕吐,烦躁不安,库欣反应,出现呼吸深慢、脉搏变慢,血压升高等,亚急性及慢性者,可有视盘水肿。

(3)意识障碍:伤后意识障碍时间较长,程度可逐渐加重。或有中间清醒期后继续昏迷。

(4)局灶性神经系统体征:小脑受累可出现眼球震颤、共济失调、伤侧肌张力减低等;脑干受累可出现交叉瘫痪,锥体束征,去大脑强直等。

(5)颈项强直:一侧颈肌肿胀,强迫头位,为其特征性表现。

(6)脑疝征:生命体征紊乱,呼吸骤停可较早发生。瞳孔可两侧大小不等,伴小脑幕切迹疝时可有瞳孔散大、对光反射消失等。

3.辅助检查

(1)X线平片:汤氏位片可显示枕部骨折,人字缝分离等。

(2)CT扫描:可显示高密度血肿,骨窗可显示骨折。

(3)MRI扫描:CT扫描因颅后窝骨性伪影可影响病变显示,需MRI检查,符合血肿MRI各期表现。

4.诊断

有枕部着力的外伤史,出现颈项强直、强迫头位,巴特尔征,头痛剧烈呕吐等临床表现时,即怀疑颅后窝血肿存在,进一步需行CT扫描予以确诊,必要时需行MRI检查。

5.救治原则与措施

诊断一旦明确或高度怀疑颅后窝血肿并造成急性脑受压症状者,应行手术清除血肿或钻孔探查术。钻孔探查术可根据枕部皮肤挫裂伤部位采取枕部旁正中切口或枕后正中直切口钻孔探查,X线片显示有枕骨骨折者可于骨折线附近钻孔探查,CT扫描显示血肿者,可按血肿所在部位标出切口位置,于血肿处或骨折线附近钻孔,发现血肿后,按血肿范围扩大骨窗,上界不超过横窦,下界可达枕大孔附近,清除血肿及碎裂失活脑组织,若颅内压仍高,可咬开枕大孔后缘及寰椎后弓,敞开硬脑膜,行枕肌下减压术。对于骑跨横窦的硬脑膜外血肿,需向幕上扩大骨窗,保留横窦处一骨桥,然后清除血肿,为了减少出血,应先清除横窦远处血肿,后清除其附近血肿,若横窦损伤所致血肿,可用吸收性明胶海绵附于横窦破孔处止血。颅后窝血肿可伴有额、颞部脑挫裂伤或硬脑膜下血肿,必要时可开颅清除碎裂组织及血肿。

(三)脑干血肿

脑干血肿的诊断一般需CT及MRI检查。CT扫描可显示脑干内高密度出血灶,但因颅骨伪影的原因,常常显示病变欠佳。MRI可较清楚地显示脑干血肿,急性期T_2呈低信号,较易识别。MRI信号随血肿内血红蛋白的变化而变化,进入亚急性期时T_1呈高信号,T_2亦从低信号到高信号转变。脑干血肿多不需手术治疗,治疗措施同脑干损伤。当急性期过后,若血肿量大且压迫效应明显,可开颅后,用空针穿刺吸除血肿或选择脑干血肿最为表浅部切小口,排出血肿。

六、外伤性硬膜下积液演变为慢性硬膜下血肿

（一）演变机制

（1）硬膜下积液是慢性硬膜下血肿的来源，这是因为硬膜下长期积液形成包膜并且积液逐渐增多，导致桥静脉断裂或包膜壁出血，并且积液中纤维蛋白溶解亢进，出现凝血功能障碍，使出血不止而形成慢性血肿，这也可以解释为什么外伤性硬膜下积液演变为慢性硬膜下血肿常发生在积液1个月以后（包膜形成后）。

（2）慢性硬膜下血肿实际上是急性硬膜下出血转变而来的，其理由是仅根据CT上的低密度不能完全排除急性硬膜下出血而诊断为硬膜下积液，从而误认为慢性硬膜下血肿是由硬膜下积液演变而来，但这不能解释发生外伤性硬膜下积液与急性硬膜下血肿变为低密度区时间上的差异，因为硬膜下积液常发生在伤后1周内，而急性硬膜下血肿变为低密度灶慢性血肿往往需要2周以上。

（3）硬膜下积液发生性状改变，其蛋白质含量高或混有血液成分，易导致外伤性硬膜下积液演变为慢性硬膜下血肿。

（4）再次头外伤导致积液内出血，发展为慢性硬膜下血肿。

（二）临床特点

外伤性硬膜下积液演变为慢性硬膜下血肿的病例具有以下临床特点：①发病年龄两极化，常发生在10岁以下小儿或60岁以上老人，这可能与小儿、老人的硬膜下腔较大有关；②常发生在积液量少、保守治疗的慢性型病例中，这是因为在少量积液的保守治疗过程中，积液可转变为水瘤，包膜形成后发生包膜出血而导致慢性血肿；而早期手术打断了积液转变为水瘤及包膜形成的过程，故外伤性硬膜下积液演变为慢性硬膜下血肿不易发生在手术治疗的病例；③致病方式常为减速损伤；④合并的颅脑损伤常常很轻微。

（三）治疗与预后

文献报道中，无论是手术治疗还是保守治疗均无死亡发生，因此，这类患者预后良好。从临床恢复过程来讲，多主张早期手术钻颅引流治疗，但是对于症状不明显的少量慢性硬膜下血肿可在CT动态观察下保守治疗。

（孔德胤）

第二节　高血压脑出血

一、定义

脑出血是指原发性非外伤性脑实质内出血，出血可来源于脑内动脉、静脉或毛细血管的坏死、破裂，但以动脉出血最为多见而且重要。脑出血的原因有外伤性和非外伤性两类。非外伤性脑出血又称自发性脑出血或原发性脑出血，其中约半数是由高血压病所致，其他原因包括颅内动脉瘤破裂、脑血管畸形破裂、败血症、脑肿瘤出血、动脉炎、血液病、子痫、抗凝治疗的并发症和维生素C缺乏症等。

　　高血压是脑出血最常见的病因,高血压伴发脑内小动脉病变,血压骤升引起动脉破裂出血,称为高血压脑出血,约 1/3 的高血压患者可发生脑内出血,是脑血管疾病患者中病死率和致残率最高的一种疾病。

二、诊断

(一)发病年龄

　　高血压脑出血常发生在 50～70 岁,男性略多于女性。多有高血压病史。目前,高血压发病有年轻化趋势,甚至在 30 岁左右高血压患者也可发生脑出血。

(二)发病时间

　　常在情绪激动、剧烈活动时突然起病,大多数病例病前无预兆,病情发展迅速,很快出现意识障碍及偏瘫的完全性卒中的表现,往往在数小时内达到顶峰。

(三)急性期常见的主要表现

　　急性期临床表现有头痛、呕吐、意识障碍、肢体瘫痪、失语等。

(四)临床表现

　　临床表现可因出血部位及出血量不同而临床特点各异。

　　1.内囊-基底核区出血

　　内囊出血的患者典型的临床特征为头和眼转向了出血病灶侧(凝视病灶)和"三偏症状"(偏瘫、偏身感觉障碍和偏盲)。优势半球出血者尚有语言障碍。

　　按其出血部位与内囊的关系可分为下列几种。①外侧型(壳核型):系豆纹动脉尤其是其外侧支破裂所致。出血局限外囊、壳核和屏状核。②内侧型(丘脑型):由丘脑膝状动脉和丘脑穿通动脉破裂所致。出血局限于丘脑附近。③混合型(内囊出血):出血扩延到内囊的内外两侧。

　　(1)壳核出血:依出血量及病情进展,患者可有意识障碍或无意识障碍,并伴有不同程度的"三偏",即病变对侧中枢性面瘫及肢体瘫痪、感觉障碍和同向偏盲,双眼向病侧偏斜、头转向病侧。优势半球出血者还伴有语言障碍等。

　　(2)丘脑出血:发病后多数患者出现昏迷及偏瘫。丘脑内侧或下部出血者可出现典型的眼征,即垂直凝视麻痹,多为上视障碍,双眼内收下视鼻尖;眼球偏斜视,出血侧眼球向下内侧偏斜;瞳孔缩小,可不等大,对光反应迟钝;眼球不能聚合及凝视障碍等。出血向外扩展,可影响内囊出现"三偏"征。丘脑出血侵入脑室者可使病情加重,出现高热、四肢强直性抽搐等。

　　丘脑出血因发生的位置不同其症状亦各异。①丘脑前内侧部出血时可出现精神障碍、遗忘或痴呆。②左侧丘脑出血可有三种基本体征即感觉障碍重于运动障碍;伴有眼球运动障碍、瞳孔缩小、对光反射迟钝或消失;丘脑性失语,丘脑受损后可出现语言迟钝、重复语言及语义性错语症。③右侧丘脑出血的基本体征,即结构性失用症,患者左半身出现感觉障碍,对物体的形状、体积、长度、重量产生错觉;偏侧痛觉缺失,表现为对侧躯体感觉障碍及偏身失认症。

　　2.脑叶出血

　　其发病率仅次于基底核出血,多数学者认为脑叶出血好发于顶叶、颞叶与枕叶,即大脑后半部。脑叶出血的临床表现与基底核出血不同。脑叶出血后易破入邻近的蛛网膜下腔,因距中线较远而不易破入脑室系统,故脑膜刺激征重而意识障碍轻。

　　其临床表现特征:①意识障碍少见而相对较轻。②偏瘫与同向凝视较少、程度较轻,这是因为脑叶出血不像基底核出血那样容易累及内囊。③脑膜刺激征多见。

临床表现与出血所在的四个脑叶不同而有所不同：①额叶，可有智力障碍、尿失禁，可出现对侧偏瘫，偏瘫多发生于上肢、下肢和面部，较轻微。②顶叶，对侧半身感觉障碍，较轻的偏瘫。③枕叶，可有一过性黑蒙、同侧眼痛和对侧同向偏盲，有些可扩展至上 1/4 象限。④颞叶，在优势半球者，出现语言不流利和听力障碍，理解力差，但重复性相对较好。

3.小脑出血

其典型的临床特征为突发的头痛、眩晕、频繁呕吐。无明显瘫痪。主要体征为躯干性共济失调、眼球震颤及构音障碍。病情往往发展较快，患者很快昏迷，呼吸不规则或突然停止，甚至死亡。典型的小脑功能障碍只见于部分患者，对发病突然，迅速出现意识障碍和急性脑干受压者，小脑体征常被掩盖。

4.脑桥出血

90%以上高血压所致的原发性脑干出血发生在脑桥，少数发生在中脑，延髓出血罕见。脑干出血一直被认为是发病急骤、死亡率很高、预后很差的疾病。因为绝大多数脑干出血发生在脑桥，故此处只叙述脑桥出血。

脑桥出血的临床症状取决于出血灶的部位和大小。常突然发病，可表现为剧烈头痛、恶心、呕吐、头晕或眩晕；出现一侧或双侧肢体无力，偏身或半侧面部麻木；大量出血常迅速出现深昏迷、针尖样瞳孔、四肢瘫痪和双侧锥体束征阳性、高热、头眼反射和前庭眼反射消失等。患者可出现呼吸节律的改变，表现为呼吸不规则，呼吸浅、频率快，或出现陈-施呼吸。

5.脑室出血

原发性脑室出血十分罕见。发病急骤、头痛、无明显偏瘫体征，迅速出现丘脑下部及脑干症状，如昏迷、高热、瞳孔极度缩小。

（五）辅助检查

1.CT 检查

CT 是临床确诊脑出血的首选检查。可早期发现脑出血的部位、范围、形态、是否破入脑室，血肿周围有无低密度水肿带及占位效应，脑组织移位和梗阻性脑积水等。

2.MRI 检查

脑出血合并脑梗死诊断明确，可与脑肿瘤性出血鉴别。

3.数字减影脑血管造影

可与脑血管畸形、烟雾病、血管炎等鉴别。

4.腰椎穿刺

脑脊液多呈洗肉水样均匀血性，压力一般均增高。

三、外科治疗

手术治疗的目的是清除血肿、降低颅内压、避免脑疝发生，挽救患者的生命及减轻后遗症。在考虑是否施行手术时，最重要因素是术前患者的意识状况。根据患者的意识状况、瞳孔变化、语言功能及运动功能，临床上可将高血压脑出血分为五级，见表 1-1。

表 1-1 高血压脑出血的临床分级

分级	意识状态	瞳孔变化	语言功能	运动功能
Ⅰ	情形或嗜睡	等大	可有语言	轻偏瘫
Ⅱ	嗜睡或朦胧	等大	可有语言	不同程度偏瘫
Ⅲ	浅昏迷	等大	失语	偏瘫
Ⅳ	中度昏迷	等大或不等	失语	
Ⅴ	深昏迷	单侧或双侧放大	失语	去皮质强直或四肢软瘫

（一）手术适应证

手术治疗的目的是清除血肿、降低颅内压、解除或防止脑疝发生和发展，改善脑组织血液循环，促进受压迫脑组织的功能恢复。依照高血压脑出血的临床分级，一般认为，Ⅰ级患者出血量不多（不足 30 mL），内科保守治疗效果良好，不需要手术。Ⅱ～Ⅳ级患者绝大多数适于手术治疗，其中Ⅱ级、Ⅲ级手术效果较佳。Ⅴ级患者病情危重，病死率高，手术难以奏效，一般不宜手术治疗。

高血压脑出血手术治疗指征的确定，需要综合考虑出血部位、出血量、病程进展、患者情况等多个因素。

1.出血部位

壳核、大脑半球皮质下、脑叶浅部和小脑半球等较浅部位的出血，适于手术治疗。小脑出血靠近脑干，除非出血量很少、症状轻微，一般应该积极考虑手术。脑干或丘脑出血，通常不是手术治疗的适应证。若存在脑室内出血或脑积水，可行脑室体外引流或分流术。

2.出血量

幕上血肿量超过 30 mL，占位效应明显，患侧脑室明显受压，中线结构明显向健侧移位；幕下血肿量大于 10 mL，四脑室受压变形、移位，即有手术必要。

3.病情进展

高血压脑出血后病情稳定，患者神志清楚，功能损害不明显，内科治疗效果良好，不需手术治疗。若经积极内科治疗，病情仍无好转或不稳定，出血部位比较表浅，应考虑手术治疗。尤其是对于病情好转或稳定后又发生恶化或出现脑疝征象者，应争取时间尽快手术。对于发病后进展急骤，很快进入深昏迷，出现严重功能障碍、一侧或双侧瞳孔散大、生命体征不稳定者，手术治疗效果不佳，死亡率很高，不宜进行手术治疗。

4.患者情况

患者若存在心、肺、肝、肾等脏器严重功能障碍，血压控制不好，持续超过 26.7/16.0 kPa（200/120 mmHg），应列为手术禁忌，但年龄不是决定是否手术的主要因素。

（二）手术时机

目前，国内外学者普遍认为高血压脑出血需要手术者，应尽量在发病后 6～7 h 间行超早期手术。

（三）术前检查及准备

1.CT 扫描

CT 扫描是诊断脑出血最安全、最可靠的手段，应列为首选。

2.脑血管造影

对于不能明确脑出血病因的或疑诊动脉瘤、脑血管畸形的患者,在病情允许的情况下,为避免手术的盲目性,可考虑行脑血管造影。

3.MRI 检查

一般不作为脑出血首选的检查方法,但适用于脑干、小脑部位出血的检查。

4.术前准备

按常规开颅手术的要求做好其他术前准备,尤其应注意适当控制血压,保持呼吸道通畅,合理使用脱水降颅内压药物。

(四)手术方法

1.快速钻颅血肿碎吸术

(1)麻醉:清醒和合作者,可采用局部麻醉。有意识障碍者多采用气管内插管全身麻醉。

(2)体位:患者取仰卧位,头部稍抬高,肩下垫枕,头转向健侧,使病侧颞部在上。

(3)操作方法:根据 CT 扫描结果,选择最靠近血肿处(注意避开重要功能区)直接钻颅或颅骨钻孔,用脑穿针或带导芯的硅胶引流管穿刺血肿,抽吸出血肿的液体部分。可用无菌生理盐水适当行血肿腔冲洗,并留置引流管,持续引流。

2.皮质下血肿清除术

(1)麻醉:采用气管内插管全身麻醉。

(2)体位:根据血肿部位选择体位。

(3)操作方法:①切口和骨瓣开颅,一般以出血的脑叶部位为中心作马蹄形切口,头皮及帽状腱膜翻向下方,在预定钻孔处推开骨膜准备钻孔。一般钻 4 孔成形骨瓣,连同骨膜把骨瓣翻向下方或侧方。②硬脑膜切开,若颅内压力很高时,先在硬脑膜切一小口,电凝止血后穿刺血肿,抽出一些陈旧血液后弧形剪开硬脑膜,硬脑膜翻向矢状窦侧。③皮质切开血肿清除,选无血管区或以穿刺点为中心切开皮质 2~3 cm,双极电凝脑表面血管后,再用窄脑压板分开皮质则可达到血肿,应用吸引器吸除血块。血肿清除后脑组织则塌陷,搏动恢复,用等渗盐水冲洗血肿腔后置硅胶管引流,若发现活动性出血,则用双极电凝止血,吸引器吸除血凝块时要防止对周围脑组织的损伤。④关颅,血肿清除后血肿腔内用硅胶管引流。颅内压力仍很高时也可去骨瓣减压。如脑组织塌陷、搏动好可缝合硬脑膜。骨瓣复位,逐层缝合头皮后关颅。

3.基底核区脑出血

(1)麻醉:采用气管内插管全身麻醉。

(2)体位:仰卧位,患侧肩下垫一小枕,头略偏向对侧。

(3)操作方法:①切口和开颅,有骨瓣开颅和小骨窗开颅两种入路。骨瓣开颅术作颞部皮瓣,翻向耳侧,然后再作大骨瓣,亦翻向同一方向,剪开硬脑膜,暴露外侧裂及两侧的额颞皮质。小骨窗开颅术作与外侧裂相投影的头皮直切口,长约 6 cm,直达骨膜。用梳状拉钩将切口牵拉开,然后在外耳孔上方 2~3 cm 处钻孔。将颅骨孔扩大到直径约为 3 cm 大小的小骨窗。十字形切开硬脑膜,暴露外侧裂及颞叶皮质。②血肿定位,用脑穿针穿刺血肿定位后,做皮质切口约 2 cm。皮质切口可有两种选择,经侧裂入路和经颞叶入路。前者则挑开外侧裂蛛网膜后,用脑压板把额叶和颞叶牵开,向深部分离,避开大脑中动脉的分支,到脑岛皮质。切开脑岛皮质向后内方深入可进入血肿腔。经颞叶入路即在颞上回切开皮质,向深部分离、在侧裂动脉的下方,切开脑岛皮质,可达血肿腔。③血肿清除,用吸引器轻轻地吸除血块,并用双极电凝镊凝固动脉性出血点。

血肿壁的静脉出血可用吸收性明胶海绵压迫止血。操作应在直视下进行,如血肿太大或血块与壁粘连十分紧密时,可残留小部分。必须彻底止血和避免对脑深部结构的损伤。如血肿有部分残留时,血肿腔内放置一根直径为3~4 mm的硅胶管,术后可注入纤溶药物促使血块溶化并引流出来。④切口关闭,硬脑膜减张缝合,酌情去颅骨减压,分层缝合切口。

4.脑室内血肿清除术

当出现以下情况时应考虑行脑室内血肿清除术。①经CT扫描检查证实脑室内已充满血液铸型引起急剧性颅内压增高。②壳核-锥体束-脑室型脑出血,其血肿的大部分已破入一侧脑室者。③由于脑室内血肿,患者呈现深昏迷,颅内压持续升高,有发生脑疝的前驱症状,或已发生一侧瞳孔散大,意识障碍加深,对侧肢体无力或偏瘫加重者。④脑室内血肿形成的阻塞性脑积水,经脑室引流或其他保守疗法不见改善者。

(1)麻醉:一般行气管内插管全麻。

(2)体位:血肿位于侧脑室前部者多取仰卧位,头略偏向对侧;若血肿在脑室三角区或后部者,则取侧卧位,血肿侧在上。

(3)操作方法:①切口,大部分血块进入侧脑室前角时,则采用前额部马蹄形切口。若大部血块积聚在侧脑室后部时,则采取顶后部马蹄形切口。②开颅,做额部或顶部骨瓣开颅,一般钻4个孔,额部骨瓣翻向前方,顶部骨瓣翻向颞部。③硬脑膜切开,当脑膜张力很大时,在硬脑膜切开前先行脑室穿刺放液,降低颅内压力;也可快速静脉滴入20%甘露醇250 mL和呋塞米20~40 mg,多数患者颅内压力可得到暂时缓解。将硬脑膜呈弧形切开翻向矢状窦侧。④脑切开,一般是在额中回运动区前2~3 cm处切开皮质3 cm,切开前也可用脑穿针向侧室前角穿刺,抽出少许凝血块或陈旧血液,以确定进入侧脑室的方向和深度,再用两个脑压板沿穿刺针方向分开皮质3~4 cm,即可进入侧脑室。这时常从切口处涌出一些黑色血块,扩大切口范围,电凝两侧白质的出血点,以棉片保护好周边脑组织后,用脑室自动牵开器或蛇形脑自动牵开器将脑切口牵开。充分暴露侧脑室前角及脑室内血肿。如果血肿在侧脑室后部区域,则可在顶部脑回少血管区切开3 cm,切开前先行脑针穿刺,方向对准侧脑室三角区,穿刺抽出黑色积血后,沿穿刺针方向分开脑组织3~4 cm深即可进入侧脑室三角区,显露侧脑室后部的血肿,予以清除。⑤清除血肿,血肿在脑室内呈占位性压迫,与脑室很少有粘连,可用吸引器将血肿分块吸出,也可用取瘤钳把血块分块钳出,千万不要加重脑室壁及周围结构的损伤。当大部分血凝块清除后,应用等渗盐水反复冲洗,从三角区进入颞角的血块也可冲出。其次,检查室间孔处和第三脑室内的血块,轻轻将其吸出;如果血块较大难以吸出时,也可将一侧穹隆柱切断,扩大室间孔,这样就容易取出第三脑室内的血块。对室间孔后缘的豆纹静脉、脉络丛组织用棉片盖好,防止损伤引起出血性梗死。如第三脑室由于充满血块异常扩大时,也可轻轻地用吸引器或取瘤钳将其取出,用含抗生素的等渗盐水冲洗,将脑室内血块彻底清除。由于脑室内血肿是由壳核或丘脑出血破入脑室的,一般不必寻找原出血点,当冲洗干净后,置一脑室引流管进行术后引流。如清除血肿后脑组织肿胀严重,估计术后难以渡过水肿关,可同时行额叶前部切除的内减压手术。⑥硬脑膜严密缝合,将骨瓣复位,头皮分两层缝合。⑦在术后第2天进行CT扫描,若发现脑室内还有较多的残存血块、应向脑室内注入尿激酶使血块溶解排出,并同时行腰椎穿刺放出血性脑脊液。也可经腰椎穿刺注入氧气治疗,促使脑脊液内血液加快吸收,减少蛛网膜下腔粘连,避免脑积水发生或减轻发生程度。

5.小脑血肿清除术

小脑出血一旦确诊,除非血肿量较少(<10 mL)或病情已进入脑干受压晚期,均应积极开颅手术清除血肿行颅后窝减压,解除对脑干的压迫,防止病情进一步加重。

(1)麻醉:气管插管全身麻醉。

(2)体位:侧卧位。

(3)操作方法:取一侧颅后窝旁正中切口或枕下正中直切口,分离肌肉,暴露枕骨鳞部。颅骨钻孔后扩大骨窗,一般需将枕骨大孔后缘和寰椎后弓咬开1～1.5 cm宽。放射状切开硬脑膜,打开枕大池放出脑脊液。在邻近血肿的小脑皮质表面电灼切开2～3 cm,脑压板分离至血肿,分块清除血肿,仔细止血,反复冲洗。减压不满意者可不缝合硬脑膜,肌肉彻底止血,严密缝合,逐层关颅。

6.脑干内血肿清除术

脑干内出血大多病情危重,进展急骤,手术危险性大,死亡率高,选择手术一定要慎重。

(1)麻醉:气管插管全身麻醉。

(2)体位:侧卧位。

(3)操作方法:根据脑干内出血的部位不同,可采取不同的手术入路。①小脑幕上枕下入路:适用于清除一侧中脑血肿。取患侧枕部马蹄形皮肤切口,常规骨瓣开颅,弧形切开硬脑膜翻向横窦侧,抬起枕叶,切开小脑幕游离缘,暴露中脑及中脑大脑脚,选择血肿最表浅最膨隆的部位切开3～5 mm,用生理盐水冲洗血肿腔或用吸引器轻柔吸除血块。②脑桥小脑角入路:适用于清除脑桥血肿。取患侧枕下旁正中切口,骨窗开颅,放射状切开硬脑膜,枕大池放液,一般需切除小脑半球外侧1/3,以利于显露。向脑桥小脑角探查,解剖面神经、听神经和三叉神经至脑桥背外侧,选择脑桥外侧最膨隆处,纵行切开3～5 mm,吸除血肿。③四脑室入路:适用于清除脑桥延髓交界处的血肿。取枕下正中直切口,骨窗开颅,咬开枕骨大孔后缘和寰椎后弓,Y形切开硬脑膜。分开两侧小脑扁桃体,切开小脑下蚓部,向第四脑室底探查。选样菱形窝的隆起处或颜色变蓝处切开。

7.立体定向脑内血肿清除术

适用于脑内各部位的出血,尤其适合脑干、丘脑等重要部位的局限性血肿。

(1)麻醉:局麻。

(2)体位:根据血肿位置决定。

(3)操作方法:局麻下安装立体定向头架,然后行颅脑CT扫描或MRI扫描,一般CT平扫即能看清血肿的位置和大小。选择血肿最大层面中心为靶点,确立靶点三维坐标参数,根据血肿位置避开皮质功能区,设计合理手术途径。颅骨钻孔,十字形切开硬脑膜。安装立体定向仪导向装置,先用细穿刺针试穿验证血肿位置,然后更换内径为2～3 mm的穿刺管穿刺血肿中心,用生理盐水冲洗血肿腔至液体变清。若有血凝块不能吸出,可用螺旋针将血凝块打碎,也可通过留置在血肿腔内的导管注入尿激酶溶凝。术毕可留置硅胶引流管,缝线固定,拆除定向仪和头架,无菌包扎。

以上几种术后处理:严密观察病情,包括意识状况、瞳孔、肢体活动、言语功能、生命体征等;控制血压,全身血压维持在收缩压21.3 kPa(160 mmHg)、舒张压13.3 kPa(100 mmHg)较为合适;使用脱水剂;应用抗生素预防感染;积极防治并发症,如肺炎、消化道出血、尿路感染等;妥善治疗其他重要器官的病变,如心脏病、肾功能不全等;注意水、电解质平衡。

四、内科治疗

在急性期,主要是控制脑水肿、调整血压、防治内脏综合征及考虑是否采取手术清除血肿。

(一)一般处理

应保持安静、卧床休息、减少探视,严密观察体温、脉搏、呼吸、血压等生命体征,注意瞳孔和意识变化。保持呼吸道通畅,及时清理呼吸道分泌物,必要时吸氧。

(二)控制脑水肿,降低颅内压

这是抢救能否成功的主要环节。常用药为甘露醇、呋塞米及皮质激素等。临床上为加强脱水效果,减少药物的不良反应,一般均采取上述药物联合应用。常采用甘露醇+呋塞米、甘露醇+呋塞米+激素等方式,但用量及用药间隔时间均应视病情轻重及全身情况,尤其是心脏功能及是否有高血糖等。20%甘露醇为高渗脱水剂,其降颅内压作用迅速,一般成人用量为每次 1 g/kg,每 6 h 快速静脉滴注 1 次。呋塞米有渗透性利尿作用,可减少循环血容量,对心功能不全者可改善后负荷,用量为每次 20~40 mg,每天静脉注射 1~2 次。应用呋塞米期间注意补钾。皮质激素多采用地塞米松,用量为 15~20 mg,静脉滴注,每天 1 次。

(三)治疗高血压

高血压是脑出血的主要原因,治疗脑出血首先想到降低高血压,但由于高血压往往为颅高压的自身的自动控制所致,可将发病后的血压控制在发病前血压数值略高一些的水平。如原有高血压,发病后血压又上升更高水平者,所降低的数值可按上升数值的 30%控制。常用的降压药物有硝普钠,每次 50 mg,静脉滴注;25%硫酸镁每次 10~20 mL,肌内注射;注意不应降血压太快和过低。

(四)维持水、电解质平衡

水、电解质平衡和营养,注意防治低钠血症,以免加重脑水肿。

(五)防治并发症

选择对致病菌有效的抗菌药物,防止并发肺误吸、泌尿系统感染、应激性溃疡、抗利尿激素分泌异常综合征、痫性发作、中枢性高热、下肢深静脉血栓形成等。

(孔德胤)

第三节　颅内压增高与脑疝

一、颅内压增高

颅内压增高是神经外科临床上最常见的重要问题,尤其是颅内占位性病变的患者,往往会出现颅内压增高症状和体征。颅内压增高会引发脑疝危象,可使患者因呼吸循环衰竭而死亡,因此对颅内压增高及时诊断和正确处理,十分重要。

(一)颅内压增高的类型

根据病因不同,颅内压增高可分为两类。①弥散性颅内压增高:由颅腔狭小或脑实质的体积增大而引起,其特点是颅腔内各部位及各分腔之间压力均匀升高,不存在明显的压力差,因此脑组织无明显移位。临床所见的弥散性脑膜脑炎、弥散性脑水肿、交通性脑积水等所引起的颅内压增高均属于这一类型。②局灶性颅内压增高：因颅内有局限的扩张性病变，病变部位压力首先增高，使附近的脑组织受到挤压而发生移位，并把压力传向远处，造成颅内各腔隙间的压力差，这种压力差导致脑室、脑干及中线结构移位。患者对这种颅内压增高的耐受力较低，压力解除后神经功能的恢复较慢且不完全，这可能与脑移位和脑局部受压引起的脑血管自动调节功能损害有关。由于脑局部受压较久，该部位的血管长期处于张力消失状态，管壁肌层失去了正常的舒缩能力，因此血管管腔被动地随颅内压的降低而扩张，管壁的通透性增加并有渗出，甚至发生脑实质内出血性水肿。

根据病变发展的快慢不同，颅内压增高可分为急性、亚急性和慢性三类。①急性颅内压增高：见于急性颅脑损伤引起的颅内血肿、高血压脑出血等。其病情发展快，颅内压增高所引起的症状和体征严重，生命体征（血压、呼吸、脉搏、体温）变化剧烈。②亚急性颅内压增高：病情发展较快，但没有急性颅内压增高那么紧急，颅内压增高的反应较轻或不明显。多见于发展较快的颅内恶性肿瘤、转移瘤及各种颅内炎症等。③慢性颅内压增高：病情发展较慢，可长期无颅内压增高的症状和体征，病情发展时好时坏。多见于生长缓慢的良性肿瘤、慢性硬脑膜下血肿及其他破坏性或浸润性病变。

急性或慢性颅内压增高均可导致脑疝发生。脑疝发生后，移位脑组织被挤进小脑幕裂孔、硬脑膜裂隙或枕骨大孔中，压迫脑干，产生一系列紧急症状。脑疝发生又可加重脑脊液和血液循环障碍，使颅内压力进一步增高，从而使脑疝更加严重。

（二）引起颅内压增高的疾病

能引起颅内压增高的常见中枢神经系统疾病如下。

1.颅脑损伤

由于颅内血管损伤而发生的颅内血肿，脑挫裂伤伴有的脑水肿是外伤性颅内压增高常见原因。外伤性蛛网膜下腔出血，血块沉积在颅底脑池而引起的脑脊液循环障碍，以及红细胞阻塞蛛网膜颗粒所引起的脑脊液吸收障碍等，也是颅内压增高的常见原因。其他，如外伤性蛛网膜炎及静脉窦血栓形成或脂肪栓塞亦可致颅内压增高，但较少见。

2.颅内肿瘤

颅内肿瘤出现颅内压增高者占80％以上。一般肿瘤体积越大，颅内压增高越明显。但肿瘤大小并非引起颅内压增高的程度的唯一因素，肿瘤的部位、性质和生长速度也有重要影响。例如，位于脑室或中线部位的肿瘤，虽然体积不大，但由于堵塞室间孔、中脑导水管和第四脑室脑脊液循环通路，易产生梗阻性脑积水，因而颅内压增高症状可早期出现而且显著。位于颅前窝和颅中窝底部或位于大脑半球凸面的肿瘤，有时瘤体较大但颅内压增高症状出现较晚；而一些恶性胶质瘤或脑转移癌，由于肿瘤生长迅速，且肿瘤周围伴有严重的脑水肿，故多在短期内即出现较明显的颅内压增高。

3.颅内感染

脑脓肿患者多数有明显的颅内压增高。化脓性脑膜炎亦多引起颅内压增高，并随着炎症的好转，颅内压力亦逐渐恢复。结核性脑膜炎晚期，因脑底部炎症性物质沉积，使脑脊液循环通路受阻，往往出现严重的脑积水和颅内压增高。

4.脑血管疾病

由多种原因引起的脑出血都可造成明显的颅内压增高。颅内动脉瘤和脑动静脉畸形发生蛛网膜下腔出血后,由于脑脊液循环和吸收障碍形成脑积水,而发生颅内压增高。颈内动脉血栓形成和脑血栓,脑软化区周围水肿,也可引起颅内压增高。若软化灶内出血,则可引起急剧的颅内压增高,甚至可危及患者生命。

5.脑寄生虫病

脑囊虫病引起的颅内压增高其原因如下。①脑内多发性囊虫结节可引起弥散性脑水肿。②单个或数个囊虫在脑室系统内阻塞导水管或第四脑室,产生梗阻性脑积水。③葡萄状囊虫体分布在颅底脑池时引起粘连性蛛网膜炎,使脑脊液循环受阻。脑棘球蚴病或脑血吸虫性肉芽肿,均在颅内占有一定体积,由于病变较大,因而产生颅内压增高。

6.颅脑先天性疾病

婴幼儿先天性脑积水多由于导水管的发育畸形,形成梗阻性脑积水;颅底凹陷和先天性小脑扁桃体下疝畸形,脑脊液循环通路在第四脑室正中孔或枕大孔区受阻;狭颅症,由于颅缝过早闭合,颅腔狭小,限制脑的正常发育,引起颅内压增高。

7.良性颅内压增高

良性颅内压增高又称假脑瘤综合征,以脑蛛网膜炎比较多见,其中发生于颅后窝者颅内压增高最为显著。颅内静脉窦(上矢状窦或横窦)血栓形成,由于静脉回流障碍引起颅内压增高。其他代谢性疾病、维生素 A 摄入过多、药物过敏和病毒感染所引起的中毒性脑病等均可引起颅内压增高。但多数颅内压增高症状可随原发疾病好转而逐渐恢复正常。

8.脑缺氧

心搏骤停或昏迷患者呼吸道梗阻,在麻醉过程中出现喉痉挛或呼吸停止等均可发生严重脑缺氧。另外,癫痫持续状态和喘息状态(肺性脑病)亦可导致严重脑缺氧和继发性脑水肿,从而出现颅内压增高。

(三)颅内压增高的临床表现

颅内压增高的主要症状和体征如下。

1.头痛

这是颅内压增高最常见的症状之一,程度不同,以早晨或晚间较重,部位多在额部及两颞,可从颈枕部向前方放射至眼眶。头痛程度随颅内压的增高而进行性加重。当用力、咳嗽、弯腰或低头活动时常使头痛加重。头痛性质以胀痛和撕裂痛为多见。

2.呕吐

当头痛剧烈时,可伴有恶心和呕吐。呕吐呈喷射性,易发生于饭后,有时可导致水、电解质紊乱,甚至体重减轻。

3.视盘水肿

视盘水肿是颅内压增高的重要客观体征之一。表现为视神经乳头充血,边缘模糊不清,中央凹陷消失,视盘隆起,静脉曲张,动脉曲张扭曲。若视盘水肿较长期存在,则视盘颜色苍白,视力减退,视野向心缩小,称为视神经继发性萎缩。此时如果颅内压增高得以解除,往往视力的恢复并不理想,甚至继续恶化和失明。

以上三者是颅内压增高的典型表现,称之为颅内压增高"三主征"。颅内压增高的三主征各自出现的时间并不一致,可以其中一项为首发症状。颅内压增高还可引起一侧或双侧外展神经麻痹和复视。

4.意识障碍及生命体征变化

疾病初期意识障碍可表现为嗜睡,反应迟钝。严重患者可出现昏睡、昏迷、伴有瞳孔散大、对光反应消失、发生脑疝,去大脑强直。生命体征变化为血压升高,脉搏徐缓,呼吸不规则,体温升高等病危状态,甚至呼吸停止,终因呼吸、循环衰竭而死亡。

5.其他症状和体征

症状为头晕、猝倒。体征是头皮静脉曲张、血压升高、脉搏徐缓。在小儿患者可有头颅增大、颅缝增宽或分裂、前囟饱满隆起。头颅叩诊时呈破罐声,头皮和额眶部浅静脉扩张。

(四)颅内压增高的诊断

通过全面而详细地询问病史和认真地神经系统检查,可发现许多颅内疾病在引起颅内压增高之前已有一些局灶性症状与体征,由此可作出初步诊断。如小儿的反复呕吐及头围迅速增大,成人的进行性剧烈的头痛、癫痫发作,进行性瘫痪及各种年龄患者的视力进行性减退等,都应考虑到有颅内占位性病变的可能。应注意鉴别神经功能性头痛与颅内压增高所引起的头痛的区别。当发现有视盘水肿及头痛、呕吐三主征时,颅内压增高的诊断大致可以肯定。但由于患者的自觉症状常比视盘水肿出现得早,应及时地做以下辅助检查,以尽早诊断和治疗。

1.CT 扫描

CT 是诊断颅内占位性病变的首选辅助检查措施。它不仅能对绝大多数占位性病变作出定位诊断,而且还有助于定性诊断。CT 具有无创伤性特点,易于被患者接受。

2.MRI 检查

在 CT 不能确诊的情况下,可进一步行 MRI 检查,以利于确诊。

3.脑血管造影

脑血管造影主要用于疑有脑血管畸形或动脉瘤等疾病的病例。数字减影血管造影(DSA)不仅使脑血管造影术的安全性大大提高,而且图像清晰,使疾病的检出率提高。

4.头颅 X 线摄片

颅内压增高时,可见颅骨骨缝分离,指状压迹增多,鞍背骨质稀疏及蝶鞍扩大等。对于诊断颅骨骨折、垂体瘤所致蝶鞍扩大及听神经瘤引起内听道孔扩大等,具有重要价值。但单独作为诊断颅内占位性病变的辅助手段现已较少用。

5.腰椎穿刺

腰穿测压对颅内占位性病变患者有一定的危险性,有时引发脑疝,故应当慎重进行。

(五)治疗原则

1.一般处理

凡有颅内压增高的患者,应留院观察。密切观察神志、瞳孔、血压、呼吸、脉搏及体温的变化,以掌握病情发展的动态。有条件时可做颅内压监护,根据监护中所获得压力信息来指导治疗。频繁呕吐者应暂禁食,以防吸入性肺炎。不能进食的患者应予补液,补液量应以维持出入液量的平衡为度,补液过多可促使颅内压增高病情加重。注意补充电解质并调整酸碱平衡。用轻泻剂来疏通大便,不能让患者用力排便,不可做高位灌肠,以免颅内压骤然增高。对意识不清的患者及咳痰困难者要考虑做气管切开术,并保持呼吸道通畅,防止因呼吸不畅而使颅内压更加增高。给予氧气吸入有助于降低颅内压。病情稳定者需尽早查明病因,以明确诊断,尽早进行祛除病因的治疗。

2.病因治疗

颅内占位性病变,首先应考虑做病变切除术。位于手术易达到部位的良性病变,应争取做根治性切除;不能根治的病变可做大部切除、部分切除或减压术;有脑积水者可行脑脊液分流术,将脑室内液体通过特制导管分流入蛛网膜下腔、腹腔或心房。颅内压增高已引起急性脑疝时,应分秒必争进行紧急抢救或手术处理。

3.降低颅内压治疗

适用于颅内压增高但暂时尚未查明原因或虽已查明原因但仍需要非手术治疗的病例。高渗利尿剂选择应用的原则:意识清楚,颅内压增高程度较轻的病例,先选用口服药物。有意识障碍或颅内压增高症状较重的病例,则宜选用静脉滴注或肌内注射药物。

常用口服的药物:①氢氯噻嗪 25~50 mg,每天 3 次;②乙酰唑胺 250 mg,每天 3 次;③氨苯蝶啶 50 mg,每天 3 次;④呋塞米 20~40 mg,每天 3 次;⑤50%甘油盐水溶液 60 mL,每天 2~4 次。

常用的可供注射的制剂:①20%甘露醇 250 mL,快速静脉滴注,每天 2~4 次;②20%尿素转化糖或尿素山梨醇溶液 200 mL,静脉滴注,每天 2~4 次;③呋塞米 20~40 mg,肌内注射或静脉滴注,每天 1~2 次。此外,也可采用浓缩 2 倍的血浆 100~200 mL 静脉注射;20%人血清蛋白 20~40 mL 静脉注射,对减轻脑水肿、降低颅内压有效。

4.激素应用

地塞米松 5~10 mg 静脉滴注或肌内注射,每天 2~3 次;氢化可的松 100 mg 静脉注射,每天 1~2 次;泼尼松 5~10 mg 口服,每天 1~3 次,可减轻脑水肿,有助于缓解颅内压增高。

5.冬眠低温疗法或亚低温疗法

有利于降低脑的新陈代谢率,减少脑组织的氧耗量,防止脑水肿的发生与发展,对降低颅内压亦起一定作用。

6.脑脊液体外引流

有颅内压监护装置的病例,可经脑室缓慢放出脑脊液少许,以缓解颅内压增高。

7.巴比妥治疗

大剂量戊巴比妥钠或硫喷妥钠注射可降低脑的代谢,减少氧耗及增加脑对缺氧的耐受力,使颅内压降低,但需在有经验的专家指导下应用。在给药期间,应抽血做药物浓度监测。

8.辅助过度换气

目的是使体内 CO_2 排出。当动脉血的 CO_2 分压每下降 0.1 kPa(1 mmHg)时,可使脑血流量递减 2%,从而使颅内压相应下降。

9.抗生素治疗

控制颅内感染及防止感染,可根据致病菌药物敏感试验选用适当的抗生素。预防用药应选择广谱抗生素,术前和术后应用为宜。

10.对症治疗

对患者的主要症状进行治疗,疼痛者可给予镇痛剂,但应忌用吗啡和哌替啶等类药物,以防止对呼吸中枢产生抑制作用,导致患者死亡。有抽搐发作的患者,应给予抗癫痫药物治疗。烦躁患者给予镇静剂。

二、急性脑疝

(一)脑疝的分期

根据脑疝病程发展规律,在临床上可分为以下 3 期。

1.脑疝前驱期(初期)

指脑疝即将形成前的阶段。患者突然发生或逐渐发生意识障碍,剧烈头痛,烦躁不安,频繁呕吐,以及轻度呼吸深而快,脉搏增快,血压增高,体温上升等。以上症状是由于颅内压增高使脑缺氧程度突然加重所致。

2.脑疝代偿期(中期)

指脑疝已经形成,脑干受压迫,但机体尚能通过一系列调节作用代偿,勉强维持生命的阶段。此期全脑损害引起症状为昏迷加深,呼吸深而慢,缓脉,血压、体温升高等。另外,由于脑干受压,局灶性体征可有一侧瞳孔散大,偏瘫或锥体束征出现等。

3.脑疝衰竭期(晚期)

由于脑疝压迫,脑干衰竭,代偿功能耗尽。主要表现深度昏迷,呼吸不规律,血压急速波动并逐渐下降,瞳孔两侧散大而固定,体温下降,四肢肌张力消失。如不积极抢救,终因脑干衰竭死亡。

脑疝各期持续时间长短和临床表现的特点,取决于导致脑疝的原发病灶性质、部位和脑疝发生类型等因素。例如,急性颅脑损伤后所致脑疝,病程短促,多数一天之内即结束全部病程。而某些诱因(如腰穿)造成的急性枕骨大孔疝,往往呼吸突然停止而死亡,就无法对病程进行分期。

(二)脑疝

1.小脑幕孔疝

(1)意识障碍:患者在颅内压增高的基础上,突然出现脑疝前驱期症状(即烦躁不安,呕吐,剧烈头痛,呼吸深快,血压升高等),以后意识模糊,逐渐昏迷。但也可昏迷突然出现。昏迷往往逐渐加深,至脑疝衰竭期进入深昏迷。因此,颅内压增高病变患者突然发生昏迷或昏迷逐渐加重,应当认为是脑疝的危险信号。脑疝出现昏迷的原因,一般认为是由于颅内压增高时脑缺氧,加以位于中脑部位的网状结构受脑疝的压迫,尤其中脑背盖部缺氧、出血,使中脑-间脑上升性网状结构受到损害所致。

从解剖关系来看,小脑幕孔疝较早出现意识障碍,是因为易影响网状结构上行激活系统所致。相反,枕骨大孔疝尤其是慢性枕骨大孔疝发生意识障碍往往不明显或出现较晚。

(2)生命体征的改变:脑疝前驱期出现呼吸深快,脉搏频数,血压升高。脑疝代偿期表现为呼吸深慢,脉搏缓慢,血压高。脑疝衰竭期则呼吸抑制,不规则,脉搏细弱,血压急速波动至衰竭。以上表现是由于脑疝初期因颅内压增高,脑血循环障碍,脑缺氧,血中二氧化碳蓄积,兴奋呼吸中枢,呼吸变深变快。血压升高,从而代偿脑组织对血液和氧气需要量。至脑疝代偿期,颅内压增高及脑缺氧严重,使呼吸和心血管中枢再加强其调节作用来克服脑缺氧,血压更加增高,甚至收缩压可超过 26.7 kPa(200 mmHg)以上,同时脉搏缓慢有力。这种缓脉的出现是由于血压骤然升高,通过心跳抑制中枢反射作用使心搏变慢的结果。也有人认为,这是由于迷走神经受到刺激所致。脑疝引发的呼吸、循环衰竭,因呼吸和心血管中枢受到严重损害,失去调节作用,从而使呼吸变慢,血压下降,脉搏细弱和不规则;甚至呼吸停止,循环衰竭。一般为呼吸首先停止,而心跳和血压仍可维持一段时间。呼吸首先停止的原因,是因为呼吸中枢较心血管中枢敏感,易于衰竭,或因为延髓内呼吸中枢位置低于心血管中枢,枕骨大孔疝时呼吸中枢易先受压,所以呼吸最先停止。呼吸停止而心跳继续维持的原因可能与心脏的自动节律有关,因为此时有试验证明心血管中枢调节作用已经完全丧失。

脑疝时体温升高主要是由于位于视丘下部的体温调节中枢受损害,交感神经麻痹,汗腺停止排汗,小血管麻痹;使体内热量不能发散,加上脑疝时肌肉痉挛和去大脑强直产热过多,使体温升高。

(3)眼部症状:脑疝时首先是脑疝侧瞳孔缩小,但时间不长,易被忽略;以后病变侧瞳孔逐渐散大,光反射减弱,而出现两侧瞳孔不等大现象;最后脑疝衰竭期双侧瞳孔全部散大,直接和间接光反应消失。在病变瞳孔出现变化的前后,可出现眼肌麻痹,最后眼球固定。

小脑幕孔下降疝时眼部症状主要是由于同侧动眼神经的损害所致。动眼神经是一种混合神经,其中包含有两种不同作用的神经纤维,一种是副交感神经纤维支配缩瞳肌和睫状肌;另一种是运动神经纤维,支配除上斜肌及外直肌以外的其余眼外肌。沟回疝时,瞳孔首先发生改变的原因是副交感神经纤维分布在动眼神经的上部,当脑干向内向下移位时,使大脑后动脉压迫动眼神经,最初仅仅是副交感神经受到刺激,所以瞳孔缩小(刺激现象),以后因神经麻痹而致瞳孔散大,支配眼外肌的运动神经纤维直径细并且对损伤敏感,所以脑疝发生时首先出现瞳孔改变。但以上仍然难以解释临床上各种复杂现象,其原理有待于进一步研究。

(4)对侧肢体瘫痪或锥体束损伤:由于颞叶沟回疝压迫同侧大脑脚,损伤平面在延髓锥体束交叉以上,使支配对侧肢体的锥体束受到损伤。依据压迫程度不同可以出现不同程度对侧肢体偏瘫或轻偏瘫或锥体束征阳性。少数患者也有出现同侧肢体偏瘫及锥体束征者,这可能是由于海马旁回及沟回疝入小脑幕孔内将脑干挤向对侧,使对侧大脑脚在小脑幕切迹游离缘上挤压较重所致。极个别情况,属于解剖变异,锥体束纤维可能未行交叉而下降。小脑幕疝时出现的病变同侧动眼神经麻痹及对侧肢体偏瘫,即形成交叉性瘫痪,这是中脑受损的典型定位体征(Weber综合征)。

(5)去大脑强直:脑疝衰竭期,患者表现为双侧肢体瘫痪、间歇性或持续性四肢伸直性强直。往往同时伴有深昏迷,瞳孔两侧极度散大,呼吸不规则,高热等生命体征危重变化。去大脑强直这是由于脑疝挤压,在脑干红核及前庭核之间形成横贯性损伤,破坏了脑干网状结构下行抑制系统的结果。其四肢伸直性强直与去大脑皮质后上肢屈曲,下肢伸直性强直不同,后者的损伤部位是两侧大脑皮质或两侧内囊损害。去大脑强直是病情危重,预后不良的表现之一。持续时间越长,预后越差。至脑疝晚期肌张力完全丧失,常为临近死亡征兆。

2.枕骨大孔疝

(1)枕颈部疼痛及颈肌强直:慢性枕骨大孔疝时,除有颅内压增高症状外,常因小脑扁桃体下疝至颈椎管内,上颈脊神经根受到压迫和刺激,引起枕颈部疼痛及颈肌强直以至强迫头位。慢性枕骨大孔疝,有时因某一诱因(如用力咳嗽,腰穿放出大量脑脊液或过度搬运头部等)而引起脑疝急剧恶化,出现延髓危象甚至死亡。

(2)呼吸受抑制现象:由于小脑扁桃体对延髓呼吸中枢的压迫,表现为呼吸抑制,呼吸缓慢或不规则,患者此时往往神志清楚但烦躁不安。脑疝晚期,呼吸首先停止。

(3)瞳孔:由于枕大孔疝不直接影响动眼神经,所以不出现动眼神经受压症状。但这种脑疝发生时,初期常为对称性瞳孔缩小,继而散大,光反射由迟钝变成消失。这是由于急性脑缺氧损害动眼神经核的结果。

(4)锥体束征:枕骨大孔疝时,由于延髓受压,可以出现双侧锥体束征。由于小脑同时受累,故肌张力和深反射一并消失,锥体束征也可以不出现,常表现为四肢肌张力减低。

(5)生命体征改变及急性颅内压增高表现同小脑幕孔疝。

(三)诊断

1.病史及临床体征

注意询问是否有颅内压增高症的病史或由慢性脑疝转为急性脑疝的诱因。颅内压增高症患者神志突然昏迷或出现瞳孔不等大,应考虑为脑疝。颅内压增高患者呼吸突然停止或腰穿后出现危象,应考虑可能为枕骨大孔疝。诊断小脑幕孔疝的瞳孔改变应注意下列各种情况。

(1)患者是否应用过散瞳或缩瞳剂,是否有白内障等疾病。

(2)脑疝患者如两侧瞳孔均已散大,不仅检查瞳孔,尚可以检查两眼睑提肌肌张力是否有差异,肌张力降低的一侧,往往提示为动眼神经首先受累的一侧,常为病变侧。当然也可对照检查肢体肌张力、锥体束征及偏瘫情况以确定定位体征。

(3)脑疝患者两侧瞳孔散大,如经脱水剂治疗和改善脑缺氧后,瞳孔改变为一侧缩小,一侧仍散大,则散大侧常为动眼神经受损侧,可提示为病变侧。

(4)脑疝患者,如瞳孔不等大,假使瞳孔扩大侧光反应灵敏,眼外肌无麻痹现象,而瞳孔较小侧睑提肌张力低,这种情况往往提示瞳孔较小侧为病侧。这是由于病侧动眼神经的副交感神经纤维受刺激而引起的改变。

体检时如仅凭瞳孔散大一侧定为病变侧,而忽略眼外肌改变及其他有关体征即进行手术检查,则有时会发生定侧错误,因此应当提高警惕。

脑外伤后即刻发生一侧瞳孔散大,应考虑到是原发性动眼神经损伤。应鉴别为眶尖或眼球损伤所致。

2.腰椎穿刺

脑疝患者应禁止腰穿。即使有时腰穿所测椎管内压力不高,也并不能代表颅内压力不高,由于小脑扁桃体疝可以梗阻颅内及椎管内的脑脊液循环。

3.X线检查

颅骨平片(正侧位)。注意观察松果体钙化斑有无侧移位,以及压低或抬高征象。

4.头颅超声检查

了解是否有脑中线波移位或侧脑室扩大。以确定幕上占位性病变。个别病例可见肿瘤或血肿之病理波。

5.脑血管造影术

颞叶沟回部时除表现有幕上大脑半球占位性病变的特点之外,还可见大脑后动脉及脉络膜前动脉向内移位。小脑幕孔上升疝时相反。慢性小脑扁桃体疝时,气脑造影往往气体不能进入第四脑室内而积存在椎管中,有时可显示出扁桃体的阴影。

6.CT扫描检查

小脑幕孔疝时可见基底池(鞍上池)、环池、四叠体池变形或消失。下疝时可见中线明显不对称和移位。

7.MRI检查

可观察脑疝时脑池变形、消失情况,清晰度高的MRI可直接观察到脑内结构,如钩回、海马旁回、间脑、脑干及小脑扁桃体。

(四)预防

(1)对于颅内压增高症患者应早期诊断,早期治疗,以预防病变突然恶化,引起脑疝发生。

(2)颅内压增高症患者补液原则:①每天输液总量要少,一般成人患者总量为 1 500～2 000 mL。②输液速度要慢,以预防颅内压骤然升高。③静脉输入的液体,宜采用高渗葡萄糖溶液,一般采用 10％葡萄糖溶液为主。

(3)运送和搬运患者应尽量防止震动,检查患者时也应注意防止用力过大,如过猛地搬动患者的头颈部等。

(4)体位:颅内压增高症患者宜采用头高位,一般采用头高位 5°～15°,以利于颅内静脉血回流。

(5)腰椎穿刺不要快速大量放出脑脊液。颅内压增高症患者腰椎穿刺时,应当谨慎,最好采用细针并密闭测量颅内压。

(五)治疗

1.急救措施

脑疝发生后患者病情突然恶化,医务人员必须正确、迅速、果断地奋力抢救。其急救措施,首先应当降低颅内压力。

(1)脱水降颅内压疗法:由于脑水肿是构成脑疝恶性病理循环的一个重要环节,因此控制脑水肿发生和发展是降低颅内压的关键之一。颅内占位性病变所导致的脑疝,也需要首先应用脱水药物降低颅内压,为手术治疗争得一定时间,为开颅手术创造有利条件。因此,在脑疝紧急情况下,应首先选用强力脱水剂由静脉快速推入或滴入。

脱水疗法的原理:脱水药物降低颅内压力其原理可分为两类。一是高渗透性脱水药物,二是全身利尿性药物。①高渗透性脱水药物是由于静脉快速大量注射高渗药物溶液,使血液内渗透压增高,由于血-脑屏障作用,该种大分子药物不易进入脑及脑脊液内,在一定时间内,血液与脑组织之间形成渗透压差,从而使脑组织及脑脊液的水分被吸收入血液内,这部分水分再经肾脏排出体外,因而使脑组织脱水。同时因血液渗透压增高及血管反射功能,抑制脉络丛的滤过和分泌功能,脑脊液量减少,使颅内压力降低。此类药物如高渗尿素溶液、甘露醇、高渗葡萄糖溶液等。②利尿性药物的作用是通过增加肾小球的过滤和抑制肾小管的再吸收,尿量排出增加,使全身组织脱水,从而降低颅内压。此类药物如利尿酸钠、呋塞米、乙酰唑胺、氢氯噻嗪等。

脱水降颅内压疗法的并发症:长时间应用强力脱水药物,可引起机体水和电解质的紊乱,如低钾和酸中毒等现象。颅脑损伤和颅内血肿患者,脱水降颅内压疗法可以使这类患者病情延误或使颅内出血加剧。因此,在颅脑损伤患者无紧急病情时,一般伤后 12 h 内不用脱水药物而严密观察。脱水疗法可能导致肾功能损害。心血管功能不全者,可能引起心力衰竭。

应用脱水降颅内压疗法的注意事项:①高渗溶液的剂量和注入的速度直接影响脱水降颅内压的效果:一般用量越大,颅内压下降越明显,持续时间越长;注入速度越快,降颅内压效果越好。②高渗溶液内加入氨茶碱 250 mg 或激素(氢化可的松 100～200 mg)可增强降颅内压效果。③在严重脑水肿和颅内压增高发生脑疝的紧急情况下,应当把 20％甘露醇作为首选药物,足量快速静脉推入或滴入,为进一步检查和治疗做好准备,但应注意纠正水、电解质紊乱。

(2)快速细孔钻颅脑室体外持续引流术:颅内占位性病变尤其是颅后窝或中线部位肿瘤,室间孔或导水管梗阻时,即出现脑室扩大。在引起脑疝危象时,可以迅速行快速细孔钻颅,穿刺脑室放液以达到减压抢救目的。应用脱水药未达到治疗效果者行脑室穿刺放液,脑室体外引流常常可以奏效。婴幼儿患者,也可以行前囟穿刺脑室放液。对于幕上大脑半球占位性病变所致小脑幕孔疝时不适宜行脑室引流,这类引流可加重脑移位。

2.祛除病因的治疗

对已形成脑疝的病例,及时清除原发病灶是最根本的治疗方法。一般在脑疝代偿期或前驱期,清除原发病灶后,脑疝大多可以自行复位。但在脑疝衰竭期,清除原发病灶外,对某些病例还需要处理脑疝局部病变。处理脑疝局部的方法为以下几种。

(1)小脑幕孔疝:切开小脑幕游离缘,使幕孔扩大,以解除"绞窄",或直接将疝出脑组织还纳复位。有时在清除原发病灶颅内压降低情况下,刺激患者的气管,引起咳嗽,以帮助脑疝还纳。

(2)枕骨大孔疝:清除原发病灶外,还应将枕骨大孔后缘、第一颈椎后弓椎板切除,并剪开寰枕筋膜以充分减压,解除绞窄并使疝下的脑组织易于复位或者直接将疝出的小脑扁桃体予以切除以解除压迫。

由巨大脑脓肿、慢性硬脑膜下血肿引起的脑疝,可以先行体外引流以降低颅内压,待患者情况稳定后再考虑开颅手术。

3.减压手术

原发病灶清除后,为了进一步减低颅内压,防止术后脑水肿,或者原发病灶无法清除,则常常需要进行减压手术。减压术的目的,是为了减低颅内压和减轻脑疝对脑干的压迫。例如,囊虫病、脑肿胀、脑水肿、广泛蛛网膜炎症粘连等疾病,原发病变不可能一举清除,也可行减压术。常做的减压术为颞肌下减压术、枕肌下减压术、内减压术。前两者减压时,切除之骨窗应够大,硬脑膜切开要充分,以达到减压之目的,后者应切除"哑区"之脑组织。对于颅内压很高的颅脑损伤合并血肿者,还可以考虑大骨片减压或双额叶切除减压等。

4.椎管内加压注射脑疝还纳术

当颅后窝或中线部位占位性病变,突然发生脑疝以致呼吸停止的紧急情况下:一方面行人工呼吸及快速细孔钻颅,脑室体外引流并应用脱水降颅内压疗法;另一方面注射呼吸兴奋药物。若此时患者呼吸仍不恢复,为使疝出之小脑扁桃体复位还纳至颅内,减少对延髓的压迫和牵拉,在颅内压降低的前提下,作腰椎穿刺椎管内快速注射生理盐水 $50\sim100$ mL,使椎管压力升高,将疝出之小脑扁桃体推回颅内。推入液体同时,可见到脑室体外引流管的液体快速流出,有时可收到一定效果。

5.其他治疗

脑疝形成的患者,无论其原发疾病性质如何,均处于十分紧急危险状态。因此,在以上治疗或手术前后均应注意其他各方面的治疗。其中包括:支持疗法;氧气吸入及保持呼吸道通畅,如气管切开术;促进中枢神经系统代谢药物治疗,如应用三磷酸腺苷、辅酶 A、细胞色素 C、核苷酸等以促进细胞代谢消除脑肿胀。其他,如激素治疗及促进中枢神经系统兴奋和清醒的药物,如甲氯芬酯、乙胺硫脲等亦可应用。

在抢救脑疝过程中,无论是否手术,或手术前后,应注意纠正水、电解质紊乱,合理应用降颅内压、抗感染、解除脑缺氧(如吸氧及高压氧舱等)等各项措施,从而对脑疝患者进行积极正确有效的抢救。

(孔德胤)

第二章

心胸外科疾病

第一节　房间隔缺损

　　房间隔缺损（ASD）是患儿在胚胎期由于原始心房分割过程中间隔发育障碍或吸收过多,导致间隔缺损,引起左右心房间的分流的畸形。房间隔缺损为常见的先天性心脏,可分为原发孔缺损和继发孔缺损两类,以后者居多,占先天性心脏病的 10％左右。房间隔缺损可单独存在,也可合并其他畸形。

一、病理解剖

　　房间隔缺损根据发生部位分为原发孔房间隔缺损和继发孔房间隔缺损。

(一)原发孔型房间隔缺损

　　由于原发房间隔过早停止生长,不与心内膜垫融合而遗留的孔隙即成为原发孔缺损(或第一孔缺损)。

(二)继发孔型房间隔缺损

　　胚胎发育中原始房间隔吸收过多或继发性房间隔发育障碍,导致左右房间隔存在通道。继发孔型房间隔缺损可分为 4 型。

　　(1)中央型:临床上最常见(占 76％左右),呈椭圆形。

　　(2)静脉窦型:缺口位于上腔静脉入口处为上腔型,常伴有肺静脉异位引流。缺口位置低、下缘阙如位于下腔静脉入口处为下腔型。

　　(3)冠状静脉窦型:房间隔本身完整,只有冠状静脉窦与左房之间无间隔,左房血可经冠状静脉窦与右房相通。

　　(4)混合型:缺损巨大,兼有上腔型和下腔型的特点,临床上少见。

二、病理生理

　　心房水平分流的方向和程度取决于房间隔缺损的大小和左、右心房间的压力差。一般情况下,左心房的压力高于右心房,导致左向右分流。大量的左向右分流导致肺血管床的病理改变,肺血管阻力升高,引起肺动脉高压,严重者可能引起三尖瓣反流甚至肺动脉瓣反流。房间隔缺损导致的埃森曼格综合征临床上非常罕见。

三、临床表现

（一）症状

单纯房间隔缺损的临床症状不典型，大多数患者因为查体时发现心脏杂音而就诊。部分患者有活动后心悸、气短，多数在成人期发生。极少数患者在婴幼儿期会出现呼吸急促、多汗、活动受限，充血性心力衰竭罕见。部分患者由于并发的房性心律失常而就诊，多为室上性期前收缩或心房扑动、心房颤动。发绀罕见。

（二）体征

可出现心前区隆起。典型杂音为胸骨左缘第 2、第 3 肋间 Ⅱ～Ⅲ 级柔和的收缩期杂音以及第二心音固定分裂。肺动脉压力增高者可有肺动脉瓣区第二心音亢进，缺损较大的患者可有相对性三尖瓣狭窄所致的舒张期隆隆样杂音。

四、辅助检查

（一）一般检查

化验检查：血尿常规、肝肾功能、血糖、离子、肝炎病毒、凝血五项、HIV＋TPHA＋RPR、冷凝集试验。

（二）特殊检查

胸部正侧位片、心电图、心脏超声心动图。诊断不十分明确或可能合并有其他畸形者还需行心导管或冠脉 CT 检查。

1.胸部正侧位片检查

主要表现为心脏扩大，尤以右心房和右心室最明显；肺动脉段突出，肺门阴影增深，肺野充血，晚期可有钙化形成；主动脉弓缩小。

2.心电图检查

典型的房间隔缺损常显示 P 波增高，电轴右偏。大部分病例可有不完全性或完全性右束支传导阻滞和右心室肥大，伴有肺动脉高压者可有右心室劳损。

3.心脏超声心动图检查

继发孔缺损可明确显示缺损位置、大小、心房水平分流的血流信号，右心房、右心室扩大。

五、治疗

（一）手术适应证和禁忌证

1.适应证

具有气急、心悸症状或曾发生心力衰竭者；虽无症状，但有右心扩大和肺充血现象者。手术不应该受到年龄限制，最好争取早日手术，对老年病例发生症状者，亦应考虑手术治疗，但 45 岁以上者死亡率高。心力衰竭和肺动脉高压是病情相当严重的表现，施行手术的危险性较高，但并非手术的绝对禁忌证。

2.禁忌证

艾森曼格综合征是手术禁忌证。

（二）手术步骤

全麻成功后取仰卧位，行动脉和颈静脉穿刺，取胸骨正中切口，常规皮肤消毒，铺无菌巾，切开皮肤,同时经静脉给予肝素抗凝,电刀切开皮下、肌层,电锯纵劈胸骨,开张器撑开胸骨,游离胸腺,倒 T 字形切开心包,并将心包悬吊于两侧胸壁,先行心外探查,查看心脏改变及畸形情况。开始建立体外循环。在升主动脉缝合荷包,行主动脉插管,游离上、下腔静脉后壁,上阻断带。在上腔静脉入口处缝合荷包,行上腔静脉插管,在下腔静脉入右心房上方缝合荷包,行下腔静脉插管,在右肺上静脉入左房处行荷包缝合,行左心房插管,在升主动脉根部行荷包缝合,行心脏停搏液灌注管插入。体外循环开始转流并降温,体温 32 ℃时阻断上、下腔静脉,30 ℃时阻断升主动脉,经升主动脉根部灌注心脏停搏液,心脏停搏后,切开右心房,探查房间隔缺损位置、大小及有无其他畸形。根据不同房间隔缺损位置、大小可直接缝合或使用自体心包片或涤纶补片修补缺损(也可在体外循环并行下,在心脏搏动下,切开右房,直接缝合房间隔缺损)。然后,开放升主动脉,缝合右房切口,心脏自动复跳或电击除颤复跳,开放上、下腔静脉,复温。各项指标许可后,停止体外循环,经静脉给鱼精蛋白中和肝素。依次拔出左心房引流管、上腔静脉插管、下腔静脉插管、升主动脉插管及灌注管,各创面彻底止血后(部分病例需在右室前壁缝合临时心外膜起搏导线),钢丝缝合胸骨,心包腔内与胸骨后各置引流管一枚,依次缝合肌层、皮下、皮肤。

(三)手术后处理

1.术后早期处理

补充血容量,增强心肌收缩力,纠正心律失常,平衡水和电解质,维持正常体温,呼吸管理,应用抗生素、洋地黄、利尿剂、激素等,饮食管理。

2.手术后常见并发症及防治

(1)术后出血:术后初期渗血量较多,第 1 h 可达 300 mL,以后则见减少。如在经 3~4 h 每小时排出血量,10 岁以下的小儿仍为 50 mL,成人在 100 mL 以上则可能有胸内出血。在处理上,必须鉴别出血的原因是凝血异常还是止血不彻底。如果化验结果基本正常,失血原因系由于止血不彻底,经短期非手术疗法而无停止趋向,应果断地及早剖胸止血。

(2)出血性心脏压塞:①出血性急性心脏压塞,如系心包引流管血块堵塞,引流不畅所引起,可拔出引流管,在床边拆除部分切口下端缝线,用血管钳和示指插入心包腔,张开心包切口。如疑似心脏切口失血或活动性出血,须及早施行心包切开探查术,清除血块积血,并进行止血。②出血性延期心脏压塞,可先行剑突下心包穿刺术。

(3)胃肠道出血:内科治疗除输新鲜血液补充失血量和纠正贫血外,同时应用胃酸抑制剂等。预防此并发症的发生至关重要。

(4)低心排血量综合征:治疗低心排血量综合征的主要措施是提高左心室充盈压,即增加前负荷;改进心收缩力;舒张血管,降低血管阻力,即减轻后负荷。

(5)感染:①胸骨裂开和纵隔炎,胸骨裂开的诊断一旦确立,应当即行手术。②感染性心内膜炎,明确诊断后,首先采用药物疗法,需根据血培养出的菌株和药敏试验选择适当的抗微生物药物,而且要选用能穿透赘生物的灭菌药物。

(6)心律失常处理原则:如在手术前或手术时发生较严重的心律失常,应采取积极措施,按心律失常的类型、出现时间、诱发或伴发心律失常的心脏异常和病因,给予不同的治疗方法,必须注意在抗心律失常的同时,消除或改善导致心律失常的原因,如心力衰竭、缺氧等。

(7)心力衰竭治疗原则:为防止和治疗能诱发或加重心力衰竭的各种原因;减轻心脏的做功;提高心肌的收缩效能。

(8)胸腔、肺部并发症:①一般并发症,如气胸、胸膜腔积液(术后早期积血、较晚出现的血浆性渗出液、乳糜胸)、肺不张、肺炎。②急性呼吸衰竭,其处理主要是施行机械换气,维持氧需,并去除肺间隙液,使萎陷的肺泡重新开放。

(9)肾衰竭:①心脏手术后如出现少尿,可静脉注射呋塞米 20~40 mg,隔 15~30 min,如无正性反应,再注射加倍的剂量;②限制水的摄入量;③防止高血钾;④氮分解代谢的处理;⑤调整药物剂量等。

(10)脑损害:脑组织一旦发生严重的损害,治疗结果很有限。术后并发脑损害的患者,如心血管和呼吸状况不稳定,应优先积极处理。待平稳后,再根据损害的性质和程度,以及伴有的神经体征,斟酌采用相应的措施。

(11)气栓:冠状动脉气栓与脑气栓。

(12)心包切开综合征:治疗方法是休息和服用水杨酸等药物,可先服用阿司匹林 0.1 g,每天 3 次。

(胡　涛)

第二节　室间隔缺损

先天性心室间隔缺损(VSD)是指由于胎儿期心脏发育异常而导致室间隔组织部分缺损引起左、右心室间交通的一种先天性心脏病。可单独存在也常常作为复杂先天性心脏病的组成部分,本节仅对单纯性室间隔缺损进行阐述。室间隔缺损是最常见的先天性心脏病之一,其发病率为 0.15%~0.20%,占先天性心脏病的 40%左右。

一、病理解剖

在胚胎第 1 个月末,单腔的管型心脏即有房、室之分。第 2 个月初,原始心腔开始分隔,在心房间隔形成的同时,各部位室间隔亦逐渐融合形成完整的心室间隔。单纯心室间隔缺损的形成,主要是由于各部位室间隔包括圆锥间隔、主动脉干间隔、膜部间隔、窦部间隔、小梁部间隔之间融合不良或发育不全而造成的。因此,室间隔缺损的部位、大小、数目变异较大,与之比邻的重要结构如传导束、三尖瓣、主动脉瓣等的关系也不尽相同,明确这些解剖要点对手术治疗本病非常重要。室间隔缺损分类方法有多种,从外科手术治疗角度,常分为膜周部缺损、漏斗部缺损和肌部缺损 3 种类型,每种类型又有若干亚型。

(一)膜周部室间隔缺损

该类型为最常见的室间隔缺损类型,约 80%室间隔缺损属此类型。特点是缺损的后上缘为三尖瓣环,其余边缘为肌性组织或残留的膜部间隔组织。其亚型有以下 3 种。

1.单纯膜部缺损

该型指局限于膜部室间隔的缺损,缺损边缘均为纤维组织,有时局部附着的腱索融合成片而形成膜部瘤。

2.嵴下型缺损

缺损位于室上嵴下方,其后下缘常有部分残留的膜样间隔组织,上缘距主动脉瓣右冠窦较近。

3.隔瓣后缺损

缺损位于三尖瓣隔瓣后方,其前缘常有部分残留的膜样间隔组织,距主动脉瓣稍远而紧邻希氏束。

(二)漏斗部缺损

1.干下型缺损

缺损上缘直接与肺动脉瓣及主动脉右冠窦相邻,而无肌性组织。经缺损可见主动脉瓣叶,主动脉瓣叶可能脱垂入缺损形成主动脉瓣关闭不全。分流的血液可直接进入肺动脉。

2.嵴内型

缺损位于室上嵴结构之内,四周均为肌性组织。分流的血液直接进入右室流出道。

(三)肌部缺损

缺损位于肌部室间隔的小梁部,其发生率低,但有多发的特点。在不同的报告中,多发室间隔缺损的发生率差别很大。

由于室间隔缺损与邻近重要组织结构的关系因缺损类型而异,熟悉室间隔缺损类型及其周围的解剖关系对安全修补缺损意义重大。

房室结位于冠状窦和膜部室间隔心房部之间的中点处。希氏束由此向膜部间隔走行,而后经三尖瓣环的后方,于膜部间隔和肌部间隔之间进入心室。希氏束隐行于膜周部缺损后下缘的左室面心内膜下,此处切忌进针过深和过于靠近缺损边缘缝合,而膜部间隔和室间隔缺损边缘的纤维环中无传导组织,可放心缝合。

干下型室间隔缺损,距传导组织较远但上缘紧邻主动脉右冠窦和无冠窦交界,以及肺动脉瓣。明确此种关系,有助于避免损伤主动脉瓣而造成关闭不全。

二、病理生理

室间隔缺损引起的血流动力学异常主要是由于缺损处心室水平左向右分流,分流一方面直接增加左、右心室的容量负荷,导致心脏增大,同时由于肺循环血量增加,引起肺动脉高压,久之发生肺血管病变。

正常情况下,左心室收缩压可达 16.0 kPa(120 mmHg)而右心室收缩压仅为 4.0 kPa(30 mmHg),分流量的多少取决于缺损的大小和左右心室的压差。大的室间隔缺损其直径大于主动脉根部半径或等于主动脉根部直径,造成大量左向右分流;中等室间隔缺损其直径为主动脉根部直径的 1/4~1/2,产生中至大量左向右分流;小的室间隔缺损直径小于主动脉根部直径的 1/4,左向右分流量小。左、右心室容量负荷增加的多少,与自左向右分流的大小成正比,中等以上分流患者除右心房外,其余三个心腔的容量负荷均增加,引起该三个心腔的扩大与腔壁增厚,特别是左、右心室。分流量大者,使右心室、肺循环和左心房压力升高,肺静脉血回流受阻,导致肺间质液体有不同程度增加,患儿易反复发生呼吸道感染。另一方面,由于肺间质水肿和肺血管周围水肿,肺顺应性降低,一般认为左心房平均压超过 2.0 kPa(15 mmHg)即可引起肺顺应性降低,呼吸做功增加,加上心脏做功消耗,小儿喂养困难,生长发育延迟。

肺循环血流量的增加可引起肺小血管痉挛性收缩,使肺循环阻力增大,共同引起肺动脉高压。久之,肺小血管继发内膜和中层增生、管腔部分阻塞、间质纤维化等改变,使肺循环阻力进一步增加,终致右室压力超过左心室而产生右向左分流,即所谓 Eisenmenger 综合征,临床表现为静息发绀、右心衰竭。

三、临床表现

(一)症状

小的缺损分流量少,一般无明显症状;中等大小的缺损,婴儿期常易反复发作呼吸道感染,伴有多汗、心动过速、活动后心悸气促等症状;大型缺损者,小儿喂养困难,生长发育延迟,肺部感染和充血性心力衰竭尤为显著,二者互为因果,病情发展快。当肺动脉阻力增高,分流量减小后,肺部感染和充血性心力衰竭的发生次数减少,而呼吸困难、心悸则明显,可有咯血症状;大龄患儿合并严重肺动脉高压,则可出现活动严重受限、发绀等症状。

(二)体征

小的室间隔缺损在胸骨左缘3～4肋间可闻及收缩期杂音,部分可伴震颤;中至大量分流的室间隔缺损患儿多瘦小,呼吸急促,颈外静脉充盈、心前区隆起、心界扩大,心前区弥散性搏动,震颤明显,除可在胸骨左缘3、4、5肋间闻及收缩期杂音外,还可在心尖部闻及舒张期杂音(此为二尖瓣口血流量增加所引起),肺动脉瓣区第二音亢进;合并严重肺高压患者,心脏杂音轻微甚或消失,但肺动脉瓣区第二音明显亢进,伴发绀。

四、辅助检查

(一)一般检查

化验检查:血尿常规、肝肾功能、血糖、离子、肝炎病毒、凝血五项、HIV＋TPHA＋RPR、冷凝集试验。

(二)特殊检查

胸部正侧位片、心电图、心脏超声心动图。诊断不十分明确或可能合并有其他畸形者还需行心导管或冠脉CT检查。

1.胸部正侧位片检查

主要表现为心脏扩大,左心缘向左下延长,肺动脉段突出,肺门阴影增深,肺野充血;主动脉弓缩小。梗阻性肺动脉高压时,肺门血管阴影明显增粗,肺外周纹理减少,甚至肺血管影呈残根征。

2.心电图检查

缺损小者显示正常心电图或有电轴左偏。缺损大者显示左室高电压、左心室肥大。肺动脉高压者表现为双心室肥大、右心室肥大或伴劳损。

3.超声心动图检查

左心房、左心室内径扩大或双室扩大,二维超声可显示室间隔缺损部位及大小。多普勒超声能判断血液分流方向和分流量,并可了解肺动脉压力。

五、治疗

(一)手术适应证

缺损和分流量大,婴幼儿期即有喂养困难、反复肺部感染、充血性心力衰竭或肺动脉高压者,应尽早手术。缺损较小,已有房室扩大者需在学龄前手术。肺动脉瓣下缺损易并发主动脉瓣叶脱垂所致主动脉关闭不全,应及时手术。

（二）手术禁忌证

艾森门格综合征是手术禁忌证。

（三）手术步骤

全麻成功后取仰卧位，行动脉和颈静脉穿刺，取胸骨正中切口，常规皮肤消毒，铺无菌巾，切开皮肤，同时经静脉给予肝素抗凝，电刀切开皮下、肌层，电锯纵劈胸骨，开张器撑开胸骨，游离胸腺，倒 T 字形切开心包，并将心包悬吊于两侧胸壁，先行心外探查，查看心脏改变及畸形情况。开始建立体外循环。在升主动脉缝合荷包，行主动脉插管，游离上、下腔静脉后壁，上阻断带。在上腔静脉入口处缝合荷包，行上腔静脉插管，在下腔静脉入右心房上方缝合荷包，行下腔静脉插管，在右肺上静脉入左房处行荷包缝合，行左心房插管，在升主动脉根部行荷包缝合，行心脏停搏液灌注管插入。体外循环开始转流并降温，体温 32 ℃时阻断上、下腔静脉，30 ℃时阻断升主动脉，经升主动脉根部灌注心脏停搏液，心脏停搏后，根据室间隔缺损的部位，选择肺动脉切口、右心房切口或右心室切口显露缺损，多发性肌部缺损有时需使用平行于室间沟的左心室切口才能显露。缺损小者可直接缝合，缺损≥1 cm 或位于肺动脉瓣下者，需用自体心包片或涤纶织片补片修补。手术时应避免损伤主动脉瓣和房室传导束。然后，开放升主动脉，缝合右房切口，心脏自动复跳或电击除颤复跳，开放上、下腔静脉，复温。各项指标许可后，停止体外循环，经静脉给鱼精蛋白中和肝素。依次拔出左心房引流管、上腔静脉插管、下腔静脉插管、升主动脉插管及灌注管，各创面彻底止血后（部分病例需在右室前壁缝合临时心外膜起搏导线），钢丝缝合胸骨，心包腔内与胸骨后各置引流管一枚，依次缝合肌层、皮下、皮肤。

（四）术后处理

同房间隔缺损。

（胡　涛）

第三节　主动脉瓣关闭不全

主动脉瓣关闭不全是常见的心脏瓣膜病，约占心脏瓣膜病的 25%。引起主动脉瓣关闭不全的病因包括先天性和后天性两种，但以后者居多，且绝大多数为主动脉瓣病变所致，而主动脉根部病变影响主动脉窦管交界和/或瓣环时也可导致主动脉瓣关闭不全。主动脉瓣关闭不全的主要病理生理基础是左心室前负荷增加，左心室肥厚和扩大。手术治疗的方法主要为主动脉瓣置换术，部分患者可做成形术。手术危险性和预后主要取决于术前左心室功能状况。

一、病理解剖

（一）风湿性心脏瓣膜病

这仍是发展中国家主动脉瓣关闭不全最常见的病因。风湿性主动脉瓣关闭不全的病理解剖特征是瓣叶，尤其是瓣叶的游离缘纤维化增厚、卷缩，导致瓣叶对合不良，引起瓣膜关闭不全；同时可有交界的纤维化和部分粘连融合，有时呈纤维团块样改变，故往往有不同程度的主动脉瓣狭窄；主动脉瓣环也多有不同程度的纤维化、增厚，但一般无扩大。晚期风湿性主动脉瓣病变患者，其瓣叶、交界和瓣环常有程度不同的钙化，但其钙化程度远轻于老年性钙化性主动脉瓣狭窄。风湿性主动脉瓣病变往往同时合并有二尖瓣病变,呈联合瓣膜病变。

(二)原发性主动脉瓣心内膜炎

这也是常见的病因,在西方发达国家位居第二位。病理改变特征是瓣叶赘生物形成、瓣叶穿孔或撕裂,引起瓣膜关闭不全。严重病变者可累及瓣环和瓣周组织,甚至二尖瓣,出现瓣环脓肿或瓣周脓肿,甚至室间隔穿孔。治愈后的原发性主动脉瓣心内膜炎的后期,瓣叶常有纤维化增厚、卷缩、钙化,加重瓣膜反流,而受累的瓣环及瓣周组织则多以钙化为主。

(三)主动脉环扩张症

这是目前西方发达国家单纯主动脉瓣关闭不全最常见的病因。病理解剖特征是主动脉瓣叶基本正常,主动脉窦管交界和/或主动脉瓣环扩大,引起主动脉瓣对合不良或有较大的间隙,导致瓣膜关闭不全。常见的病因有马方综合征、特发性主动脉扩张或升主动脉瘤、升主动脉夹层、高血压性主动脉扩张、退行性主动脉扩张、梅毒等。

(四)先天性二叶主动脉瓣

先天性二叶主动脉瓣的发生率占人群的 $1\%\sim2\%$。绝大多数可以维持正常的瓣膜功能至终生。但部分病例可以发生主动脉瓣关闭不全、主动脉瓣狭窄或两者并存。表现为主动脉瓣关闭不全者的病例,主要为一侧的瓣叶脱垂而致瓣膜关闭不全,其瓣叶常有增厚,瓣缘可以有卷缩,但一般无明显的钙化,这是与先天性二叶主动脉瓣导致主动脉瓣狭窄有根本区别。部分二叶主动脉瓣患者可以有主动脉窦的扩张,甚至形成主动脉根部瘤。

(五)先天性心脏病并发主动脉瓣关闭不全

最常见的病因是高位室间隔缺损或膜部大室缺引起主动脉瓣脱垂而致瓣膜关闭不全,其次为主动脉窦瘤破裂伴有相应瓣叶的脱垂。

(六)创伤性或医源性

临床上比较少见。创伤所致的主动脉瓣关闭不全多见于严重的胸部挤压伤或撞击伤,胸膜腔内压骤然增高,动脉压骤增,引起瓣叶撕裂而致急性主动脉瓣关闭不全。医源性损伤主动脉瓣极为少见。

(七)主动脉瓣黏液退行性病变

临床上少见。病理改变的特征是瓣叶和瓣环及交界均有不同程度的黏液退行性病变,瓣环松弛和扩大,瓣叶对合不全,引起关闭不全。

(八)急性主动脉夹层分离

Ⅰ型或Ⅱ型急性主动脉夹层分离均可以累及主动脉瓣叶的交界,导致一个或数个交界区升主动脉外膜和中层的分离,使缺血升主动脉外膜支撑的中层和内膜脱垂,引起主动脉瓣对合不全和关闭不全,这部分患者往往在手术置换升主动脉和对脱垂的交界行加固缝合后,可以完全纠正主动脉瓣关闭不全。

(九)其他病因

强直性脊柱炎、类风湿性关节炎、巨细胞型主动脉炎、Ehlers-Danlos 综合征及 Reiter 综合征等均可以引起主动脉瓣关闭不全。

二、临床表现

(一)症状

慢性主动脉瓣关闭不全在左心室功能代偿期可无任何症状,但严重主动脉瓣关闭不全者,常诉心悸、胸部冲撞感及心尖部搏动感,这与左心室每搏出量增加有关。

慢性主动脉瓣关闭不全在左心室功能失代偿时,逐渐出现体力活动后乏力或疲倦,劳累性呼吸困难等,这与左心室功能降低,前向心排量减少,以及左心室舒张期压力增加,左心房和肺静脉压增高有关。严重的左心功能减退时,可有明显的活动后乏力、呼吸困难,甚至端坐呼吸和夜间阵发性呼吸困难等左心衰竭表现。随着病情的进展,患者逐渐出现右心衰竭的表现。严重主动脉瓣关闭不全,尤其是当有左心功能损害时,可有心绞痛发生,这与主动脉舒张压低、冠状动脉灌注不足以及室壁张力增加和心肌氧耗增加有关。

急性主动脉瓣关闭不全的主要症状是急性左心衰竭和肺水肿。临床表现的轻重主要与急性主动脉瓣关闭不全的反流量相关。主动脉瓣反流愈严重,症状愈重,相反,则症状愈轻。

(二)体征

轻度主动脉瓣关闭不全,心脏大小及心尖冲动位置均可位于正常范围。严重主动脉瓣关闭不全,心尖冲动向左下移位,范围扩大,可触及明显的抬举性冲动,心浊音界向左下扩大。

听诊在胸骨左缘第3、第4肋骨有舒张期泼水样杂音,呈高调、递减型,向心尖部传导,多为舒张早中期杂音,在患者坐位、胸部前倾及深吸气时杂音会更明显。部分患者如胸主动脉夹层、升主动脉瘤等合并的主动脉瓣关闭不全,舒张期杂音往往在胸骨右缘第2肋间最清楚。严重主动脉瓣关闭不全者,在心尖部可闻及舒张中晚期滚筒样杂音,为 Austin-Flint 杂音,其机制是心脏舒张早期主动脉瓣大量反流、左心室舒张压快速增高,二尖瓣口变狭,左心房血流快速流经二尖瓣口时产生的杂音。此外,当主动脉瓣叶有穿孔时,可闻及音乐样杂音或鸽鸣样杂音。

主动脉瓣明显关闭不全患者,可有典型的周围血管体征:动脉收缩压增高、舒张压降低和脉压增宽;颈动脉搏动明显,水冲脉,口唇或指甲有毛细血管搏动征,股动脉枪击音等。在病程的晚期,可有颈静脉怒张、肝脏肿大、双下肢水肿等右心衰竭表现。

急性主动脉瓣关闭不全的体征除舒张期泼水音外,其他体征有心率增快,脉压缩小,第一心音降低,出现第三心音。肺水肿时,肺部可闻及湿啰音。但多无外周血管体征。

三、辅助检查

(一)心电图检查

左心室肥厚,电轴左偏,有时出现心肌缺血表现。

(二)X 线检查

急性主动脉瓣关闭不全者心影基本正常,通常有肺淤血或肺水肿表现。慢性主动脉瓣关闭不全的特征性表现是心影像左下扩大,呈"靴形"心,主动脉结增大,心胸比例增大。

(三)超声心动图检查

彩色多普勒心动图是诊断主动脉瓣关闭不全最为敏感和准确的非侵入性技术,能发现听诊不能发现的轻度主动脉瓣关闭不全,可以明确主动脉瓣关闭不全的严重程度,鉴别主动脉瓣关闭不全的原因和性质,有无赘生物等。

四、治疗

(一)手术适应证

急性主动脉瓣关闭不全一旦有明确左心衰竭表现,应急诊手术。慢性主动脉瓣关闭不全有症状就是手术的绝对指征;如左心室扩大,心功能显著降低,已经发生左心室功能不可逆损害,手术死亡率明显增高,预后比较差。

(二)术前准备

有心绞痛者应给予扩血管治疗,心功能Ⅲ级以上者,可予以强心、利尿、扩血管治疗。应密切注意血钾、血镁浓度,低钾和低镁易使患者发生严重室性心律失常,一旦发生心脏停搏,复苏极其困难。感染性心内膜炎所致急性主动脉瓣关闭不全、无明显心力衰竭者可以在应用强心、利尿、扩血管治疗的同时,应用大剂量敏感的抗生素继续治疗,争取在感染基本控制后手术,有利于防止术后感染复发和降低手术死亡率。如患者在治疗过程中心功能继续恶化,即使感染未能有效控制,也应尽早急诊手术,只有这样才能挽救患者的生命。

(三)主动脉瓣替换术方法

同主动脉瓣狭窄手术。

(四)术后处理

主动脉瓣关闭不全术后处理的重点是增强左心室心肌收缩力、防止室性心律失常、控制高血压。

对左心室收缩功能降低者,可以选择多巴胺 $5\sim10\ \mu g/(kg \cdot min)$ 或联合应用米力农持续静脉滴注。

防治室性心律失常,应保持血钾、血镁在正常范围内,可以持续静脉滴注利多卡因 24 h,以后改口服普罗帕酮 1 周。

术后早期选用硝普钠持续静脉滴注,控制血压在 $14.7\sim17.3$ kPa(110~130 mmHg)。亦可改用钙离子拮抗剂静脉滴注,控制高血压。

(五)术后并发症及其处理

同主动脉瓣狭窄术后处理。

(胡　涛)

第四节　气管、支气管异物

气管、支气管异物是一种常见的危急重症,多发生于小儿。当呼吸道吸入异物后,可以并发急性喉炎、哮喘、肺炎、肺脓肿、支气管扩张症、肺气肿、自发性气胸甚至脓胸。体积较大的异物,突然阻塞声门、气管或主支气管会引起呼吸困难,严重者会引起窒息死亡。本病一旦发生,多数病例需在支气管镜下将异物取出。对于一些异物形状特殊者,表面光滑、异物嵌入支气管腔内过深者,经气管镜难以取出,往往需要施行剖胸手术,切开支气管摘除异物,如阻塞远端肺组织已感染实质病变,需行肺叶或全肺切除术。

一、病因

吸入的异物按性质可分为三类。①金属类如缝针、大头针、安全别针、发夹、注射针头、鱼钩、硬币或钢珠等。②动植物类如花生米、黄豆、蚕豆、玉蜀黍、瓜子、核桃、骨片等。③塑料和玻璃类如塑料圆珠笔帽、瓶塞、玻璃串珠、纽扣等。

二、发病机制

（1）由于异物的大小、形状、性质以及阻塞部位不同，对患者产生的影响也不相同。小而光滑的金属性异物吸入支气管腔内，仅产生轻微的黏膜反应，不会引起呼吸道的阻塞，随着时间的推移，金属会氧化生锈，有时还会穿透支气管壁进入肺实质。但动、植物类异物可产生支气管部分性或完全性梗阻，并引起异物周围严重的局限性炎症。大的异物可以早期引起完全性的气管、支气管阻塞，产生呼吸困难、急性肺不张、纵隔移位，进一步发展为阻塞性肺炎、支气管扩张症及肺脓肿。值得注意的是，小儿气管、支气管异物绝大多数为食物壳仁或塑料玻璃类玩具，因此，小儿应避免玩这类物品，以免发生意外。

（2）异物存留的部位，可能在喉部、气管隆嵴处，但以进入左、右主支气管及其远端多见。右侧支气管异物的发生率较左侧高，这是由于右侧主支气管比左侧粗、短、直，偏斜度较小，而左侧主支气管较细、长、斜，加之隆突位于中线偏左，因此，异物容易落入右侧。异物停留的部位，多在主支气管和下叶支气管，落入上叶及中叶的机会极少。

（3）异物落入支气管，可以产生部分性或完全性阻塞，两者均可导致不同程度肺通气功能减退。部分性阻塞时，异物的阻塞或刺激产生的局部炎症反应肿胀导致形成活瓣机制，空气可以吸入气道远端，但无法呼出，引起阻塞性肺气肿，受累的肺组织过度膨胀，产生纵隔移位、呼吸困难，肺内压力增高甚至可以产生自发性气胸。完全性阻塞时，由于异物的嵌入，加之黏膜肿胀、炎症、腔内分泌物潴留，最终使支气管腔完全阻塞，导致阻塞性肺炎、肺不张、支气管扩张症及肺脓肿。

三、诊断

由于吸入异物种类、大小、形状不同，症状也不同，从无任何呼吸困难症状到严重缺氧、窒息而致死亡均有。本病发生可有明确的吸入异物病史，并出现相关临床症状，表现为呛咳、咳嗽、咳痰、呼吸困难、咯血、发热，严重者可很短时间内窒息死亡。有学者曾遇一例 6 岁患儿，因口含黄瓜蒂玩耍造成误吸死亡的病例。但无明确病史的患儿甚至成年患者也不少见。

（一）临床分期

根据异物停留时间的长短，临床上分为 3 期。

1.急性期（24 h）

有黏膜刺激症状和呼吸困难，并伴有胸痛，少数患者出现发绀及发音困难。

2.亚急性期（2～4 周）

由于异物产生呼吸道局部炎症反应，伴随有支气管黏膜刺激症状，出现黏膜溃疡、软骨坏死及蜂窝组织炎等。

3.慢性期（1 个月以上）

此时异物反应轻的患者可无症状，如出现较大支气管的完全性或不完全性阻塞，则可出现与局限性肺气肿、肺不张或肺化脓症及脓胸相应的症状。

（二）临床症状

在临床工作中如果发现小儿在进食或口含物品玩耍时发生呛咳、哮喘甚至呼吸困难、发绀等，要考虑有吸入性异物的可能。对于儿童不明原因的肺炎、肺不张等与常见肺炎临床症状不符时应考虑支气管异物的可能性。

（三）放射诊断

气管、支气管异物最基本的检查方法是胸部正侧位 X 线片,对于金属和不透 X 线的异物可以确定异物位置,对 X 线不能显示者可以发现异物堵塞区肺炎、肺不张等间接征象。对高度怀疑的患者应行纤维支气管镜检查以明确诊断并能给予及时治疗,少数病例尚需支气管造影、断层扫描、CT 检查等,均可显示支气管管腔充盈缺损。

四、治疗

（一）误吸异物家庭自救的方法

(1)立即以示指或拇指突然按压颈段(环状软骨以下至胸骨切迹处)气管,刺激患者咳嗽反射,将异物咳出。

(2)可立即抓住婴幼儿双踝部使倒立位,并行原地转圈,迅速加快,由于离心力作用即可使异物排出。

（二）经支气管镜检查和异物摘除

气管、支气管异物能自动咳出的占 1%～2%,因此应积极治疗,以免延误病情,发生并发症。气管、支气管吸入异物后,多数均可通过镜检顺利取出,但也有少数病例取出困难,或者出现窒息等并发症。特殊类型气管异物由于形状特殊、体积较大,一般应选择全身麻醉。全身麻醉可使患儿减少躁动、气管内平滑肌松弛,利于异物的取出。但全身麻醉应达到一定的深度,既保留患儿的自主呼吸,又尽量在置入气管镜和异物出声门时达到肌肉松弛、分泌物少和止痛的要求。

（三）剖胸手术适应证

剖胸手术仅适用于下列情况:①经支气管镜摘除困难或估计摘除过程中有很大危险;②异物已引起肺部明显化脓性感染。

（四）手术

应注意做好术前准备,确定异物形态、性质及停留部位,手术当天应复查胸部 X 线片,以防止异物移位。对于球形、光滑的支气管异物,为预防由于体位变动或操作时异物滑入对侧支气管,可采用双腔管或单侧支气管插管。

手术方式有以下两种。①行支气管膜部切开术时,切开胸膜,显露支气管膜部,在该处扪及异物,纵向切开膜部,取出异物,然后间断缝合膜部切口,并以胸膜覆盖。②肺叶或全肺切除术适用于由于异物停留时间长,已引起严重的肺部不可逆感染或化脓,患部肺功能难以恢复者。

（胡　涛）

第五节　食　管　癌

一、流行病学

食管癌是人类常见的恶性肿瘤。全世界每年大约有 20 万人死于食管癌,我国每年死亡达 15 万人,占据世界食管癌死亡人数的绝大部分。食管癌的发病率有明显的地域差异,高发地区食管癌的发病率可高达 150/10 万以上,低发地区则只在 3/10 万左右。国外以中亚一带、非洲、

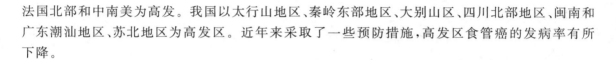

法国北部和中南美为高发。我国以太行山地区、秦岭东部地区、大别山区、四川北部地区、闽南和广东潮汕地区、苏北地区为高发区。近年来采取了一些预防措施,高发区食管癌的发病率有所下降。

二、病因

食管癌的病因尚不完全清楚,但下列因素与食管癌的发病有关。

(一)亚硝胺及真菌

亚硝胺类化合物具有高度致癌性,可使食管上皮发生增生性改变,并逐渐加重,最后发展成为癌。一些真菌能将硝酸盐还原为亚硝酸盐,促进二级胺的形成,使二级胺比发霉前增高 50～100 倍。少数真菌还能合成亚硝胺。

(二)遗传因素和基因

人群的易感性与遗传和环境条件有关。食管癌具有较显著的家族聚集现象,在食管癌高发家族中,染色体数目及结构异常者显著增多。食管癌的发生可能涉及多个癌基因(如 *C-myc*、*EGFr*、*int-2* 等)的激活和抑癌基因(如 *P53*)的失活。

(三)营养不良及微量元素缺乏

在亚洲和非洲食管癌高发区调查发现,大多数居民所进食物缺乏动物蛋白质及维生素 B_1、维生素 B_2、维生素 A 和维生素 C。维生素 A 及维生素 B_2 缺乏与上皮增生有关,维生素 C 可阻断亚硝胺的作用。食物中微量元素,如铜、锰、铁、锌含量较低,亦与食管癌的发生有关。

(四)饮食习惯

食管癌患者与进食粗糙食物,进食过热、过快有关,因这些因素致食管上皮损伤,增加了对致癌物易感性。长期饮酒及吸烟者食管癌的发生率明显高于不饮酒和不吸烟者。

(五)其他因素

食管慢性炎症、黏膜损伤及慢性刺激亦与食管癌发病有关,如食管腐蚀伤、食管慢性炎症、贲门失弛缓症及胃食管长期反流引起的 Barrett 食管(末端食管黏膜柱状细胞化)等均有癌变的危险。

三、病理

食管癌绝大多数为鳞状上皮癌,占 95% 以上;腺癌甚为少见,偶可见未分化小细胞癌。食管癌以中胸段最多,其次为下胸段及上胸段。食管癌在发展过程中,其早期及中晚期有不同的大体病理形态。早期可分为隐伏型、糜烂型、斑块型、乳头型或隆起型,这些类型的病变均局限于黏膜表面或黏膜下层。隐伏型为原位癌,侵及上皮全层;糜烂型大多限于黏膜固有层;斑块型则半数以上侵及黏膜肌层及黏膜下层。中晚期食管癌可分为五型。

(一)髓质型

最常见,约占临床病例 60%,肿瘤侵及食管全层,向食管腔内外生长。呈中重度梗阻,食管造影可见充盈缺损及狭窄,可伴有肿瘤的软组织阴影。

(二)蕈伞型

本型占 15% 左右,肿瘤向管腔内突出,如蘑菇状,梗阻症状多较轻,食管造影见食管肿块上下缘形成圆形隆起的充盈缺损。

(三)溃疡型

本型占 10％左右,肿瘤形成凹陷的溃疡,侵及部分食管壁并向管壁外层生长,梗阻症状轻,X 线造影可见溃疡龛影。

(四)缩窄型

本型约占 10％,癌肿呈环形或短管形狭窄,狭窄上方食管明显扩张。

(五)腔内型

较少见,占 2％～5％,癌肿呈息肉样向食管腔内突出。

四、扩散及转移

(一)食管壁内扩散

食管黏膜及黏膜下层有丰富的淋巴管相互交通,癌细胞可沿淋巴管向上下扩散。肿瘤的显微扩散范围大于肉眼所见,因此手术应切除足够长度,以免残留癌组织。

(二)直接扩散

肿瘤直接向四周扩散,穿透肌层及外膜,侵及邻近组织和器官。

(三)淋巴转移

淋巴转移是食管癌最主要的转移途径。上段食管癌常转移至锁骨上及颈淋巴结,中下段则多转移至气管旁、贲门及胃左动脉旁淋巴结。但各段均可向上端或下端转移。

(四)血运转移

较少见,主要向肺、肝、肾、肋骨、脊柱等转移。

五、临床表现

早期症状多不明显,偶有吞咽食物哽噎、停滞或异物感,胸骨后闷胀或疼痛。可能是局部病灶刺激食管蠕动异常或痉挛,或局部炎症、糜烂、表浅溃疡等所致,这些症状可反复出现,间歇期可无症状。

中晚期症状主要是进行性吞咽困难,先是进干食困难,继之半流质,最后流质及唾液亦不能咽下,严重时反吐食物。随着肿瘤发展与肿瘤外侵而出现相应的晚期症状。若出现持续而严重的胸背疼痛为肿瘤外侵的表现。肿瘤累及气管、支气管可出现刺激性咳嗽。形成食管气管瘘,或高度梗阻致食物反流入呼吸道,可引起进食呛咳及肺部感染。侵及喉返神经则出现声音嘶哑。穿透大血管可出现致死性大呕血。

六、诊断

对吞咽困难的患者,特别是 40 岁以上者,除非已证实为良性病变,否则应多次检查和定期复查,以免漏诊及误诊,主要的检查方法有以下几种。

(一)食管吞钡造影

早期食管癌的 X 线表现为局限性食管黏膜皱襞增粗、中断,小的充盈缺损及浅在龛影。中晚期则为不规则的充盈缺损或龛影,病变段食管僵硬、成角及食管轴移位。肿瘤巨大时,可出现软组织块影。严重狭窄病例,近端食管扩张。

(二)细胞学检查

食管拉网采集细胞检查,常用于本病的普查,对早期诊断有意义,阳性率可达到 90％。除可明确诊断外,分段拉网检查尚可定位。

(三)内镜及超声内镜检查

食管纤维内镜检查可直接观察病变形态和病变部位,采取组织行病理检查。早期病变在内镜下肉眼难以区别时,可采用1%～2%甲苯胺蓝或3%～5% Lugol碘液行食管黏膜染色。前者正常组织不染色,瘤组织着蓝色;后者肿瘤组织不被碘染色而鲜亮,正常食管黏膜则染成黑色或棕绿色,这是上皮细胞糖原与碘的反应,肿瘤细胞内糖原被耗尽之故。超声内镜检查尚可判断肿瘤侵犯深度,食管周围组织及结构有无受累,以及局部淋巴结转移情况。

(四)放射性核素检查

利用某些亲肿瘤的核素,如^{32}磷、^{131}碘、^{67}镓、^{99m}锝等检查,对早期食管癌病变的发现有帮助。

(五)CT 检查

能显示食管癌向管腔外扩展的范围及淋巴结转移情况,对判断能否手术切除提供帮助。

七、鉴别诊断

(一)反流性食管炎

有类似早期食管癌的症状,如刺痛及灼痛。X线检查食管黏膜纹正常,必要时应行细胞学及内镜检查。

(二)贲门失弛缓症

本病多见于年轻人,病程较长,症状时轻时重,X线吞钡见食管末端狭窄呈鸟嘴状,黏膜光滑。食管动力学测定见食管蠕动波振幅低,末端食管括约肌压力正常。

(三)食管静脉曲张

患者有肝硬化、门静脉高压的其他体征,X线吞钡见食管黏膜呈串珠样改变。

(四)食管瘢痕狭窄

患者有吞服腐蚀剂的病史,X线吞钡为不规则的线状狭窄。

(五)食管良性肿瘤

常见的有食管平滑肌瘤,病史一般较长,X线检查见食管腔外压迫,黏膜光滑完整。

(六)食管憩室

较大的憩室可有不同程度的吞咽困难及胸痛,X线检查可明确诊断。

八、治疗

食管癌应强调早期发现、早期诊断及早期治疗,其治疗原则是以手术为主的综合性治疗。

(一)胸腹腔镜联合食管癌根治术

食管癌治疗方法主要以手术为主,近年来,随着胸外科医师手术技巧和麻醉技术的提高,以颈胸腹三切口为主要术式的胸腹腔镜联合食管癌根治术广泛应用于食管癌的治疗中。

胸腹腔镜联合食管癌根治术主要包括游离胃、清扫贲门周围及胃左动脉淋巴结,游离食管及清扫纵隔淋巴结,消化道重建。本部分主要论述腹腔镜联合胸腔镜食管癌切除,并进行左颈吻合的术式:胸部采用双孔入路进行食管游离、淋巴结清扫;腹部腹腔镜胃游离完毕,上腹正中剑突下5 cm切口体外制作管形胃;管形胃经食管床上提至左颈部,与颈段食管完成吻合。

1.适应证

胸腹腔镜联合食管癌根治术的适应证需结合肿瘤分期、患者全身状况等综合评估,主要考虑能否安全地进行肿瘤根治性切除和区域淋巴结清扫。目前多数学者较为公认的适应证包括：①未侵犯食管壁全层的早期食管癌；②不能耐受开胸手术的食管癌患者；③计划行姑息性切除术者；④肿瘤已侵犯食管全层，但影像学检查未提示肿瘤向外侵犯及淋巴结转移。

2.禁忌证

首先，胸腹腔镜联合食管癌根治术禁忌证包括常规开胸手术禁忌证，其他禁忌证还包括：①肺功能严重损害者，如通气储量低于 60%，或 FEV_1 实测值低于 1 L，术中不能耐受单肺通气，术后易发生呼吸衰竭；②合并严重心脏病，如不稳定型心绞痛，3 个月内有心肌梗死发作史，较严重的心律失常（如频发室性期前收缩），各种原因引起的心功能不全（3 级以上）；③既往有同侧胸部手术史或胸腔感染史，尤其是曾行胸膜固定术者，胸膜肥厚粘连严重者；④食管癌已明显外侵周围脏器或已发现淋巴结多处转移者；⑤已有肝、肺、骨等远处转移者。

3.术前准备

术前进流质饮食，给予充分的营养支持。术前晚清洁灌肠。术前不留置胃管。

4.麻醉

气管插管全身麻醉。最常使用双腔气管插管，术中进行单肺通气。部分采取单腔气管插管联合封堵器，或单腔气管插管联合右侧人工气胸，单腔插管状态下气管隆嵴和左主支气管更浅，对于显露和清扫左侧喉返神经链淋巴结非常关键。本手术采用单腔气管插管联合封堵器麻醉。

5.体位与套管放置

(1)首先完成胸部食管游离，胸部淋巴结清扫。

(2)胸部手术左侧卧位，前倾 15°，以利于食管床和后纵隔的暴露。腋中线第 8 肋间置入 30° 10 mm 胸腔镜，四孔置入戳卡，以腋前线第 4 肋间为主操作孔，腋前线第 7 肋间为观察孔，腋后线与肩胛下角线之间第 6 肋间为第一副操作孔，第 9 肋间为第二副操作孔。术者立于患者腹侧，助手立于患者背侧，扶镜手立于助手右侧。

(3)完成胸部手术后，患者取平卧位，腹壁共 5 个套管孔，观察套管孔选择脐部或其下方，用于置入腹腔镜。

6.手术步骤

(1)胸腔镜游离胸段食管和淋巴结清扫：腋中线第 8 肋间置入 30° 10 mm 胸腔镜，四孔置入戳卡，以腋前线第 4 肋间为主操作孔，腋前线第 7 肋间为观察孔，腋后线与肩胛下角线之间第 6 肋间为第一副操作孔，第 9 肋间为第二副操作孔。置入胸腔镜探查胸膜有无转移灶，有无术前影像学检查未发现的肿瘤外侵。助手站于患者背后持腹腔镜手术卵圆钳夹持纱块负责宏观暴露，术者左手持吸引器作精细的动态暴露，右手持电钩或超声刀作解剖分离。

上纵隔区域食管游离：首先沿奇静脉上缘，右侧迷走神经主干向上打开纵隔胸膜直至胸顶，腹腔镜手术血管钳钝性分离显露右侧喉返神经，锐性结合钝性分离清扫右侧喉返神经链淋巴结。食管后壁游离待下纵隔食管游离完毕后再进行。

下纵隔区域食管游离：在奇静脉下缘纵隔胸膜作倒 U 形切开直至膈脚，使用食管吊带便于暴露。同步清理隆突下、食管旁淋巴结，断离奇静脉。继续向上游离上纵隔食管后壁，显露并清扫左侧喉返神经链淋巴结。

胸部游离完毕，充分显露气道、左右主支气管、双侧下肺静脉、主动脉弓及降部、肺动脉圆锥、奇静脉及属支、双侧喉返神经、胸导管等胸腔重要结构。经胸腔镜观察口置入胸腔引流管直至胸顶，关胸。

（2）腹腔镜游离胃、制作管形胃：切断胃结肠韧带，游离胃大弯，注意勿损伤胃网膜血管弓。游离胃后壁。切断肝胃韧带进入小网膜囊，注意勿损伤胃右血管。用超声刀离断胃短血管，游离胃底。向右上翻转胃体，暴露胃左动静脉，使用结扎锁处理胃左血管，经胃小弯游离至左右膈肌脚。膈脚处适当断离扩大，便于上提管形胃。

左颈部胸锁乳突肌内缘做 5 cm 切口，在颈动脉鞘内侧面显露颈段食管，在食管近端断离。近断端连续全层缝合作荷包备用。远端双 7 号线缝闭，线尾不剪断，并连接长线留于切口外备管形胃上提用。

上腹正中剑突下作 5 cm 纵向切口，将已游离的胃体连同食管及肿瘤段拉出，制作直径 4 cm 管形胃。使用直线切割闭合器制作管形胃，在靠近胃右动脉胃小弯网膜缘断离，从胃大弯最高点开始切割闭合，直至胃右动脉起始位置。管形胃制作完成后，将食管含肿瘤段与胃小弯一并离体。在管形胃顶端缝置双 7 号线，与从颈部拉下丝线连接，备经食管床上提。钉合线边缘缝合加固包埋。管形胃表面涂抹液状石蜡，置入腹腔，备经食管床上提至颈部。

（3）胃食管左颈部吻合：嘱麻醉师暂停呼吸，上提管形胃至颈部。超声刀切开管形胃顶端，置入 25 mm 圆形吻合器手柄端，经管形胃后壁戳出，连接钉砧头，适当后退至管形胃内，将已与吻合器连接的钉砧头置入近端食管内，荷包线打结固定钉砧中心杆，将吻合器收紧击发，完成管形胃与近端食管吻合。经鼻腔置入胃管和十二指肠营养管，直线切割闭合器关闭管形胃顶端置入吻合器的开口，浆肌层缝合加固。逐层关闭腹部、颈部切口。

7.术中意外情况处理

（1）喉返神经损伤：大量临床研究表明，喉返神经旁淋巴结是胸段食管癌常见转移部位，包括喉返神经旁淋巴结清扫的扩大二野淋巴结清扫术和三野淋巴结清扫有助于降低胸段食管癌术后上纵隔局部复发率，提供更准确的临床分期。但因此造成喉返神经损伤的机会也逐渐提高，其损伤后主要表现为声音嘶哑，不仅影响患者顺利康复，也严重影响患者后期的生活质量。因此，手术中避免喉返神经损伤，对减少手术并发症、提高患者生活质量极为重要，已为多数外科医师所关注。

熟悉喉返神经的正常解剖，掌握其起始、走行、分布及个体差异特点。针对病变可能导致喉返神经解剖移位情况应有充分的估计。解剖动脉导管、食管上三角、主动脉弓平面及胸廓出口等关键部位要有足够的耐心，做到心中有数，有意识避免伤及喉返神经。在左侧迷走神经分出左喉返神经以下游离食管时，尽可能使用电刀或超声刀将食管及其周围组织整块切除，小出血点给予烧灼止血；在左侧迷走神经分出左喉返神经以上游离食管时，应紧贴食管外膜进行游离，特别到达胸廓入口处改锐性分离为钝性分离，由胸内紧贴食管外膜经胸廓入口向颈部进行游离。根据解剖关系，右喉返神经外上三角区为手术安全部位。该三角区一般长为 30～40 mm，并在扩大时，可将右喉返神经推向气管食管沟内，不会牵拉喉返神经，且喉返神经的分支都向内或前、后方向分出，其向外侧除个别的交感神经交通支外，无更多的分支。所以喉返神经的外侧显然是相对安全部位。因此，对患者行颈部切口时，应经胸锁肌内缘分开舌骨下肌群及筋膜，沿着甲状腺外侧和颈动脉鞘间隙达到安全三角区域；对右喉返神经外上三角区进行扩大操作可将右喉返神经推向气管食管沟内，不会牵拉喉返神经，且喉返神经分支向前、向后分出，其向外侧除个别交感神经交通支外，无更多分支。可减少喉返神经损伤机会。

在术前对食管癌肿瘤的长度、大小、是否有外侵及淋巴结的情况有一个较为准确的判断；术前例行纤维喉镜的检查，有声带活动异常的患者，慎行手术治疗，严格把握手术适应证。对于食管胸上段癌多伴双侧喉返神经链淋巴结转移,术前应行上纵隔增强 CT,了解上纵隔气管食管沟淋巴结情况;暴露双侧喉返神经,清除左右喉返神经链淋巴结。食管癌手术喉返神经损伤患者,手术并发症发生率明显增加,极大地降低了患者的生活质量。因此,医师术前应明确适宜的治疗方案,术中操作精细,以降低喉返神经损伤的发生率。

游离胸段食管时,尤其处理胸廓入口处食管,应紧贴食管,沿食管外膜钝性分离至颈部。游离颈段食管,应尽量贴近食管外膜,避免钝性剥离,解剖时细致、精准,如有出血或见条索样纤维束,切忌盲目用电凝止血,可暂时压迫止血,需仔细辨明是否喉返神经,以免误伤。另外,在解剖颈段食管时还应注意不要将食管游离得过高,一般在环甲关节下方 1 cm 左右即可,当然前提是要将肿瘤彻底切除。因为喉返神经在环甲关节处向内侧穿过环甲膜支配声带;同时喉上神经外支在从甲状腺上极 0.5~1.0 cm 处离开甲状腺上动脉弯向内侧,发出肌支支配环甲肌及咽下缩肌,损伤后也会出现吞咽呛咳,因此若解剖位置过高容易损伤这两支神经,影响患者术后生活质量。

分离主动脉弓周围食管病变或清扫喉返神经旁肿大转移淋巴结时,避免使用电刀烧灼止血,宜压迫止血。对于主动脉弓下淋巴结的清除,应紧贴淋巴结外膜。

术中尽可能避免意外情况发生。随着麻醉、手术技术提高,肿瘤患者手术适应证、根治切除范围在不断扩大。一方面强调彻底切除病变,另一方面也要保护喉返神经。术中仔细操作尽量避免出现如动脉导管破裂、气管膜部损伤、胸主动脉分支及奇静脉破裂出血等被动局面。否则在处理意外情况时易损伤喉返神经。

一旦发生喉返神经损伤,患者在手术清醒后即发生呛咳、误咽,进流食后更为明显。应采取下列处理措施。①术后度过流食关,延长禁食期,给予静脉补液或经鼻十二指肠营养管灌入营养液或高热量、高蛋白、易消化的流质饮食,以保持较长时间的肠道营养供应,期待喉返神经的恢复。这样既经济,又可防止由于长期禁食而引起的肠黏膜萎缩症。特别对于高龄、清扫上纵隔及颈部肿大淋巴结,有可能导致喉返神经损伤者,空肠造瘘尤为适用,既可以有效保证肠内的营养支持,同时也减轻了经鼻腔置管长期带管的不适反应。②延长胃肠减压时间,防止胃内容物反流误吸到气管。术后给患者端坐体位,可减少唾液流入气管,如不能控制则应行气管切开术,气管套管的气囊内注入一定压力,防止误咽而产生吸入性肺炎。③喉返神经损伤引起声门不能有效闭合,术后会导致无效咳痰,能显著增加术后肺部并发症发生率,因此应鼓励患者多拍背、咳痰,对于痰液黏稠不易咳出或无力自行排痰的患者予以雾化祛痰,必要时给予纤维支气管镜吸痰;同时给予广谱抗生素预防肺部感染,必要时做痰液的细菌培养和药敏实验。因此,只要我们掌握手术要领,可以防止或减少喉返神经的损伤。一旦发生应积极处理,以防产生严重的并发症。

总之,要提高预防喉返神经损伤的认识。虽然喉返神经损伤在多数情况下不致患者死亡,但严重影响患者生活质量,在某些情况下,可导致患者死亡。因此食管癌手术一方面要强调彻底性,另一方面要保护喉返神经,避免喉返神经损伤,减少术后并发症。

(2)迷走神经损伤:外科手术治疗是食管癌的首选治疗方法,其中发生率最高的并发症是肺部并发症。近年来,随着胸腹腔镜食管癌的开展,肺部并发症明显降低,但时有发生。许多临床研究表明,迷走神经肺支的损伤是肺部并发症发生的重要原因。食管癌手术时如何防止迷走神经肺支损伤,已引起广泛重视。

防治措施:术中在解剖离断奇静脉弓及上纵隔淋巴结清扫时,应尽量避免超声刀、电凝钩的热传导损伤迷走神经主干,因为此区域的迷走神经的损伤对右肺下叶影响极大。在清扫隆突下淋巴结时,宜沿食管表面离断迷走神经食管支,尽量保护迷走神经主干及肺后支。

8.术后处理

术后留置胃管至肛门排气。术后第二天经胃管用微量泵持续泵入胃动力药。若无腹胀等不适可经胃管注入少量肠内营养液,逐渐加量。因胸腹腔镜联合食管癌根治术胸壁创伤小、疼痛轻,对肺功能影响小,肺部并发症较少,胸腔渗液也较少,胸管可较早拔除。术后强调咳嗽(cough)、饮食(diet)、活动(motion)和按摩(massage)、镇痛(analgesia),简称"CDMA"。主动咳嗽有利于促进肺复张、排痰并排除胸腔积液积气,有助于早期拔除胸管;未排气前即可开始少量进水或肠内营养液,促进肠蠕动、减少肠源性感染的机会;早期主动的床上或床旁活动,全身按摩,有利于预防下肢深静脉血栓和肺心脑等重要器官栓塞;术后应有充分镇痛,以利以上活动进行。

9.并发症及防治

(1)术后早期并发症:①肺部并发症包括肺不张、呼吸衰竭、胸腔引流漏气、肺炎、乳糜胸。一旦确诊乳糜胸,应及时行胸腔闭式引流,排除积液,使肺复张。使用高糖或灭活 A 型链球菌注入胸腔促进胸腔粘连,禁食、静脉营养,使用生长抑素减少乳糜液生成,以利胸导管损伤处愈合。如经上述处理,严密观察经 2~3 d,如乳糜液流量无减少,应再次开胸进行胸导管缝合结扎。②心脏并发症包括心律失常,心肌梗死。常见的心律失常有心房颤动合并快速心室率、阵发性室上性心动过速。可能与诸多因素有关,包括剧烈疼痛刺激,失血造成低血容量,缺氧引起呼吸功能不全,术中牵拉心房致心房张力增加,手术时间长、创伤重,交感神经张力增加(术中切断迷走神经)使心肌组织不应期不均一增加,导致紊乱性折返和/或心肌自律性、应激性增加,从而诱发多源性快速房性心动过速或快速心房颤动。且食管癌患者多为老年患者,心肌纤维化加重、心脏储备功能下降、机体对缺氧的耐受性差,心肌在围术期容易产生一系列病理生理变化。防治措施包括良好的麻醉和镇痛,及时纠正低血容量,充分供氧,手术操作尽量减少对肺组织和心脏的挤压,术后保证止痛效果,及时补充水、电解质,维持内环境平衡,加强对老年患者的治疗与护理,严密观察并及时纠正诱因,合理应用抗心律失常药物。③吻合口瘘是食管癌切除术后最严重的并发症。颈部吻合口瘘通过开放引流、换药、经口腔冲洗等处理多可愈合。胸内吻合口瘘则需根据患者体质情况,吻合口瘘发生时间,吻合方式等选择胸腔闭式引流、重新开胸吻合、吻合口瘘修补、食管带膜支架置入、食管旷置术等方式处理。同时应给予患者充分的营养支持,保持水、电解质平衡。管形胃闭合处裂开则需要再次手术处理。④颈部切口感染或胸内脓肿、表浅伤口感染。按胸外科常规予引流换药处理。⑤急性肺栓塞是食管癌术后并不少见的并发症,症状轻重不一,临床表现多样化,易漏诊、误诊,死亡率高。早发现、早诊断、早治疗可提高生存率。心电图、胸片有提示意义。直接检查包括肺动脉造影、螺旋 CT 和 MRI,可确诊。一旦确诊应尽快行抗凝、溶栓治疗。声嘶主要与胸段喉返神经周围淋巴结清扫有关,多能代偿。

(2)术后晚期并发症:吻合口狭窄、反流性食管炎、胃排空延迟。吻合口狭窄可通过反复多次球囊扩张治疗,效果良好。胃排空延迟和反流性食管炎主要通过联合胃肠减压、胃动力药物、抑制胃酸药物和调整饮食习惯来改善。

(二)食管癌机器人手术

随着机器人手术系统在临床各科的广泛应用,机器人手术系统亦开始运用于食管癌手术治疗。

1.胸部过程

胸部操作部分,患者麻醉与开放手术相同,予左侧双腔气管导管,常规建立 CO_2 人工气胸。

(1)体位与切口。体位可有两种选择:①患者 90°左侧卧位,机器人置于患者头端,助手位于患者腹侧,洗手护士位于患者背侧。直径为 10 mm 的摄像孔在腋中线第 7 肋间,两个直径为 8 mm 的孔分别位于腋前线稍前第 6 肋间和腋后线稍后第 6 肋间作为机械臂操作孔,腋前线第 8 肋间作为一助辅助操作孔,主要用于常规腔镜器械辅助操作,如吸引、牵拉暴露等。②患者左侧卧位,45°侧俯卧,此体位与目前腔镜食管癌手术较常采用的体位相同,优势明确。机器人置于患者的背侧,助手和洗手护士在患者的腹侧,直径为 10 mm 的摄像孔在第 6 肋间腋后线后侧,两个直径为 8 mm 的孔分别在第 4 肋间肩胛骨边缘的前方和第 8 肋间肩胛线的后方。另外,分别在腋后线后方的第 5 和第 7 肋间作两个辅助孔,用于常规腔镜器械辅助操作。

(2)手术操作。①切开食管表面纵隔胸膜至奇静脉水平,分离奇静脉。②予腔内切割吻合器或血管夹处理切断。③切开奇静脉上方纵隔胸膜达胸廓入口处,清扫右喉返神经旁及气管旁淋巴结。④分离下段食管,套带牵引。⑤从横膈到胸廓入口游离整个胸段食管及周围淋巴结。⑥最后清扫隆突下淋巴结和左喉返神经链淋巴结等。置入胸腔引流,胸部操作结束,患者改仰卧位。

2.腹部过程

(1)体位与切口:患者取仰卧位,机器人置于患者头侧,一助在患者左侧,洗手护士在患者右侧。直径为 10 mm 的摄像孔位于脐上缘,脐两侧稍上方分别置直径为 8 mm 的孔作为 1、2 号机械臂操作孔,右腋前线肋缘下戳孔作为 3 号机械臂操作孔,左下腹戳孔作为一助辅助操作孔。

(2)手术操作:①建立人工气腹,超声刀解剖胃大弯侧,切断胃短血管。②切开小网膜,分离胃左血管,根部血管夹处理后切断,切除局部淋巴结,充分游离全胃并打开食管裂孔。③其后管状胃的制作有两种方法:左颈胸锁乳突肌前缘切口,横断食管,直视下将食管及其周围淋巴结拉入至腹腔。在脐上(剑突下)做一小切口,在切口保护下将食管和胃拉出体外,在腹腔外,用直线切割吻合器制作管状胃,回纳腹腔,备拉至左颈。在腔镜监视下,直接用腔内直线切割吻合器制作管状胃,然后将管状胃头端与食管段残胃缝吊两针,备拉至左颈。

3.颈部过程

取左颈胸锁乳突肌前缘切口,吻合器或手工吻合颈部食管与管状胃。机器人食管癌手术也存在优劣性。常规腔镜微创手术尚存在一些局限性,如二维视觉、手眼协调干扰及操作活动自由度下降。达芬奇手术系统正是为克服标准微创手术的缺点而设计的,但是它的缺点也比较明显,最主要的技术缺陷是无触觉反馈,缺乏力反馈,外科医师只能利用视觉线索(如组织的变形和发白等)以决定器械的力量。另外,昂贵的达芬奇手术系统装备、器械消耗和维护费用,也并非大多数患者所能承受。器械的消毒、定位、装配套管较为费时,需要整个手术团队积累经验。

在食管癌的治疗方面,常规腔镜食管癌微创手术飞速发展。达芬奇手术系统和传统腔镜技术各自特点明显,达芬奇手术系统学习曲线短,其高清晰的三维视野有助于在狭小的纵隔内进行食管的游离,同时机械臂的手术器械比普通腔镜器械长,而且有 7 个活动自由度,可以较容易地到达纵隔深处进行操作。2010 年 Moudgill 等回顾性对比分析 11 例机器人辅助食管手术和 24 例微创食管手术病例的手术时间、失血量等临床资料,认为机器人辅助食管手术安全有效,可以替代微创食管手术,但目前优势尚不明显。

微创是未来外科手术的发展趋势,达芬奇机器人技术作为微创技术的较高阶段,体现了对治疗疾病微创化、无创化的不懈追求。当然,目前尚缺乏达芬奇手术系统用于食管癌手术治疗的大样本量、早晚各期均衡分布人群的长期整体存活资料,但是,我们相信,在经验积累的条件下,进一步缩短手术时间、降低肺部和整体并发症发生率等目标值得预期,随着达芬奇手术系统的不断改进,技术、功能的不断提高和完善,手术操作将更臻完美,达芬奇手术系统在食管癌的手术治疗方面将发挥更大的作用。

(三)放射治疗

颈段及上胸段食管癌和不宜手术的中晚期食管癌可行放射治疗。采用体外放射治疗,放射量一般为 60～70 Gy/6～7 周,目前认为,放射剂量达 40 Gy 时,行 X 线食管造影或 CT 检查,如病灶基本消失,继续放射至根治剂量(60～70 Gy),如病灶残存,可配合伽马刀治疗。

(四)光动力治疗

人体输入光敏剂如血卟啉微生物(HpD)后,其在恶性肿瘤细胞中特意积聚与潴留,经过一段时间后再用特定波长光照使肿瘤细胞内浓聚的光敏剂激发,产生光化反应杀伤肿瘤细胞。此时正常组织中吸收的光敏剂已排出,对光照无光化反应。采用这一技术对食管癌的治疗有一定疗效,但临床应用时间较短,尚有待于进一步观察。

(五)药物治疗

食管癌对化疗药物敏感性差,可与其他方法联合应用,对提高疗效有一定作用。食管癌常用的化疗药物有顺铂(PDD)、博来霉素(bleomycin)、紫杉醇等,化疗期间应定期检查血象,注意药物不良反应。免疫治疗及中药治疗等亦有一定作用。

(六)抗 PD1/PD-L1 治疗

程序性死亡因子-1(PD-1)是一种 Ⅰ 型跨膜糖蛋白,属于免疫球蛋白超家族成员,其以单体形式存在于细胞表面,通常与配体(PD-L1)结合后,通道下游分子发生磷酸化,转导负性信号,抑制 T 细胞的增殖和细胞因子的产生、诱导 T 细胞凋亡。一些临床前期研究的动物肿瘤模型已经证明肿瘤部位的微环境能够促进肿瘤表达 PD-L1 来诱导 T 淋巴细胞凋亡,而 PD-1/PD-L1 抗体能够通过阻断 PD-1/PD-L1 通路挽救耗竭的 T 细胞,增强抗肿瘤免疫。最近的体内外抗 PD-1 临床试验,如 MDX-1106,在 GBM 动物模型和非 GBM 实体肿瘤中显示出良好的患者耐受性和抗肿瘤活性。

2014 年 ASCO 会议上的一项研究(摘要号 2011)报道了胶质母细胞瘤患者中的 PD1/PD-L1 表达的测定,该研究旨在了解胶质母细胞瘤和 PD1/PD-L1 的表达存在相关性。117 例胶质母细胞瘤患者(平均年龄 60 岁,平均 KPS 90)中取 135 例标本,其中 18 标本为复发胶质瘤手术后切除标本。免疫组织化学方法半定量测定并分析 PD-1、PD-L1、CD3、CD8 表达情况。MGMT 启动子甲基化应用焦磷酸测序法测定。结果发现中等密度的肿瘤浸润淋巴细胞(TILs)100/135(74.1%)例(CD3＋92/135,68.1%;CD8＋64/135,47.4%)。血管周围及肿瘤组织内 TILs 散在发现 PD-1 表达,20/135 例(14.8%)。PD-L1 表达则明显在肿瘤组织中的肿瘤细胞和小胶质细胞/巨噬细胞中,116/135(85.9%)。MGMT 甲基化出现在 37/99 例样本中(37.4%)。PD1 或 PD-L1 表达水平同甲基化状态和 TILs 密度无明显相关($P > 0.05$)。较小的年龄($P = 0.009$),高 KPS($P = 0.035$)和 MGMT 甲基化($P = 0.008$)显示同总体存活率显著正相关,而 PD1($P = 0.783$)和 PD-L1($P = 0.866$)表达同患者存活无显著相关。该研究得到结论:PD-1 或 PD-L1 免疫组化在大多数恶性胶质瘤样本中都检测到。

2014 年 ASCO 年会上报道了一个针对 PD-1 的单克隆抗体治疗复发胶质母细胞瘤的随机、非盲、Ⅱb 期临床研究(摘要号:TPS2101),该研究旨在评估抗 nivolumab(人源 PD-1 单克隆抗体)单用或同伊匹单抗联用治疗复发胶质母细胞瘤的疗效和安全性。入组标准为 Karnofsky 评分≥70 分,胶质母细胞瘤同步放化疗后第一次复发。排除标准:GBM 复发>1 次,颅外疾病、自身免疫病,或曾使用 VEGF 抑制剂及其他抗血管治疗。队列 1:nivolumab 3 mg/kg(n＝10,每 2 周 1 次×4),8 周后调整为 nivolumab 1 mg/kg＋伊匹单抗 3 mg/kg(n＝10,每 3 周 1 次×4),队列 1 将分析 GBM 患者用药的安全性和耐受性。在成功完成队列 1 后,队列 2 将招募 240 例 GBM 患者,1∶1∶1 随机分为 nivolumab、nivolumab＋伊匹单抗(同队列 1)、贝伐单抗(10 mg/kg,每 2 周 1 次)等三组。队列 1 的主要目标是评估安全性。队列 2 的主要目标是与贝伐单抗比较的 OS,次要目标是 PFS 和总有效率(ORR)。

(七)抗血管生成药物治疗

1.贝伐珠单抗(安维汀)

贝伐珠单抗是重组人源化的单克隆抗体,与 VEGFR 结合阻断其与 VEGFR-1 和 VEGFR-2 的结合抑制血管生成。对于贝伐珠单抗联合不同化疗方案一线治疗晚期食管胃结合部及胃腺癌的 2 项多中心的随机对照Ⅳ期临床研究(AVAGAST 和 AVATA 研究),均为阴性结果。最终结论可以概括为贝伐珠单抗联合 CF 方案与 CF 化疗方案对比,最为核心的三项指标 ORR、RO 切除率及 OS 均无获益。

2.索拉非尼(多吉美)

索拉非尼是一种口服的小分子多靶点激酶抑制剂,通过抑制 VEGFR-2、PDGFR、RET、FIt3 和 RAF1 抑制肿瘤的增殖及血管的生成,单药索拉非尼是晚期肾细胞癌及肝细胞肝癌的一线治疗药物。在其他消化道肿瘤试验中包括一项单臂、Ⅱ期临床研究观察在化疗耐药后的食管癌疗效及安全性。该研究结果表明:索拉非尼在多线治疗后食管癌中虽然 ORR 仅为 3%,但是疾病控制率高达到 59%,OS 达 9.7 月,同时具有良好的耐受性及安全性。

3.舒尼替尼

舒尼替尼是口服的多靶点酪氨酸激酶抑制剂,抑制 VEGFR1-3、PDGFR、c-Kit、RET 及 FIt3 抑制肿瘤细胞增殖及血管生成。目前被批准用于晚期肾细胞癌及对伊马替尼耐药的胃肠间质瘤的治疗。基础研究证实:舒尼替尼对食管、胃恶性肿瘤细胞有显著的抑制作用。但在进一步的研究中并未有好的效果。使用舒尼替尼联合紫杉醇治疗晚期食管或食管胃结合部癌的试验中,虽然显示有一定的效果,但不良反应高,甚至出现了严重不良反应,因此也未有后续研究。

4.阿帕替尼(艾坦)

阿帕替尼是国产单靶点小分子酪氨酸酶激酶抑制剂,针对 VEGFR-2 靶点。目前已经获得国内胃或胃食管结合部癌的治疗批准。在食道癌中,一项 62 例患者的试验中,ORR 为 24.2%、中位生存期为 115 d;中位总生存期 209 d;另一项试验采用紫杉醇联合阿帕替尼对比紫杉醇联合替吉奥,也显示了更好的治疗效果。

从以上介绍可以看出,目前抗血管生成药物在治疗食管癌时表现并不尽人意,只有阿帕替尼展示了一定的潜力,但仍需更大数据的试验给予证实。对于患者来说并不建议盲目使用此类药物进行治疗,因为抗血管生成药物也存在不小的不良反应,甚至会导致安全问题。

(八)免疫治疗

目前认为,恶性肿瘤的发生发展与人体的免疫水平有关,有人对食管癌患者进行细胞免疫学监测,发现辅助性 T 淋巴细胞(T_4)明显低于健康人,而抑制性 T 淋巴细胞(T_8)明显高于健康人,具有自然杀伤作用的 NK 细胞也较正常人低。T 淋巴细胞控制和调节机体几乎全部的免疫功能,因此对食管癌手术切除后的患者应首先给予免疫治疗,当免疫水平恢复后再进行化疗,如能根据 T 淋巴细胞测定结果进行不同剂量的化疗则治疗效果会更理想。

（胡　涛）

第六节　胸　部　损　伤

一、胸部损伤概述

胸部的骨性胸廓支撑保护胸内脏器,参与呼吸功能。创伤时骨性胸廓的损伤范围与程度往往表明暴力的大小。钝性暴力作用下,胸骨或肋骨骨折可破坏骨性胸廓的完整性,胸壁挤压或肋骨断端能使胸、腹腔内的脏器发生碰撞、挤压,造成组织广泛挫伤或穿透伤。

正常双侧均衡的胸膜腔负压维持纵隔位置居中。一侧胸腔积气或积液会导致纵隔移位,使健侧肺受压,并影响腔静脉回流。起始于降主动脉的肋间动脉管径较大,走行于背部肋间隙中央,损伤后可发生致命性大出血。

膈肌分隔两个压力不同的体腔,胸腔压力低于腹腔。膈肌破裂时,腹内脏器和腹水会疝入或流入胸腔。

(一)分类

根据损伤暴力性质不同,胸部损伤可分为钝性伤和穿透伤;根据损伤是否造成胸膜腔与外界沟通,可分为开放性胸部损伤和闭合性胸部损伤。

钝性胸部损伤多由减速性、挤压性、撞击性或冲击性暴力所致,损伤机制复杂,多有肋骨或胸骨骨折,常合并其他部位损伤,伤后早期容易误诊或漏诊。

穿透性胸部损伤多由火器或锐器暴力致伤,损伤机制较清楚,损伤范围直接与伤道有关,早期诊断较容易。器官组织裂伤所致的进行性出血是伤情进展快、患者死亡的主要原因,相当部分穿透性胸部损伤患者需要开胸手术治疗。

(二)胸部创伤的症状和体征

症状和体征主要有低血容量性休克或胸膜肺休克、呼吸困难、咳嗽和咯血、气胸、血胸、皮下气肿、反常呼吸运动等。

(三)紧急处理

胸部损伤的紧急处理包括入院前急救处理和入院后的急诊处理两部分。

1.院前急救处理

院前急救包括基础生命支持与严重胸部损伤的紧急处理。其原则为维持呼吸通畅、给氧,控制出血、补充血容量。张力性气胸需放置具有单向活瓣作用的胸腔穿刺针或闭式胸腔引流。开放性气胸需迅速包扎和封闭胸部伤口,安置上述穿刺针或引流管。对大面积胸壁软化的连枷胸有呼吸困难者,予以人工辅助呼吸。

2.院内急诊处理

有下列情况时应行急诊开胸探查手术。①胸膜腔内进行性出血。②心脏大血管损伤。③严重肺裂伤或气管、支气管损伤。④食管破裂。⑤胸腹联合伤。⑥胸壁大块缺损。⑦胸内存留较大异物。

急诊室开胸手术：急救的进步使更多具有严重生理紊乱的创伤患者能送达医院急诊室。濒死与重度休克者需要最紧急的手术处理，方能争取挽救生命的时间，因此提出了急诊室开胸手术的概念。

急诊室开胸探查的手术指征：①穿透性胸部损伤重度休克者。②穿透性胸部损伤濒死者，且高度怀疑存在急性心脏压塞。

手术抢救成功的关键是迅速缓解心脏压塞、控制出血、快速补充血容量。

二、肋骨骨折

在胸外伤中，肋骨骨折最为常见，有 40%～60% 的胸外伤伴有肋骨骨折。骨折可发生在单根或多根肋骨，同一肋骨又可在一处或多处折断。肋骨骨折通常是由直接暴力引起，多见于第 4～9 肋骨。第 1、第 2 肋骨受到其他骨性结构的保护，只有在受到明显外力时才会骨折，所以，它们常常是更严重损伤的标志。第 9～12 肋骨骨折可能伴有腹内脏器如肝、脾、肾的损伤。如肋骨断端刺破胸膜、肺及血管可引起相应的病理生理改变，严重者危及生命。该部位的肋骨骨折常可引起并发症及合并症，患者应住院治疗并观察。

(一)病因

1.直接暴力

暴力直接施压于肋骨，使受压处肋骨向内歪曲而骨折。常见于侧胸壁处受到直接外力后而导致受伤处肋骨骨折。也可发生于其他部位。骨折发生于暴力打击处，称为直接暴力骨折。

2.间接暴力

胸部前后受到挤压后，侧胸壁处肋骨向外过度弯曲而折断。骨折发生于暴力作用以外的部位，称为间接暴力骨折。

儿童的肋骨富有弹性，不易骨折；成年人及老年人因肋骨钙质较多，脆性增加，易发生骨折，老年人甚至在咳嗽或喷嚏时也可发生肋骨骨折。当肋骨本身有病理变化，如骨营养不良、原发或继发性肿瘤时，不注意的轻微损伤即可引起肋骨骨折，称为病理性骨折。

(二)病理生理

(1)骨折断端刺破肋间血管可引起血胸；骨折断端向内移位，可刺破胸膜、肺组织引起气胸、血胸、皮下气肿、咯血等。

(2)多根多处肋骨骨折后，局部胸壁因失去肋骨的支撑而软化，出现反常呼吸运动：即吸气时，软化区的胸壁内陷，而不随同其余胸廓向外扩展；呼气时则相反，软化区向外鼓出。这类胸廓又称连枷胸。如果软化区范围大，呼吸时两侧胸腔压力不平衡，可引起纵隔左右扑动，影响气道换气，引起体内缺氧和二氧化碳潴留；并影响静脉血液回流，严重的可发生呼吸和循环衰竭。

(3)近年来对呼吸病理生理学的深入研究，发现在连枷胸患者中有 75% 伴有肺挫伤，肺挫伤造成了呼吸窘迫和低氧血症，导致了连枷胸的严重后果。

(三)症状和体征

1.症状

肋骨骨折最显著的症状是局部疼痛，深呼吸、咳嗽、喷嚏和转动体位、活动上肢时疼痛加剧。骨折断端刺破肺组织可引起咯血。多根多处肋骨骨折还有突出的呼吸困难和发绀，其主要原因有以下 3 个方面。

(1)胸部创伤后气管、支气管内分泌物增多,骨折引起的疼痛使患者不敢做深呼吸和咳嗽动作,从而使气道内分泌物或血液不易排除,堵塞呼吸道,影响气体交换,导致机体缺氧。

(2)反常呼吸使咳嗽无力,肺活量和功能残气量减少,肺顺应性和潮气量降低,更加重了呼吸困难及低氧血症。

(3)肺挫伤导致肺间质、肺泡-毛细血管膜及肺泡内出血、水肿,降低氧气的弥散,引起通气和弥散功能降低,出现明显的低氧血症。严重的呼吸困难和低氧血症加之呼吸道感染,则易导致成人型呼吸窘迫综合征。

2.体征

肋骨骨折处有压痛,当用双手挤压前后胸廓时,骨折处有疼痛或疼痛加重(胸廓挤压征阳性)。同时骨折处也可有骨擦感和骨擦音。骨折断端刺破胸膜、肺组织,胸膜腔内空气经胸膜裂口进入胸壁和皮下组织,造成皮下气肿,扣诊时有握雪感或捻发感。若有大量的气胸、血胸,则有相应的体征出现。多根多处肋骨骨折或连枷胸时,可见到胸壁的反常呼吸运动,有时也可见到明显的局部畸形。并发肺部感染或肺不张时,呼吸音减弱或消失。

(四)诊断要点

1.病史

明显的外伤史及受伤经过,有助于明确诊断和判断伤情。若为老年人应详细询问有无咳嗽、喷嚏或胸部剧烈活动等;肋骨原发或转移肿瘤时,胸部较轻微损伤或活动即可引起病理性骨折,患者往往不能说出受伤史。

2.典型的症状与体征

(1)局部疼痛尤其在深呼吸时加重。

(2)局部压痛或触痛,有骨摩擦感。

(3)胸廓挤压征阳性。

(4)胸壁的反常呼吸运动。

3.胸部 X 线检查

X 线检查可以了解肋骨骨折的部位和数目,以及有无血胸、气胸等并发症或胸内其他脏器损伤。明显的骨折在胸部 X 线片上表现为单根或多根骨折线和/或断端错位。典型的肋骨骨折多发生于侧面胸壁,在 X 线片上看不大清楚,应仔细观看;前胸壁肋软骨骨折在 X 线片上不能显示;无移位的肋骨骨折特别是肋骨和肋软骨交界处的骨折,在 X 线片上也常不能见到。胸部钝性伤后 X 线表现有血胸、气胸或血气胸,提示有肋骨骨折。有受伤史,临床症状及体征明显,而 X 线检查看不到骨折线,应按肋骨骨折处理。

根据肺挫伤的程度与范围,胸片可表现为间质性改变,肺纹理增多,增粗,迂曲,轮廓模糊,多数伴有斑点状阴影和肺透亮度降低;实质性改变,其中以散在多发点片状浸润灶为多,次为局限性片状,少数则呈弥漫性磨玻璃样改变。前两者分别与小叶性肺炎及段性肺炎相似,后者则为肺胸膜水肿的一种综合表现,两者常同时存在,可出现于一侧肺,也可出现于两肺。

(五)治疗

1.闭合性单处肋骨骨折治疗原则

治疗原则为止痛、胸廓固定、防止并发症。

(1)止痛是关键:在最初 $48\sim72$ h 间疼痛最严重,并可能持续 $4\sim6$ 周。肋骨骨折疼痛可导致胸部运动受限,呼吸减弱,不能咳嗽和深呼吸,导致呼吸系统分泌物蓄积和 CO_2 蓄积,而引起肺不张、肺炎、肺脓肿以及脓胸,同时由于呼吸功能不全,可造成低氧血症;肺功能低下者,这些肺部并发症可危及生命。所以要保证确实有效的止痛效果,以便患者能有效咳嗽和深呼吸,使肺膨胀恢复和维持正常的肺功能。

具体方法有以下几种:①口服镇痛、镇静药物,如吲哚美辛(消炎痛)、布洛芬、布桂嗪(强痛定)、曲马朵、地西泮、可待因、吗啡等,或云南白药、三七片等。②必要时肌内注射喷他佐辛(镇痛新)、布桂嗪、曲马朵、哌替啶等中重度镇痛药物。③也可用普鲁卡因或利多卡因溶液行肋间神经封闭或封闭骨折处。患者仰卧位或侧卧位,或俯卧位,上臂前伸,以使肩胛骨外展,充分暴露封闭部位。封闭针先触到肋骨,然后再将针头下移至肋骨下缘,再进针2～3 mm后注药,避免刺伤肋间神经、血管及肺。封闭部位可选在脊柱旁线、腋中线、腋前线或肋骨旁线等处。紧贴肋骨下缘注射0.5％～1.0％普鲁卡因或1％～2％利多卡因溶液5～10 mL。因肋间神经与其上下肋间神经分支相重叠,故必须同时阻滞上下肋间神经,才能取得良好的止痛效果。注意事项:严格掌握无菌操作技术;仔细检查伤痛处,正确选择封闭点;注药前回抽无气体及血液后再注药。肋间神经封闭操作简单,止痛效果可靠。但必须遵守操作规程。否则,可引起气胸等严重并发症。轻者需胸膜腔穿刺抽气,重者还需闭式引流。初次操作者一定要有上级医师指导,并牢记操作步骤。④对严重病例,硬膜外阻滞止痛效果更优越,可请麻醉师协助完成。

(2)固定胸廓:目的在于限制伤侧胸壁呼吸运动,减少骨折断端活动,达到止痛和避免骨折断端刺破肋间血管、胸膜及肺等出现严重并发症的目的。胸廓固定过松起不到止痛效果,过紧使通气功能降低,容易出现肺部并发症。

固定方法:①胶布固定法。患者取坐位或侧卧位,伤侧胸壁剃毛并擦干净,上肢外展,暴露伤侧胸壁。于患者深呼气末屏气时,将宽为7～8 cm的胶布条紧贴胸壁,后端起自健侧脊柱旁,前端越过胸骨。由后向前、由下向上,叠瓦状进行,上下胶布条重叠1/3宽度,固定范围应包括断肋上、下各两条肋骨,胶布固定时间为2～3周。由于胶布固定后局部疼痛、出现张力性水疱等原因,该法已基本摒弃不用。②胸带固定法。患者取坐位或仰卧位,左右侧各站一人,以平卧位为例,两人将胸带平铺于床上,带身及带脚贴床面,包胸布盖在带脚上,患者仰卧床上,医师和助手分别由本侧向对侧,将包胸布紧贴胸壁皮肤包于胸部,再将带脚由下向上逐步与对侧对应的带脚叠瓦状互压,带身上方越过肩部的两根带子绕过胸部带脚后结扎,以防带身向下移位。现在多认为:用胶布或胸带固定胸廓是一种不正确的治疗方法,它限制了呼吸运动,增加分泌物的蓄积和肺不张的发生。最好的方法是保证有效地止痛,主要靠药物止痛,还可使用热敷、热水浴以松弛痉挛的肌肉,缓解疼痛。

(3)其他:除应用止痛药及胸廓固定外,还应鼓励患者忍受疼痛,咳嗽排痰和深呼吸,以减少呼吸系统并发症。为减轻咳嗽时疼痛,适当应用止咳化痰药,以利痰液排除。如无并发症,不必应用抗生素治疗。伴有血胸、气胸或血气胸者,应做闭式胸膜腔引流。

第9～12肋骨骨折可能伴有腹内脏器,如肝、肾,尤其是脾的损伤,应住院观察至少1周,并监测血细胞比容。

胸外科医师应当能够熟练处理胸壁疼痛,固定胸廓和肋间神经封闭技术是两项基本技能,对胸壁损伤患者,包括剖胸手术后的患者,需要亲自动手为他们止痛,才能真正熟练地掌握它。

2.闭合性多根多处肋骨骨折

闭合性多根多处肋骨骨折(浮动胸壁)是严重胸外伤的标志,多系严重暴力造成,受伤机制复杂,多发伤常见,常伴休克,病死率高。治疗上应抢救生命第一,保留器官第二,术式力求简捷,时间应分秒必争。

（1）处理原则。①首先处理危及生命的并发症，如休克、张力性气胸、严重血胸或腹内实质性脏器出血等。血胸和/或气胸是最常见的胸部合并症之一，其发生率为50%～80%。伤后摄胸片对胸膜腔内积气、积血及时发现，及时处理。一旦发现，应立即行闭式胸膜腔引流治疗。②矫正胸壁凹陷，制止反常呼吸运动，促进肺复张。③防治并发症，包括有效的咳嗽或其他方法，排除呼吸道分泌物，以防窒息或呼吸道梗阻；应用抗生素防治感染。

（2）胸壁反常呼吸运动的处理方法。①包扎固定法：适用于现场或较小范围的胸壁软化。用厚敷料或沙袋压盖于胸壁软化区，再用宽胶布固定，或用多带条胸带包扎胸廓。②悬吊牵引固定法：适用于大块胸壁软化者。在局部麻醉下，用无菌巾钳或不锈钢丝绕过折断的肋骨，用绳吊起，通过滑轮做重力牵引，重量为2～3 kg，以使浮动的胸壁复位。固定时间为1～2周。缺点是患者需卧床1～2周，不利于活动。③骨折内固定法：适用于错位较大、病情严重的患者。切开胸壁，在肋骨两断端分别钻孔，用不锈钢丝贯穿固定。④局部牵引固定法：即利用外固定牵引架在局部固定胸壁，使胸壁稳定，患者的一般活动不受影响，固定时间为3～4周。

（3）其他：近年来，由于对呼吸病理生理基础学的深入研究，发现连枷胸的呼吸困难和低氧血症主要不是胸壁软化、反常呼吸运动和"摆动气体"引起的，而是由肺挫伤引起的。传统的过分强调胸壁加压包扎固定办法，不仅无益反而有害。所以，主张重点用处理失血性休克和创伤性湿肺的非固定胸壁法治疗，并取得了良好效果。但大范围的连枷胸必须加牵引固定，才能取得良好效果。

积极抢救休克：休克多为失血性休克，严重失血是造成院前早期死亡的主要原因，因此积极抗休克是抢救生命的关键。可采取的具体措施包括大静脉快速补液，准确掌握指征，及时剖腹或剖胸探查止血。

重点处理创伤性湿肺：研究表明，在连枷胸患者中有75%伴有肺挫伤，肺挫伤造成了呼吸窘迫和低氧血症，而并非胸壁软化反常呼吸所致。但两者同时存在，其伤残率和病死率成倍增加。治疗注意事项：控制总液量在1 500 mL/d左右，限制钠盐，以胶体为主，鲜血为佳；维持呼吸道通畅，勤排痰，必要时气管切开；止痛药物应用或肋间神经封闭，有助于患者活动和自行排痰；应用青霉素加阿米卡星（丁胺卡那霉素）静脉滴注预防感染效果好；呼吸机使用应严格掌握适应证，争取尽早脱机。

3.开放性肋骨骨折

单根肋骨骨折患者的胸壁伤口需彻底清创，修齐骨折端，分层缝合后固定包扎。如穿破胸膜，尚需做胸膜腔引流术。多根多处肋骨骨折者，清创后用不锈钢丝做内固定术。手术后应用抗生素预防感染。

三、气胸

（一）闭合式气胸

1.病因和发病机制

闭合性气胸又称单纯性气胸，多为肋骨骨折断端刺破肺组织，肺内空气逸入胸膜腔所致。针刺治疗、胸壁的封闭治疗、锁骨下静脉穿刺等医疗操作时，针头误入胸腔刺破肺组织也会造成气胸。气胸形成后空气进入胸膜腔的通道随即封闭，胸膜腔不再与外界或呼吸道相通。闭合性气胸胸膜腔内积聚气体的数量不多，仅使伤侧肺部分萎陷，对胸膜腔内的负压影响不大，不会导致呼吸和循环系统功能的明显障碍。

2.临床表现及诊断

(1)外伤史:闭合性损伤,常为直接暴力所引起的肋骨骨折并有明确错位时,少数情况下青枝骨折,可引起肺裂伤导致气胸。

(2)症状。①胸痛:由于积气对壁层胸膜的直接刺激和肺萎陷造成的脏层胸膜张力的改变,可引起突发的或缓慢发生的胸痛,常常牵涉同侧肩部。②胸闷和气促:小量气胸,肺萎陷在30%以下,对呼吸和循环功能影响不大,可以完全无此症状。中量气胸,肺萎陷30%～50%,尤其是大量气胸,肺萎陷超过50%,患者则出现胸闷、呼吸短促等症状。一些原先有慢性肺部疾病的患者肺功能已处于衰竭边缘,小量气胸也会产生明显的胸闷、憋气,呼吸困难和发绀,甚至发生CO_2蓄积引起的昏迷。

(3)体征:气管可向健侧轻度移位,伤侧胸部叩诊呈鼓音,听诊呼吸音减弱或消失。

(4)辅助诊断方法。①胸部X线片:X线检查是诊断闭合性气胸的重要手段,判断胸膜腔积气量和肺萎陷的程度的方法多种多样,难以记忆,最简单且实用的一种方法是根据立位后前位胸片上气带占患侧胸腔肺门水平横径的多少来估计肺压缩的程度:在肺门水平气带占据横径1/4时,肺压缩35%;气带占据横径的1/3时,肺压缩50%;气带占据横径的1/2时,肺压缩65%。自CT应用于气胸测量后新的概念是:在CT横断层上显示"10%气环"时,"肺容量压缩50%";在U横断层上显示"50%气环,肺容量压缩90%"。伴有血胸或积液时,显示液气平面。一些轻度创伤患者的气胸,由于逸气缓慢,常在经24～48 h,胸片上才能显示气胸的存在。②胸腔穿刺:经锁骨中线第2肋间做胸腔穿刺,抽得气体可以进一步证实气胸的存在,并可测压,了解胸膜腔内积气的压力。

3.鉴别诊断

(1)张力性气胸:张力性气胸症状凶险,患者呼吸极度困难,常伴发绀、皮下气肿、气管纵隔明显移位。胸腔穿刺时胸膜腔内压力高于大气压,注射器活塞被推出即可证实诊断。但需记住任何一例闭合性气胸都有可能因为患者的咳嗽、打喷嚏、大小便用力、肢体的活动等使已封闭的裂口再次漏气,转化为张力性气胸。或者缓慢发生的张力性气胸,其早期阶段的临床表现可以相似于闭合性气胸,临床急诊医师对此应予以重视。

(2)膈疝:胸部钝性伤后,胃疝入胸腔可误诊为创伤性血气胸,一般情况下肠疝之胃多局限在胸腔下部,然而占据整个胸腔者也不罕见。透视下放置胃管并注入造影可协助鉴别。在对创伤性血气胸患者施行胸穿前,应争取先放置胃管减压。

(3)自发性气胸:无明确外伤史,多发于身材瘦高的男青年或老年的慢支和肺气肿患者,前者继发于肺尖部的肺小疱破裂,后者继发于肺气肿和肺大疱的破裂。二者发生气胸后症状与外伤性气胸相似,轻者保守治疗,中度者亦需安置胸腔闭式引流,严重者症状与张力性气胸相仿,需外科手术治疗。

4.治疗

(1)小量气胸不需特殊治疗。卧床休息,定期胸片复查,一般气胸可于2周内自行吸收,萎陷肺随之复张。

(2)肺萎陷30%以上可经锁骨中线第2肋间做胸腔穿刺术,抽除气体。近来,更多临床治疗学家主张早期放置胸腔引流。

(3)肺萎陷超过50%,或双份气胸,或合并血胸,或临床症状显著的小量气胸,需经第2前肋间锁骨中线处放置胸腔闭式引流。凡放置胸管引流者应考虑预防应用抗生素以预防脓胸的发生。

(4)胸穿抽气是治疗闭合性气胸的一种方法。但早期放置胸腔引流比胸穿抽气优越:①胸穿抽气很难将胸腔积气抽尽,而且穿刺针头可能再造成新的损伤。②胸腔闭式引流可以持续排气,还可以安装低压负压吸引[$-980\sim-2\,450\,Pa(-10\sim-25\,cmH_2O)$],有利肺膨胀和胸膜脏层和壁层胃粘连形成而闭合肺裂口,加速肺损伤的愈合。②可以观察漏气情况,避免反复胸穿,无效时可以适当调整胸腔引流管的位置或加大负压吸引。③消除了不能及时发现张力性气胸的隐患,使患者处于安全境地:持续大量漏气时则应考虑肺损伤范围过大,或有支气管、气管、食管破裂之可能。在实践中几乎所有的创伤性气胸,无论是钝性伤或者是开放伤均经第4肋或第5肋间腋中线安置胸管。插管时避免应用 Trocars 穿刺器,应在切开皮肤后以血管钳分离肌层,以手指钝性捅破胸膜,以预防 Trocars 引起的手术副损伤,因为创伤患者常常伴有患侧横膈抬高,Trocars 容易刺破抬高的横膈及其深面的腹内脏器。

(5)闭合性气胸患者如因其他疾病需行气管内插管做全身麻醉或正压辅助呼吸时,事前必须常规做胸腔闭式引流,以免并发张力性气胸。

(二)开放性气胸

1.病因和发病机制

刀刃锐器或弹片火器造成的胸壁伤口裂开或部分缺损使胸膜腔与外界相通,以致空气可以自由出入胸膜腔,称为开放性气胸。经创口出入空气数量与胸壁创口的截面积成正比,创口面积超过气管口径时可使伤侧肺完全萎陷,丧失换气功能。伤侧胸膜腔压力高于健侧,致使纵隔被推向健侧,健侧肺也部分萎陷。吸气期和呼气期两侧胸膜腔内压力差发生剧烈变化,吸气时纵隔进一步移向健侧,呼气时纵隔向伤侧移位,纵隔在每次呼吸运动中左右摆动称为纵隔扑动。纵隔扑动阻碍静脉血液回流心脏,造成循环功能紊乱。此外,吸气期和呼气期两侧胸膜腔内压力差的剧烈变化,造成两侧肺内残气摆动式对流,加重缺氧和 CO_2 蓄积。空气对胸膜的直接刺激以及纵隔扑动对内脏神经的刺激等均易引起休克。

2.临床表现及诊断

(1)外伤史:胸部伤口使胸膜腔与大气相通,空气能自由出入胸膜腔,伤口无活瓣样作用。

(2)症状:显著的呼吸急促、呼吸困难、发绀,血压降低以致休克。

(3)体征:体格检查有气胸体征。伤侧叩诊呈鼓音,听诊呼吸音减弱或消失,气管、纵隔常向健侧移位。特征性的体征是胸壁上有开放性创口,呼吸时空气经创口进出胸膜腔,发出特殊的吸吮样响声。伤口小时响声声调高,伤口大时吸吮声则不明显,但出现宛如"浪击岸边岩石"样的啪啪声,是典型的纵隔扑动特征性体征。

(4)辅助诊断方法:在病情允许时可摄 X 线床旁胸片,可显示伤侧肺显著萎陷常伴有胸腔积血的液气平面,气管、纵隔、心影明显向健侧移位。

3.鉴别诊断

(1)胸壁盲管伤:患者无严重呼吸困难、血压下降等症状。以手指或血管钳探查胸壁伤口不与胸膜腔相通,没有空气进出伤口的吸吮样响声。在做盲管伤清创缝合手术中一定要找到创底,清洁创底,再次鉴别是否与胸腹腔相通并排除异物留存。

(2)胸腹腔内脏损伤:妥善处理开放性气胸之后,患者仍有严重生理紊乱,提示可能合并胸腹腔内脏器的损伤。观察胸腔闭式引流情况有利于识别,持续性排气说明气道损伤,持续出血说明有心血管损伤之可能,排出消化液或食物残渣可证明胃肠道损伤之存在。

4.治疗

(1)急救处理:对于极小的开放性气胸,如创口面积小于气管口径,伤口简单地覆盖无菌敷料即可转送医院。对于大的开放性气胸,需用无菌敷料严密封盖伤口,包扎固定,将开放性气胸转变为闭合性气胸,克服纵隔扑动。但若患者同时合并肺组织裂伤持续漏气时,则会发生更加威胁生命的张力性气胸。所以,密封胸部创口后,必须立即在第2肋间锁骨中线做带有有孔气囊的粗针穿刺。当然,最好是迅速放置胸腔闭式引流后再转送患者,可提高转运途中的安全度。

(2)到达医院急诊科的初步处理。

了解胸部穿透伤病史,估计锐器或飞行物的创道、位置、方向和深度。首先于局麻下在腋中线第6肋间或腋后线第7肋间处安置胸腔闭式引流,拔去留置的粗穿刺针。行气管内插管麻醉,有效控制呼吸后再打开包扎气胸创口的敷料,检查缺损情况,否则由于再次出现开放性气胸和纵隔扑动,可导致患者突然死亡。然而与腹部穿透伤不同,80%左右的胸部穿透伤可以保守治疗而不必手术,仅仅做一胸腔闭式引流即可治愈,只有心脏和大血管伤才要紧急手术。如果创口很小时,可做创口清创缝合术,切除失去活力的污染严重的组织及皮缘,清除血凝块和异物,分层缝合创口。术后保持胸腔闭式引流管通畅,给予抗菌药物预防感染。

积极补充血容量,纠正低血压:抗休克处理后,如果患者仍然处于休克状态,颈动脉搏动减弱,则可能是因为胸腔内严重出血或主动脉及其分支损伤或心脏压塞,为此,必须紧急开胸以求确切处理。如果失血不在胸腔内,则需重新全面检查患者并考虑腹内损伤之可能。

如果补充血容量后患者血压恢复正常,也应做床旁X摄片;一般状况允许时应做CT扫描以进一步追找失血的原因。

寻找隐匿性损伤:如果患者仍有明显呼吸困难,应考虑可能为气管、支气管破裂,应做胸片或胸部CT以及纤维支气管镜检查进一步明确诊断;纵隔增宽,脉搏减弱也应想到纵隔内大动脉的损伤,应做胸部CT或血管造影进一步明确;纵隔气肿和纵隔内液气平面应考虑食管破裂的可能,可做食管碘水造影或纤维食管镜检查,下1/3胸部穿透伤均应怀疑到横膈裂伤和腹内脏器损伤的可能性,应做腹部B超、CT检查,必要时可做腹腔穿刺,进一步明确诊断。

(3)开胸探查:如果患者有胸腔内严重出血、大血管破裂、心脏压塞、气管支气管损伤、食管破裂、胸内异物存留、横膈破裂、肺广泛裂伤、纵隔增宽不除外纵隔内器官损伤时均应紧急做开胸探查术,依据术中发现的情况给予恰当的处理。

原创口位置合并污染不严重,在彻底清创后可包含在探查切口之内,否则,另做探查切口。怀疑腹内脏器损伤可经胸及横膈切口修复,或另作腹部切口探查,在患者一般状况允许的前提下以不漏损伤为原则。

(4)胸壁缺损修补:如果胸壁缺损较广泛可用下列几种方法修补。①带蒂肌瓣填补法:一般以取用骶棘肌最合适,将骶棘肌束钝性游离,略超过缺损之长度,将肌束游离端牵至缺损边缘,用细丝线固定全周。②骨膜片覆盖法:将胸壁缺损上下的肋骨骨膜仔细剥离后,翻转缝在一起即可,适用于修补小缺损。③人工代用品修补法:缺损很大时可采用聚丙烯片或其他人工材料,缝于缺损边缘,并以自体一段肋骨作为支架斜跨在修补物外方,其两端以钢丝固定于缺损区附近的肋骨上。

(三)张力性气胸

1.病因和发病机制

胸膜腔积气压力高于大气压者,称为张力性气胸。张力性气胸常由肺裂伤、气管支气管破裂所引起。肺或支气管的活瓣样伤口造成吸气时空气进入胸膜腔,呼气时活瓣样伤口关闭,气体不能排出,胸膜腔内气体有增无减形成胸膜腔内高压性积气。开放性气胸病例如胸壁创口封闭不严密亦可产生张力性气胸。高压性积气使伤侧肺严重萎陷,丧失通气功能,并将纵隔推向健侧,使健侧肺亦受压,同时使腔静脉扭曲,减少回心血液,引起循环衰竭。气体可以进入纵隔和皮下组织引致纵隔气肿及头面、颈、胸部皮下气肿。

2.临床表现及诊断

(1)外伤史:胸部挤压伤,或穿透伤史,或高处落下史。

(2)临床征象:呼吸极度困难、表情烦躁、惊恐,或神志不清、发绀明显、出汗、脉搏细弱、心率增快、血压下降、气管及心浊音界明显向健侧移位、伤侧胸廓饱满、肋间隙增宽、呼吸运动微弱,叩之鼓音,听诊呼吸音消失,常有头、颈、胸部皮下气肿。但严重肺损伤继发肺水肿或慢性肺纤维化肺无法压缩时,即使出现张力性气胸,仍闻及呼吸音。

(3)辅助诊断方法:胸穿时有高压气体排出,往往将注射器活塞推出。

胸部 X 线片显示肺高度萎陷、纵隔气肿、气管及心影向健侧明显移位。值得强调的是根据病史和临床征象即可明确诊断。由于病情危重,必须紧急进行急救处理,初步改善呼吸、循环功能之后,方可进行胸部X线等项需要耗时的检查,以免延误抢救。

3.鉴别诊断

(1)气管破裂:颈部或胸部钝性伤后,可以发生颈部或隆突上方气管破裂,患者表现为严重呼吸困难和头、颈、上胸部皮下气肿等酷似张力性气胸。虽然可以合并气胸存在,但胸腔闭式引流解除气胸后仍然不能缓解患者症状。胸部 X 线片显示气管旁和纵隔气肿严重,患者常伴有咯血、声音嘶哑,如是颈部气管损伤时,在头颈部姿势改变或推移甲状软骨后会加重呼吸困难,这些征象有一定诊断参考价值。恰当应用颈部切开探查和纤维支气管镜检查可以明确诊断并挽救患者生命。

(2)支气管损伤:支气管断裂,尤其是胸膜腔内支气管断裂,表现为典型的张力性气胸,胸腔闭式引流不能使肺复张且持续大量排气,临床症状和体征不能改善。纤维支气管镜检查见到支气管断裂伤口可明确诊断。然而,病情危重者不必强行纤维支气管镜检查,而可直接剖胸探查在术中明确诊断。

(3)食管自发性破裂:患者常出现呼吸困难、发绀、胸痛、皮下气肿、休克等,胸部 X 线片有液气胸,故而常误诊为张力性气胸。然而食管自发性破裂常穿入左胸,液气胸常较局限,几乎100%患者有发病前呕吐史可提供鉴别诊断线索,碘水或钡餐造影可明确诊断。

(4)巨大膈疝:左胸巨大膈疝,全胃疝入胸腔且有胃出口梗阻时,可致患者严重呼吸困难、发绀、血压下降、胸部 X 线片显示左肺纹理消失而误诊为张力性气胸。胸穿时有高压气体排出但同时有胃液抽出。患者常无皮下气肿,吞碘水或钡餐造影可明确诊断。

(5)胸腔胃出口梗阻综合征:患者出现呼吸困难、气短、血氧饱和度下降,床旁 X 线胸片和右肺完全压缩,而误诊为张力性气胸。但患者无明确外伤史、有近期三切口食管癌手术史,安置鼻胃管可初步明确诊断,碘水上消化道造影可除外胸胃穿孔和张力性气胸。

4.治疗

(1)急救处理:急救现场条件有限时,可于第 2 肋间锁骨中线附近插入一根静脉导管或带有孔气囊的粗针头。将张力性气胸转变为小面积的开放性气胸。既可解除胸膜腔内的高压,又不致产生纵隔扑动,纠正休克,初步改善呼吸、循环功能,争取进一步判明情况和救治的时间。

(2)到达医院急诊科的初步处理:胸外伤患者呼吸极度困难,伤侧胸壁隆起,呼吸活动度减弱、叩诊鼓音、听诊呼吸音减弱或消失,颈部气管向健侧移位,或伴有休克或昏迷,则不应等待任何其他检查,而应立即做诊断性胸腔穿刺和胸腔闭式引流术排气,并同时开放静脉、做心电监测、床旁胸片。

(3)闭式引流后持续有大量气体排出而患者症状不能改善:应尽早在气管内插管麻醉下做剖胸探查术,处理张力性气胸的原始病变。患者带胸腔引流进手术室并必须保持良好引流,直到剖开胸腔后才能拔去胸引管。术后继续胸腔引流和抗生素治疗。

（胡　涛）

第三章

普外科疾病

第一节　贲门失弛缓症

贲门失弛缓症是最常见的食管功能性疾病,是仅次于食管癌需要外科治疗的疾病。

一、病因及病理

贲门失弛缓症的病因尚不清楚,一般认为与食管肌层内 Auerbach 神经节细胞变性、减少或缺乏及副交感神经分布缺陷有关,食管壁蠕动和张力减弱,食管末端括约肌不能松弛,常存在2～5 cm 的狭窄区域,食物滞留于食管腔内,逐渐导致食管扩张、伸长及屈曲。长期食物滞留可继发食管炎及溃疡,在此基础可发生癌变,其癌变率为 2%～7%。

二、临床表现

(1)多见于 20～50 岁的青壮年,病程长。

(2)吞咽困难:常为间歇性,部分患者精神因素和进冷食可诱发或加重。

(3)反吐:多在食后 20～30 min 间发生,可将前一餐或隔夜潴留在食管内未消化食物吐出。

(4)疼痛:少数患者可感胸骨后或季肋部疼痛。

(5)营养不良:严重吞咽困难可致营养不良。

(6)因反流、误吸可引起肺炎、支气管炎、支气管扩张,甚至肺脓肿等。

三、诊断及鉴别诊断

(一)食管吞钡造影

可见食管明显扩张,根据扩张程度可分为 3 级(表 3-1);食管末端狭窄呈鸟嘴状,但食管及贲门黏膜正常。

(二)食管压力测定

可见食管体蠕动波幅变小,食管末端括约肌吞咽时不松弛或松弛时间延长,但压力多在正常范围。

表 3-1　食管扩张的分级

Ⅰ级(轻度),食管直径小于 4 cm

Ⅱ级(中度),食管直径为 4～6 cm

Ⅲ级(重度),食管直径＞6 cm,甚至玩去呈 S 形

结合病史及吞钡检查多可明确诊断,但尚需与贲门癌鉴别,贲门癌多见于老年人,病程较短,吞咽困难为进行性加重,食管吞钡检查可见食管蠕动增强,食管测压食管体部振幅增大,食管镜检查可明确诊断。

四、治疗

(一)药物治疗

轻度患者可服用解痉或镇静剂治疗,部分患者症状可缓解。

(二)扩张治疗

药物治疗效果不佳者,可试行食管扩张,包括气囊、水囊、钡囊及其他机械扩张方法,但扩张有食管穿孔、出血等并发症,应仔细操作,尤其是食管明显扩张并弯曲的患者更应注意。

(三)肉毒杆菌素注射治疗

对年龄大,不愿意接受手术治疗的患者可采用食管括约肌肉毒杆菌素注射治疗,其有效率为75％～90％,但疗效多只能维持 1.5 年。

(四)手术治疗

对中、重度及食管扩张治疗效果不佳的患者应行手术治疗。贲门肌层切开术(Heler 手术)仍是目前最常用的式式,方法简便、疗效确实、安全。可经胸或经腹手术,手术要点的把握是手术疗效的关键(表 3-2)。Heler 手术后远期并发症主要是反流性食管炎,因而多主张附加抗反流手术,常用抗反流手术有胃底包绕食管末端 360°(Nissen 手术)、270°(Belsey 手术)、180°(Hil 手术)或将胃底缝合在食管腹段前壁(Dor 手术)等。

表 3-2　Heler 手术要点

1.纵行切开食管下端及贲门前壁肌层,长度一般为 6～7 cm;头端应超过狭窄区,胃端直径不超过 1 cm,如胃壁切开过长,易发生胃-食管反流;

2.肌层切开应完全,使黏膜膨出超过食管周径的 1/2;

3.避免切口黏膜,如遇小的食管黏膜切口,可用无损伤细针修补,加大网膜等组织覆盖

(张生堂)

第二节　急性胃扩张

急性胃扩张是指短期内由于大量气体和液体积聚,胃和十二指肠上段的高度扩张而致的一种综合征。其发病原因可能是胃运动功能失调或机械性梗阻,通常为某些内外科疾病或麻醉手术的严重并发症,国内报道多因暴饮暴食所致。任何年龄均可发病,但以 21～40 岁男性多见。

一、病因学

急性胃扩张通常发生于外科手术后,也可见于非手术疾病包括暴饮暴食、延髓型脊髓灰质炎、慢性消耗性疾病、伤寒、机械性梗阻及分娩等。常见的病因可以归纳为两大类。

(一)胃及肠壁神经肌肉麻痹

引起胃及肠壁神经肌肉麻痹的主要原因如下。①创伤、麻醉和外科手术,尤其是腹腔、盆腔手术及迷走神经切断术,均可直接刺激躯体或内脏神经,引起胃的自主神经功能失调,胃壁的反射性抑制,造成胃平滑肌弛缓,进而形成扩张。麻醉时气管插管,术后给氧和胃管鼻饲,亦可使大量气体进入胃内,形成扩张。②中枢神经损伤。③腹腔及腹膜后的严重感染。④慢性肺源性心脏病、尿毒症、肝性脑病是毒血症及缺钾为主的电解质紊乱。⑤情绪紧张、精神抑郁、营养不良所致的自主神经功能紊乱,使胃的张力减低和排空延迟。⑥糖尿病神经病变、抗胆碱药物的应用均可影响胃的张力和胃排空。⑦暴饮暴食可导致胃壁肌肉突然受到过度牵拉而引起反射性麻痹,也可产生胃扩张。⑧各种外伤产生的应激状态,尤其是上腹部挫伤或严重复合伤,其发生与腹腔神经丛受强烈刺激有关。

(二)机械性梗阻

正常解剖中腹主动脉与肠系膜上动脉之间成一锐角,十二指肠横部位于其中。此段十二指肠又由 Treitz 韧带将十二指肠空肠曲固定而不易活动。胃扭转及各种原因所致的十二指肠壅积症、十二指肠肿瘤、异物等均可引起胃潴留和急性胃扩张;幽门附近的病变,如脊柱畸形、环状胰腺、胰腺癌等偶可压迫胃的输出道引起急性胃扩张;躯体部上石膏套后 1～2 d 引起的所谓"石膏套综合征",可引起脊柱伸展过度,十二指肠受肠系膜上动脉压迫引起急性胃扩张。

有人认为神经肌肉麻痹和机械性梗阻两者可能同时存在,而胃壁肌肉麻痹可能占主导作用。

除了吞气症外,其他疾病所致的急性胃扩张的发病机制均不明确。术后急性胃扩张的发病机制与麻醉性肠梗阻相似。糖尿病酮症酸中毒时,代谢及电解质紊乱可能参与急性胃扩张的发病。外源性中枢去神经支配及平滑肌变性在神经源性胃扩张中起重要作用。

急性胃扩张的发生、发展是一个连续性的过程。胃及十二指肠受到各种病因的刺激,其自主神经反射性抑制,平滑肌张力减低,运动减弱,排空延缓。胃内气体增加,胃内压升高。当胃扩张到一定程度时,胃壁肌肉张力减弱,使食管与贲门、胃与十二指肠交界处形成锐角,阻碍胃内容物的排出。膨大的胃可压迫十二指肠,并将肠系膜及小肠挤向盆腔,导致肠系膜及肠系膜上动脉受牵拉压迫十二指肠,造成幽门远端梗阻。胃液、胆汁、胰液及十二指肠液分泌增多并积存于胃及十二指肠却不被重吸收,加上吞咽及发酵产生的气体,胃十二指肠进一步扩张。扩张进一步引起肠系膜被牵拉而刺激腹腔神经丛,加重胃肠麻痹,形成恶性循环。

二、病理解剖和病理生理学

病理解剖发现胃及十二指肠高度扩张,可以占据几乎整个腹腔。早期胃壁因过度扩展而变薄,黏膜变平,表面血管扩张、充血,胃壁黏膜层至浆膜层均可见出血,少数血管可见血栓形成。由于炎症和潴留胃液的刺激,胃壁逐渐水肿、变厚。后期胃高度扩张而处于麻痹状态,血液循环障碍,在早期胃黏膜炎症的基础上可发生胃壁全层充血、水肿、微血栓形成、坏死和穿孔。

病程中由于大量胃液、胆汁、胰液及十二指肠液积存于胃及十二指肠却不被重吸收,胃内液体可达 6 000～7 000 mL;又可因大量呕吐、禁食和胃肠减压引流,引起不同程度的水和电解质素乱。扩张的胃还可以机械地压迫门静脉,使血液淤滞于腹腔内脏,亦可压迫下腔静脉,使回心血量减少,最后可导致严重的周围循环衰竭。扩张的胃还可以使膈肌抬高,使呼吸受限而变得浅快,过度通气导致呼吸性碱中毒。

三、临床表现

大多数起病慢,手术后的急性胃扩张可发生于手术期或术后任何时间,迷走神经切断术者常于术后第 2 周开始进行流质饮食后发病。

主要临床症状有上腹部饱胀或不适,上腹部或脐周胀痛,可阵发性加重,但多不剧烈。由于上腹部膨胀,患者常有恶心、频繁呕吐甚至持续性呕吐,为溢出性,呕吐物初为胃液和食物,以后混有胆汁,并逐渐变为黑褐色或咖啡样液体,呕吐后腹胀、腹痛临床症状并不减轻。随着病情的加重,全身情况进行性恶化,严重时可出现脱水、碱中毒,并表现为烦躁不安、呼吸急促、手足抽搐、血压下降和休克。

突出的体征为上腹膨胀,呈不对称性,可见毫无蠕动的胃轮廓,局部有压痛,叩诊过度回响,胃鼓音区扩大,有振水声,肠鸣音多减弱或消失。膈肌高位,心脏可被推向上方。典型病例于脐右侧偏上出现局限性包块,外观隆起,触之光滑有弹性、轻压痛,其右下边界较清,此为极度扩张的胃窦,称巨胃窦症,乃是急性胃扩张特有的重要体征,可作为临床诊断的有力佐证。本病可因胃壁坏死发生急性胃穿孔和急性腹膜炎。

四、辅助检查

潜血试验常为强阳性,并含有胆汁。因周围循环障碍、肾脏缺血,可出现尿少、蛋白尿及管型,尿比重增高。可出现血液浓缩、血红蛋白、红细胞计数升高,白细胞总数常不高,但胃穿孔后白细胞总数及中性粒细胞比例可明显升高。血液生化分析可发现低血钾、低血钠、低血氯和二氧化碳结合力升高,严重者可有尿素氮升高。

立位腹部 X 线片可见左上腹巨大液平面和充满腹腔的特大胃影及左膈肌抬高。腹部 B 超可见胃高度扩张,胃壁变薄,若胃内为大量潴留液,可测出其量的多少和在表的投影,若为大量气体,与肠胀气不易区分。

五、诊断与鉴别诊断

根据病史、体征,结合实验室检查和腹部 X 线征象及腹部 B 超,诊断一般不难。手术后发生的胃扩张常因临床症状不典型而与术后一般胃肠病临床症状相混淆造成误诊。如胃肠减压引流出大量液体(3~4 L)可协助诊断。本病需与以下疾病鉴别。

(一)高位机械性肠梗阻

常有急性发作性腹部绞痛,可出现高亢的肠鸣音,腹胀早期不显著,呕吐物为肠内容物,有臭味。除绞窄性肠梗阻外,周围循环衰竭一般出现较晚。腹部立位 X 线片可见多数扩大的呈梯形的液平面。

(二)弥漫型腹膜炎

本病常有原发病灶可寻,全身感染中毒临床症状较重,体温升高。腹部可普遍膨隆,胃肠减压后并不消失,有腹膜炎体征及移动性浊音。腹部诊断性穿刺往往可抽出脓性腹水。应注意与急性胃扩张并穿孔时鉴别。

（三）胃扭转

起病急，上腹膨胀呈球状，脐下平坦，下胸部及背部有牵扯感，呕吐频繁，呕吐物量少，并不含胆汁，胃管不能插入胃内。腹部立位 X 线平片可见胃显著扩大，其内出现一个或两个宽大的液平面，钡餐检查显示钡剂在食管下段受阻不能进入胃内，梗阻端呈尖削影。

（四）急性胃炎

胃扩张好发于饱餐之后，因有频繁呕吐及上腹痛而易与急性胃炎相混淆，但急性胃炎时腹胀并不显著，呕吐后腹部疼痛可缓解，急诊内镜可确诊。

（五）幽门梗阻

有消化性溃疡病史，多为渐进性，以恶心、呕吐和上腹痛临床症状为主，呕吐物为隔天或隔顿食物。体检可见胃型和自左向右的胃蠕动波，X 线检查可发现幽门梗阻。

（六）胃轻瘫

多由于胃动力缺乏所致，一般病史较长，反复发生，可有糖尿病、系统性红斑狼疮、系统性硬化症等病史。以呕吐为主要表现，呕吐物为数小时前的食物或宿食，伴上腹胀痛，性质以钝痛、绞痛、烧灼痛为主。上腹部膨隆或胃型，无蠕动波，表明胃张力缺乏。上消化道造影提示 4 h 胃内钡剂残留 50%，6 h 后仍见钡剂残留。

六、治疗

本病以预防为主。如上腹部手术后即采用胃肠减压，避免暴饮暴食，对于预防急性胃扩张很重要。

（一）内科治疗

暂时禁食，放置胃管持续胃肠减压，经常变换卧位姿势，以解除十二指肠横部的压迫，促进胃内容物的引流。纠正脱水、电解质紊乱和酸碱代谢平衡失调。低钾血症常因血液浓缩而被掩盖，应予注意。病情好转 24 h 后，可于胃管内注入少量液体，如无潴留，即可开始少量进食。

（二）外科治疗

以简单有效为原则，可采取的术式有胃壁切开术、胃壁内翻缝合术、胃部分切除术手术、十二指肠-空肠吻合术。以下情况发生为外科手术指征：①饱餐后极度胃扩张，胃内容物无法吸出；②内科治疗经 8～12 h，临床症状改善不明显；③十二指肠机械性梗阻因素存在，无法解除；④合并胃穿孔或大量胃出血；⑤胃功能长期不能恢复，静脉高营养不能长期维持者。

术后处理与其他胃部手术相同，进食不宜过早，逐渐增加食量。若经胃肠减压后胃功能仍长期不恢复而无法进食时，可作空肠造瘘术以维持营养。

七、预后

伴有休克、胃穿孔、胃大出血等严重并发症者，预后较差，病死率高达 60%。近代外科在腹部大手术后多放置胃管，并多变换体位。注意水、电解质及酸碱平衡，急性胃扩张发生率及病死率已大为降低。

（张生堂）

第三节 胃 憩 室

胃憩室可分类为真性和假性两类。对外科医师而言,在手术时区分这两类是非常明显的,但 X 线检查却会引起诊断困难。

假性胃憩室通常是由于良性溃疡造成深度穿透或局限性穿孔。其他因素包括坏死性肿瘤和粘连向外牵张等。这些胃憩室的壁可能不包含任何可辨认的胃壁。

真性的胃憩室较假性少见。可能会有多发性的,通常憩室壁由胃壁的所有层次组成。病因不确定,可能是先天性的。在所有的胃肠憩室病例报道中,真性胃憩室约占 3%。

一、发生率

有文献报道 412 例真性胃憩室,其中的 165 例是对 380 000 例常规钡餐检查时发现的,发生率为 0.04%。然而在 Meerhof 系列报道中,在 7 500 例常规 X 线钡餐检查中,发现 30 例憩室,发生率为 0.4%。尽管两组发生率相差 10 倍,但不可能代表胃憩室发生率的真正差异,可能与小的病灶易被疏漏及检查者经验等因素有关。

二、病理

胃憩室以发生在右侧贲门的后壁为多见。胃憩室大小差异很大,通常直径为 1~6 cm,呈囊状或管状。胃腔和憩室间孔大的可容纳 2 个指尖,最小的只能用极细的探针探及。多数孔径为 2~4 cm。开口的大小与并发症有关,宽颈开口憩室内容物不滞留,并发症发生率较低;腔颈较小者,食物残渣易滞留和细菌过度繁殖,可能引发炎症。另外,憩室开口小者钡剂难以进入憩室腔内,X 线钡餐检查不易发现。

三、临床表现与并发症

憩室可能发生在任何年龄,但最常发生在 20~60 岁的成年人。儿童通常是真性憩室,且易发生并发症。大部分胃憩室是无症状的,有时在一些患者中,充满食物残渣的胃大憩室会引起上腹部胀感及不适,但在缺乏特殊的并发症者,手术切除憩室后很少能减缓症状。

胃憩室并发症罕见。由于内容物滞留和细菌过度繁殖可导致急性憩室炎,严重时会发生穿孔。炎症致局部憩室壁黏膜和血管糜烂,可引起出血和便血。穿孔伴出血则导致血腹。有个案报道成年人胃憩室造成幽门梗阻。罕见的是,憩室内出现恶性肿瘤,异物和胃石。

四、诊断

除发生并发症外,大部分胃憩室无任何症状,故多系在上消化道疾病检查时偶然发现的。在没有其他病理情况时发现憩室较困难。

憩室在上部胃肠道钡餐检查中表现为胃腔的突出物,周围平整圆滑,对照剂有时聚集在囊袋底部,当患者站立时,囊内上部有空气。发生于胃前壁或胃后壁的憩室很容易被忽视,除非使用气钡双重对比造影技术,并取患者头低位或站立位进行检查。小憩室可被误认为穿透性胃溃疡,反之亦然。两者的区分取决于病变的部位,由于近贲门溃疡是少见的。其他运用钡餐进行鉴别诊断的包括贲门癌、贲门裂隙疝、食管末端憩室和皮革样胃。

患者口服对照造影剂 CT 扫描通常能显示憩室。若不给予对照剂,或憩室没有对照物填充,CT 结果会与肾上腺肿瘤相似。

内镜对鉴别诊断是最有价值的。

五、治疗

仅显示有憩室存在并非手术切除的指征。经常显现模糊的消化不良症状,而无其他异常或憩室的并发症,则手术治疗不会减轻患者的症状。

手术仅适应于有并发症时,如发生憩室炎或出血,或合并其他病灶出现者。当诊断不能确定,剖腹探查是最后手段。

六、手术方法

手术由憩室部位和有无合并病灶而定。

若憩室近贲门,游离胃左侧大网膜,以显露近胃食管孔的后方,小心分离粘连、胃壁和胰腺,显露分离憩室,需要时可牵引憩室以利显露,切除憩室、残端双层缝合。

若剖腹探查时不易发现憩室时,可钳闭胃窦,经鼻胃管注入盐水充盈胃,可能易于发现。

胃小弯和大弯侧憩室做 V 形切除,缝合裂口。幽门窦的憩室可施行部分胃切除术治疗,若合并胃部病灶时尤其适合。

(张生堂)

第四节 胃 扭 转

胃扭转是由于胃固定机制发生障碍,或因胃本身及其周围系膜(器官)的异常,使胃沿不同轴向发生部分或完全地扭转。胃扭转最早于 1866 年由 Berti 在尸检中发现。

本病可发生于任何年龄,多见于 30~60 岁,男女性别无差异。有 15%~20% 的胃扭转发生于儿童,多见于 1 岁以前,常同先天性膈缺损有关。2/3 的胃扭转病例为继发性,最常见的是食管旁疝的并发症,也可能同其他先天性或获得性腹部异常有关。

一、分类

(一)按病因分类

1.原发性胃扭转

致病因素主要是胃的支持韧带有先天性松弛或过长,再加上胃运动功能异常,如饱餐后胃的重量增加,容易导致胃扭转。除解剖学因素外,急性胃扩张、剧烈呕吐、横结肠胀气等亦是胃扭转的诱因。

2.继发性胃扭转

胃本身或周围脏器的病变造成,如食管裂孔疝、先天及后天性膈肌缺损、胃穿透性溃疡、胃肿瘤、脾大等疾病,亦可由胆囊炎、肝脓肿等造成胃粘连牵拉引起胃扭转。

(二)以胃扭转的轴心分类

1.器官轴(纵轴)型胃扭转

此类型较少见。胃沿贲门至幽门的连线为轴心向上旋转。造成胃大弯向上、向左移位,位于胃小弯上方,贲门和胃底的位置基本无变化,幽门则指向下。横结肠也可随胃大弯向上移位。这种类型的旋转可以在胃的前方或胃的后方,但以前方多见。

2.系膜轴型(横轴)胃扭转

此类型最常见。胃沿着从大、小弯中点的连线为轴发生旋转。该型又可分为两个亚型:一个亚型是幽门由右向上、向左旋转,胃窦转至胃体之前,有时幽门可达到贲门水平,右侧横结肠也可随胃幽门窦部移至左上腹;另一个亚型是胃底由左向下、向右旋转,胃体移至胃窦之前。系膜轴型扭转造成胃前后对折,使胃形成两个小腔。这类扭转中膈肌异常不常见,多为胃部手术并发症或为特发性,典型的为慢性不完全扭转,食管胃连接部并无梗阻,胃管或内镜多可通过。

3.混合型胃扭转

较常见,兼有器官轴型扭转及系膜轴型扭转两者的特点。

(三)按扭转范围分为完全型和部分型胃扭转

1.完全型扭转

整个胃除与横膈相附着的部分以外都发生扭转。

2.部分型扭转

仅胃的一部分发生扭转,通常是胃幽门终末部发生扭转。

(四)按扭转的性质分为急性胃扭转和慢性胃扭转

1.急性胃扭转

发病急,呈急腹症表现。常与胃解剖学异常有密切关系,在不同的诱因激发下起病。如食管裂孔疝、膈疝、胃下垂、胃的韧带松弛或过长。剧烈呕吐、急性胃扩张、胃巨大肿瘤、横结肠显著胀气等可成为胃的位置突然改变而发生扭转的诱因。

2.慢性胃扭转

有上腹部不适,偶有呕吐等临床表现,可以反复发作。多为继发性,除膈肌的病变外,胃本身或上腹部邻近器官的疾病,如穿透性溃疡、肝脓肿、胆道感染、膈创伤等亦可成为慢性胃扭转的诱因。

二、临床表现

胃扭转的临床表现与扭转范围、程度及发病的快慢有关。

(一)急性胃扭转

表现为上腹部突然剧烈疼痛,可放射至背部及左胸部。有时甚至放射到肩部、颈部并伴随呼吸困难,有时可有心电图改变,有可能被误诊为心肌梗死。急性胃扭转常伴有持续性呕吐,呕吐物量不多,不含胆汁,以后有难以消除的干呕,进食后可立即呕出,这是因为胃扭转使贲门口完全闭塞的结果。上腹部进行性膨胀,下腹部平坦柔软。大多数患者不能经食管插入胃管。急性胃扭转晚期可发生血管闭塞和胃壁缺血性坏死,以致发生休克。

查体可发现上腹膨隆及局限性压痛,下腹平坦,全身情况无大变化,若伴有全身情况改变,提示胃部有血液循环障碍。反复干呕、上腹局限压痛、胃管不能插入胃内,这是急性胃扭转的三大

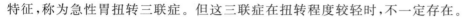

特征,称为急性胃扭转三联症。但这三联症在扭转程度较轻时,不一定存在。

(二)慢性胃扭转

较急性胃扭转多见,临床表现不典型,多为间断性胃灼热感、嗳气、腹胀、腹鸣、腹痛,进食后尤甚。主要临床症状是间断发作的上腹部疼痛,有的病史可长达数年。亦可无临床症状,仅在钡餐检查时才被发现。对于食管旁疝患者发生间断性上腹痛,特别是伴有呕吐或干呕者应考虑慢性间断性胃扭转。

三、辅助检查

(一)X线检查

1.立位胸腹部X线平片

可见两个液气平面,若出现气腹则提示并发胃穿孔。

2.上消化道钡餐

上消化道X线钡餐不仅能明确有无扭转,且能了解扭转的轴向、范围和方向,有时还可了解扭转的病因。器官轴型表现为胃大弯、胃底向前、从左侧转向右侧,胃大弯朝向膈面,胃小弯向下,后壁向前呈倒置胃,食管远端梗阻呈尖削影,腹食管段延长,胃底与膈分离,食管与胃黏膜呈十字形交叉。系膜轴型表现为食管胃连接处位于膈下的异常低位,而远端位于头侧,胃体、胃窦重叠,贲门和幽门可在同一水平面上。

(二)内镜检查

内镜检查有一定难度,进镜时需慎重。胃镜进入贲门口时可见到齿状线扭曲现象,贲门充血、水肿,胃腔正常解剖位置改变,胃前后壁或大、小弯位置改变,有些患者可发现食管炎、肿瘤或溃疡。

四、诊断与鉴别诊断

(一)诊断

诊断标准:①临床表现以间歇性腹胀、间断发作的上腹痛、恶心、轻度呕吐为主要临床症状,病程短者数天,长者选数年,进食可诱发。②胃镜检查时,内镜通过贲门后,盘滞于胃底或胃体腔,并见远端黏膜皱襞呈螺旋或折叠状,镜端难通过到达胃窦,见不到幽门。③胃镜下复位后,患者可感觉临床症状减轻,尤以腹胀减轻为主。④上消化道X线钡剂检查示:胃囊部有两个液平;胃倒转,大弯在小弯之上;贲门幽门在同一水平面,幽门和十二指肠面向下;胃黏膜皱襞可见扭曲或交叉,腹腔段食管比正常增长等。符合上述①~③或①~④条可诊断胃扭转。

(二)鉴别诊断

1.食管裂孔疝

主要临床症状为胸骨后灼痛或烧灼感,伴有嗳气或呃逆。常于餐后1h内出现,可产生压迫临床症状,如气促、心悸、咳嗽等。有时胃扭转可合并有疝,X线钡餐检查有助于鉴别。

2.急性胃扩张

本病腹痛不严重,以上腹胀为主,有频繁的呕吐,呕吐量大且常含有胆汁。可插入胃管抽出大量气体及胃液。患者常有脱水及碱中毒征象。

3.粘连性肠梗阻

常有腹部手术史,表现为突然阵发性腹痛,排气、排便停止,呕吐物有粪臭味,X线检查可见肠腔呈梯形的液平面。

4.胃癌

多见于中老年,腹部疼痛较轻,查体于上腹部可触及结节形包块,多伴有消瘦、贫血等慢性消耗性表现。通过 X 线征象或内镜检查可与胃扭转相鉴别。

5.幽门梗阻

都有消化性溃疡病史,可呕吐宿食,呕吐物量较多。X 线检查发现幽门梗阻,内镜检查可见溃疡及幽门梗阻。

6.慢性胆囊炎

非急性发作时,表现为上腹部隐痛及消化不良的临床症状,进油腻食物诱发。可向右肩部放射,墨菲征阳性,但无剧烈腹痛、干呕。可以顺利插入胃管,胆囊 B 超、胆囊造影、十二指肠引流可有阳性发现。

7.心肌梗死

多发生于中老年患者,常有基础病史,发作前有心悸、心绞痛等先兆,伴有严重的心律失常,特征性心电图、心肌酶学检查可协助鉴别。

五、治疗

急性胃扭转多以急腹症入外科治疗,手术通常是必需的。术前可先试行放置胃管行胃肠减压,可提高手术的成功率;在插入胃管时也有损伤食管下段的危险,操作时应注意。急性绞窄性胃扭转致胃缺血、坏疽或胃肠减压失败时需要尽早应用广谱抗生素和补液。如胃管不能插入,应尽早手术。在解除胃扭转后根据患者情况可进一步作胃固定或胃造瘘术,必要时须行胃大部切除术。术后需持续胃肠减压直至胃肠道功能恢复正常。近年来有人报道内镜下胃造瘘术,但主要适用于无须纠正解剖异常的系膜扭转型患者或少数手术指征不明显的慢性器官轴型扭转。

对于慢性胃扭转,医师和患者应权衡手术利弊。如果患者不愿意接受手术时,应使患者清楚病情有发展为急性胃扭转或出现并发症。如果全胃位于胸腔或存在于食管旁疝,应施行手术预防急性发作。目前,手术治疗慢性复发性胃扭转建议行胃扭转的复位术、胃固定术。对因膈向腹腔突出造成的胃扭转行膈下结肠移位术。合并食管裂孔疝或膈疝者应作胃固定术及膈疝修补术。对有胸腹裂孔疝的儿童,应经腹关闭缺陷。伴有胃溃疡或胃肿瘤者可作胃大部切除。

另有一些急性和慢性胃扭转患者可通过内镜进行操作扭转复位。对可耐受手术的患者,行内镜减压可作为暂时性的处理,但不推荐用于治疗急性胃扭转。

六、预后

由于诊断和治疗措施的不断改进,急性胃扭转的病死率已下降至 15%,急性胃扭转的急症手术病死率约为 40%;若发生绞窄,则病死率可达 60%。已明确诊断的慢性胃扭转患者的病死率为 0～13%。

（张生堂）

第五节 急性胃黏膜病变

一、病因

(一)药物

多种药物,常见的有非甾体抗炎药,如阿司匹林、吲哚美辛、保泰松,以及肾上腺皮质激素类。阿司匹林在酸性环境中呈非离子型及相对脂溶性,能破坏胃黏膜上皮细胞的脂蛋白层,削弱黏膜屏障引起氢离子逆渗至黏膜内,引起炎症渗出、水肿、糜烂、出血或浅溃疡。其他药物(如洋地黄、抗生素、钾盐、咖啡因等)亦可引起本病。

(二)乙醇(酒精)中毒

也是本病常见的原因。大量酗酒后引起急性胃黏膜糜烂、出血。

二、临床表现

上消化道出血是其最突出的症状,可表现为呕血或黑便,其特点是:①有服用有关药物、酗酒或可导致应激状态的疾病史。②起病骤然,突然呕血、黑便。可出现在应激性病变之后数小时或数天。③出血量多,可呈间歇性、反复多次,常导致出血性休克。起病时也可伴上腹部不适、烧灼感、疼痛、恶心、呕吐及反酸等症状。

三、诊断

(1)X线钡剂检查常阴性。

(2)急性纤维内镜检查(24～48 h进行),可见胃黏膜局限性或广泛性点片状出血,呈簇状分布,多发性糜烂、浅溃疡。好发于胃体底部,单纯累及胃窦者少见,病变常在48 h以后很快消失,不留瘢痕。

四、鉴别诊断

(一)急性腐蚀性胃炎

有服强酸(硫酸、盐酸、硝酸)、强碱(氢氧化钠、氢氧化钾)或来苏水等病史。服后引起消化道灼伤、出现口腔、咽喉、胸骨后及上腹部剧烈疼痛,伴吞咽疼痛,咽下困难,频繁恶心、呕吐。严重者可呕血,呕出带血的黏膜腐片,可发生虚脱、休克或引起食管、胃穿孔的症状,口腔、咽喉可出现接触处的炎症,充血、水肿、糜烂、坏死黏膜剥脱、溃疡或可见到黑色、白色痂。

(二)急性阑尾炎

本病早期可出现上腹痛、恶心、呕吐,但随着病情的进展,疼痛逐渐转向右下腹且有固定的压痛及反跳痛,多伴有发热、白细胞数增高、中性粒细胞数明显增多。

(三)胆囊炎、胆石症

有反复发作的腹痛,腹痛常以右上腹为主,可放射至右肩、背部。查体时注意患者是否出现巩膜、皮肤黄疸,右上腹压痛、墨菲征阳性,或可触到肿大的胆囊。血胆红素定量、尿三胆检测有助于诊断。

(四)其他

大叶性肺炎、心肌梗死等发病初期可有不同程度的腹痛、恶心、呕吐。如详细询问病史、体格检查及必要的辅助检查,不难鉴别诊断。

五、治疗

(一)一般治疗

祛除病因,积极治疗引起应激状态的原发病,卧床休息,流质饮食,必要时禁食。

(二)补充血容量

5%葡萄糖盐水静脉滴注,必要时输血。

(三)止血

口服止血药,如白药、三七粉或经胃管吸出酸性胃液,用去甲肾上腺素 8 mg 加入 100 mL 冷盐水中。每 2～4 h 1 次。亦可在胃镜下止血,喷洒止血药(如孟氏溶液、白药等)或电凝止血、激光止血、微波止血。

(四)抑制胃酸分泌

西咪替丁 200 mg,每天 4 次或每天 800～1 200 mg 分次静脉滴注;雷尼替丁(呋喃硝胺)150 mg,每天 2 次,静脉滴注。此外,用硫糖铝或前列腺素 E_2,亦获得良好效果。

(张生堂)

第六节　胃肠道异物

胃肠道异物主要见于误食,进食不当或经肛门塞入。美国消化内镜学会于 2011 年发布的《消化道异物和食物嵌塞处理指南》指出,异物摄入和食物团嵌塞在临床上并非少见,80%以上的异物可以自行排出,无须治疗。但自行摄入的异物有 63%～76%需要行内镜治疗,12%～16%需要外科手术取出。经肛途径异物常见于借助器具的经肛门性行为,医源性(纱布、体温计等)遗留,外伤或遭恶意攻击塞入,绝大多数可通过手法取出,少数需外科手术治疗。下面按两种途径分别阐述。

一、经口吞入异物

(一)病因

1.发病对象

多数异物误食发生在儿童,好发年龄段在 6 个月至 6 岁之间;成年人误食异物多发生于精神障碍,发育延迟,酒精中毒及在押人员等,可一次吞入多种异物,也可有多次吞入异物病史;牙齿缺如的老年人易吞入没有咀嚼的大块食物或义齿。

2.异物种类

报道种类相当多,多为动物骨刺、牙签、果核、别针、鱼钩、食品药品包装、义齿、硬币、纽扣电池等,也有磁铁、刀片、缝针、毒品袋及各种易于拆卸吞食的物品,有学者曾手术取出订书机、门扣、钢笔等。在押人员吞食的尖锐物品较多,常用纸片、塑料等包裹后再吞下,但仍存在风险。

(二)诊断

1.临床表现

多数病例并无明显症状。完全清醒、有沟通能力的儿童和成人,一般都能确定吞食的异物,指出不适部位。一些患者并不知道他们吞食了异物,而在数小时、数天甚至数年后出现并发症。幼儿及精神病患者可能对病史陈述不清,如果突然出现呛咳、拒绝进食、呕吐、流涎、哮鸣、血性唾液或呼吸困难等症状时,应考虑到吞食异物的可能。颈部出现肿胀、红斑、触痛或捻发音提示口咽部损伤或上段食管穿孔。腹痛、腹胀、肛门停止排气应考虑肠梗阻。发热、剧烈腹痛,腹膜炎体征提示消化道穿孔可能。在极少数情况下可出现脸色苍白、四肢湿冷,心悸、口渴,焦虑不安或淡漠以至昏迷,可能为异物刺破血管,造成失血性休克。

2.体格检查

对于消化道异物病例,病史、辅助检查远较体格检查重要。多数患者无明显体征。当出现穿孔、梗阻及出血时,相应出现腹膜炎、腹胀或休克等体征。

3.辅助检查

(1)胸腹部正侧位 X 线片:可诊断大多数消化道异物及位置,了解有无纵隔和腹腔游离气体,然而鱼刺、木块、塑料、大多数玻璃和细金属不容易被发现。不推荐常规钡餐检查,因有误吸危险且造影剂裹覆异物和食管黏膜,可能会给内镜检查造成困难。

(2)CT 扫描:可提高异物检出的阳性率且更好地显示异物位置,以及与周围脏器的关系,但是对透 X 线的异物为阴性。

(3)手持式金属探测仪:可检测多数吞咽的金属异物,对儿童可能是非常有用的筛查工具。

(4)内镜检查:结肠镜和胃镜是消化道异物诊疗的最常用方法且可以直接取出部分小异物。

需特别指出的是,一些在押人员为逃避关押,常用乳胶避孕套或透明薄膜包裹尖锐金属异物后吞食,或将金属异物贴于后背造成 X 线片假象,应当予以鉴别。

(三)治疗

首先了解通气情况,保持呼吸道通畅。

1.非手术治疗

包括等待或促进异物自行排出和内镜治疗。

(1)处理原则:消化道异物一旦确诊,必须决定是否需要治疗、紧急程度和治疗方法。影响处理方法的因素包括患者的年龄,临床状况,异物的大小、形状和种类,存留部位,内镜医师的技术水平等。内镜介入的时机,取决于发生误吸或穿孔的可能性。锋利物体或纽扣电池停留在食管内,需紧急进行内镜治疗。异物梗阻食管,为防止误吸,也需紧急内镜处理。圆滑无害的小型异物则很少需要紧急处理,大多可经消化道自发排出。任何情况下异物或食团在食管内的停留时间都不能超过 24 h。儿童患者异物存留于食管的时间可能难以确定,因此可发生透壁性糜烂、瘘管形成等并发症。喉咽部和环咽肌水平的尖锐异物,可用直接喉镜取出。而环咽肌水平以下的异物,则应用纤维胃镜。胃镜诊治可以在患者清醒状态下或是在静脉基础麻醉下进行,取决于患者年龄、配合能力、异物类型和数量。

(2)器械:取异物必须准备的器械包括鼠齿钳、鳄嘴钳、息肉圈套器、息肉抓持器、Dormier 篮、取物网、异物保护帽等。有时可先用类似异物在体外进行模拟操作,以设计适当的方案。在取异物时使用外套管可以保护气道,防止异物掉入,取多个异物或食物嵌塞时允许内镜反复通过,取尖锐异物时可保护食管黏膜免受损伤。对于儿童外套管则并不常用。异物保护帽用于取锋利的或尖锐的物体。为确保气道通畅,气管插管是一备选方法。

(3)钝性异物的处理:使用异物钳、鳄嘴钳、圈套器或者取物网,可较容易地取出硬币。光滑的球形物体最好用取物网或取物篮。在食管内不易抓取的物体,可以推入胃中以更易于抓取。有报道在透视引导下使用 Foley 导管取出不透 X 线的钝性物体的方法,但取出异物时 Foley 导管不能控制异物,不能保护气道,亦不能评估食管损伤状况,故价值有限。如果异物进入胃中,大多在 4~6 d 内排出,有些异物可能需要长达 4 周。在等待异物自行排出的过程中,要指导患者日常饮食,可以增服一些富有纤维素的食物(如韭菜),以利异物排出,并注意观察粪便以发现排出的异物。小的钝性异物,如果未自行排出,但无症状,可每周进行一次 X 线检查,以跟踪其进程。在成人,直径>2.5 cm 的圆形异物不易通过幽门,如果 3 周后异物仍在胃内,就应进行内镜处理。异物一旦通过胃,停留在某一部位超过 1 周,也应考虑手术治疗。发热、呕吐、腹痛是紧急手术探查的指征(图 3-1)。

(4)长形异物的处理:长度超过 10 cm 的异物,诸如牙刷、汤勺,很难通过十二指肠。可用长型外套管(>45 cm)通过贲门,用圈套器或取物篮抓住异物拉入外套管中,再将整个装置(包括异物、外套管和内镜)一起拉出(图 3-2)。

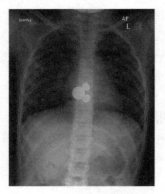

图 3-1　X 线检查见钝性异物

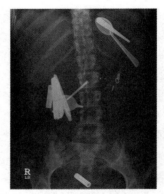

图 3-2　X 线见长形异物

(5)尖锐异物的处理:因为许多尖锐和尖细异物在 X 线下不易显示,所以 X 线检查阴性的患者必须行内镜检查。停留在食管内的尖锐异物应急诊治疗。环咽肌水平或以上的异物也可用直接喉镜取出。尖锐异物虽然大多数能够顺利通过胃肠道而不发生意外,但其并发症率仍高达35%。故尖锐异物如果已抵达胃或近端十二指肠,应尽量用内镜取出,否则应每天行 X 线检查确定其位置,并告诉患者在出现腹痛、呕吐、持续体温升高、呕血、黑便时立即就诊。对于连续3 d不前行的尖锐异物,应考虑手术治疗。使用内镜取出尖锐异物时,为防黏膜损伤,可使用外套管或在内镜端部装上保护兜。

(6)纽扣电池的处理:对吞入纽扣电池的患者要特别关注,因纽扣电池可能在被消化液破坏外壳后有碱性物质外泄,直接腐蚀消化道黏膜,很快发生坏死和穿孔,导致致命性并发症(图 3-3),故应急诊处理。通常用内镜取石篮或取物网都能成功。另一种方法是使用气囊,空气囊可通过内镜工作通道,到达异物远端,将气囊充气后向外拉,固定住电池一起取出。操作过程中应使用外套管或气管插管保护气道。如果电池不能从食管中直接取出,可推入胃中用取物篮取出。若电池在食管以下,除非有胃肠道受损的症状和体征,或反复 X 线检查显示较大的电池(直径>20 mm)停留在胃中超过 48 h,否则没有必要取出。电池一旦通过十二指肠,85%会在

72 h 内排出。这种情况下每 3~4 d 进行一次 X 线检查是适当的。使用催吐药处理吞入的纽扣电池并无益处,还会使胃中的电池退入食管。胃肠道灌洗可能会加快电池排出,泻药和抑酸剂并未证明对吞入的电池有任何作用。

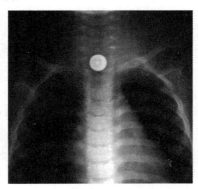

图 3-3 食管内纽扣电池的 X 线表现

(7)毒品袋的处理:人体藏毒是现代毒品犯罪的常见运送方法,运送人常将毒品包裹在塑料中或乳胶避孕套中吞入。这种毒品包装小袋在 X 线下通常可以看到,CT 检查也可帮助发现。毒品袋破损会致命,用内镜取出时有破裂危险,所以禁用内镜处理。毒品袋在体内若不能向前运动,出现肠梗阻症状,或怀疑毒品袋有破损可能时,应行外科手术取出。

(8)磁铁的处理:吞入磁铁可引起严重的胃肠道损伤和坏死。磁铁之间或与金属物体之间的引力,会压迫肠壁,导致肠壁坏死、穿孔或肠梗阻、肠扭转,因此应及时去除所有吞入的磁铁。

(9)硬币的处理:最常见于幼儿吞食。如果硬币进入食管内,可观察 12~24 h,复查 X 线片,通常可自行排出且无明显症状。若出现流涎、胸痛、喘鸣等症状,应积极处理取出硬币。若吞入大量硬币,还需警惕并发锌中毒。

(10)误食所致直肠肛管异物的处理:多因小骨片、鱼刺、小竹签等混在食物中,随进食时大口吞咽而进入消化道,随粪便进入直肠,到达狭窄的肛管上口时,因位置未与直肠肛管纵轴平行而嵌顿,可刺伤或压迫肠壁过久,导致直肠肛管损伤。小骨片等直肠异物经肛门钳夹取出一般不难,但有时异物大部分刺入肠壁,肛窥直视下不易寻找,需用手指仔细触摸确定部位,取出异物后还需仔细检查防止遗漏。

2.手术治疗

(1)处理原则。需手术治疗的情况包括:①尖锐异物停留在食管内,或已抵达胃或近端十二指肠,内镜无法安全取出者,或已通过近端十二指肠,每天行 X 线检查连续 3 d 不前行。②钝性异物停留胃内 3 周以上,内镜无法取出;或已通过胃,但停留在某一部位超过 1 周。③长形异物很难通过十二指肠,内镜也无法取出。④出现梗阻、穿孔、出血症状,以及腹膜炎体征。

(2)手术方式。进入消化道的异物可停留在食管、幽门、回盲瓣等生理性狭窄处,需根据不同部位采取不同手术方式。①开胸异物取出术:尖锐物体停留在食管内,内镜无法取出,或已造成胸段食管穿孔,甚至气管割伤,形成气管-食管瘘,继发纵隔气肿、脓肿,肺脓肿等,均应行开胸探查术,酌情可采用食管镜下取出异物加一期食管修补术、食管壁切开取出异物或加空肠造瘘术。②胃前壁切开异物取出术:适用于胃内尖锐异物,或钝性异物停留胃内 3 周以上,内镜无法取出者,术中全层切开胃体前壁,取出异物后再间断全层缝合胃壁切口,并作浆肌层缝合加固。③幽门切开异物取出术:适用于近端十二指肠内尖锐异物,或钝性异物停留近端十二指肠 1 周以上,或长形异物无法通过十二指肠,内镜无法取出者。沿胃纵轴全层切开幽门,使用卵圆钳探及近端十二指肠内的异物并钳夹取出,过程中注意避免损伤肠壁,不可强行拉出,取出异物后沿垂直胃纵轴方向横行全层缝合幽门切口,并作浆肌层缝合加固,行幽门成形术。④小肠切开异物取出术:适用于尖锐异物位于小肠内,连续 3 d 不前行,或钝性异物停留小肠内 1 周以上时。术中于异物所在部位沿小肠纵轴全层切开小肠壁,取出异物后,垂直小肠纵轴全层缝合切口,并作浆肌层缝合加固。⑤结肠异物取出术:适用于尖锐异物位于结肠内连续 3 d 不前行,或钝性异物停留结肠内 1 周以上,肠镜无法取出者。绝大多数结肠钝性异物可推动,对于降结肠、乙状结肠的钝性异物多可开腹后顺肠管由肛门推出,对于升结肠、横结肠的钝性异物可挤压回小肠,再行小肠切开异物取出术。对于结肠内尖锐异物,可在其所处部位切开肠壁取出,根据肠道准备情况决定是否一期缝合,也可将缝合处外置,若未愈合则打开成为结肠造瘘,留待以后行还瘘手术,若顺利愈合则可避免结肠造瘘,3 个月后再将外置肠管还纳腹腔。⑥特殊情况:对于梗阻、穿孔、出血等并发症,如梗阻严重术中可行肠减压术、肠造瘘术等;穿孔至腹腔者,需行肠修补术(小肠)或肠造瘘术(结肠),并彻底清洗腹腔,放置引流;肠坏死较多者需切除坏死肠段,酌情一期吻合(小肠)或肠造瘘(结肠);尖锐异物刺破血管者予相应止血处理。

二、经肛门置入异物

(一)病因

1.发病对象

多由非正常性行为引起,患者多见于 30～50 岁的男性。偶有外伤造成异物插入,体内藏毒,或因排便困难用条状物抠挖过深难以取出等,极少数为医疗操作遗留。

2.异物种类

多为条状物和瓶状物,种类繁多,曾见于临床的有按摩棒、假阳具、黄瓜、衣架、茄子、苹果、雪茄、灯泡、圣诞饰品、啤酒瓶、扫帚、钢笔、木条等,也有因外伤插入的钢条,极少数情况为医源性纱布、体温计等(图 3-4)。

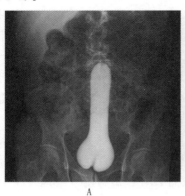
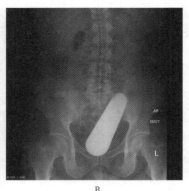

A   B

图 3-4　经肛塞入直肠的异物(X 线腹平片)

(二)诊断

1.临床表现

异物部分或全部进入直肠,造成肛门疼痛、腹胀、直肠黏膜,若肛门括约肌损伤会出现出血症状;若导致穿孔,可出现剧烈腹痛、会阴坠胀、发热等症状,合并膀胱损伤者有血尿、腹痛、排尿困难等症状。一部分自行取出异物的患者,仍有可能出现出血和穿孔,此类患者往往羞于讲述病因,可能为医师诊断带来困难。较轻的异物性肛管直肠损伤,由于就诊时间晚,多数发生局部感染症状。

2.体格检查

由于患者多羞于就医,就医前多自行反复试图取出异物,就医后也可能隐瞒部分病史,因此体格检查尤为重要。腹部体检有腹膜炎体征者,应怀疑穿孔和腹腔脏器损伤,肛门指诊为必需项目,可触及异物,探知直肠和括约肌损伤情况。

3.辅助检查

体格检查怀疑穿孔可能时,血常规检查白细胞计数和中性粒细胞比值升高有助于帮助判断。放射学检查尤为重要,腹部立卧位 X 线片可显示异物形状、位置,CT 有助于判断是否穿孔及发现其他脏器损伤。

(三)治疗

1.处理原则

(1)对直肠异物病例首先需明确是否发生直肠穿孔,向腹腔穿孔将造成急性腹膜炎,腹膜返折以下穿孔将引起直肠周围间隙严重感染。腹部 X 线平片可显示异物位置和游离气体,可帮助诊断穿孔。若患者出现低血压、心动过速、严重腹痛或会阴部红肿疼痛、发热,体查发现腹膜炎体征,腹部 X 线平片存在游离气体,可诊断为直肠穿孔。应立即抗休克和抗感染治疗,尽快完善术前准备,放置尿管,急诊手术。若病情稳定,生命体征正常,但不能排除穿孔,可行 CT 检查以协助诊断。此类穿孔通常发生于腹膜返折以下,CT 可发现直肠系膜含气、积液,周围脂肪模糊。当异物被取出或进入乙状结肠,行肛门镜或肠镜检查可明确乙状结肠直肠损伤或异物位置。

(2)对于没有出现穿孔和腹膜炎、生命体征稳定的患者,大多数异物可在急诊室或手术室内取出。近肛门处异物可直接或在骶麻下取出。对远离肛门进入直肠上段或乙状结肠的异物不可使用泻剂和灌肠,这可能造成直肠损伤,甚至可能将异物推至更近端的结肠,可尝试在肛门镜或肠镜下取出,否则只能手术取出异物。

(3)取出异物后,应再次检查直肠,以排除缺血性坏死或肠壁穿孔。

(4)应当指出的是,直肠异物患者中同性恋者较多,为 HIV 感染高危人群,在处理直肠异物尤其是尖锐异物时,医务人员应注意自身防护。

2.经肛异物取出

多采用截石位,优点是有利于暴露肛门、便于下压腹部,有助取出异物。

使直肠和肛门括约肌放松是经肛异物取出的关键,可以用腰麻、骶麻或静脉麻醉,配合充分扩肛,以利于暴露和观察。如果异物容易被手指触到,可在扩肛后使用 Kocher 钳或卵环钳夹持住异物,将其拉至肛缘取出。之后需用乙状结肠镜或肠镜检查远端结肠和直肠有无损伤。直肠异物种类很多,需根据具体情况设计不同方式取出。

(1)钝器:如前所述,在患者充分镇静、扩肛、异物靠近肛管的情况下,使用器械钳夹或手指可较为容易地取出异物。在操作过程中可要求患者协助作用力排便动作,使异物下降靠近肛管,以便取出(图 3-5)。

(2)光滑物体:光滑物体(如酒瓶、水果等)不易抓取,水果等破碎后无伤害的物体可以破碎后取出,但酒瓶、灯泡等破裂后可造成损伤的物体应小心避免其破碎。光滑异物与直肠黏膜紧密贴合,将异物向下拉扯时可形成真空吸力妨碍取出,此时可尝试放置Foley尿管在异物与直肠壁之间,扩张尿管球囊,使空气进入,去除真空状态,取出异物(图3-6)。

(3)尖锐物体:尖锐物体的取出比较困难,而且存在黏膜撕裂、出血、穿孔等风险,需要外科医师在直视或内镜下仔细、耐心操作。异物取出后应再次检查直肠以排除损伤(图3-7)。

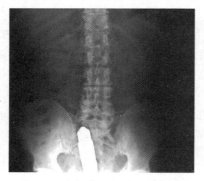

图3-5 直肠内钝器的X线表现

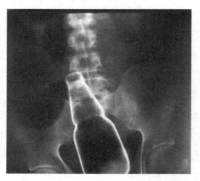

图3-6 直肠内光滑物体X线表现

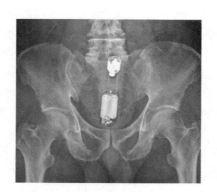

图3-7 直肠内尖锐物体X线表现

3.肠镜下异物取出

适用于上段直肠或中下段乙状结肠,肠镜可提供清晰的画面,可观察到细小的直肠黏膜损伤。有报道使用肠镜可顺利取出45%的乙状结肠异物和76%的直肠异物,而避免了外科手术。常用方法是用息肉圈套套住异物取出。使用肠镜还可起到去除真空状态的作用,适用于光滑异物的取出。成功取出异物后应在肠镜下再次评估结直肠损伤情况。

4.手术治疗

经肛门或内镜多次努力仍无法取出异物时需手术取出。有穿孔、腹膜炎等情况也是明确的手术适应证。在开腹或腹腔镜手术中,可尝试将异物向远端推动,以尝试经肛门取出。不能成功则须开腹切开结肠取出异物,之后可根据结肠清洁程度一期缝合或将缝合处外置。若异物已导致结直肠穿孔,则按结直肠损伤处理。还应注意勿遗漏多个异物,或已破碎断裂的异物部分。

(四)并发症及术后处理

直肠异物最危险的并发症是直肠或乙状结肠穿孔,接诊医师应作以下三个方面的判断。①患者全身情况。②是否存在穿孔,穿孔部位位于腹腔还是腹膜返折以下。③腹腔穿刺是否存在粪样液体。治疗的原则是粪便转流,清创,冲洗远端和引流。

若发现直肠黏膜撕裂,最重要的是确认有否肠壁全层裂伤,若排除后,较小的撕裂出血一般为自限性,无须特殊处理,而撕裂较大时需在麻醉下缝合止血,或用肾上腺素生理盐水纱布填塞。术后 3 d 内应调整饮食或经肠外营养支持,尽量减少大便。

开腹取异物术后易发切口感染,对切口的处理可采用甲硝唑冲洗、切口内引流,或采用全层减张缝合关腹,并预防性使用抗生素。

若因肛门括约肌损伤或断裂导致不同程度大便失禁,需进行结肠造瘘术、括约肌修补或成形术和造瘘还纳术的多阶段治疗。

(张生堂)

第七节　肥厚性幽门狭窄

肥厚性幽门狭窄是常见疾病,占消化道畸形的第 3 位。目前,手术病死率已降至 1% 以下。

依据地理、时令和种族的区别,有不同的发病率。欧美国家较高,在美国每 400 个活产儿中 1 例患此病,非洲、亚洲地区发病率较低,我国发病率为 1/3 000。男性居多,占 90%,男女之比为 (4~5)∶1。多为足月产正常婴儿,未成熟儿较少见;第一胎多见,占总病例数的 40%~60%。有家族聚集倾向,母亲患病,则子女患病可能性增加 3 倍。

一、病理解剖

主要病理改变是幽门肌层显著增厚和水肿,尤以环肌为著,纤维肥厚但数量没有增加。幽门部呈橄榄形,质硬有弹性。当肌肉痉挛时则更为坚硬。一般测量长为 2.0~2.5 cm,直径为 0.5~1.0 cm,肌层厚为 0.4~0.6 cm,在年长儿肿块还要大些。但肿块大小与症状严重程度和病程长短无关。肿块表面覆有腹膜且光滑,由于血供受压力影响,色泽显得苍白。肥厚的肌层挤压黏膜呈纵形皱襞,使管腔狭小,加上黏膜水肿,以后出现炎症,使管腔更显细小,在尸解标本上幽门仅能通过 1 mm 的探针。细窄的幽门管向胃窦部移行时腔隙呈锥形逐渐变宽,肥厚的肌层逐渐变薄,二者之间无精确的分界。但在十二指肠侧则界限明显,胃壁肌层与十二指肠肌层不相连续,肥厚的幽门肿块类似子宫颈样突入十二指肠。组织学检查见肌层肥厚,肌纤维排列紊乱,黏膜水肿、充血。由于幽门梗阻,近侧胃扩张,胃壁增厚,黏膜皱襞增多且水肿,并因胃内容物滞留,常导致黏膜炎症和糜烂,甚至有溃疡。

肥厚性幽门狭窄病例合并先天畸形相当少见,占 7% 左右。食管裂孔疝、胃食管反流和腹股沟疝是最常见的畸形,但未见有大量的病例报道。

二、病因

对幽门狭窄的病因和发病机制至今尚无定论,多年来进行大量研究,主要有以下几种观点。

(一)遗传因素

在病因学上起着很重要的作用。发病有明显的家族性,甚至一家中母亲和 7 个儿子同病,且在单卵双胎比双卵双胎多见。双亲中有一人患此病,子女发病率可高达 6.9%。若母亲患病,其子发病率为 19%,其女为 7%;如父亲患病,则分别为 5.5% 和 2.4%。经过研究指出幽门狭窄的遗传机制是多基因性,既非隐性遗传亦非伴性遗传,而是由一个显性基因和一个性修饰多因子构成的定向遗传基因。这种遗传倾向受一定的环境因素而起作用,如社会阶层、饮食种类、季节等。发病以春秋季为高,但其相关因素不明。常见于高体重的男婴,但与胎龄的长短无关。

(二)神经功能

从事幽门肠肌层神经丛研究的学者发现,神经节细胞直至生后2～4周才发育成熟。因此,许多学者认为神经节细胞发育不良是引起幽门肌肉肥厚的机制,否定了过去幽门神经节细胞变性导致病变的学说。但也有持不同意见者,其观察到幽门狭窄的神经节细胞数目减少不明显,但有神经节细胞分离、空化等改变,这些改变可能造成幽门肌肥厚。如神经节细胞发育不良是原因,则早产儿发病应多于足月儿,然而二者并无差异。近年研究认为肽能神经的结构改变和功能不全可能是主要病因之一,通过免疫荧光技术观察到环肌中含脑啡肽和血管活性肠肽神经纤维数量明显减少,应用放射免疫法测定组织中P物质含量减少,由此推测这些肽类神经的变化与发病有关。

(三)胃肠激素

幽门狭窄患儿术前血清促胃液素升高曾被认为是发病原因之一,经反复实验,目前并不能推断是幽门狭窄的原因还是后果。近年研究发现血清和胃液中前列腺素(PGS)浓度增高,由此提示发病机制是幽门肌层局部激素浓度增高使肌肉处于持续紧张状态,而致发病。亦有人对血清胆囊收缩素进行研究,结果无异常变化。近年来研究认为,一氧化氮合成酶的减少也与其病因相关。幽门环肌中还原性辅酶Ⅱ(NADPHd)阳性纤维消失或减少,NO合酶明显减少,致NO产生减少,使幽门括约肌失松弛,导致胃输出道梗阻。

(四)肌肉功能性肥厚

有学者通过细致观察,发现有些出生7～10 d的婴儿将凝乳块强行通过狭窄幽门管的征象,由此认为这种机械性刺激不仅可造成黏膜水肿增厚;也导致大脑皮质对内脏的功能失调,使幽门发生痉挛。两种因素促使幽门狭窄形成严重梗阻而出现症状。但亦有持否定意见,认为幽门痉挛首先应引起某些先期症状,如呕吐,而在某些呕吐发作很早进行手术的病例中却发现肿块已经形成,且肥厚的肌肉主要是环肌,这与痉挛引起幽门肌肉的功能性肥厚是不相符的。

(五)环境因素

发病率有明显的季节性高峰,以春秋季为主,在活检组织切片中发现神经节细胞周围有白细胞浸润。推测可能与病毒感染有关,但检测患儿及其母亲的血、便和咽部均未能分离出柯萨奇病毒,检测血清抗体亦无变化,用柯萨奇病毒感染动物亦未见相关病理改变。

三、临床表现

症状出现于生后3～6周,亦有更早的,极少数发生在4个月之后。呕吐是主要症状,最初仅是回奶,接着为喷射性呕吐。开始时偶有呕吐,随着梗阻加重,几乎每次喂奶后都要呕吐。呕吐物为黏液或乳汁,在胃内滞留时间较长则吐出凝乳,不含胆汁。少数病例由于刺激性胃炎,呕吐物含有新鲜或变性的血液。有报道幽门狭窄病例在新生儿高胃酸期发生胃溃疡及大量呕血者,也有发生十二指肠溃疡者。在呕吐之后婴儿仍有很强的觅食欲,如再喂奶,仍能用力吸吮。未成熟儿的症状常不典型,喷射性呕吐并不显著。

随呕吐加剧,由于奶和水摄入不足,体重起初不增,继之迅速下降,尿量明显减少,数天排便1次,量少且质硬,偶有排出棕绿色便,被称为饥饿性粪便。由于营养不良、脱水,婴儿明显消瘦,皮肤松弛有皱纹,皮下脂肪减少,精神抑郁呈苦恼面容。发病初期呕吐丧失大量胃酸,可引起碱中毒,呼吸变浅而慢,并可有喉痉挛及手足抽搐等症状,以后脱水严重,肾功能低下,酸性代谢产物滞留体内,部分碱性物质被中和,故很少有严重碱中毒者。如今,因就诊及时,严重营养不良的晚期病例已难以见到。

幽门狭窄伴有黄疸,发生率约 2%。多数以非结合胆红素升高为主。一旦外科手术解除幽门梗阻后,黄疸就很快消退。因此,这种黄疸最初被认为是幽门肿块压迫肝外胆管引起,现代研究认为是肝酶不足的关系。高位胃肠梗阻伴黄疸婴儿的肝葡糖醛酸转移酶活性降低,但其不足的确切原因尚不明确。有人认为酶的抑制与碱中毒有关,但失水和碱中毒在幽门梗阻伴黄疸的病例中并不很严重。热能供给不足亦是一种可能原因,与先天性非溶血性黄疸综合征的黄疸病例相似,在供给足够热量后患儿胆红素能很快降至正常水平。一般术后 5～7 d 黄疸自然消退,无须特殊治疗。

腹部检查时将患儿置于舒适体位,腹部充分暴露,在明亮光线下,喂糖水时进行观察,可见胃型及蠕动波。检查者位于婴儿左侧,手法必须温柔,左手置于右肋缘下腹直肌外缘处,以示指和环指按压腹直肌,用中指指端轻轻向深部按摩,可触到橄榄形、光滑质硬的幽门肿块,1～2 cm 大小。在呕吐之后胃空瘪且腹肌暂时松弛时易于扪及。当腹肌不松弛或胃扩张明显时肿块可能扪不到,可先置胃管排空胃,再喂给糖水边吸吮边检查,要耐心反复检查,据经验多数病例均可扪到肿块。

实验室检查发现临床上有失水的婴儿,均有不同程度的低氯性碱中毒,血液 PCO_2 升高,pH 升高和低氯血症。必须认识到代谢性碱中毒时常伴有低钾现象,其机制尚不清楚。小量的钾随胃液丢失外,在碱中毒时钾离子向细胞内移动,引起细胞内高钾,而细胞外低钾,同时肾远曲小管上皮细胞排钾增多,从而造成血钾降低。

四、诊断

依据典型的临床表现,见到胃蠕动波、扪及幽门肿块和喷射性呕吐等 3 项主要征象,诊断即可确定。其中最可靠的诊断依据是触及幽门肿块。同时可进行超声检查或钡餐检查以助明确。

(一)超声检查

诊断标准包括反映幽门肿块的 3 项指标:幽门肌层厚度≥4 mm,幽门管长度≥18 mm,幽门管直径≥15 mm。有人提出以狭窄指数(幽门厚度×2÷幽门管直径×100%)＞50% 作为诊断标准。超声下可注意观察幽门管的开闭和食物通过情况。

(二)钡餐检查

诊断的主要依据是幽门管腔增长(＞1 cm)和管径狭窄(＜0.2 cm),"线样征"。另可见胃扩张,胃蠕动增强,幽门口关闭呈"鸟喙状",胃排空延迟等征象。有报道随访复查幽门环肌切开术后的病例,这种征象尚可持续数天,以后幽门管逐渐变短而宽,然而有部分病例不能恢复至正常状态。术前患儿钡餐检查后须经胃管洗出钡剂,用温盐水洗胃以免呕吐而发生吸入性肺炎。

五、鉴别诊断

婴儿呕吐有各种病因,应与下列各种疾病相鉴别,如喂养不当、全身性或局部性感染、肺炎和先天性心脏病、颅内压增加的中枢神经系统疾病、进展性肾脏疾病、感染性胃肠炎、各种肠梗阻、内分泌疾病、胃食管反流和食管裂孔疝等。

六、治疗

(一)外科治疗

采用幽门环肌切开术是最好的治疗方法,疗程短,效果好。术前必须经 24～48 h 的准备,纠正脱水和电解质紊乱,补充钾盐。营养不良者给静脉营养,改善全身情况。手术是在幽门前上方无血管区切开浆膜及部分肌层,切口远端不超过十二指肠端,以免切破黏膜,近端则应超过胃端以确保疗效,然后以钝器向深层划开肌层,暴露黏膜,撑开切口至 5 mm 以上宽度,使黏膜自由膨出,局部压迫止血即可。目前采用脐环内弧形切口和腹腔镜完成此项手术已被广泛接受和采纳。患儿术后进食在次日早晨开始为妥,先进糖水,由少到多,24 h 渐进奶,2～3 d 加至足量。术后呕吐大多是饮食增加太快的结果,应减量后再逐渐增加。

长期随访报道患儿术后胃肠功能正常,溃疡病的发病率并不增加;而 X 线复查见成功的幽门肌切开术后有时显示狭窄幽门存在 7～10 年之久。

(二)内科治疗

内科疗法包括细心喂养的饮食疗法,每隔 2～3 h 1 次饮食,定时温盐水洗胃,每次进食前 15～30 min 服用阿托品类解痉剂等进行综合治疗。这种疗法需要长期护理,住院 2～3 个月,很易遭受感染,效果进展甚慢且不可靠。目前,美国、日本有少数学者主张采用内科治疗,尤其对不能耐受手术的特殊患儿,保守治疗相对更安全。近年来提倡硫酸阿托品静脉注射疗法,部分病例有效。

(张生堂)

第八节 胃十二指肠溃疡大出血

胃十二指肠溃疡患者有大量呕血、柏油样黑便,引起红细胞、血红蛋白和血细胞比容明显下降,脉率加快,血压下降,出现为休克前期症状或休克状态,称为溃疡大出血,不包括小量出血或仅有大便潜血阳性的患者。胃十二指肠溃疡出血,是上消化道大出血中最常见的原因,占 50% 以上。

一、流行病学

十二指肠溃疡并发症住院患者中,出血多于穿孔 4 倍。约有 20% 的十二指肠溃疡患者在其病程中会发生出血,十二指肠溃疡患者出血较胃溃疡出血为多见。估计消化性溃疡患者约占全部上消化道出血住院患者的 50%。虽然 H_2 受体阻滞剂和奥美拉唑药物治疗已减少难治性溃疡择期手术的病例数,但因合并出血患者的手术例数并无减少。

二、病因和发病机制

(一)NSAIDs

应用 NSAIDs 是溃疡出血的一个重要因素,具有这部分危险因素的患者在增加。在西方国家多于 50% 以上消化道出血患者有新近应用 NSAIDs 史。在老年人口中,以前有胃肠道症状,并有短期 NSAIDs 治疗,这一危险因素正在增高。使用大剂量的阿司匹林(300 mg/d)预防一过性脑缺血发作的患者,其相对上消化道出血的危险性比用安慰剂治疗的高 7.7 倍,其他 NSAIDs 亦增加溃疡上消化道出血的危险性。

(二)皮质类固醇

皮质类固醇在是否引起消化性溃疡合并出血中的作用仍有争议。最近回顾性研究提示,同时应用 NSAIDs 是更重要的危险因素。合并应用皮质类固醇和 NSAIDs,上消化道出血的危险性升高 10 倍。

(三)危重疾病

危重患者是消化性溃疡大出血的危险人群,尤其是需要在重病监护病房治疗的。例如,心脏手术后,这种并发症的发生率为 0.4%,这些患者大多数被证实为十二指肠溃疡,且这些溃疡常是大的或多发性的。

(四)幽门螺杆菌(Hp)感染

出血性溃疡患者的 Hp 感染为 15%～20%,低于非出血溃疡患者,因此 Hp 根治对于减少溃疡复发和再出血是十分重要的。

三、病理生理学

溃疡基底的血管壁被侵蚀而导致破裂出血,大多数为动脉出血。引起大出血的十二指肠溃疡通常位于球部后壁,可侵蚀胃十二指肠动脉或胰十二指肠上动脉及其分支引起大出血。胃溃疡大出血多数发生在胃小弯,出血源自胃左、右动脉及其分支。十二指肠前壁附近无大血管,故此处的溃疡常无大出血。溃疡基底部的血管侧壁破裂出血不易自行停止,可引发致命的动脉性出血。大出血后血容量减少、血压降低、血流变缓,可在血管破裂处形成血凝块而暂时止血。由于胃肠的蠕动和胃十二指肠内容物与溃疡病灶的接触,暂时停止的出血有可能再次活动出血,应予高度重视。

溃疡大出血所引起的病理生理变化与其他原因所造成的失血相同,与失血量的多少及失血的速度有密切的关系。据实验证明,出血 50～80 mL 即可引起柏油样黑便,如此少量失血不致发生其他显著症状,但持续性大量失血可以导致血容量减低、贫血、组织低氧、循环衰竭和死亡。

大量血液在胃肠道内可以引起血液化学上的变化,最显著的变化为血非蛋白氮增高,其主要原因是血红蛋白在胃肠内被消化吸收。有休克症状的患者,由于肾脏血液供应不足,肾功能受损,也是可能的原因。胃肠道大出血所致的血非蛋白氮增高在出血后 24～48 h 间即出现,如肾脏功能未受损害,增高的程度与失血量成正比,出血停止后 3～4 d 间恢复至正常。

四、临床表现

胃十二指肠溃疡大出血的临床表现主要取决于出血的量及出血速度。

(一)症状

呕血和柏油样黑便是胃十二指肠溃疡大出血的常见症状,多数患者只有黑便而无呕血症状,迅猛的出血则为大量呕血与紫黑血便。呕血前常有恶心症状,便血前后可有心悸、眼前发黑、乏力、全身疲软,甚至晕厥症状。患者过去多有典型溃疡病史,近期可有服用阿司匹林或 NSAIDs 等情况。

(二)体征

一般失血量在 400 mL 以上时,有循环系统代偿的现象,如苍白、脉搏增速但仍强有力,血压正常或稍增高。继续失血达 800 mL 后即可出现明显休克的体征,如出汗、皮肤凉湿、脉搏快弱、血压降低、呼吸急促等。患者意识清醒,表情焦虑或恐惧。腹部检查常无阳性体征,也可能有腹胀、上腹压痛、肠鸣音亢进等。约半数的患者体温增高。

五、辅助检查

大量出血早期,由于血液浓缩,血常规变化不大,以后红细胞计数、血红蛋白值、血细胞比容均呈进行性下降。

依据症状和体检不能准确确定出血的原因。约 75% 患者过去有消化性溃疡病史以证明溃疡是其出血的病因;干呕或呕吐发作后突然发生出血提示食管黏膜撕裂症(Mallory-Weiss Tear);病史及体检有肝硬化证据提示可能食管静脉曲张出血。为了正确诊断出血的来源,必须施行上消化道内镜检查。

内镜检查在上消化道出血患者中有各种作用。除可明确出血的来源,如来源于弥漫性出血性胃炎、静脉曲张、贲门黏膜撕裂症,或胃十二指肠溃疡出血外,内镜所见的胃十二指肠溃疡的外貌有估计的预后意义,在有小出血的患者,见到清洁的溃疡基底或着色的斑点预示复发出血率低,约为 2%,这些患者适合早期进食和出院治疗。相反,发现于溃疡基底可见血管或新鲜凝血块预示有较高的再出血率。大的溃疡(直径 > 1 cm)同样有高的复发再出血率。由于内镜下治疗技术的发展,非手术治疗的成功率已明显提高,手术的需要和病死率显著下降。

内镜下胃十二指肠溃疡出血病灶特征现多采用 Forrest 分级:F Ⅰ a,可见溃疡病灶处喷血;F Ⅰ b,可见病灶处渗血;F Ⅱ a,病灶处可见裸露血管;F Ⅱ b,病灶处有血凝块附着;F Ⅲ,溃疡病灶基底仅有白苔而无上述活动性出血征象。根据上述内镜表现除 F Ⅲ 外,只要有其中一种表现均可确定为此次出血的病因及出血部位。

选择性腹腔动脉或肠系膜上动脉造影也可用于血流动力学稳定的活动性出血患者,可明确病因与出血部位,指导治疗,并可采取栓塞治疗或动脉内注射垂体加压素等介入性止血措施。

六、诊断和鉴别诊断

(一)诊断

有溃疡病史者,发生呕血与黑便,诊断并不困难。有 10%～15% 的患者出血无溃疡病史,鉴别出血的来源较为困难。大出血时不宜行上消化道钡剂检查,因此,急诊纤维胃镜检查在胃十二指肠溃疡出血的诊断中有重要作用,可迅速明确出血部位和病因,出血 24 h 内胃镜检查检出率可达 70%～80%,超过 48 h 则检出率下降。

(二)鉴别诊断

胃十二指肠溃疡出血应与应激性溃疡出血、胃癌出血、食管静脉曲张破裂出血、贲门黏膜撕裂综合征和胆管出血相鉴别。上述疾病,除内镜下表现与胃十二指肠溃疡出血不同外,应结合其他临床表现相鉴别。如应激性溃疡出血多出现在重大手术或创伤后;食管静脉曲张破裂出血体检可发现蜘蛛痣、肝掌、腹壁静脉曲张、肝大、腹水、巩膜黄染等肝硬化的表现;贲门黏膜撕裂综合征多发生在剧烈呕吐或干呕之后;胆管大量出血常由肝内疾病(化脓性感染、胆石、肿瘤)所致,其典型表现为胆绞痛、便血或呕血、黄疸。

七、治疗

治疗原则是补充血容量,防止失血性休克,尽快明确出血部位,并采取有效的止血措施,防止再出血。总体上,治疗方式包括非手术治疗、手术治疗。

(一)非手术治疗

主要是针对休克的治疗,主要措施如下:①补充血容量,建立可靠畅通的静脉通道,快速滴注平衡盐液,做输血配型试验。同时严密观察血压、脉搏、尿量和周围循环状况,并判断失血量,指导补液。失血量达全身总血量的20%时,应输注羟乙基淀粉、右旋糖酐或其他血浆代用品,用量在1 000 mL左右。出血量较大时可输注浓缩红细胞,也可输全血,并维持血细胞比容不低于30%。输注液体中晶体与胶体之比以3∶1为宜。监测生命体征,测定中心静脉压、尿量,维持循环功能稳定和良好呼吸十分重要。②留置鼻胃管,用生理盐水冲洗胃腔,清除血凝块,直至胃液变清,持续低负压吸引,动态观察出血情况。可经胃管注入200 mL含8 mg去甲肾上腺素的生理盐水溶液,每4~6 h 1次。③急诊纤维胃镜检查可明确出血病灶,还可同时施行内镜下电凝、激光灼凝、注射或喷洒药物等局部止血措施。检查前必须纠正患者的低血容量状态。④止血、制酸、生长抑素等药物的应用经静脉或肌内注射巴曲酶;静脉给予H_2受体阻滞剂(西咪替丁等)或质子泵抑制药(奥美拉唑等);静脉应用生长抑素。

(二)手术治疗

内镜止血的成功率可达90%,使急诊手术大为减少,且具有创伤小、极少并发穿孔和可重复实施的优点,适用于绝大多数溃疡病出血,特别是高危老年患者。即使不能止血的病例,内镜检查也明确了出血部位、原因,使后续的手术更有的放矢,成功率升高。内镜处理后发生再出血时仍建议首选内镜治疗,仅在以下患者考虑手术处理:①难以控制的大出血,出血速度快,短期内发生休克,或较短时间内(6~8 h)需要输注较大量血液(>800 mL)方能维持血压和血细胞比容者。②纤维胃镜检查发现动脉搏动性出血,或溃疡底部血管显露再出血危险很大。③年龄在60岁以上,有心血管疾病、十二指肠球后溃疡及有过相应并发症者。④近期发生过类似的大出血或合并穿孔、幽门梗阻。⑤正在进行药物治疗的胃十二指肠溃疡患者发生大出血,表明溃疡侵蚀性大,非手术治疗难以止血。

手术治疗的目的在于止血抢救患者生命,而不在于治疗溃疡本身和术后的溃疡复发问题。手术介入的方式,经常采用的有:①单纯止血手术,即(胃)十二指肠切开+腔内血管缝扎,加或不加腔外血管结扎。结合术前胃镜和术中扪摸检查,一般可快速确定出血溃疡部位,即在溃疡对应的前壁切开,显露溃疡后稳妥缝扎止血。如是在幽门部切开,止血后要做幽门成形术(Heineke-Mikulicz法)。②部分胃切除术。③(选择性)迷走神经切断+胃窦切除或幽门成形术。④介入血管栓塞术。胃部分切除术是前一段时间国内较常采用的一种手术,认为切除了出血灶本身止血可靠,同时切除了溃疡,也避免了术后溃疡的复发。但手术创伤大,在发生了大出血的患者施行,病死率及并发症发生率均高。由于内科治疗的进步和考虑到胃切除后可能的并发症和病死率,近年来更多地采用仅以止血为目的的较保守的一类手术,通过结扎溃疡出血点和/或阻断局部血管以达到止血目的,术后再辅以正规的内科治疗。因创伤较小,尤其适合老年和高危患者。血管栓塞术止血成功率也较高,但要求特殊设备和娴熟的血管介入技术。

（王　波）

第九节　胃十二指肠溃疡急性穿孔

急性穿孔是胃十二指肠溃疡的严重并发症,也是外科常见的急腹症之一。起病急、病情重、变化快是其特点,常需紧急处理,若诊治不当,可危及患者生命。

一、流行病学调查

近年来,胃十二指肠溃疡的发生率下降,住院治疗的胃十二指肠溃疡患者数量明显减少,特别是胃十二指肠溃疡的选择性手术治疗数量尤为减少,但溃疡的急性并发症(穿孔、出血和梗阻)的发生率和需要手术率无明显改变。

溃疡穿孔每年的发病率为 0.7/10 000～1.0/10 000;穿孔病住院患者占溃疡病住院患者的7%;穿孔多发生在 30～60 岁人群,占 75%。约有 2% 的十二指肠溃疡患者中穿孔为首发症状。估计在诊断十二指肠溃疡后,在第 1 个 10 年中,每年约有 0.3% 的患者发生穿孔。十二指肠溃疡穿孔多位于前壁,特点是前壁溃疡穿孔,后壁溃疡出血。胃溃疡急性穿孔大多发生在近幽门的胃前壁,偏小弯侧,胃溃疡的穿孔一般较十二指肠溃疡略大。

二、病因及发病机制

胃十二指肠溃疡穿孔发生在慢性溃疡的基础上,患者有长期溃疡病史,但在少数情况下,急性溃疡也可以发生穿孔。下列因素可促进穿孔的发生。

(1)精神过度紧张或劳累,增加迷走神经兴奋程度,溃疡加重而穿孔。

(2)饮食过量,胃内压力增加,使溃疡穿孔。

(3)应用 NSAIDs 和十二指肠溃疡、胃溃疡的穿孔密切相关,现在研究显示,治疗患者时应用这类药物是主要的促进因素。

(4)免疫抑制,尤其在器官移植患者中应用激素治疗。

(5)其他因素包括患者年龄增加、慢性阻塞性肺疾病、创伤、大面积烧伤和多器官功能障碍。

三、病理生理

急性穿孔后,有强烈刺激性的胃酸、胆汁、胰液等消化液和食物溢入腹腔,引起化学性腹膜炎,导致剧烈的腹痛和大量腹腔渗出液,甚至可致血容量下降,低血容量性休克。6～8 h 后,细菌开始繁殖,并逐渐转变为化脓性腹膜炎,病原菌以大肠埃希菌及链球菌多见。在强烈的化学刺激,细胞外液丢失的基础上,大量毒素被吸收,可导致感染中毒性休克的发生。胃十二指肠后壁溃疡可穿透全层,并与周围组织包裹,形成慢性穿透性溃疡。

四、临床表现

(一)症状

患者以往多有溃疡病症状或溃疡病史,而且近期常有溃疡病活动的症状。可在饮食不当后或在清晨空腹时发作。典型的溃疡急性穿孔表现为骤发腹痛,十分剧烈,如刀割或烧灼样,为持续性,但也可有阵发加重。由于腹痛发作突然而猛烈,患者甚至有一时性昏厥感。疼痛初起部位多在上腹或心窝部,迅即延及全腹面,以上腹为重。由于腹后壁及膈肌腹膜受到刺激,有时可引起肩部或肩胛部牵涉性疼痛,可有恶心感及反射性呕吐。

(二)体征

患者仰卧拒动,急性痛苦病容,由于腹痛严重而致面色苍白、四肢凉、出冷汗、脉率快、呼吸浅。腹式呼吸因腹肌紧张而消失。在发病初期,血压仍正常,腹部有明显腹膜炎体征,全腹压痛明显,上腹更重,腹肌高度强直,即所谓板样强直。肠鸣音消失。如腹腔内有较多游离气体,则叩诊时肝浊音界不清楚或消失。随着腹腔内细菌感染的发展,患者的体温、脉搏、血压、血常规等周身感染中毒症状,以及肠麻痹、腹胀、腹水等腹膜炎症也越来越重。

溃疡穿孔后,临床表现的轻重与漏出至游离腹腔内的胃肠内容物的量有直接关系,也与穿孔的大小、穿孔时胃内容物的多少(空腹或饱餐后),以及孔洞是否很快被邻近器官或组织粘连堵塞等因素有关。穿孔小或漏出的胃肠内容物少或孔洞很快即被堵塞,则漏出的胃肠液可限于上腹,或顺小肠系膜根部及升结肠旁沟流至右下腹,腹痛程度可以较轻,腹膜刺激征也限于上腹及右侧腹部。

五、辅助检查

如考虑为穿孔,应做必要的实验室检查,检查项目包括血常规、血清电解质和淀粉酶,穿孔时间较长的需检查肾功能、血清肌酐、肺功能并进行动脉血气分析、监测酸碱平衡。常见白细胞升高及核左移,但在免疫抑制和老年患者中有时没有。血清淀粉酶一般是正常的,但有时升高,通常小于正常的3倍。肝功能一般是正常的。除非就诊延迟,血清电解质和肾功能是正常的。

胸部X线片和立位及卧位腹部X线片是必需的。约70%的患者有腹腔游离气体,因此无游离气体的不能排除穿孔。当疑为穿孔但无气腹者,可做水溶性造影剂上消化道造影检查,确立诊断腹膜炎体征者,这种X线造影是不需要的。

诊断性腹腔穿刺在部分患者是有意义的,若抽出液中含有胆汁或食物残渣,常提示有消化道穿孔。

六、诊断和鉴别诊断

(一)诊断标准

胃十二指肠溃疡急性穿孔后表现为急剧上腹痛,并迅速扩展为全腹痛,伴有显著的腹膜刺激征,结合X线检查发现腹部膈下游离气体,诊断性腹腔穿刺抽出液含有胆汁或食物残渣等特点,正确诊断一般不困难。在既往无典型溃疡病者,位于十二指肠及幽门后壁的溃疡小穿孔,胃后壁溃疡向小网膜腔内穿孔,老年体弱反应性差者的溃疡穿孔及空腹时发生的小穿孔等情况下,症状、体征不太典型,较难诊断。另需注意的是,X线检查未发现膈下游离气体并不能排除溃疡穿孔的可能,因约20%的患者穿孔后可以无气腹表现。

(二)鉴别诊断

1.急性胰腺炎

溃疡急性穿孔和急性胰腺炎都是上腹部突然受到强烈化学性刺激而引起的急腹症,因而在临床表现上有很多相似之处,在鉴别诊断上可能造成困难。急性胰腺炎的腹痛发作虽然也较突然,但多不如溃疡穿孔者急骤,腹痛开始时有由轻而重的过程,疼痛部位趋向于上腹偏左及背部,腹肌紧张程度也略轻。血清及腹腔渗液的淀粉酶含量在溃疡穿孔时可以有所增高,但其增高的数值尚不足以诊断。急性胰腺炎 X 线检查无膈下游离气体,B 超及 CT 提示胰腺肿胀。

2.胆石症、急性胆囊炎

胆绞痛发作以阵发性为主,压痛较局限于右上腹,而且压痛程度也较轻,腹肌紧张远不如溃疡穿孔者显著。腹膜炎体征多局限在右上腹,有时可触及肿大的胆囊,墨菲征阳性,X 线检查无膈下游离气体,B 超提示有胆囊结石、胆囊炎,如血清胆红素有增高,则可明确诊断。

3.急性阑尾炎

溃疡穿孔后胃十二指肠内容物可顺升结肠旁沟或小肠系膜根部流至右下腹,引起右下腹腹膜炎症状和体征,易被误诊为急性阑尾炎穿孔。仔细询问病史当能发现急性阑尾炎开始发病时的上腹痛一般不十分剧烈,阑尾穿孔时腹痛的加重也不以上腹部为主,腹膜炎体征则右下腹较上腹部明显。

4.胃癌穿孔

胃癌急性穿孔所引起的腹内病理变化与溃疡穿孔相同,因而症状和体征也相似,术前难以鉴别。老年患者,特别是无溃疡病既往史而近期内有胃部不适或消化不良及消瘦、体力差等症状者,当出现溃疡急性穿孔的症状和体征时,应考虑到胃肠穿孔的可能。

七、治疗

对胃十二指肠溃疡急性穿孔的治疗原则首先是终止胃肠内容物继续漏入腹腔,使急性腹膜炎好转,以挽救患者的生命。经常述及的 3 个高危因素:①术前存在休克;②穿孔时间超过24 h;③伴随严重内科疾病。这 3 类患者病死率高,可达 5%～20%;而无上述高危因素者病死率<1%。故对此 3 类患者的处理更要积极、慎重。具体治疗方法有 3 种,即非手术治疗、手术修补穿孔及急症胃部分切除和迷走神经切断术,现在认为后者(胃部分切除术和迷走神经切断术)不是溃疡病的合理手术方式,已很少采用。术式选择主要依赖于患者一般状况、术中所见、局部解剖和穿孔损伤的严重程度。

(一)非手术治疗

近年来,特别是在我国,对溃疡急性穿孔采用非手术治疗累积了丰富经验,大量临床实践经验表明,连续胃肠吸引减压可以防止胃肠内容物继续漏向腹腔,有利于穿孔自行闭合及急性腹膜炎好转,从而使患者免遭手术痛苦。其病死率与手术缝合穿孔者无显著差别。为了能够得到满意的吸引减压,鼻胃管在胃内的位置要恰当,应处于最低位。非手术疗法的缺点是不能去除已漏入腹腔内的污染物,因此只适用于腹腔污染较轻的患者。其适应证:①患者无明显中毒症状,急性腹膜炎体征较轻,或范围较局限,或已趋向好转,表明漏出的胃肠内容物较少,穿孔已趋于自行闭合。②穿孔是在空腹情况下发生的,估计漏至腹腔内的胃肠内容物有限。③溃疡病本身不是根治性治疗的适应证。④有较重的心肺等重要脏器并存病,致使麻醉及手术有较大风险。但对70 岁以上、诊断不能肯定、应用类固醇激素和正在进行溃疡治疗的患者,不能采取非手术治疗方法。

因为手术治疗的效果确切,非手术治疗的风险并不低(腹内感染、脓毒症等),一般认为非手术治疗要极慎重。在非手术治疗期间,需动态观察患者的全身情况和腹部体征,若病情无好转或有所加重,则要及时改用手术治疗。

(二)手术治疗

手术治疗包括单纯穿孔缝合术和确定性溃疡手术。

1.单纯穿孔缝合术

单纯穿孔缝合术是目前治疗溃疡病穿孔主要的手术方式。只要闭合穿孔不致引起胃出口梗阻,就应首先考虑。缝闭瘘口、中止胃肠内容物继续外漏后,彻底清除腹腔内的污染物及渗出液。术后经过一段时期内科治疗,溃疡可以愈合。缝合术的优点是操作简便,手术时间短,安全性高。一般认为,以下为单纯穿孔缝合术的适应证:穿孔时间超过 8 h,腹腔内感染及炎症水肿较重,有大量脓性渗出液;以往无溃疡病史或有溃疡病史未经正规内科治疗,无出血、梗阻并发症,特别是十二指肠溃疡;有其他系统器质性疾病而不能耐受彻底性溃疡手术。单纯穿孔缝合术通常采用经腹手术,穿孔以丝线间断横向缝合,再用大网膜覆盖,或以网膜补片修补;也可经腹腔镜行穿孔缝合大网膜覆盖修补。一定吸净腹腔内渗液,特别是膈下及盆腔内。吸除干净后,腹腔引流并非必须。对所有的胃溃疡穿孔患者,需做活检或术中快速病理学检查,若为恶性,应行根治性手术。单纯溃疡穿孔缝合术后仍需内科治疗,Hp 感染者需根除 Hp,以减少复发的机会,部分患者因溃疡未愈合仍需行彻底性溃疡手术。

利用腹腔镜技术缝合十二指肠溃疡穿孔为 Nathanson 等于 1990 年首先报道。后来 Mouret 等描述一种无缝合穿孔修补技术:以大网膜片和纤维蛋白胶封闭穿孔。以后相继报道了明胶海绵填塞、胃镜引导下肝圆韧带填塞等技术。无缝合技术效果不确切,其术后再漏的机会很大(10%左右),尤其在穿孔直径>5 mm 者,因此应用要慎重。缝合技术有单纯穿孔缝合、缝合加大网膜补片加强和以大网膜补片缝合修补等。虽然腔镜手术具有微创特点,而且据报道术后切口的感染发生率较开腹手术低,但并未被广大外科医师普遍接受,原因是手术效果与开腹手术比较仍有争议,术后发生再漏需要手术处理者不少见,手术时间较长和花费高。以下情况不宜选择腹腔镜手术:①存在前述高危因素(术前存在休克、穿孔时间>24 h 和伴随内科疾病)。②有其他溃疡并发症,如出血和梗阻。③较大的穿孔(直径>10 mm)。④腹腔镜实施技术上有困难(上腹部手术史等)。

2.部分胃切除和迷走神经切断术

随着对溃疡病病因学的深入理解和内科治疗的良好效果,以往常用手术方法——部分胃切除和迷走神经切断手术已经很少采用。尤其是在急性穿孔有腹膜炎的情况下进行手术,其风险显然较穿孔修补术为大,因此需要严格掌握适应证。仅在以下情况时考虑手术:①需切除溃疡本身以治愈疾病。如急性穿孔并发出血;已有幽门瘢痕性狭窄等,在切除溃疡时可根据情况考虑做胃部分切除手术。②较大的胃溃疡穿孔,有癌变可能,做胃部分切除。③Hp 感染阴性、联合药物治疗无效或胃溃疡复发时,仍有做迷走神经切断术的报道。

(王　波)

第十节　应激性溃疡

应激性溃疡(stress ulcer,SU)又称急性胃黏膜病变(acute gastric mucosa lesion,AGML)或急性应激性黏膜病(acute stress mucosal lesion,ASML),是指机体在各类严重创伤或疾病等应

激状态下发生的食管、胃或十二指肠等部位黏膜的急性糜烂或溃疡。库欣(Curling)最早在 1842 年观察到严重烧伤患者易发急性胃十二指肠溃疡出血,1932 年 Cushing 报道颅脑损伤患者易伴发 SU。现已证实,SU 在重症患者中很常见,有 $75\% \sim 100\%$ 的重症患者在进入 ICU 24 h 内发生 SU。有 $0.6\% \sim 6.0\%$ 的 SU 并发消化道大出血,而一旦并发大出血,会导致约 50% 的患者死亡。SU 病灶通常较浅,很少侵及黏膜肌层以下,穿孔少见。

一、病因

诱发 SU 的病因较多,常见病因包括严重创伤及大手术后、全身严重感染、多脏器功能障碍综合征和/或多脏器功能衰竭、休克及心肺脑复苏后、心脑血管意外、严重心理应激等。其中由严重烧伤导致者又称库欣溃疡,继发于重型颅脑外伤的又称库欣溃疡。

二、病理生理

目前认为 SU 的发生是由于胃运动、分泌、血流、胃肠激素等多种因素的综合作用,使损伤因素增强,胃黏膜防御作用减弱,不足以抵御胃酸和胃蛋白酶的侵袭,最终导致胃黏膜损害和溃疡形成(图 3-8)。

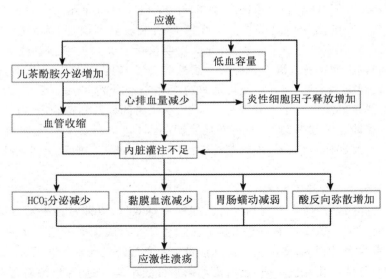

图 3-8 SU 病理生理

正常生理状态下,胃十二指肠黏膜具有一系列防御和修复机制,以抵御各种侵袭因素的损害,维持黏膜的完整性。这些防御因素主要包括上皮前的黏液和碳酸氢盐屏障、上皮细胞及上皮后的微循环。

(1)黏液和碳酸氢盐屏障:胃黏液是由黏膜上皮细胞分泌的一种黏稠、不溶性的冻胶状物,其主要成分为糖蛋白,覆盖在胃黏膜表面形成黏液层,此层将胃腔与黏膜上皮细胞顶面隔开,并与来自血流或细胞内代谢产生的 HCO_3^- 一起构成黏液和碳酸氢盐屏障。黏液层是不流动层,H^+ 在其中扩散极慢,其中的 HCO_3^- 可充分与 H^+ 中和,并造成黏液层的胃腔侧与黏膜侧之间存在 pH 梯度,从而减轻胃酸对黏膜上皮细胞的损伤。

(2)胃黏膜屏障:胃黏膜上皮细胞层是保护胃黏膜的重要组成部分,胃腔面的细胞膜由脂蛋白构成,可阻碍胃腔内 H^+ 顺浓度梯度进入细胞内,避免了细胞内 pH 降低。同时上皮细胞能在黏膜受损后进行快速迁移和增生,加快黏膜修复。

(3)黏膜血流:可为黏膜提供氧、营养物质及胃肠肽类激素等以维持其正常功能,还可及时有效清除代谢产物和逆向弥散至黏膜内的 H^+,维持局部微环境稳定。此外,胃黏膜内存在许多具有细胞保护作用的物质,如胃泌素、前列腺素、生长抑素、表皮生长因子等,有保护细胞,抑制胃酸分泌,促进上皮再生的作用。

在创伤、休克等严重应激情况下,黏膜上皮细胞功能障碍,不能产生足够的 HCO_3^- 和黏液,黏液和碳酸氢盐屏障受损;同时交感神经兴奋,使胃的运动功能减弱,幽门功能紊乱,十二指肠内容物反流入胃,加重对胃黏膜屏障的破坏;应激状态下胃黏膜缺血性坏死,微循环障碍使黏膜上皮细胞更新减慢;应激时前列腺素(PGs)水平降低,儿茶酚胺大量释放,可激活并产生大量活性氧,其中的超氧离子可使细胞膜脂质过氧化,破坏细胞完整性,并减少核酸合成,使上皮细胞更新速度减慢,加重胃黏膜损伤。活性氧还可与血小板活化因子(PAF)、白三烯(LTC)、血栓素(TXB_2)等相互作用,参与多种原因所致的 SU 发病过程。

三、临床表现

消化道出血是 SU 的主要表现,可出现呕血和/或黑便,或仅有胃液或大便潜血阳性。出血的显著特点是具有间歇性,可间隔多天,这种间歇特性可能是由于原有黏膜病灶愈合同时又有新病灶形成所致。消化道出血量大时常有血压下降、心率增快、体位性晕厥、皮肤湿冷、尿少等外周循环衰竭表现,连续出血可导致血红蛋白下降,血尿素氮增多,甚至出现重要脏器功能衰竭。除出血外,SU 可出现上腹痛、腹胀、恶心、呕吐、反酸等消化道症状,但较一般胃十二指肠溃疡病轻。由于 SU 常并发于严重疾病或多个器官损伤,其临床表现容易被原有疾病掩盖。

四、辅助检查

(一)胃镜检查

胃镜检查是目前诊断 SU 的主要方法。病变多见于胃体及胃底部,胃窦部少见,仅在病情发展或恶化时才累及胃窦部。胃镜下可见胃黏膜充血、水肿、点片状糜烂、出血,以及大小不一的多发性溃疡,溃疡边缘整齐,可有新鲜出血或血斑。Curling 溃疡多发生在胃和食管,表现为黏膜局灶性糜烂,糜烂局部可有点片状或条索状出血,或呈现大小不等的瘀点及瘀斑,溃疡常为多发,形态不规则,境界清楚,周围黏膜水肿不明显,直径多为 $0.5\sim1.0$ cm。Curling 溃疡内镜下表现与其他类型 SU 相似,但病变形态多样,分布较广,病程后期胃黏膜病变处因细菌感染可见脓苔。

(二)介入血管造影

行选择性胃十二指肠动脉造影,当病灶活动性出血量大于 0.5 mL/min 时,可于出血部位见到造影剂外溢、积聚,有助于出血定位。但阴性结果并不能排除 SU。

(三)其他

X 线钡剂造影不适用于危重患者,诊断价值较小,现已很少应用。

五、诊断

SU 的诊断主要靠病史和临床表现。中枢神经系统病变(颅内肿瘤、外伤、颅内大手术等)、严重烧伤、外科大手术、创伤、休克、脓毒血症和尿毒症等患者出现上腹部疼痛或消化道出血时,要考虑到 SU 可能,确诊有赖于胃镜检查。

六、治疗

(一)抑酸治疗

目标是使胃内 pH>4,并延长 pH>4 的持续时间,从而降低 SU 的严重程度,治疗和预防 SU 并发的出血。目前常用的抑酸药物主要有 H_2 受体阻滞剂和质子泵抑制剂。H_2 受体阻滞剂可拮抗胃壁细胞膜上的 H_2 受体,抑制基础胃酸分泌,也抑制组胺、胰岛素、胃泌素、咖啡因等引起的胃酸分泌,降低胃酸,保护胃黏膜,并通过干扰组胺作用,间接影响垂体激素的分泌和释放,从而达到控制 SU 出血的作用。常用药物有雷尼替丁(100 mg 静脉滴注,每天 2～4 次),法莫替丁(20 mg 静脉滴注,每天 2 次)。质子泵抑制剂能特异性作用于胃黏膜壁细胞中的 H^+,K^+-ATP酶,使其不可逆性失活,从而减少基础胃酸分泌和各种刺激引起的胃酸分泌,保护胃黏膜,缓解胃肠血管痉挛状态,增加因应激而减少的胃黏膜血流,显著降低出血率和再次出血的发生率。但质子泵抑制剂减少胃酸同时也降低胃肠道的防御功能,利于革兰阴性杆菌生长,不利于对肺部感染及肠道菌群的控制,长期应用还可引起萎缩性胃炎等,并可能与社区获得性肺炎或医院获得性肺炎相关。常用药物有奥美拉唑和潘妥拉唑,每次 40 mg,静脉滴注,每天 2 次。

(二)保护胃黏膜

前列腺素 E_2 可增加胃十二指肠黏膜的黏液和碳酸氢盐分泌,改善黏膜血流,增强胃黏膜防护作用,同时可抑制胃酸分泌。硫糖铝、氢氧化铝凝胶等可黏附于胃壁起到保护胃黏膜的作用,并可以降低胃内酸度。用法可从胃管反复灌注药物。

(三)其他药物

近年研究认为氧自由基的大量释放是 SU 的重要始动因子之一,别嘌醇、维生素 E 及中药复方丹参、小红参等具有拮抗氧自由基的作用,但临床实际效果还需循证医学方法证实。

(四)SU 并发出血的处理

一般先采用非手术疗法,包括输血,留置胃管持续胃肠负压吸引,使用抑酸药物,冰盐水洗胃等。有条件时可行介入治疗,行选择性动脉插管(胃左动脉)后灌注血管升压素。另外,如果患者情况可以耐受,可行内镜下止血,如钛夹止血、套扎止血、局部应用组织粘附剂和药物止血、黏膜内或血管内注射止血剂、高频电和氩离子凝固止血等。若非手术治疗无效,对持续出血或短时间内反复大量出血、范围广泛的严重病变,需及时手术治疗,原则是根据患者全身情况、病变部位、范围大小及并发症等选择最简单有效的术式。病变范围不大或十二指肠出血为主者,多主张行胃大部切除或胃大部切除加选择性迷走神经切断术。若病变范围广泛,弥漫性大量出血,特别是病变波及胃底者,可视情况保留 10% 左右的胃底,或行全胃切除术。但全胃切除创伤大,应谨慎用于 SU 患者。

七、预防

预防 SU 的基本原则是积极治疗原发病,纠正休克和抑制胃酸。具体措施包括积极治疗原发病和防治并发症;维护心肺等重要器官正常功能;及时纠正休克,维持有效循环容量;控制感染;维持水、电解质及酸碱平衡;预防性应用抑酸药物;避免应用激素及阿司匹林、吲哚美辛等非甾体抗炎药(NSAIDs);对有腹胀及呕吐者留置胃管减压,以降低胃内张力,减轻胃黏膜缺血和十二指肠反流液对胃黏膜的损害。

(王　波)

第十一节 胃 癌

胃癌是我国最常见的恶性肿瘤之一,病死率居恶性肿瘤首位。胃癌多见于男性,男、女性之比约为 2 : 1。平均死亡年龄为 61.6 岁。

一、病因

病因目前尚不十分清楚,与以下因素有关。

(一)地域环境

地域环境不同,胃癌的发病率也大不相同,发病率最高的国家和最低的国家之间相差可达数十倍。在世界范围内,日本发病率最高,美国则很低。我国的西北部及东南沿海各省的胃癌发病率远高于南方和西南各省。

(二)饮食因素

饮食因素是胃癌发生的最主要原因。具体因素如下所述。

(1)含有致癌物:如亚硝胺类化合物、真菌毒素、多环烃类等。

(2)含有致癌物前体:如亚硝酸盐,经体内代谢后可转变成强致癌物亚硝胺。

(3)含有促癌物:如长期高盐饮食破坏了胃黏膜的保护层,使致癌物直接与胃黏膜接触。

(三)化学因素

(1)亚硝胺类化合物:多种亚硝胺类化合物均致胃癌。亚硝胺类化合物在自然界存在的不多,但合成亚硝胺的前体物质亚硝酸盐和二级胺却广泛存在。亚硝酸盐及二级胺在 pH 1~3 或细菌的作用下可合成亚硝胺类化合物。

(2)多环芳烃类化合物:最具代表性的致癌物质是 3,4-苯并芘。污染、烘烤及熏制的食品中 3,4-苯并芘含量增高。3,4-苯并芘经过细胞内粗面内质网的功能氧化酶活化成二氢二醇环氧化物,并与细胞的 DNA、RNA 及蛋白质等大分子结合,致基因突变而致癌。

(四)Hp

1994 年世界卫生组织(WHO)国际癌症研究机构得出"Hp 是一种致癌因子,在胃癌的发病中起病因作用"的结论。Hp 感染率高的国家和地区常有较高的胃癌发病率,且随着 Hp 抗体滴度的升高胃癌的危险性也相应增加。Hp 感染后是否发生胃癌与年龄有关,儿童期感染 Hp 发生胃癌的危险性增加;而成年后感染多不足以发展成胃癌。Hp 致胃癌的机制有以下提法:①促进胃黏膜上皮细胞过度增生。②诱导胃黏膜细胞凋亡。③Hp 的代谢产物直接转化胃黏膜。④Hp 的 DNA 转换到胃黏膜细胞中致癌变。⑤Hp 诱发同种生物毒性炎症反应,这种慢性炎症过程促使细胞增生和增加自由基形成而致癌。

(五)癌前疾病和癌前病变

这是两个不同的概念,胃的癌前疾病指的是一些发生胃癌危险性明显增加的临床情况,如慢性萎缩性胃炎、胃溃疡、胃息肉、胃黏膜巨大皱襞症、残胃等;胃的癌前病变指的是容易发生癌变的胃黏膜病理组织学变化,但其本身尚不具备恶性改变。现阶段得到公认的是不典型增生。不典型增生的病理组织学改变主要是细胞的过度增生和丧失了正常的分化,在结构和功能上部分地丧失了与原组织的相似性。不典型增生分为轻度、中度和重度 3 级。一般而言重度不典型增生易发生癌变。不典型增生是癌变过程中必经的一个阶段,这一过程是一个谱带式的连续过程,即正常→增生→不典型增生→原位癌→浸润癌。

此外,遗传因素、免疫监视机制失调、癌基因(如 *C-met*、*K-ras* 基因等)的过度表达和抑癌基因(如 *P53*、*APC*、*MCC* 基因等)突变、重排、缺失、甲基化等变化都与胃癌的发生有一定的关系。

二、病理

(一)肿瘤位置

1.初发胃癌

将胃大弯、胃小弯各等分为 3 份,连接其对应点,可分为上 1/3(U)、中 1/3(M)和下 1/3(L)。每个原发病变都应记录其二维的最大值。如果 1 个以上的分区受累,所有的受累分区都要按受累的程度记录,肿瘤主体所在的部位列在最前面。如果肿瘤侵犯了食管或十二指肠,分别记为 E 或 D。胃癌一般以 L 区最为多见,约占半数,其次为 U 区,M 区较少,广泛分布者更少。

2.残胃癌

肿瘤在吻合口处(A)、胃缝合线处(S)、其他位置(O)、整个残胃(T)、扩散至食管(E)、十二指肠(D)、空肠(J)。

(二)大体类型

1.早期胃癌

早期胃癌指病变仅限于黏膜和黏膜下层,而不论病变的范围和有无淋巴结转移。癌灶直径 10 mm 以下称小胃癌,5 mm 以下称微小胃癌。早期胃癌分为 3 型(图 3-9):Ⅰ型,隆起型;Ⅱ型,表浅型,包括 3 个亚型,Ⅱa 型,表浅隆起型;Ⅱb 型,表浅平坦型;Ⅱc 型,表浅凹陷型;Ⅲ型,凹陷型。如果合并两种以上亚型时,面积最大的一种写在最前面,其他依次排在后面。如Ⅱc＋Ⅲ。Ⅰ型和Ⅱa 型鉴别如下:Ⅰ型病变厚度超过正常黏膜的 2 倍,Ⅱa 型的病变厚度不到正常黏膜的 2 倍。

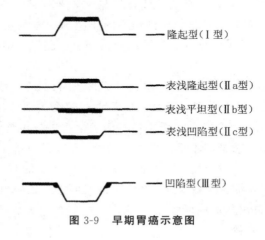

隆起型(Ⅰ型)

表浅隆起型(Ⅱa型)

表浅平坦型(Ⅱb型)

表浅凹陷型(Ⅱc型)

凹陷型(Ⅲ型)

图 3-9　早期胃癌示意图

2.进展期胃癌

进展期胃癌指病变深度已超过黏膜下层的胃癌。按 Borrmann 分型法分为 4 型(图 3-10):Ⅰ型,息肉(肿块)型;Ⅱ型,无浸润溃疡型,癌灶与正常胃界限清楚;Ⅲ型,有浸润溃疡型,癌灶与正常胃界限不清楚;Ⅳ型,弥漫浸润型。

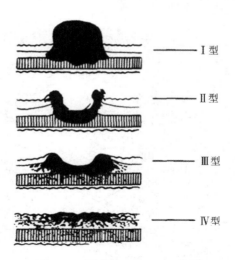

I型

II型

III型

IV型

图 3-10 胃癌的 Borrmann 分型

(三)组织类型

(1)WHO(1990年)将胃癌归类为上皮性肿瘤和类癌两种。其中,前者又包括:①腺癌(包括乳头状腺癌、管状腺癌、低分化腺癌、黏液腺癌及印戒细胞癌);②腺鳞癌;③鳞状细胞癌;④未分化癌;⑤不能分类的癌。

(2)日本胃癌研究会(1999年)将胃癌分为以下三型:①普通型,包括乳头状腺癌、管状腺癌(高分化型、中分化型)、低分化性腺癌(实体型癌和非实体型癌)、印戒细胞癌和黏液细胞癌;②特殊型,包括腺鳞癌、鳞状细胞癌、未分化癌和不能分类的癌;③类癌。

(四)转移扩散途径

1.直接浸润

直接浸润是胃癌的主要扩散方式之一。当胃癌侵犯浆膜层时,可直接浸润腹膜、邻近器官或组织,主要有胰腺、肝脏、横结肠及其系膜等,也可借黏膜下层或浆膜下层向上浸润至食管下端、向下浸润至十二指肠。

2.淋巴转移

淋巴转移是胃癌的主要转移途径,早期胃癌的淋巴转移率近20%,进展期胃癌的淋巴转移率高达70%左右。一般情况下按淋巴流向转移,少数情况也有跳跃式转移。胃周淋巴结分为以下23组(图3-11)。除了上述胃周淋巴结外,还有2处淋巴结在临床上很有意义:一处是左锁骨上淋巴结,如触及肿大为癌细胞沿胸导管转移所致;另一处是脐周淋巴结,如肿大为癌细胞通过肝圆韧带淋巴管转移所致。淋巴结的转移率=转移淋巴结数目/受检淋巴结数目。

3.血行转移

胃癌晚期癌细胞经门静脉或体循环向身体其他部位播散,常见的有肝、肺、骨、肾、脑等,其中以肝转移最为常见。

4.种植转移

当胃癌浸透浆膜后,癌细胞可自浆膜脱落并种植于腹膜、大网膜或其他脏器表面,形成转移性结节,黏液腺癌种植转移最为多见。若种植转移至直肠前凹,直肠指诊可能触到肿块。胃癌卵巢转移占全部卵巢转移癌的50%左右,其机制除以上所述外,也可能是经血行转移或淋巴逆流所致。

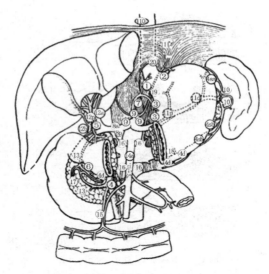

1.贲门右区；2.贲门左区；3.沿胃小弯；4sa.胃短血管旁；4sb.胃网膜左血管旁；4d.胃网膜右血管旁；5.幽门上区；6.幽门下区；7.胃左动脉旁；8a.肝总动脉前；8p.肝总动脉后；9.腹腔动脉旁；10.脾门；11p.近端脾动脉旁；11d.远端脾动脉旁；12a.肝动脉旁；12p.门静脉后；12b.胆总管旁；13.胰头后；14a.肠系膜上动脉旁；15.结肠中血管旁；16.腹主动脉旁(a1.膈肌主动脉裂孔至腹腔干上缘；a2.腹腔干上缘至左肾静脉下缘；b1.左肾静脉下缘至肠系膜下动脉上缘；b2.肠系膜下动脉上缘至腹主动脉分叉处)；17.胰头前；18.胰下缘；19.膈下；20.食管裂孔；110.胸下部食管旁；111.膈上

图 3-11　胃周淋巴结分组

5.胃癌微转移

胃癌微转移是近年提出的新概念,定义为治疗时已经存在但目前常规病理学诊断技术还不能确定的转移

(五)临床病理分期

国际抗癌联盟(UICC)1987 年公布了胃癌的临床病理分期,尔后经多年来的不断修改已日趋合理。

1.肿瘤浸润深度

用 T 来表示,可以分为以下几种情况：T_1,肿瘤侵及黏膜和/或黏膜肌(M)或黏膜下层(SM),SM 又可分为 SM1 和 SM2,前者是指癌肿越过黏膜肌不足 0.5 mm,而后者则超过了0.5 mm。T_2,肿瘤侵及肌层(MP)或浆膜下(SS)。T_3,肿瘤浸透浆膜(SE)。T_4,肿瘤侵犯邻近结构或经腔内扩展至食管、十二指肠。

2.淋巴结转移

无淋巴结转移用 N_0 表示,其余根据肿瘤的所在部位,区域淋巴结分为三站,即 N_1、N_2、N_3。超出上述范围的淋巴结归为远隔转移(M_1),与此相应的淋巴结清除术分为 D_0、D_1、D_2 和D_3(表 3-3)。

表 3-3　肿瘤部位与淋巴结分站

肿瘤部位	N_1	N_2	N_3
L/LD	3 4d 5 6	1 7 8a 9 11p 12a 14v	4sb 8p 12b/p 13 $16a_2/b_1$
LM/M/ML	1 3 4sb 4d 5 6	7 8a 9 11p 12a	2 4sa 8p 10 11d 12b/p 13 14v $16a_2/b_1$

肿瘤部位	N_1	N_2	N_3
MU/UM	1 2 3 4sa 4sb 4d 5 6	7 8a 9 10 11p 11d 12a	8p 12b/p 14v 16a_2/b_1 19 20
U	1 2 3 4sa 4sb	4d 7 8a 9 10 11p 11d	5 6 8p 12a 12b/p 16a_2/b_1 19 20
LMU/MUL/MLU/UML	1 2 3 4sa 4sb 4d 5 6	7 8a 9 10 11p 11d 12a 14v	8p 12b/p 13 16a_2/b_1 19 20

表 3-3 中未注明的淋巴结均为 M_1，如肿瘤位于 L/LD 时 4sa 为 M_1。

考虑到淋巴结转移的个数与患者的 5 年生存率关系更为密切，UICC 在新 TNM 分期中（1997 年第 5 版），对淋巴结的分期强调转移的淋巴结数目而不考虑淋巴结所在的解剖位置，规定如下：N_0 无淋巴结转移（受检淋巴结个数须≥15）；N_1 转移的淋巴结数为 1～6 个；N_2 转移的淋巴结数为 7～15 个；N_3 转移的淋巴结数在 16 个以上。

3.远处转移

M_0 表示无远处转移；M_1 表示有远处转移。

4.胃癌分期

详见表 3-4。

表 3-4　胃癌的分期

肿瘤部位	N_0	N_1	N_2	N_3
T_1	ⅠA	ⅠB	Ⅱ	
T_2	ⅠB	Ⅱ	ⅢA	
T_3	Ⅱ	ⅢA	ⅢB	
T_4	ⅢA	ⅢB		
$H_1 P_1 CY_1 M_1$				Ⅳ

表 3-4 中Ⅳ期胃癌包括如下几种情况：N_3 淋巴结有转移、肝脏有转移（H_1）、腹膜有转移（P_1）、腹腔脱落细胞检查阳性（CY_1）和其他远隔转移（M_1），包括胃周以外的淋巴结、肺脏、胸膜、骨髓、骨、脑、脑脊膜、皮肤等。

三、临床表现

(一)症状

早期患者多无症状，以后逐渐出现上消化道症状，包括上腹部不适、心窝部隐痛、食后饱胀感等。胃窦癌常引起十二指肠功能的改变，可以出现类似十二指肠溃疡的症状。如果上述症状未得到患者或医师的充分注意而按慢性胃炎或十二指肠溃疡病处理，患者可获得暂时性缓解。随着病情的进一步发展，患者可逐渐出现上腹部疼痛加重、食欲缺乏、消瘦、乏力等；若癌灶浸润胃周血管则引起消化道出血，根据患者出血速度的快慢和出血量的大小，可出现呕血或黑便；若幽门被部分或完全梗阻则可致恶心与呕吐，呕吐物多为隔宿食和胃液；贲门癌和高位小弯癌可有进食哽噎感。此时虽诊断容易但已属于晚期，治疗较为困难且效果不佳。因此，外科医师对有上述临床表现的患者，尤其是中年以上的患者应细加分析，合理检查以避免延误诊断。

(二)体征

早期患者多无明显体征，上腹部深压痛可能是唯一值得注意的体征。晚期患者可能出现上腹部肿块、左锁骨上淋巴结肿大、腹水、直肠指诊在直肠前凹触到肿块等。

四、诊断

胃镜和 X 线钡餐检查仍是目前诊断胃癌的主要方法,胃液脱落法细胞学检查现已较少应用。此外,利用连续病理切片、免疫组化、流式细胞分析、反转录聚合酶链反应(RT-PCR)等方法诊断胃癌微转移也取得了一些进展,本节也将做一简单介绍。

(一)纤维胃镜

纤维胃镜优点在于可以直接观察病变部位,且可以对可疑病灶直接钳取小块组织做病理组织学检查。胃镜的观察范围较大,从食管到十二指肠都可以观察及取活检。检查中利用刚果红、亚甲蓝等进行活体染色可提高早期胃癌的检出率。若发现可疑病灶应进行活检,为避免漏诊,应在病灶的四周钳取 4~6 块组织,不要集中一点取材或取材过少。

(二)X 线钡餐检查

X 线钡餐检查通过对胃的形态、黏膜变化、蠕动情况及排空时间的观察确立诊断,痛苦较小。近年,随着数字化胃肠造影技术逐渐应用于临床使影像更加清晰,分辨率大为提高,因此 X 线钡餐检查仍是目前胃癌的主要诊断方法之一。其不足是不能取活检,且不如胃镜直观,对早期胃癌诊断较为困难。进展期胃癌 X 线钡餐检查所见与 Borrmann 分型一致,即表现为肿块(充盈缺损)、溃疡(龛影)或弥漫性浸润(胃壁僵硬、胃腔狭窄等)3 种影像。早期胃癌常需借助于气钡双重对比造影。

(三)影像学检查

影像学检查常用的有腹部超声、超声内镜(EUS)、多层螺旋 CT(MSCT)等。这些影像学检查除了能了解胃腔内和胃壁本身(如超声内镜可将胃壁分为 5 层对浸润深度作出判断)的情况外,主要用于判断胃周淋巴结,胃周器官(肝、胰及腹膜)等部位有无转移或浸润,是目前胃癌术前 TNM 分期的首选方法。分期的准确性普通腹部超声为 50%,EUS 与 MSCT 相近,在 76% 左右,但 MSCT 在判断肝转移、腹膜转移和腹膜后淋巴结转移等方面优于 EUS。此外,MSCT 扫描三维立体重建模拟内镜技术近年也开始用于胃癌的诊断与分期,但尚需进一步积累经验。

(四)胃癌微转移的诊断

胃癌微转移的诊断主要采用连续病理切片、免疫组化、RT-PCR、流式细胞术、细胞遗传学、免疫细胞化学等先进技术,检测淋巴结、骨髓、周围静脉血及腹腔内的微转移灶,阳性率显著高于普通病理检查。胃癌微转移的诊断可为医师判断预后、选择术式、确定淋巴结清扫范围、术后确定分期及建立个体化的化疗方案提供依据。

五、鉴别诊断

大多数胃癌患者经过外科医师初步诊断后,通过 X 线钡餐或胃镜检查都可获得正确诊断。在少数情况下,胃癌需与胃良性溃疡、胃肉瘤、胃良性肿瘤及慢性胃炎相鉴别。

(一)胃良性溃疡

胃良性溃疡与胃癌相比较,胃良性溃疡一般病程较长,曾有典型溃疡疼痛反复发作史,抗酸剂治疗有效,多不伴有食欲缺乏。除非合并出血、幽门梗阻等严重的并发症,多无明显体征,不会出现近期明显消瘦、贫血、腹部包块甚至左锁骨上窝淋巴结肿大等。更为重要的是,X 线钡餐和胃镜检查,良性溃疡常＜2.5 cm,圆形或椭圆形龛影,边缘整齐,蠕动波可通过病灶;胃镜下可见黏膜基底平坦,有白色或黄白色苔覆盖,周围黏膜水肿、充血,黏膜皱襞向溃疡集中。而癌性溃疡与此有很大的不同,详细特征参见胃癌诊断部分。

(二)胃良性肿瘤

胃良性肿瘤多无明显临床表现,X线钡餐为圆形或椭圆形的充盈缺损,而非龛影。胃镜则表现为黏膜下包块。

六、治疗

(一)手术治疗

手术治疗是胃癌最有效的治疗方法。胃癌根治术应遵循以下3点要求:①充分切除原发癌灶。②彻底清除胃周淋巴结。③完全消灭腹腔游离癌细胞和微小转移灶。胃癌的根治度分为3级,A级:D>N,即手术切除的淋巴结站别大于已有转移的淋巴结站别;切除胃组织切缘1 cm内无癌细胞浸润;B级:D=N,或切缘1 cm内有癌细胞浸润,也属于根治性手术;C级:仅切除原发灶和部分转移灶,有肿瘤残余,属于非根治性手术。

1.早期胃癌

对某些胃癌可行缩小手术,包括缩小胃的切除范围、缩小淋巴结的清除范围和保留一定的脏器功能。这样使患者既获得了根治又有效地减小了手术的侵袭,提高了手术的安全性和手术后的生存质量。常用的手术方式有:①内镜或腔镜下黏膜切除术,适用于黏膜分化型癌,隆起型<20 mm、凹陷型(无溃疡形成)<10 mm。该式创伤小但切缘癌残留率较高,达10%。②其他手术,根据病情可选择各种缩小手术,常用的有腹腔镜下或开腹胃部分切除术、保留幽门的胃切除术、保留迷走神经的胃部分切除术和D_1手术等,病变范围较大的则应行D_2手术。早期胃癌经合理治疗后黏膜癌的5年生存率为98.0%、黏膜下癌为88.7%。

2.进展期胃癌

根治术后5年生存率一般为40%左右。对局限性胃癌未侵犯浆膜或浆膜为反应型、胃周淋巴结无明显转移的患者,以DF手术为宜。局限型胃癌已侵犯浆膜、浆膜属于突出结节型,应行DF手术或DF手术。NF阳性时,在不增加患者并发症的前提下,选择DF手术。一些学者认为,扩大胃周淋巴结清除能够提高患者术后5年生存率,并且淋巴结的清除及病理学检查对术后的正确分期、正确判断预后、指导术后监测和选择术后治疗方案都有重要的价值。

3.胃癌根治术

胃癌根治术包括根治性远端或近端胃大部切除术和全胃切除术3种。根治性胃大部切除术的胃切断线依胃癌类型而定,Borrmann Ⅰ型和Borrmann Ⅱ型可少一些、Borrmann Ⅲ型则应多一些,一般应距癌外缘4~6 cm并切除胃的3/4~4/5;根治性近端胃大部切除术和全胃切除术应在贲门上3~4 cm切断食管;根治性远端胃大部切除术和全胃切除术应在幽门下3~4 cm切断十二指肠。以L区胃癌,D_2根治术为例说明远端胃癌根治术的切除范围:切除大网膜、小网膜、横结肠系膜前叶和胰腺被膜;清除N_1淋巴结3、4d、5、6组;N_2淋巴结1、7、8a、9、11p、12a、14v组;幽门下3~4 cm处切断十二指肠;距癌边缘4~6 cm切断胃。根治性远端胃大部切除术后消化道重建与胃大部切除术后相同。根治性近端胃大部切除术后将残胃与食管直接吻合,要注意的是其远侧胃必须保留全胃的1/3以上,否则残胃将无功能。根治性全胃切除术后消化道重建的方法较多,常用方法如下(图3-12):①食管空肠Roux-en-Y法,应用较广泛并在此基础上演变出多种变法。②食管空肠襻式吻合法,常用Schlatter法,也有多种演变方法。全胃切除术后的主要并发症有食管空肠吻合口瘘、食管空肠吻合口狭窄、反流性食管炎、排空障碍、营养性并发症等。

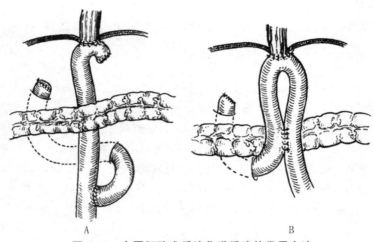

图 3-12　全胃切除术后消化道重建的常用方法

A.Roux-en-Y 法；B.Schlatter 法

4.扩大胃癌根治术与联合脏器切除术

扩大胃癌根治术是指包括胰体、胰尾及脾在内的根治性胃大部切除术或全胃切除术。联合脏器切除术是指联合肝或横结肠等脏器的切除术。联合脏器切除术损伤大、生理干扰重,故不应作为姑息性治疗的手段,也不宜用于年老体弱,心、肺、肝、肾功能不全或营养、免疫状态差的患者。

5.姑息手术

其目的一是减轻患者的癌负荷;二是解除患者的症状,如幽门梗阻、消化道出血、疼痛或营养不良等。术式主要有以下 3 种:①姑息性切除,即切除主要癌灶的胃切除术。②旁路手术,如胃空肠吻合。③营养造口,如空肠营养造口术。

6.腹腔游离癌细胞和微小转移灶的处理

术后腹膜转移是术后复发的主要形式之一。已浸出浆膜的进展期胃癌随着受侵面积的增大,癌细胞脱落的可能性也增加,为消灭脱落到腹腔的游离癌细胞,可采取如下措施。

(1)腹腔内化疗:可在门静脉内、肝脏内和腹腔内获得较高的药物浓度,而外周血中的药物浓度则较低,这样药物的毒副作用就随之减少。腹腔内化疗的方法主要有 2 种:①经皮腹腔内置管;②术中皮下放置植入式腹腔泵或腹膜透析导管。

(2)腹腔内高温灌洗:在完成根治术后应用封闭的循环系统,以 42 ℃～45 ℃ 的蒸馏水恒温下行腹腔内高温灌洗,蒸馏水内可添加各种抗癌药物,如 ADM、DDP、MMC、醋酸氯己定等。一般用 4 000 mL 左右的液体,灌洗 3～10 min。早期胃癌无须灌洗。T_2 期胃癌虽未穿透浆膜,但考虑到胃周淋巴结转移在 40% 以上,转移癌可透过淋巴结被膜形成癌细胞的二次脱落、术中医源性脱落及 T_2 期胃癌患者死于腹膜转移的达 1.2%～1.8%,所以也主张行腹腔内高温灌洗。至于 T_3 期与 T_4 期胃癌,腹腔内高温灌洗则能提高患者的生存期。

(二)化学治疗

胃癌对化疗药物有低度至中度的敏感性。胃癌的化疗可于术前、术中和术后进行,本节主要介绍常用的术后辅助化疗。术后化疗的意义在于在外科手术的基础上杀灭亚临床癌灶或脱落的癌细胞，以达到降低或避免术后复发、转移的目的。

1.适应证

（1）根治术后患者：早期胃癌根治术后原则上不必辅以化疗，但具有下列一项以上者应辅助化疗：癌灶面积＞5 cm²、病理组织分化差、淋巴结有转移、多发癌灶或年龄＜40岁。进展期胃癌根治术后无论有无淋巴结转移，术后均需化疗。

（2）非根治术后患者：如姑息性切除术后、旁路术后、造瘘术后、开腹探查未切除，以及有癌残留的患者。

（3）不能手术或再复发的患者：要求患者全身状态较好、无重要脏器功能不全。4周内进行过大手术、急性感染期、严重营养不良、胃肠道梗阻、重要脏器功能严重受损、血白细胞计数低于 $3.5×10^9/L$、血小板计数低于 $80×10^9/L$ 等不宜化疗。化疗过程中如出现上述情况也应终止化疗。

2.常用化疗方案

已证实胃癌化疗联合用药优于单一用药。临床上常用的化疗方案及疗效如下。

（1）FAM方案：由氟尿嘧啶（5-FU）、多柔比星（ADM）和丝裂霉素（MMC）三药组成，用法：5-FU（600 mg/m²），静脉滴注，第1、第8、第29、第36 d；ADM 30 mg/m²，静脉注射，第1、第29 d；MMC 10 mg/m²，静脉注射，第1天。每2个月重复一次。有效率为21%～42%。

（2）UFTM方案：由替加氟/尿嘧啶（UFT）和MMC组成，用法：UFT 600 mg/d，口服；MMC 6～8 mg，静脉注射，1次/周。以上两药连用8周，有效率为9%～67%。

（3）替吉奥（S-1）方案：由替加氟（FT）、吉莫斯特（CDHP）和奥替拉西钾三药按一定比例组成，前者为5-FU前体药物，后两者为生物调节剂。用法为：40 mg/m²，每天2次，口服；6周为1个疗程，其中用药4周，停药2周。有效率为44.6%。

近年来胃癌化疗新药如紫杉醇类、拓扑异构酶Ⅰ抑制药、口服氟化嘧啶类、第三代铂类（奥沙利铂）等备受关注，含新药的化疗方案呈逐年增高趋势，这些新药单药有效率＞20%，联合用药疗效更好，可达50%以上。此外，分子靶向药物联合化疗也在应用和总结经验中。

（三）放射治疗

胃癌对放射线敏感性较低，因此多数学者不主张术前放疗。因胃癌复发多在癌床和邻近部位，故术中放疗有助于防止胃癌的复发。术中放疗的优点如下。①术中单次大剂量（20～30 Gy）放射治疗的生物学效应明显高于手术前、后相同剂量的分次照射。②能更准确地照射到癌复发危险较大的部位，即肿瘤床。③术中可以对周围的正常组织加以保护，减少放射线的不良反应。术后放疗仅用于缓解由狭窄、癌浸润等所引起的疼痛，以及对残癌处（非黏液细胞癌）银夹标志后的局部治疗。

（四）免疫治疗

生物治疗在胃癌综合治疗中的地位越来越受到重视。主要包括：①非特异性免疫增强剂，临床上应用较为广泛的主要有卡介苗、短小棒状杆菌、香菇多糖等。②过继性免疫制剂，属于此类的有淋巴因子激活的杀伤细胞（LAK）、细胞毒性T细胞（CTL）及一些细胞因子，如白细胞介素-2（IL-2）、肿瘤坏死因子（TNF）、干扰素（IFN）等。

（五）中药治疗

中药治疗是通过扶正和祛邪来实现的，如人参、黄芪、六味地黄丸等具有促进骨髓有核细胞及造血干细胞的增生、激活非特异性吞噬细胞和自然杀伤细胞、加速 T 淋巴细胞的分裂、诱导产生干扰素等扶正功能。再如健脾益肾冲剂具有清除氧自由基的祛邪功能。此外，一些中药可用于预防和治疗胃癌化疗中的不良反应，如恶心、呕吐、腹胀、食欲缺乏，白细胞计数、血小板计数减少和贫血等。

(六)基因治疗

基因治疗主要有抑癌基因治疗、自杀基因治疗、反义基因治疗和基因免疫治疗等。虽然这些治疗方法目前多数还仅限于动物实验，但正逐步走向成熟，有望将来成为胃癌治疗的新方法。

（王　波）

第十二节　十二指肠憩室

消化道憩室最常见的部位是结肠，其次为小肠，而小肠憩室最常发生于十二指肠，即十二指肠憩室(图 3-13)。最早是在 1710 年由法国病理学家 Chome 报道，1913 年 Case 首先用 X 线钡剂造影发现十二指肠憩室，1914 年 Bauer 对 1 例产生梗阻症状的十二指肠憩室行胃-空肠吻合术，1915 年 Forsell 和 Key 首次切除 1 例经 X 线检查出的十二指肠憩室。根据目前的文献统计，十二指肠憩室的钡剂造影检出率为 1%～6%，内镜检出率为 12%～27%，尸检检出率更高，为 15%～22%。

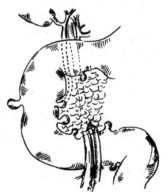

图 3-13　十二指肠憩室示意图

一、病因

憩室产生的确切原因尚不清楚，多认为因先天性肠壁局限性肌层发育不全或薄弱，在肠内突然高压或长期持续或反复压力增高时，肠壁薄弱处黏膜及黏膜下层突出形成憩室。肠壁外炎症组织形成的粘连瘢痕牵拉亦可导致憩室发生。故不同类型的憩室，其产生原因也有所不同。

(一)先天性憩室

非常少见，为先天性发育异常，出生时即存在。憩室壁的结构包括肠黏膜、黏膜下层及肌层，与正常肠壁完全相同，又称为真性憩室。

(二)原发性憩室

部分肠壁存在先天性解剖缺陷，因肠内压增高而使该处肠黏膜及黏膜下层向外突出形成憩室。罕见的黏膜和黏膜下层向内突出形成十二指肠腔内憩室,多位于乳头附近,呈息肉样囊袋状。此种憩室壁的肌层组织多缺如或薄弱。

(三)继发性憩室

多由十二指肠溃疡瘢痕收缩或慢性胆囊炎粘连牵拉所致,故均发生在十二指肠球部,又称为假性憩室。

二、病理生理

十二指肠憩室多数可终身没有症状,也没有病理改变,仅在并发憩室炎症或出血时出现相应病理变化和临床症状。

(一)好发部位

十二指肠憩室以单发性多见,多发罕见。原发性憩室70%位于十二指肠降部,20%位于水平部,10%位于升部。继发性憩室则多在十二指肠球部。文献统计有60%～95%的憩室位于十二指肠降部内侧壁,并且多位于以十二指肠乳头为中心的2.5 cm直径范围内,称为乳头旁憩室(peri-ampullary diverticula,PAD)。好发于此处的原因是该处为胚胎发育时前肠和后肠的结合部,为先天性薄弱区,加上胆胰管穿行致结缔组织支撑缺乏,使该处肠壁缺陷或薄弱。

PAD在解剖上与胰腺关系密切,与胰管和胆管邻近,多数伸向胰腺后方,甚至穿入胰腺组织内。此外,PAD中还有一种特殊情况,即胆总管和胰管直接开口于憩室,故PAD常可引起梗阻、胆管炎、胰腺炎等并发症。

(二)病理改变

憩室大小形态各异,与其解剖位置、肠内压力及产生的时间长短有关。一般为0.5～10.0 cm大小,形状可呈圆形、椭圆形或管状等。憩室颈部大小与症状的产生密切相关,颈部开口较宽者憩室内容物容易引流,可长时间无症状发生;如开口狭小,或因炎症反应导致开口狭小、憩室扩张,则肠内容物或食物进入憩室后容易潴留其中,发生细菌感染而致憩室炎和其他并发症。

(三)病理分型

根据憩室突出方向与十二指肠腔的关系,可分为腔内型憩室和腔外型憩室。临床常见为腔外型憩室,腔内型罕见。

1.腔内型憩室

憩室壁由两层肠黏膜和其间少许黏膜下结缔组织构成,呈息肉状或囊袋状附着于十二指肠乳头附近,肠腔外触之似肠腔内息肉。部分病例十二指肠乳头位于憩室内,故易引起胆道、胰腺疾病及十二指肠腔内堵塞,并发胃十二指肠溃疡,此类病例也常伴有其他器官先天畸形。

2.腔外型憩室

多为圆形或呈分叶状,颈部可宽可窄。多为单发,约有10%的患者可有两个以上腔外憩室或并存其他消化道憩室。70%位于十二指肠降部,与胰腺解剖关系密切,30%在水平部或升部。

三、临床表现

十二指肠憩室很少发现于30岁以下患者,有82%的患者在60岁以上才出现症状,大多数在58～65岁时作出诊断,男女发生率几乎相等。多数十二指肠憩室无症状,只有在发生并发症后才引起不适。憩室的大小形状各不相同,但多数颈部口径比较狭小,一旦肠内容物进入又不易排出时,可引起各种并发症。常见的十二指肠憩室并发症可分为憩室炎和憩室压迫邻近结构两类情况。前者系由于憩室内食糜潴留引发急慢性憩室炎和憩室周围炎,可有右上腹疼痛及压痛,并可向背部放射,并伴有上腹饱胀不适,恶心、呕吐。严重的憩室炎可继发溃疡、出血或穿孔,出现黑便和剧烈腹痛等症状。后者系因憩室内食糜潴留膨胀,或较大的十二指肠腔内、外憩室扩张,引起十二指肠部分梗阻,或者憩室内虽无肠内容物潴留,但也可能压迫邻近器官而产生并发症。临床表现为上消化道梗阻症状,呕吐物初为胃内容物,其后为胆汁,甚至可混有血液,呕吐后症状可缓解。十二指肠乳头附近的憩室,特别是憩室在乳头内者,可因炎症、压迫胆管和胰管而引发胆道感染、梗阻性黄疸和急慢性胰腺炎,出现相应症状和体征。

十二指肠憩室的并发症较多,如十二指肠部分梗阻、憩室炎、憩室周围炎、憩室内结石、急性或慢性胰腺炎、胃十二指肠溃疡恶变、大出血、穿孔、胆管炎、憩室胆总管瘘、十二指肠结肠瘘、梗阻性黄疸等。

(一)憩室炎与憩室出血

由于十二指肠憩室内容物潴留,细菌繁殖,发生感染,引起憩室炎。继之憩室黏膜糜烂出血,亦有憩室内为异位胰腺组织,并发胰腺炎引起出血,或憩室炎症侵蚀穿破附近血管发生大出血。尚有少见的憩室内黏膜恶变出血。

(二)憩室穿孔

由于憩室内容物潴留,黏膜炎性糜烂并发溃疡,最终穿孔。穿孔多位于腹膜后,穿孔后症状不典型,甚至剖腹探查仍不能发现。通常出现腹膜后脓肿,胰腺坏死,胰瘘。若剖腹探查时发现十二指肠旁蜂窝织炎,或有胆汁、胰液渗出,应考虑憩室穿孔可能,需切开侧腹膜仔细探查。

(三)十二指肠梗阻

多见于腔内型憩室,形成息肉样囊袋堵塞肠腔。也可因较大的腔外型憩室内容物潴留,压迫十二指肠导致梗阻,但大多数是不全性梗阻。

(四)胆、胰管梗阻

多见于 PAD,腔内型或腔外型均可发生。因胆总管、胰管开口于憩室下方或两侧,甚至于憩室边缘或憩室内,致使 Oddi 括约肌功能障碍,发生梗阻。憩室机械性压迫胆总管和胰管,可致胆汁、胰液潴留,腔内压力增高,十二指肠乳头水肿,胆总管末端水肿,增加逆行感染机会,并发胆管感染或急慢性胰腺炎。十二指肠憩室合并肝胆、胰腺疾病时所表现的症状群可称为十二指肠憩室综合征。

(五)伴发病

十二指肠憩室常伴有胆道疾病、胃炎、消化性溃疡、胰腺炎、结石、寄生虫等,以上疾病之间互相影响、互为因果,两种疾病同时存在的可能性为 10%～50%。其中伴发胆道疾病者应属首位,常是胆道术后综合征的原因之一。因此,在处理十二指肠憩室的同时,要注意不要遗漏这些伴发病,反之亦然。

十二指肠憩室反复引起逆行性胆总管感染,可造成胆总管下段结石。根据相关文献统计,显示十二指肠憩室合并胆石的发病率为 6.8%～64.2%。有人指出在处理胆石症时(事先未发现十二指肠憩室)同时处理憩室的情况日益多见。遇到十二指肠乳头开口正好在憩室内和/或合并胆石症者,处理较为困难,术前应有所估计。

四、辅助检查

无症状的十二指肠憩室多于行上消化道钡餐检查时被发现,如果发现应作正位、斜位摄片,重点了解憩室大小、部位、颈部口径和排空情况。十二指肠镜检查为诊断此病的金标准，其优点是可以直视十二指肠憩室，并重点了解憩室颈与乳头的关系，有助于正确选择手术方式。对伴有胆胰病变者可同时行 ERCP，以了解胆胰管情况。有观点认为 MRI 检查在十二指肠憩室诊断中具有较高准确性，且认为其临床意义不止于诊断憩室本身，更在于对胆道炎症和结石的病因诊断，以及对 ERCP 及内镜下治疗的指导作用。

（一）X 线钡餐检查

可发现十二指肠憩室，表现为突出肠壁的袋状龛影，轮廓整齐清晰，边缘光滑，加压后可见龛影中有黏膜纹理延续到十二指肠。有的龛影在钡剂排空后，显示为腔内残留钡剂阴影的较大憩室，颈部较宽，在憩室内有时可见气液平面。如憩室周围肠黏膜皱襞增粗，轮廓不整齐，局部有激惹征象，或憩室排空延长，或有限局性压痛，为憩室炎表现，如憩室固定不能移动，为憩室周围炎表现。

继发性十二指肠憩室常伴有十二指肠球部不规则变形，并有肠管增宽阴影。当憩室较小或颈部狭窄，其开口部常被肠黏膜皱襞掩盖，或因憩室内充满大量食物残渣，而不易发现其存在。如有少量钡剂进入憩室，或可见一完整或不完整的环影。用低张十二指肠 X 线钡剂造影可增加憩室的发现率。

（二）纤维十二指肠镜检查

除可发现憩室的开口外，尚可了解憩室与十二指肠乳头的关系，为决定手术方案提供依据。

（三）胆道造影

有静脉胆道造影、经皮经肝穿刺胆道造影（PTC）或 ERCP 等方法。可了解憩室与胆管胰管之间的关系，对外科治疗方法的选择有参考意义。憩室与胆胰管的关系有胆胰管开口于憩室底部，或胆胰管开口于憩室侧壁或颈部等。这些胆胰管异常开口常伴有 Oddi 括约肌功能异常，因而容易引起憩室内容物的逆流或梗阻，而导致胆管炎或胰腺炎。

五、诊断

临床中十二指肠憩室的延误诊断率很高，原因是其临床表现没有特异性，难以与常见病如急慢性胆囊炎、胆石症、慢性胃炎、胃溃疡、胰腺炎、非溃疡性消化不良等相区别，或有时与这些疾病并存，加上十二指肠憩室的发现率较低，临床医师缺乏警惕性，出现相关症状时首先想到的是常见病，对合并常见病而症状反复发作的患者，也只满足于原有诊断，而忽略追查原因。因此，凡有前述临床表现而按常见病治疗效果不佳时，除考虑治疗措施得当与否外，还要考虑到存在十二指肠憩室的可能性，以下几点尤应引起注意：①无法用溃疡病解释的消化道症状和黑便史。②胆囊切除术后症状仍存在，反复发作胆管炎而无结石残留或复发者。③反复发作的慢性胰腺炎。④无明确原因的胆道感染。若怀疑憩室是引起症状的原因，也必须排查其他疾病。诊断十二指肠憩室时应先行上消化道钡餐检查，诊断依据为 X 线片上显示的狭颈憩室，钡剂潴留其内>6 h，有条件时可以加做纤维十二指肠镜检查进一步确诊，并明确其与十二指肠乳头的关系。

六、治疗

治疗原则：没有症状的十二指肠憩室无须治疗；有一定临床症状而无其他病变存在时，应先采用内科治疗，包括饮食调节，使用制酸药、解痉药等，并可采取侧卧位或调整各种不同姿势，以帮助憩室内积食排空。由于憩室多位于十二指肠降部内侧壁，甚或埋藏在胰腺组织内，手术切除比较困难,故仅在内科治疗无效并屡次并发憩室炎、出血或压迫邻近脏器时才考虑手术治疗。

手术切除憩室为理想的治疗,但十二指肠憩室壁较薄弱,粘连紧密,剥离时易撕破,憩室位于胰腺头部者分离时出血多,并容易损伤胰腺及胆胰管等,故手术方式必须慎重选择。手术原则是切除憩室和治疗憩室并发症。

(一)手术适应证

十二指肠憩室有下列情况可考虑手术:①憩室颈部狭小,内容物潴留,排空障碍,有憩室炎的明显症状,反复进行内科治疗无效。②憩室出血、穿孔或形成脓肿。③憩室巨大、胀满,使胆总管或胰管受压梗阻,以及胆胰管异常开口于憩室内,引起胆胰系统病变。④憩室内有息肉、肿瘤、寄生虫或性质不明病变等。

(二)术前准备

除按一般胃肠手术前准备外,应尽量了解憩室的部位及与周围器官的关系。准确定位有利于术中探查和术式选择。上消化道 X 线钡餐造影应摄左前斜位片和右前斜位片,以判断憩室在十二指肠内前侧或内后侧,与胰腺实质和胆道走行的关系及憩室开口与十二指肠乳头的关系。位于降部内侧的憩室,最好在术前行内镜及胆道造影检查,了解憩室与十二指肠乳头及胆管的关系。必须留置胃管,必要时术中可经胃管注入空气,使憩室充气以显示其位置。

(三)常用手术方法

因十二指肠憩室的手术比较复杂,风险较大,目前国内外均没有腹腔镜十二指肠憩室手术的相关报道,手术仍局限于开放术式。术中显露憩室有不同途径,依其部位而定。位于十二指肠水平部和升部的憩室应将横结肠系膜切开显露;位于降部内前侧的憩室,应解剖降部内前缘;在降部内后侧的憩室,应切开十二指肠外侧腹膜(Kocher 切口),将十二指肠向左前方翻转以显露(图 3-14)。

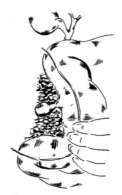

图 3-14　Kocher 切口显露降部内后侧憩室

1.憩室切除术

对容易分离或位于十二指肠水平部和升部的憩室,以切除为好。找到憩室后将其与周围粘连组织剥离干净,在憩室颈部钳夹切除。钳夹部位须离开十二指肠约 1 cm,作纵行(或斜行)切除,切除时避免用力牵拉,以防切除黏膜过多,导致肠腔狭窄。切除后做全层间断内翻缝合,外加浆肌层间断缝合。

憩室位于十二指肠降部内侧时,可在十二指肠降段前壁中段作一小切口,将憩室内翻入十二指肠腔切除,再缝合十二指肠切口。

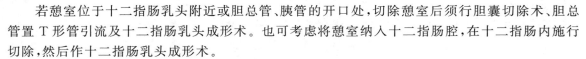

若憩室位于十二指肠乳头附近或胆总管、胰管的开口处,切除憩室后须行胆囊切除术、胆总管置 T 形管引流及十二指肠乳头成形术。也可考虑将憩室纳入十二指肠腔,在十二指肠内施行切除,然后作十二指肠乳头成形术。

2.憩室内翻缝闭术

切除憩室会损伤胆总管开口时,不宜强行切除,可做憩室内翻缝闭术,此种手术只适用于无出血、穿孔等并发症的较小憩室。方法是于憩室颈部做一荷包缝合,用血管钳将憩室内翻入肠腔内,然后结扎荷包缝线,或使憩室内翻后以细丝线缝合颈部,使其不再脱出即可。

3.转流术(捷径术)

适用于无法切除或不宜内翻或缝闭的憩室,可行胃部分切除 B-Ⅱ式吻合术,使食物改道,将憩室旷置,以避免炎症出血等并发症。对于巨大憩室也有人主张用 DeNicola 法作 Y 形憩室空肠吻合术。

(四)十二指肠憩室急性并发症治疗

1.出血

当憩室入口较小引流不畅时,易使憩室及其周围反复发生炎症,导致局部溃疡、糜烂,可使血管裸露破裂。憩室内如有异位的胰、胃及其他腺组织,或憩室内有异物存留、肿瘤、静脉破裂等,亦可导致憩室出血。临床上以黑便多见,若出血量较大,则可引起呕血。

对十二指肠憩室出血患者,若血压等生命体征稳定,首选抗感染、抑酸、止血等保守治疗,多数有效。随着内镜技术的普及与提高,各种内镜下止血法已广泛开展。只要全身情况许可,急诊内镜检查配合相应治疗已成为诊断和治疗十二指肠憩室出血的首选方法。目前用于内镜下止血的方法主要为无水乙醇、高渗钠-肾上腺素局部注射,以及凝血酶喷洒、金属止血夹的明胶海绵等单独或联合应用。对动脉喷射样出血往往需用止血夹止血法,但要求组织具有一定的弹性,或为裸露血管出血。如上述几种内镜止血法治疗无效,就应及时开腹手术治疗。

手术治疗首选憩室切除术,既可切除病灶,又可达到有效止血目的。但有的憩室向胰腺内长入,或距十二指肠乳头太近,若切除易误伤胆胰管,十二指肠多发憩室亦较难切除。遇到这些情况,必须切开十二指肠壁,在直视下缝扎出血点,止血可靠后行十二指肠旷置、BⅡ式胃部分切除术。此外,经保守治疗出血停止后,可择期行保留幽门的十二指肠旷置胃空肠吻合术,此术式可避免残留憩室、十二指肠排空障碍及反流性胃炎,有利于防止残胃癌的发生。

2.穿孔

因十二指肠憩室通常位于腹膜后,所以其穿孔症状的发展常呈隐匿性,早期体征亦不明显,为避免误漏诊,需注意上腹部剧烈疼痛伴腰背部疼痛要想到十二指肠憩室穿孔的可能。早期症状不明显的患者,会逐渐出现腹膜刺激征,故反复检查腹部体征并前后对比有重要意义,另外诊断性腹腔穿刺和腹部 X 线检查亦对本病诊断有意义。CT 检查可见腹膜后十二指肠周围积液、积气。在手术探查中发现横结肠系膜右侧或小肠系膜根部有胆汁染色和捻发感时,提示十二指肠存在穿孔。

穿孔诊断明确后多需手术治疗,术式选择应根据十二指肠憩室穿孔的部位、大小、发病时间长短、腹腔污染情况决定。对伤口小、边缘血运好、穿孔时间较短的患者,行单纯修补加局部引流,同时将胃管放至修补处远端肠腔内即可;对破口虽小、病程长、破口周围污染较重者,行修补加十二指肠造口术;对十二指肠破口大,肠壁有缺损不能直接缝合者,可行带蒂肠片修补术;对十二指肠降段、水平段憩室穿孔应考虑行十二指肠憩室化手术(图 3-15)。术后禁食,应用抗生素,并早期应用静脉营养支持,以保证穿孔处愈合。

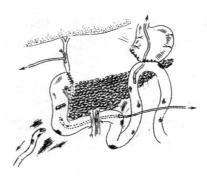

图 3-15　十二指肠憩室化手术

七、术后并发症及处理

由于憩室缺乏肌层组织、壁薄及与周围组织粘连,分离时易撕破,或损伤周围器官,又或因缝合欠佳,常见手术并发症有以下几种。

(一)十二指肠瘘

十二指肠瘘为严重并发症,病死率高,多在切除乳头旁憩室时发生。防止的关键在于分离憩室时要操作轻柔,缝合严密。一旦发生十二指肠瘘必须及时引流,给予胃肠减压,抗感染治疗和营养支持,维持水、电解质平衡,瘘口多可逐渐愈合。

(二)梗阻性黄疸与胰腺炎

多因切除憩室时误伤胆管或胰管,或憩室内翻缝闭时致胆总管远端或壶腹部局限性狭窄引起。临床表现为上腹部疼痛、发热及黄疸,需再次手术解除梗阻。为避免此并发症发生,手术时应仔细辨认胆、胰管,切除憩室时勿将十二指肠黏膜切除过多,以免影响胆道开口的通畅。切除距乳头近的憩室前一般应先行胆总管切开,插入导管至壶腹部以标志胆道开口位置,然后再分离憩室,缝合时防止误将胆道开口缝合。

十二指肠手术是高风险手术,术后处理十分重要,主要措施:①生命体征监测。②持续十二指肠减压(将胃管远端送至十二指肠降部)3～5 d。③施行十二指肠造瘘者必须妥善固定造瘘管,术后 15 d 以后方能酌情拔除。④其他应严格按照胃肠道手术后常规处理。

（王　波）

第十三节　十二指肠内瘘

十二指肠内瘘是指在十二指肠与腹腔内的其他空腔脏器之间形成的病理性通道开口分别位于十二指肠及相应空腔脏器。十二指肠仅与单一脏器相沟通称单纯性十二指肠内瘘,与 2 个或以上的脏器相沟通则称为复杂性十二指肠内瘘。前者临床多见,后者较少发生。内瘘时十二指肠及相应空腔脏器的内容物可通过该异常通道相互交通,由此引起感染、出血体液丧失(腹泻呕吐)水电解质紊乱、器官功能受损及营养不良等一系列改变。

先天性十二指肠内瘘极为罕见,仅见少数个案报道十二指肠可与任何相邻的空腔脏器相沟通形成内瘘,但十二指肠胆囊瘘是最常见的一种类型,据统计其发生率占十二指肠内瘘的44%～83%,十二指肠胆总管瘘占胃肠道内瘘的5%～25%。

一、病因

十二指肠内瘘形成的原因较多,如先天发育缺陷、医源性损伤、创伤、疾病等。在疾病中,可由十二指肠病变所引致,如十二指肠憩室炎,亦可能是十二指肠毗邻器官的病变所造成,如慢性结肠炎、胆结石等。一组资料报道,引起十二指肠内瘘最常见的病因是医源性损伤,其次是结石、开放性和闭合性损伤。肿瘤、结核、溃疡病、克罗恩病及放射性肠炎等病理因素低于10%。

(一)先天因素

真正的先天性十二指肠内瘘极为罕见,仅见少数个案报道

(二)医源性损伤

医源性损伤引起的十二指肠内瘘一般存在于十二指肠与胆总管之间,多见于胆管手术中使用硬质胆管探条探查胆总管下端所致,因解剖上胆总管下端较狭小,探查时用力过大穿破胆总管和十二指肠壁,形成胆总管十二指肠乳头旁瘘。胆管术后发生胆总管十二指肠内瘘,是由于胆总管炎性狭窄,胆管探条引入困难强行探查所致,因此提示对胆总管炎性狭窄胆总管探查术中使用探条应慎重,不可暴力探查以减少医源性损伤。再者胆总管 T 形管引流时,T 形管放置位置过低、置管时间过长、T 形管压迫十二指肠壁致缺血性坏死穿孔,引起胆总管十二指肠内瘘,亦属于医源性损伤。

(三)结石

十二指肠内瘘常发生于十二指肠与胆管系统间,大多数是被胆石穿破的结果。90%以上的胆囊十二指肠瘘,胆总管十二指肠瘘,胆囊十二指肠结肠瘘,均来自慢性胆囊炎、胆石症内瘘,且多在胆、胰、十二指肠汇合区。当然与胆管胰腺疾病有着更多关系,胆囊炎、胆石症的反复发作导致胆囊或胆管与其周围某一器官之间的粘连,是后来形成内瘘的基础。在粘连的基础上,胆囊内的结石压迫胆囊壁引起胆囊壁缺血、坏死、穿孔并与另一器官相通形成内瘘。胆囊颈部是穿孔形成内瘘最常见部位之一,这与胆囊管比较细小、胆囊受炎症或结石刺激后强烈收缩、颈部承受压力较大有关。胆囊炎反复发作时最常累及的器官是十二指肠、结肠和胃,当胆管系统因炎症与十二指肠粘连,胆石即可压迫十二指肠造成肠壁的坏死、穿孔、自行减压引流,胆石被排到十二指肠从而形成胆囊十二指肠瘘、胆总管十二指肠瘘、胆囊十二指肠结肠瘘。这种因结石嵌顿、梗阻、感染导致十二指肠穿孔自行减压形成的内瘘,常常是机体自行排石的一种特殊过程或视为胆结石的一种并发症,有时可引起胆石性肠梗阻。

(四)消化性溃疡

十二指肠的慢性穿透性溃疡,常因慢性炎症向邻近脏器穿孔而形成内瘘,如溃疡位于十二指肠的前壁或侧壁者可穿入胆囊,形成胆囊十二指肠瘘。而溃疡位于十二指肠后壁者穿入胆总管,引起胆总管十二指肠瘘,十二指肠溃疡亦可向下穿入结肠引起十二指肠结肠瘘,或胆囊十二指肠结肠瘘。也有报道穿透性幽门旁溃疡所形成的胃十二指肠瘘,肝门部动脉瘤与十二指肠降部紧密粘连向十二指肠内破溃而导致大出血的报道,亦是一种特殊的十二指肠内瘘。因抗酸分泌药对十二指肠溃疡的早期治疗作用,由十二指肠溃疡引起的十二指肠内瘘目前临床上已十分少见。

(五)恶性肿瘤

恶性肿瘤引起的十二指肠内瘘亦称为恶性十二指肠内瘘,主要是十二指肠癌浸润结肠肝曲

或横结肠,或结肠肝区癌肿向十二指肠的第 3、第 4 段浸润穿孔所致。近年来,国内有报道十二指肠结肠瘘是结肠癌的少见并发症;另外十二指肠或结肠的霍奇金病,或胆囊的癌肿也可引起十二指肠内瘘。随着肿瘤发病率的增高,由恶性肿瘤引起十二指肠内瘘的报道日益增多。

(六)炎性疾病

因慢性炎症向邻近脏器浸润穿孔可形成内瘘。炎性疾病包括十二指肠憩室炎、克罗恩病溃疡性结肠炎、放射性肠炎及肠道特异性感染(如腹腔结核)等均可引起十二指肠结肠瘘或胆囊十二指肠结肠瘘。

二、发病机制

先天性十二指肠内瘘的病理改变为异常通道底部为胆囊黏膜,颈部为十二指肠腺体上方 0.5 cm,可见胆囊腺体与十二指肠腺体相移行证实为先天性异常。内瘘瘘管都发生在十二指肠第三部与横结肠之间。鉴于消化系统发生的胚胎学研究,十二指肠后 1/3 与横结肠前 2/3 同属中肠演化而来。因此,从胚胎发生学的角度来分析,如果中肠在胚胎发育过程中发生异常,则形成这类内瘘是完全有可能的。

三、检查

(一)实验室检查

选择做血、尿、便常规,生化及电解质检查。

(二)其他辅助检查

1.X 线检查

X 线检查包括腹部透视、腹部平片和消化道钡剂造影。

(1)腹部透视和腹部平片:有时可见胆囊内积气,是诊断十二指肠内瘘的间接依据,但要与产气杆菌引起的急性胆囊炎相鉴别。十二指肠肾盂(输尿管)瘘时,腹部平片可见肾区有空气阴影和不透 X 线的结石(占 25%～50%)。

(2)消化道钡剂造影:消化道钡剂造影能提供内瘘存在的直接依据,可显示十二指肠内瘘瘘管的大小、走行方向、有无岔道及多发瘘。

上消化道钡剂造影:可见影像有以下 4 种。①胃十二指肠瘘:胃幽门管畸形及与其平行的幽门管瘘管。②十二指肠胆囊瘘:胆囊或胆管有钡剂和/或气体,瘘管口有黏膜征象,以前者更具诊断意义此外,胆囊造瘘时不显影也为间接证据之一。③十二指肠结肠瘘:结肠有钡剂充盈。④十二指肠胰腺瘘:钡剂进入胰腺区域。

下消化道钡剂灌肠:可发现钡剂自结肠直接进入十二指肠或胆管系统,对十二指肠结肠瘘的正确诊断率可达 90%以上做结肠气钡双重造影,可清楚地显示瘘管的位置,结合观察显示的黏膜纹,有助于鉴别十二指肠结肠瘘、空肠结肠瘘、结肠胰腺瘘和结肠肾盂瘘。

(3)静脉肾盂造影:十二指肠肾盂(输尿管)瘘患者行此检查时,因病肾的功能遭到破坏,常不能显示瘘的位置,但从病肾的病变可提供瘘的诊断线索;并且治疗也需要通过造影来了解健肾的功能,所以仍有造影的意义。

2.超声、CT、MRI 检查

可从不同角度不同部位显示肝内外胆管结石及消化道病变的部位、范围及胆管的形态学变化,如胆管积气、结肠瘘浸润十二指肠等,而对十二指肠内瘘的诊断只能提供间接的诊断依据。

3.ERCP 检查

内镜可直接观察到十二指肠内瘘的瘘口,同时注入造影剂,可显示瘘管的走行大小等全貌,确诊率可达 100%,是十二指肠内瘘最可靠的诊断方法。

4.内镜检查

(1)肠镜检查:可发现胃肠道异常通道的开口,并作鉴别诊断。十二指肠镜进入十二指肠后见黏膜呈环形皱襞柔软光滑,乳头位于十二指肠降段内侧纵行隆起的皱襞上,一般瘘口位于乳头开口的上方,形态多呈不规则的星状形,无正常乳头形态及开口特征。当瘘口被黏膜覆盖时不易发现,但从乳头开口插管,导管可从瘘口折回至肠腔,改从乳头上方瘘口插管,异常通道显影而被确诊,此时将镜面靠近瘘口观察,可见胆汁或其他液体溢出。内镜下十二指肠内瘘应注意与十二指肠憩室相鉴别,憩室也可在十二指肠乳头附近有洞口,但边缘较整齐,开口多呈圆形,洞内常有食物残渣,拨开残渣后能见到憩室底部导管向洞内插入即折回肠腔注入造影剂可全部溢出,同时肠道内可见到造影剂,而无异常通道显影。一组资料报道47例胆总管十二指肠内瘘同时合并十二指肠憩室 5 例,有 1 例乳头及瘘口均位于大憩室的腔内,内镜检查后立即服钡剂检查,证实为十二指肠降段内侧大憩室纤维结肠镜检查对十二指肠结肠瘘可明确定位,并可观察瘘口大小,活组织检查以确定原发病灶的性质为选择手术方式提供依据。

(2)腹腔镜检查:亦可作为十二指肠内瘘诊断及治疗的手段且有广泛应用前景。

(3)膀胱镜检查:疑有十二指肠肾盂(输尿管)瘘时,此检查除可发现膀胱炎征象外,尚可在病侧输尿管开口处看到有气泡或脓性碎屑排出;或者经病侧输尿管的插管推注造影剂后摄片,可发现十二指肠内有造影剂。目前诊断主要依靠逆行肾盂造影,近 2/3 的患者是阳性。

5.骨炭粉试验

口服骨炭粉,经 15～40 min 有黑色炭末自尿中排出。此项检查仅能肯定消化道与泌尿道之间的内瘘存在,但不能确定瘘的位置。

四、临床表现

十二指肠瘘发生以后,患者是否出现症状,应视与十二指肠相通的不同的空腔脏器而异。与十二指肠相交通的器官不同,内瘘给机体带来的后果亦不同,由此产生的症状常因被损害的器官的不同而差异较大,如十二指肠胆管瘘是以胆管感染为主要病变,故临床以肝脏损害症状为主;而十二指肠结肠瘘则以腹泻、呕吐、营养不良等消化道症状为主。

(一)胃十二指肠瘘

胃十二指肠瘘可发生于胃与十二指肠球部横部及升部之间,几乎都是由于良性胃溃疡继发感染、粘连继而穿孔破入与之粘连的十二指肠球部,或因胃穿孔后形成局部脓肿,继而破入十二指肠横部或升部。胃十二指肠瘘形成后,对机体的生理功能干扰不大,一般多无明显症状。绝大部分患者都因长期严重的溃疡症状而掩盖了瘘的临床表现;少数患者偶尔发生胃输出道梗阻。

(二)十二指肠胆囊瘘

十二指肠胆囊瘘症状颇似胆囊炎,如嗳气、恶心、呕吐、厌食油类、消化不良,有时有寒战高热、腹痛,出现黄疸而酷似胆管炎、胆石症的表现。有时表现为十二指肠梗阻,也有因胆石下行到肠腔狭窄的末端回肠或回盲瓣处而发生梗阻,表现为急性机械性肠梗阻症状,如为癌症引起,则多属晚期,其症状较重且很快出现恶病质。

(三)十二指肠胆总管瘘

通常只出现溃疡病的症状,有少数可发生急性化脓性胆管炎而急诊入院。

(四)十二指肠胰腺瘘

十二指肠胰腺瘘发生之前常先有胰腺脓肿或胰腺囊肿的症状,故可能追问出有上腹部肿块的病史;其次,多数有严重的消化道出血症状,手术前不易明确诊断。Berne 和 Edmondson 认为消化道胰腺瘘具有 3 个相关的临床经过,即胰腺炎后出现腹内肿块及突然出现严重的胃肠道出血,应警惕内瘘的发生;腹内肿块消失之时,常为内瘘形成之日,这个经验可供诊断时参考。

(五)十二指肠结肠瘘

良性十二指肠结肠瘘常有上腹部疼痛、体重减轻、乏力、胃纳增大,大便含有未消化的食物或严重的水泻。有的患者伴有呕吐,可闻到呕吐物中的粪臭结合既往病史有诊断意义。内瘘发生的时间,据统计从 1～32 周,多数(70%以上)患者至少在内瘘发生 3 个月才被确诊而手术。内瘘存在时间越长,症状就越突然,后果也越严重。先天性十二指肠结肠瘘最突出的症状是腹泻,往往自出生即出现,病史中查不到腹膜炎、肿瘤和腹部手术的有关资料。由于先天性内瘘在十二指肠一侧开口位置较低而且内瘘远端不存在梗阻,故很少发生粪性呕吐与腹胀。若无并发症,则不产生腹痛。要注意与非先天性良性十二指肠结肠瘘的区别。若为恶性肿瘤浸润穿破所造成的十二指肠结肠瘘,除了基本具备上述症状外,病情较重,恶化较快,常同时又有恶性肿瘤的相应症状。

(六)十二指肠肾盂(输尿管)瘘

十二指肠肾盂(输尿管)瘘临床上可先发现有肾周围脓肿,即病侧腰痛局部有肿块疼痛向大腿或睾丸放射,腰大肌刺激征阳性。以后尿液可有气泡,或者尿液混浊,或有食物残渣,以及尿频、尿急尿痛等膀胱刺激症状。如果有突然发生水样、脓性腹泻同时伴有腰部肿块的消失,往往提示内瘘的发生。此时腰痛减轻,也常有脱水及血尿。此外尚有比较突出的消化道症状,如恶心、呕吐和厌食,未能得到及时治疗者呈慢性病容乏力和贫血,有时可以引起明显的脓毒血症,患者始终有泌尿道的感染症状,有的患者有高氯血症的酸中毒。曾报道有 1 例先天性输尿管十二指肠瘘并发尿路蛔虫病,患者自 4 岁起发病到 18 岁就诊止估计自尿道排出蛔虫达 400 条左右,该例经手术证实且治愈。另有报道 1 例 5 岁男性右输尿管十二指肠瘘的患者,也有排蛔虫史,由于排蛔虫,首先想到的是膀胱低位肠瘘,很容易造成误诊。该例手术发现不仅右输尿管上段与十二指肠间有一瘘管,而且右肾下极 1 cm 处有一交叉瘘管与十二指肠降部相通,实为特殊。故对尿路蛔虫病的分析不能只局限于膀胱低位肠瘘的诊断。

五、并发症

(1)感染是最常见的并发症,严重者可发生败血症。

(2)合并水电解质紊乱。

(3)出血、贫血亦是常见并发症。

六、诊断

十二指肠内瘘,术前诊断较为困难,因为大部分十二指肠内瘘缺乏特征性表现,漏诊率极高。有学者报道 10 例胆囊十二指肠内瘘,术前诊断 7 例为胆囊炎、胆囊结石,3 例诊断为肠梗阻。为提高十二指肠内瘘的正确诊断率,应注意以下多个方面。

（一）病史

正确详细的既往史、现病史是临床诊断的可靠信息来源,有下列病史者应考虑有十二指肠内瘘存在的可能。

(1)既往有反复发作的胆管疾病史,尤其是曾有胆绞痛黄疸后又突然消失的患者。

(2)既往彩超提示胆囊内有较大结石,近期复查显示结石已消失,或移位在肠腔内。

(3)长期腹痛、腹泻消瘦、乏力伴程度不等的营养不良。

（二）辅助检查

十二指肠内瘘诊断的确定常需要借助影像学检查,如 X 线检查、彩超或 B 超、CT、MRI、ERCP 等,能提供直接的或间接的影像学诊断依据,或内镜检查发现胃肠道异常通道的开口等即可明确诊断。

七、治疗

十二指肠内瘘的治疗分为手术治疗和非手术治疗。

（一）非手术治疗

鉴于部分十二指肠内瘘可以自行痊愈,加之部分十二指肠内瘘可以长期存在而不发生症状,目前多数学者认为只对有临床症状的十二指肠内瘘行手术治疗,方属合理。一组资料报道 13 年行胆管手术 186 例,术后发生 8 例胆总管十二指肠内瘘(4.7%),经消炎、营养支持治疗,6 例内瘘治愈(75%)仅有 2 例经非手术治疗不好转而改行手术治疗而治愈。非手术治疗包括纠正水、电解质紊乱,选用有效足量的抗生素控制感染积极的静脉营养支持,必要时可加用生长激素严密观察生命体征及腹部情况,如临床表现不好转应转手术治疗。

（二）手术治疗

在输液(建立两条输液通道)、输血、抗感染等积极抗休克与监护下施行剖腹探查术。

1.胃十二指肠瘘

根据胃溃疡的部位和大小,做胃大部分切除术及妥善地缝闭十二指肠瘘口,疗效均较满意。若瘘口位于横部及升部,往往炎症粘连较重,手术时解剖、显露瘘口要特别小心避免损伤肠系膜上动脉或下腔静脉。在解剖、显露十二指肠瘘口之前,先游离、控制肠系膜上动脉和静脉,这样既可避免术中误伤血管,又可减轻十二指肠瘘口的修补张力。

2.十二指肠胆囊瘘

术中解剖时应注意十二指肠胆囊瘘管位置有瘘口短而较大的直接内瘘,也有瘘管长而狭小的间接内瘘。由于粘连多,解剖关系不易辨认,故宜先切开胆囊,探明瘘口位置与走向,细致地游离,才不致误伤十二指肠及其他脏器,待解剖完毕后,切除十二指肠瘘口边缘的瘢痕组织,再横行缝合十二指肠壁。若顾虑缝合不牢固者,可加用空肠浆膜或浆肌片覆盖然后探查胆总管是否通畅置 T 形管引流,最后切除胆囊。对瘘口较大或炎性水肿较重者,应做相应的十二指肠或胃造口术进行十二指肠减压引流,以利缝合修补的瘘口愈合,术毕须放置腹腔引流。

3.十二指肠胆总管瘘

单纯性的由十二指肠溃疡并发症引起的十二指肠胆总管瘘可经非手术治疗而痊愈。对经常发生胆管炎的病例或顽固的十二指肠溃疡须行手术治疗,否则内瘘不能自愈。较好的手术方法是迷走神经切断胃次全切除的胃空肠吻合术。十二指肠残端的缝闭可采用 Bancroft 法。十二指肠胆总管无须另做处理,胃内容改道后瘘管可以自行闭合。若有胆管结石、胆总管积脓,则不宜用上述手术方法。应先探查胆总管胆管内结石、积脓、食物残渣等均须清除、减压,置 T 形管引流;或者待十二指肠与胆总管分离后分别修补十二指肠和胆总管的瘘孔,置 T 形管引流,另外做十二指肠造口减压。切除胆囊,然后腹腔安置引流。

4.十二指肠胰腺瘘

关键在于胰腺脓肿或囊肿得到早期妥善的引流,及时解除十二指肠远端的梗阻和营养支持,则十二指肠胰腺瘘均能获得自愈。因胰液侵蚀肠壁血管造成严重的消化道出血。如非手术治疗无效,应及时进行手术,切开十二指肠壁,用不吸收缝线缝扎出血点。

5.十二指肠结肠瘘

有学者曾报道 1 例因溃疡穿孔形成膈下脓肿所致的十二指肠结肠瘘,经引流膈下脓肿后,瘘获得自愈。结核造成内瘘者,也有应用抗结核治疗后而痊愈的报道,但大多数十二指肠结肠瘘内瘘(包括先天性),均需施行手术治疗。由于涉及结肠,术前须注意充分的肠道准备与患者全身状况的改善。良性的可做单纯瘘管切除,并分别做十二指肠和结肠修补,缝闭瘘口,若瘘口周围肠管瘢痕较重或粘连较多要行瘘口周围肠切除和肠吻合术。对位于十二指肠第三部的内瘘切除后,有时十二指肠壁缺损较大,则修补时应注意松解屈氏韧带,以及右侧系膜上血管在腹膜后的附着处,保证修补处无张力。必要时应用近端空肠襻的浆膜或浆肌覆盖修补十二指肠壁的缺损。由十二指肠溃疡引起者,只要患者情况允许宜同时做胃次全切除术。先天性者,有多发性瘘的可能,因此手术时要认真而仔细地探查,防止遗漏。因结肠癌浸润十二指肠而引起恶性内瘘者,视具体情况选择根治性手术或姑息性手术。

(1)根治性手术:以扩大的右半结肠切除术治疗位于结肠肝曲恶性肿瘤所致的十二指肠结肠瘘。所谓的扩大右半结肠切除,即标准右半结肠切除加部分胰十二指肠切除,然后改建消化道。即行胆总管(或胆囊)-空肠吻合,胰腺-空肠吻合(均须分别用橡皮管或塑料管插管引流),胃-空肠吻合,回肠-横结肠吻合术。

(2)姑息性手术:对于无法切除者,可做姑息性手术。具体为分别切断胃幽门窦横结肠、末端回肠,再分别闭锁胃与回肠的远端,然后胃-空肠吻合回肠-横结肠吻合与空肠输出襻同近侧横结肠吻合。无论是根治性或姑息性手术,术中均需安置腹腔引流。

6.十二指肠肾盂(输尿管)瘘

(1)引流脓肿:伴有肾周围脓肿或腹膜后脓肿者,须及时引流。

(2)排除泌尿道梗阻:如病肾或输尿管有梗阻应设法引流,可选择病侧输尿管逆行插管或暂时性肾造口术。经上述治疗,有少数瘘管可闭合自愈。

(3)肾切除和瘘修补术:病肾如已丧失功能或者是存在无法控制的感染。而健肾功能良好,可考虑病肾的切除,以利内瘘的根治。采用经腹切口,以便同时做肠瘘修补。因慢性炎症使肾周围粘连较多,解剖关系不清,故对术中可能遇到的困难有充分的估计并做好相应准备,包括严格的肠道准备。十二指肠侧瘘切除后做缝合修补,并做十二指肠减压,腹腔内和腹膜外的引流。

(4)十二指肠输尿管瘘多数需将病肾和输尿管全切除。如仅在内瘘的上方切除肾和输尿管,而未切除其远侧输尿管,则瘘可持续存在。少数输尿管的病变十分局限,肾未遭到严重破坏,则可考虑做病侧输尿管局部切除后行端端吻合术。术后须严密观察病情,继续应用有效的抗生素给予十二指肠减压。

(王 波)

第十四节 十二指肠恶性肿瘤

本节主要讨论的十二指肠恶性肿瘤指原发于十二指肠组织结构的恶性肿瘤,即原发性十二指肠恶性肿瘤,较少见,国外报道尸检发现率为 0.02%~0.05%,约占胃肠道恶性肿瘤的 0.35%,但小肠肿瘤以十二指肠发生率最高,约占全部小肠肿瘤的 41%。其中恶性肿瘤多于良性肿瘤,前后两者比例约为 6.8:1。

一、十二指肠腺癌

十二指肠腺癌是指起源于十二指肠黏膜的腺癌。其发病率国外文献报道占十二指肠恶性肿瘤的 80%,占全消化道恶性肿瘤的 1%。国内报道占十二指肠恶性肿瘤的 65% 左右,占全消化道肿瘤的 0.3%,占小肠恶性肿瘤的 25%~45%。好发于 50~70 岁,男性稍多于女性。

(一)病因病理

目前对十二指肠腺癌的病因不甚清楚。胆汁和胰腺中分泌出来的可能是致癌原的一些物质(如石胆酸等二级胆酸)对肿瘤的形成起促进作用。十二指肠腺癌与家族性息肉病、加德纳综合征、特科特综合征、多发性神经纤维瘤综合征、林奇综合征、良性上皮肿瘤(如绒毛状腺瘤)等有关。另有报道与溃疡或憩室的恶变及遗传等因素也有一定关系。

根据癌瘤发生的部位可将十二指肠腺癌分为壶腹上段、壶腹段(不包括发生于胰头、壶腹本身及胆总管下段的癌)及壶腹下段。以发生于壶腹周围者最多,约占 50%;其次为壶腹下段;壶腹上段最少。

十二指肠癌大体形态分为息肉型、溃疡型、环状溃疡型和弥漫浸润型,其中息肉型多见,约占 60%,溃疡型次之。镜下所见多属乳头状腺癌或管状腺癌,位于十二指肠乳头附近,以息肉型乳头状腺癌居多;其他部位多为管状腺癌,呈溃疡型或环状溃疡型,溃疡病灶横向扩展可致十二指肠环形狭窄。

(二)分期

国内对十二指肠腺癌尚未进行详细分期,其分期方法多沿引美国癌症联合会制定的分期法。

临床分期为第 Ⅰ 期,肿瘤局限于十二指肠壁;第 Ⅱ 期,肿瘤已穿透十二指肠壁;第 Ⅲ 期,肿瘤有区域淋巴结转移;第 Ⅳ 期,肿瘤有远处转移。

TNM 分期如下。

T:原发肿瘤。

T_0:没有原发肿瘤证据。

T_{is}:原位癌。

T_1:肿瘤侵犯固有层或黏膜下层。

T_2:肿瘤侵犯肌层。

T_3:肿瘤穿破肌层浸润浆膜或穿过无腹膜覆盖的肌层处(如系膜或后腹膜处)并向外浸润≤2 cm。

T_4:肿瘤侵犯毗邻器官和结构,包括胰腺。

N:局部淋巴结。

N_0:无局部淋巴结转移。

N_1:局部淋巴结有转移。

M:远处转移。

M_0:无远处转移。

M_1:有远处转移。

(三)临床表现

早期症状一般不明显,或仅有上腹不适、疼痛、无力、贫血等。其症状、体征与病程的早晚及肿瘤部位有关。根据文献统计现将常见症状、体征分别如下。

1.疼痛

多类似溃疡病,表现为上腹不适或钝痛,进食后疼痛并不缓解,有时疼痛可向背部放射。

2.厌食、恶心、呕吐

此类消化道非特异性症状在十二指肠腺癌的发生率为 $30\%\sim40\%$,如呕吐频繁,呕吐内容物多,大多是由于肿瘤逐渐增大堵塞肠腔,引起十二指肠部分或完全梗阻所致。呕吐内容物是否含有胆汁可判别梗阻部位。

3.贫血、出血

贫血、出血为最常见症状,其出血主要表现为慢性失血,如大便潜血、黑便;大量失血则可呕血。

4.黄疸

黄疸系肿瘤阻塞壶腹所致,该种肿瘤引起黄疸常因肿瘤的坏死、脱落而使黄疸波动,大便潜血阳性后黄疸症状也随之减轻;另外,黄疸常伴有腹痛。以上两点有别于胰头癌常见的进行性加重的无痛性黄疸。

5.体重减轻

该种症状亦较常见,但进行性体重下降常预示治疗效果不佳。

6.腹部包块

肿瘤增长较大或侵犯周围组织时,部分病例可扪及右上腹包块。

(四)诊断、鉴别诊断

由于本病早期无特殊症状、体征,故诊断主要依赖于临床辅助检查,其中十二指肠低张造影和纤维十二指肠镜是术前确诊十二指肠肿瘤的主要手段。

十二指肠低张造影是首选的检查方法,如行气钡双重造影可提高诊断率。因癌肿形态不同,其 X 线影像有不同特征,一般可见部分黏膜变粗糙、紊乱或皱襞消失,肠壁僵硬;亦可见息肉样充盈缺损、龛影、十二指肠腔狭窄。壶腹部腺癌与溃疡引起的壶腹部变形相似,易误诊。十二指肠纤维内镜检查因难窥视第3、第4段,故可能遗漏诊断。临床可采用超长内镜或钡餐弥补其不足。镜下见病变部位黏膜破溃,表面附有坏死组织。如见腺瘤顶部黏膜粗糙、糜烂,应考虑癌变,对可疑部位需取多块组织行病理检查,以免漏诊。

B超、超声内镜和CT检查可见局部肠壁增厚,并可了解肿瘤浸润范围、深度、周围区域淋巴结有无转移,以及肝脏等腹内脏器情况。

对上述检查仍未能确诊者,行选择性腹腔动脉和肠系膜上动脉造影,有助于诊断。

由于发生在壶腹部癌可原发于十二指肠壁黏膜、胰管或胆管,而来源部位不同其预后可能不同,因此对肿瘤产生的黏蛋白进行分析来提示肿瘤组织来源,唾液黏蛋白来自真正的壶腹的肿瘤,是胆管上皮和十二指肠黏膜的特征,中性黏蛋白是 Bruner 腺特征性分泌蛋白;硫酸黏蛋白则主要由胰管产生。

需与十二指肠腺癌相鉴别的疾病繁多,但根据主要临床征象不同,考虑不同疾病的鉴别:①表现为梗阻性黄疸者,需与其鉴别的常见疾病有胰头癌、胆管癌、胆管结石、十二指肠降部憩室等。②表现为呕吐或梗阻者,则需与十二指肠结核、溃疡病幽门梗阻、环状胰腺、肠系膜上动脉综合征相鉴别。③消化道出血者,需与胃、肝胆系、结肠、胰腺、右肾和腹膜后等肿瘤相鉴别。④上腹隐痛者,需与溃疡病、胆石症等相鉴别。

(五)治疗

十二指肠腺癌原则上应行根治切除术,其术式可根据癌肿的部位和病期选用十二指肠节段切除或胰头十二指肠切除等术式。对于不能切除的肿瘤可采用姑息性胆肠引流或胃肠引流等术式。由于胰头十二指肠切除符合肿瘤手术治疗、整块切除和达到淋巴清除的原则,同时有良好的治疗效果,目前已被公认为是治疗十二指肠癌的标准术式。现对几种常用术式及注意事项介绍如下。

1.胰头十二指肠切除术

十二指肠腺癌手术时,淋巴结转移率为 $50\%\sim65\%$,尽管很多医者认为淋巴结阳性并不影响术后生存率,但胰头十二指肠切除因其能广泛清除区域淋巴结而倍受推崇。随着手术技巧的提高和围术期管理的加强,胰头十二指肠切除术后死亡率降至 10% 以下。胰头十二指肠切除术包括保留幽门和不保留幽门两种基本术式,应根据肿瘤所在部位和生长情况加以选择。但应注意的是:十二指肠腺癌行胰头十二指肠切除术后较之胰腺或胆管病变行胰头十二指肠切除有更高的并发症发生率(如胰漏)等,其机制可能与软胰结构即胰腺质地正常、胰管通畅有关。一般认为,原发十二指肠癌行胰头十二指肠切除术应注意下列各点。①采用套入式(Child)法的胰空肠端端吻合为好。特别是胰管不扩张者更为适宜。②十二指肠肿瘤侵及胰腺钩突部机会较少。因此,处理钩突部时在不影响根治的原则下,可残留薄片胰腺组织贴附于门静脉,较有利于手术操作;另外,分离其与门静脉和肠系膜上静脉间细小血管支时,不可过度牵拉,避免撕破血管或将肠系膜上动脉拉入术野将其损伤。门静脉保留侧的血管支需结扎牢固,采用缝合结扎更加妥善。③不伴梗阻性黄疸者,胆胰管常不扩张。因此,经胆管放置细 T 形管引流,其横臂一端可经胆肠吻合口放入旷置的空肠襻内,另一端放在近侧胆管,有助于减少胆肠、胰肠吻合口瘘的发生。④伴有营养不良、贫血、低蛋白血症者,除考虑短期 TPN 治疗外,术中宜于空肠内放置饲食管(经鼻或行空肠造瘘置管)备术后行肠内营养,灌注营养液或(和)回收的消化液(如胆、胰液等),颇有助于术后患者的恢复。⑤对高龄或伴呼吸系统疾病者,应行胃造瘘术。⑥术后应加强防治呼吸系统并发症,尤其是肺炎、肺不张等,采用有效的抗生素,鼓励咳嗽和床上活动等措施。

2.节段性十二指肠管切除术

本术式选择适当,能达到根治性切除的目的,其 5 年生存率不低于胰头十二指肠切除术的效果,且创面小,并发症少,手术死亡率低。该术式主要适用于水平部、升部早期癌,术前及术中仔细探查,必须确定肠壁浆膜无浸润,未累及胰腺,区域淋巴结无转移。充分游离十二指肠外侧缘,切断十二指肠悬韧带,游离十二指肠水平部和升部,切除包括肿瘤在内的十二指肠段及淋巴引流区域组织,在肠系膜上血管后方将空肠远侧端拉至右侧,与十二指肠降部行端端吻合。若切除较广泛,不可能将十二指肠行端端吻合时,也可行 Roux-en-Y 吻合术,即空肠、十二指肠和空肠、空肠吻合术。

3.乳头部肿瘤局部切除术

对肿瘤位于乳头部的高龄患者或全身情况欠佳不宜行胰头十二指肠切除术者,可行乳头部肿瘤局部切除术。手术要点:①纵行切开胆总管下段,探查并明确乳头及肿瘤的部位。通过胆总管切口送入乳头部的探条顶向十二指肠前壁做标志,在其上方 1 cm 处切开做一长 5 cm 的纵向切口,也可做横行切口,在肠腔内进一步辨认乳头和肿瘤的关系。②在十二指肠后壁乳头肿瘤上方,可见到胆总管的位置,在牵引线支持下,距肿瘤约 1 cm 处切开十二指肠后壁和胆总管前壁,并用细纯丝线将两者的近侧切端缝合,其远侧切端亦予以缝合牵引乳头部肿瘤。用相同的方法,距肿瘤 1 cm 的周边行边切开边缝合十二指肠后壁和胆总管,直至将肿瘤完整切除。在 12 点至 3 点方向可见胰管开口,分别将其与胆总管和十二指肠后壁缝合,在切除肿瘤的过程中,小出血点可缝扎或用电凝止血。切除肿瘤后,创面需彻底止血。③经胰管十二指肠吻合口置一口径适宜、长为 4~5 cm 的细硅胶管,纳入胰管内支撑吻合口,并用可吸收缝线将其与胰管缝合一针固定。经胆总管切口置 T 形管,其横壁一端置入近侧肝管,另一端伸向并通过胆总管十二指肠吻合口,入十二指肠腔内,起支撑作用。横行缝合十二指肠前壁切口和胆总管切口,T 形管从后者引出。④切除胆囊,放置腹腔引流管关腹。⑤乳头部肿瘤局部切除,不仅要求完整切除肿瘤,而且边缘不残留肿瘤组织,应行冰冻切片检查协助诊断。⑥在完成胆总管、胰管与十二指肠后壁吻合之后,如果已放置 T 形管,可不必再行胆总管十二指肠侧侧吻合术。但应保留 T 形管 6 个月以上。⑦术后应加强预防胰瘘、胆瘘、胰腺炎和出血等并发症。使用生长抑素、H_2 受体阻滞剂等。编者曾有一例十二指肠乳头部腺癌经局部切除后 3 年复发,再次手术局部切除后共生存近 5 年。

4.胃大部分切除术

对十二指肠球部的早期癌,病灶靠近幽门可采用本术式。注意切缘必须距肿瘤 2 cm 以上,不要误伤周围重要结构。

放疗、化疗对十二指肠腺癌无显著疗效,个别报道化疗能延长存活时间,可在术中或术后配合使用。

(六)预后

十二指肠腺癌总的预后较胰头癌与胆总管下段癌等好。其手术切除率 70% 以上,根治性切除后 5 年生存率为 25%~60%。但不能切除的十二指肠癌预后差,生存时间一般为 4~6 个月,几乎无长期生存病例。而十二指肠癌根据发生的部位不同其预后亦有差异,一般认为发生于十二指肠第 3、第 4 段的腺癌预后比发生于第 1、第 2 段者预后好。其原因认为有如下 3 点:①生物学特征不同,第 3、第 4 段肿瘤生物学特征表现为中肠特性,而第 1、第 2 段表现为前肠特性。②第 3、第 4 段肿瘤临床发现常相对较早,即使肿瘤虽已突破固有肌层,但常不侵犯周围器官而仅侵及周围脂肪组织。③第 3、第 4 段腺癌由于可行肠段切除而手术死亡率低。有很多资料显示,十二指肠腺癌预后与淋巴结阳性与否、肿瘤浸润的深度、组织学分化程度及性别等无关。但有胰腺等侵犯,被认为是导致局部复发和致死的原因。

二、十二指肠类癌

类癌是消化道低发性肿瘤,仅占消化道肿瘤的 0.4%~1.8%,而十二指肠类癌发病率更低,仅占全胃肠类癌的 1.3%,占小肠类癌的 5%。十二指肠第 2 段多见,第 1 段次之。

(一)病理

十二指肠类癌是起源于肠道 Kultschitzsky 细胞(肠嗜铬细胞),能产生多种胺类激素肽,是胺前体摄取和脱羧肿瘤（APUD 肿瘤），属神经内分泌肿瘤范畴。肿瘤一般较小，单发或多发。随肿瘤增长可出现恶性肿瘤浸润生长的特征，诸如浸润和破坏黏膜、肌层，继而侵及浆膜和周围脂肪结缔组织、淋巴管和血管。十二指肠类癌一般属于低度恶性肿瘤，生长缓慢。本病转移较少，最常见的转移部位是肝脏，其次是肺。判断类癌的良、恶性不全取决于细胞形态，主要取决于有无转移。一般认为肿瘤的转移与其大小有关，肿瘤小于 1 cm 者转移率为 2%，1～2 cm 者转移率为 50%，超过 2 cm 者则 80%～90% 有转移。

十二指肠类癌多发生于降部黏膜下，质硬、表面平滑，易发生黏膜浅表溃疡。肿瘤切面呈灰白色，置于甲醛溶液固定后转为鲜黄色。如肿瘤呈环形浸润可引起十二指肠肠腔狭窄；位于十二指肠乳头附近者可压迫胆管出现黄疸；若向浆膜外生长，则可浸润周围脏器。

(二)临床表现

十二指肠类癌一方面有十二指肠肿瘤的共同表现，如黑便、贫血、消瘦、黄疸或十二指肠梗阻症状；另一方面由于类癌细胞分泌多种具有生物活性的物质，如 5-HT、血管舒张素、组胺、前列腺素、生长抑素、胰高糖素、胃泌素等，当这些生物活性物质进入血循环时，尤其是类癌肝转移时这些生物活性物质直接进入体循环，可出现类癌综合征，表现为发作性面、颈、上肢和躯干上部皮肤潮红和腹泻等。腹泻严重时有脱水、营养不良、哮喘，甚至出现水肿、右心衰竭等。

(三)诊断

胃肠钡剂造影和纤维十二指肠镜检查有助于诊断，但 X 线和镜检所见有时难以与腺癌鉴别，需行活体组织病理检查。

测定 24 h 尿 5-羟基吲哚乙酸（5-hyaroxyindo-leaceticacid，5-HIAA）5-HIAA 排出量是目前诊断类癌和判定术后复发的重要依据之一。类癌患者排出量超过正常 1～2 倍，类癌综合征患者排出量更高。

B 超和 CT 检查主要用于诊断有无肝脏或腹腔淋巴转移灶。

(四)治疗

以手术治疗为主。局部切除适用于<1 cm、远离十二指肠乳头的肿瘤，如肿瘤较大呈浸润性发生，或位于十二指肠乳头周围，应行胰头十二指肠切除术。

对类癌肝转移，可在切除原发灶同时切除转移灶。肝内广泛转移者可行肝动脉结扎或栓塞治疗。

类癌综合征病例可用二甲麦角新碱和磷酸可待因控制症状，前者易引起腹膜后纤维化。腹泻难以控制可用对氯苯丙氨酸，但可能引起肌肉痛和情绪低落。

广泛转移病例用多柔比星、5-FU、长春碱、甲氨蝶呤、环磷酰胺等有一定疗效。最近研究表明链脲霉素疗效最好，单独用赛庚啶亦有疗效。放疗可缓解骨转移所引起的疼痛，但不能使肿瘤消退。

三、十二指肠恶性淋巴瘤

原发性十二指肠恶性淋巴瘤，是指原发于十二指肠肠壁淋巴组织的恶性肿瘤，这有别于全身恶性淋巴瘤侵及肠道的继发性病变。Dawson 提出原发性小肠恶性淋巴瘤的 5 项诊断标准：①未发现体表淋巴结肿大。②白细胞计数及分类正常。③胸部 X 线片示无纵隔淋巴结肿大。④手术时未发现受累小肠及肠系膜区域淋巴结以外的病灶。⑤肝、脾无侵犯。

原发性小肠恶性淋巴瘤发病率的地区差异很大，中东国家的发生率甚高，但美国仅占小肠恶性肿瘤的1%,而我国的小肠恶性淋巴瘤占小肠恶性肿瘤的20%～30%。据国内1 389例小肠恶性淋巴瘤统计,发生于十二指肠者有218例,占15.7%,国外908例中有102例,占11.2%。虽然恶性淋巴瘤占全部小肠恶性肿瘤的一半以上,但其主要发生于回肠,约占47%;其次为空肠;十二指肠少见。

(一)病理

原发性十二指肠恶性淋巴瘤起源于十二指肠黏膜下淋巴组织,可向黏膜层和肌层侵犯,表现为息肉状或为黏膜下肿块或小肠管纵轴在黏膜下弥漫性浸润,常伴有溃疡。肿瘤常为单发,少有多发。按组织学形态可分为淋巴细胞型、淋巴母细胞型、网织细胞型、巨滤泡型,以及Hodgkin病。按大体病理形态可分为:①肿块型或息肉型;②溃疡型;③浸润型;④结节型。按组织学类型可分为霍奇金病与非霍奇金淋巴瘤两类,以后者最多见。转移途径可经淋巴道、血运及直接蔓延,淋巴结转移较腺癌为早。

(二)临床表现

原发性十二指肠恶性淋巴瘤好发于40岁左右,比其他恶性肿瘤发病年龄较轻,男、女性发病率比例为1:1～3:1。该病在临床上表现无特异性,可因肿瘤的类型和部位而异。临床病理分期标准:Ⅰ期,病灶局限,未侵犯淋巴结;Ⅱ期,病灶局限,已侵犯淋巴结;Ⅲ期,邻近器官组织受累;Ⅳ期,有远处转移。

1.腹痛

腹痛大多由于肠梗阻;肿瘤的膨胀、牵拉;肠管蠕动失调;肿瘤本身的坏死而继发感染,溃疡、穿孔等因素所致。腹痛为该病的最常见症状,据国内资料统计,发生率约为65%以上。出现较早,轻重不一,隐匿无规律,呈慢性过程。初起为隐痛或钝痛,随病情的发展逐渐加重,转为阵发性挛缩性绞痛,晚期疼痛呈持续性,药物不能缓解。腹痛多数位于中腹部、脐周及下腹部,有时可出现在左上腹或剑突下。一旦肿瘤穿孔而引起急性腹膜炎时,可出现全腹剧痛。

2.肠梗阻

肿瘤阻塞肠腔或肠壁浸润狭窄均可引起肠梗阻。临床常见的症状,出现较早。多为慢性、部分性梗阻,反复发作的恶心、呕吐,进餐后加重。乳头部以上梗阻者,呕吐物中不含胆汁;乳头部以下梗阻者,呕吐物中含大量胆汁。腹胀不明显。

3.腹部肿块

因有60%～70%的肿瘤直径超过5 cm,大者直径为10 cm以上,故临床上据国内资料统计约有25.5%的患者可扪及腹部包块,有的以该病为主诉。

4.黄疸

因恶性肿瘤侵犯或阻塞胆总管开口部或因转移淋巴结压迫胆总管而引起梗阻性黄疸。黄疸发生率远远低于腺癌,约为2%。

5.肠穿孔与腹膜炎

因肿瘤侵犯肠壁发生溃疡,坏死、感染而致穿孔,急性穿孔引起弥漫性腹膜炎,慢性穿孔可以引起炎性包块、脓肿、肠瘘。在十二指肠恶性淋巴瘤中的发生率为15%～20%。北京协和医院统计发生率为19.4%,比其他恶性肿瘤发生率高。

6.其他

十二指肠恶性淋巴瘤尚可出现上消化道出血、消瘦、贫血、腹泻、乏力、食欲下降、发热等一些非特异性临床表现。

（三）诊断与鉴别诊断

该病的早期诊断十分困难，往往被误诊为胃十二指肠炎、消化性溃疡、慢性胰腺炎、胆管疾病等。经常延误诊断超过数月之久。误诊率可高达70％～90％。具体原因分析：①缺乏特异性临床表现。②医师对该病的认识不足，甚至缺乏这方面的知识，故警惕性不高。③该病往往以急症就诊，常被急腹症的临床表现所掩盖。④该病的诊断方法，尤其是在基层医院常常没有有效的诊断手段。出现未能查明原因的发热、恶心、呕吐、食欲下降、消瘦、贫血、肠道出血、上腹部疼痛、慢性肠梗阻等临床表现时，应警惕有该病的可能性。可通过各项检查以诊断与鉴别诊断。

1.实验室检查

缺乏特异性，可能出现红细胞数与血红蛋白量下降，呕吐物与大便潜血试验阳性。

2.X线检查

X线平片可能显示十二指肠梗阻的X线表现，或软组织块影。胃肠道钡餐双重对比造影对十二指肠肿瘤的诊断准确率达42％～75％，主要表现为十二指肠黏膜皱襞变形、破坏、消失、肠壁僵硬，充盈缺损、龛影或环状狭窄。十二指肠恶性淋巴瘤X线表现更具有一定特征。因该病破坏肌层中肠肌神经丛，故肠管可能出现局限性囊样扩张，呈动脉瘤样改变，肠壁增厚，肠管变小，呈多发性结节状狭窄。十二指肠低张造影，更有利于观察黏膜皱襞的细微改变，使其诊断准确率提高到93％左右。

3.内腔镜检查

十二指肠镜对该病可以直接进行观察病灶的大小、部位、范围、形态等，同时可进行摄像、照相、刷检脱落细胞和活检以获病理确诊。

4.其他

超声、CT和DSA等对该病的诊断有一定作用，但价值不大。

（四）治疗

该病应以手术治疗为主，手术有诊断与治疗的双重作用。国内报道原发性十二指肠恶性肿瘤的手术率约为60％。手术方案根据该肿瘤所在部位、病变的范围而决定。可以考虑局部切除，但应行胰十二指肠根治性切除为妥。

该病对化疗药物有不同程度的敏感性。故术前和术后可以配合进行。疗效优于单纯手术治疗。一般放疗的剂量为40 Gy左右。化疗一般采用CTX、VCR、ADM、MTX、PCB及泼尼松等药组成的各种联合化疗方案。

四、十二指肠平滑肌肉瘤

十二指肠平滑肌肉瘤是起源于十二指肠黏膜肌层或固有肌层或肠壁血管壁的肌层肿瘤，根据其组织学特征，分为平滑肌瘤、平滑肌肉瘤和上皮样平滑肌瘤（或称平滑肌母细胞肌瘤），后者罕见。平滑肌瘤和平滑肌肉瘤分别居十二指肠良、恶性肿瘤发病率的第2位，但也有统计认为淋巴瘤发生率稍高于平滑肌肉瘤者。由于临床上平滑肌瘤和平滑肌肉瘤表现无明显差异，大体观难以区别其性质，因而列入一并讨论。

（一）病理

十二指肠平滑肌肉瘤根据其生长方式可分为腔外型、腔内型、腔内外型和壁间型等4型。平滑肌肉瘤主要见于腔外型、腔内外型。平滑肌肉瘤的特点是肿瘤较大，瘤内易发生出血、坏死、囊变，形成多个内含黄色液体的囊腔。若囊内继发感染，破溃后与肠腔相通形成假性憩室，若向腹腔破溃、穿孔则形成局限性脓肿。区分良恶性肿瘤缺乏统一标准。一般认为肿瘤直径大于10 cm或已有转移者,可诊断为肉瘤;肿瘤直径大于8 cm、质脆、血供丰富者,肉瘤可能性大。

术中快速切片病理检查有时难以正确判定其良、恶性,应以石蜡切片观察核分裂象的数目作为诊断的主要依据,判定标准有如下5种:①每个高倍镜视野下核分裂象多于2个则为恶性。②每10个高倍镜视野下核分裂象超过5个为肉瘤。③每25个高倍镜视野下核分裂象为1～5个为低度恶性,多于5个为肉瘤。④镜下有不典型核分裂象,核的多形性和染色深是肉瘤的基本特征。⑤每25个高倍镜视野下核分裂象数≥4个,圆形核超过20%为肉瘤。平滑肌瘤能否恶变尚不清楚。上皮样平滑肌瘤的大多数瘤细胞呈圆形或多边形,胞质内有空泡或核周有透明区,以此可与平滑肌瘤和平滑肌肉瘤鉴别。以往认为上皮样平滑肌瘤属良性肿瘤,有恶性趋向,现认为此型肿瘤存在良性和恶性两种,恶性多向肝转移或腹膜种植。平滑肌肉瘤多向肝转移或腹腔瘤床种植,少有淋巴转移。

(二)临床表现

十二指肠平滑肌肿瘤所产生的症状、体征与其他十二指肠良、恶性肿瘤相似,但以出血、腹部肿块较为突出。有统计肉瘤的出血发生率约为80%,肌瘤约为50%,可为少量、持续或间歇大出血,出血与否、出血程度与肿瘤大小无直接关系。肿块多在右上腹,表面较光滑,硬或囊性感,活动度差,个别肿块可在右下腹触及。

(三)诊断

十二指肠平滑肌肿瘤首选的检查方法:①胃肠道钡剂造影,其X线特征视肿瘤生长方式和大小而异。腔内型肿瘤可表现为表面光滑、边界清楚的充盈缺损,如形成溃疡则于充盈缺损部有龛影;腔外型肿瘤见十二指肠受压,黏膜皱襞紊乱;如肿瘤破溃与肠腔相通时,有巨大憩室征。②十二指肠内镜检查可见肠壁外压性改变或黏膜下隆起病变,黏膜糜烂。十二指肠降部以下病变易被漏诊,活检亦因取材受限,难以明确诊断。③CT检查在十二指肠部位有边界限清楚的实质性肿块影,若肿瘤内有对比造影剂和气体,更有助于诊断。增强扫描为中等血供或血供较丰富的肿瘤,应与胰头部肿瘤鉴别。

(四)治疗

该病一旦确诊,即使肿瘤局部复发,或转移病灶,均应积极手术探查,不应轻易放弃手术机会。力争根治性切除,对于晚期的或复发的病例,只要全身情况和局部解剖条件许可即积极做姑息性切除或其他手术,这样可以延长生存期,有时甚至可以达到意想不到的效果。其手术方案应根据肿瘤大小、生长部位和生长方式决定。局部切除仅适用于十二指肠外侧壁腔外型肌瘤。由于肉瘤术后复发主要是瘤床和腹腔内肿瘤种植,因此,术中避免瘤体包膜破裂是预防复发的关键之一。术毕于瘤床部位可用蒸馏水浸泡和冲洗。胰头十二指肠切除术适用于较大或位于十二指肠乳头周围的肿瘤。

平滑肌肉瘤肝转移病灶的边界较清楚可沿肿块边缘切除。若有多个转移灶局限于一叶,宜于肝叶切除。对不能切除的肝转移灶,可行肝动脉插管和门静脉插管化疗。有1例46岁的男性患者,因十二指肠平滑肌肉瘤(直径约为4 cm)同时右肝后叶有一直径为5 cm的转移灶,而行肉瘤所在十二指肠段的切除及不规则的右肝后叶切除,术后3年因肿瘤复发,再次行肝肿瘤切除,痊愈出院。

五、十二指肠脂肪瘤和脂肪内瘤

临床上十二指肠脂肪瘤与脂肪肉瘤表现无明显差异,大体观乃至镜下均难以区别其性质,因而列入一并讨论。脂肪肉瘤(瘤)来自原始间叶组织,多发生于腹膜后。小肠脂肪瘤占整过消化道脂肪瘤的 50% 以上,占小肠良性肿瘤的 20%,发病率次于平滑肌瘤,60% 发生于回肠,十二指肠与空肠各占 20% 左右,多见于老年人,男性略多于女性。

脂肪瘤外观呈黄色,质软,有一层极薄的外膜,有油脂样光泽,瘤组织分叶规则,并有纤维组织间隔存在。其镜下结构与正常脂肪组织基本一样,有包膜。脂肪肉瘤极少数由脂肪瘤恶变而来,而且一开始即具有恶性特征。肉眼观大体标本差异较大,有的似一般脂肪瘤,有的呈鱼肉样外观或黏液样外观。镜下组织学分类有分化良好型、黏液样型、圆形细胞型、多形性脂肪瘤这 4 种类型。

十二指肠脂肪肉瘤早期无特异性临床表现,根据肿瘤的大小、部位、范围而异,有肠梗阻、腹痛、黄疸、呕吐、食欲下降,乏力、消瘦等不同表现,少有肠套叠与出血的发生。绝大多数患者是通过消化道钡餐检查或十二指肠镜发现肿瘤的。有学者曾遇到 1 例十二指肠脂肪瘤曾在当地施行局部切除,8 个月后又因肿瘤复发而致十二指肠梗阻并出现黄疸,故行胰十二指肠切除,病理诊断为十二指肠脂肪肉瘤。术后恢复良好。现已生存 4 年多,尚未见复发与转移。

(王 波)

第十五节 急性胰腺炎

急性胰腺炎(acute pancreatitis,AP)是指胰腺及其周围组织被胰腺分泌的消化酶自身消化而引起的急性化学性炎症,临床表现以急性腹痛、发热,伴有恶心、呕吐,以及血、尿淀粉酶升高为特征。大多数患者病程呈自限性,有 20%～30% 的病例临床经过凶险,总体病死率有 5%～10%。AP 按病情程度可分为轻症急性胰腺炎(mild acute pancreatitis,MAP)和重症急性胰腺炎(severe acute pancreatitis,SAP)。MAP 无器官功能障碍和局部并发症,保守治疗效果好。SAP 病情发展迅猛,并发症多,病死率高,短期内可引起多器官系统功能障碍,乃至衰竭而危及生命。

一、病因

(一)胆道疾病

胆道疾病在我国仍是主要的发病因素,胆石症、胆道感染、胆道蛔虫等均可引起 AP。胆道结石常是 AP 首发及反复发作的主要原因,发病机制主要为共同通道学说(图 3-16),也与梗阻或 Oddi 括约肌功能不全有关,导致胆汁或十二指肠液反流入胰管,激活消化酶,损伤胰管黏膜,进而导致胰腺组织自身消化而引起胰腺炎。

(二)高脂血症

随着我国居民饮食结构发生改变,动物性食物比例上升,使高脂血症引起的 AP 数量上升,国内有些报道认为高脂血症已成为 AP 的第二位病因。目前,高脂血症引起 AP 的原因尚不明确,可能由于其导致动脉粥样硬化,使内皮细胞损伤,合成或分泌前列腺素(PGI_2)减少,可激活血小板,释放血栓素(TXA_2),使 PGI_2-TXA_2 平衡失调,胰腺发生缺血性损伤。另外,高脂血症时血液黏稠度增加,有利于血栓形成;过高的乳糜微粒栓塞胰腺微血管或在胰腺中发生黄色瘤;胰腺毛细血管内高浓度的甘油三酯被脂肪酶水解,生成大量具有毒性的游离脂肪酸,引起毛细血管脂肪栓塞和内膜损伤,引起胰腺炎发作。随着人们生活水平的提高,高脂血症引起的 AP 患病率正逐渐增高,故在 AP 防治中应重视控制血脂水平。

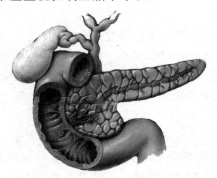

图 3-16　胆道结石阻塞胆胰共同通道

(三)大量饮酒

酗酒是西方国家急、慢性胰腺炎的首要病因,在我国占次要地位。一般认为酒精通过下列机制与酒精性胰腺炎有关:①刺激胰腺分泌,增加胰腺对胆囊收缩素的敏感性,使胰液中胰酶和蛋白质含量增加,小胰管内蛋白栓形成,引起胰管阻塞,胰液排出受阻;②使胰腺腺泡细胞膜的流动性和完整性发生改变,线粒体肿胀,细胞代谢障碍,细胞变性坏死;③引起胆胰壶腹括约肌痉挛,导致胰管内压力升高;④引起高甘油三酯血证直接毒害胰腺组织;⑤刺激胃窦部 G 细胞分泌胃泌素,激发胰腺分泌;⑥从胃吸收,刺激胃壁细胞分泌盐酸,继而引起十二指肠内胰泌素和促胰酶素分泌,最终导致胰腺分泌亢进。

(四)暴饮暴食

暴饮暴食使短时间内大量食糜进入十二指肠,引起乳头水肿和 Oddi 括约肌痉挛,同时刺激大量胰液和胆汁分泌,进而由于胰液和胆汁排泄不畅而引发 AP。养成良好的进食习惯非常重要,尤其对患有胆源道疾病的患者进行饮食指导对预防 AP 有重要作用。

(五)其他病因

包括药物、妊娠、手术和创伤、胰腺肿瘤、特发性胰腺炎等。

1.药物

迄今为止已经发现超过 260 种药物与胰腺炎发病有关,如氢氯噻嗪、糖皮质激素、磺胺类、华法林、拉米夫定、他汀类药物等均能导致胰腺炎发生,其发病机制至今仍未完全阐明,其发病率呈逐年上升趋势。

2.手术和创伤

胃、胆道手术或 ERCP 容易引发术后胰腺炎。

3.感染

感染是 AP 的少见病因。现已发现细菌感染(伤寒杆菌、大肠埃希菌、溶血性链球菌)、病毒感染(柯萨奇病毒、HIV、泛嗜性病毒、乙肝病毒)和寄生虫感染(蛔虫、华支睾吸虫等)均能引起胰腺炎。

4.肿瘤

胰腺或十二指肠附近的良恶性肿瘤压迫导致胰管梗阻、胰腺缺血或直接浸润胰腺激活胰酶均可诱发 AP。

5.特发性胰腺炎

部分胰腺炎未能发现明确病因,临床上称为特发性胰腺炎。

二、病理生理

正常情况下,胰液中的胰蛋白酶原在十二指肠内被胆汁和肠液中的肠激酶激活后,方具有消化蛋白质的作用。如果胆汁和十二指肠液逆流入胰管,胰管内压增高,使腺泡破裂,胰液外溢,大量胰酶被激活。胰蛋白酶又能激活其他酶,如弹性蛋白酶及磷脂酶 A。弹性蛋白酶能溶解弹性组织,破坏血管壁及胰腺导管,使胰腺充血、出血和坏死。磷脂酶 A 被激活后,作用于细胞膜和线粒体膜的甘油磷脂,使其分解为溶血卵磷脂,后者可溶解破坏胰腺细胞膜和线粒体膜的脂蛋白结构,致细胞坏死,引起胰腺和胰周组织的广泛坏死。饮酒能刺激胃酸分泌,使十二指肠呈酸性环境,刺激促胰液素分泌增多,使胰液分泌增加。酒精还可增加 Oddi 括约肌阻力,或者使胰管被蛋白阻塞,导致胰管内压和通透性增高,胰酶外渗引起胰腺损伤。乙醇还可使自由脂肪酸增高,其毒性作用可引起胰腺腺泡细胞和末梢胰管上皮细胞损害。氧自由基损伤也是乙醇诱发胰腺损伤的机制之一。此外,细胞内胰蛋白酶造成细胞的自身消化也与胰腺炎发生有关,人胰腺炎标本的电镜观察发现细胞内酶原颗粒增大和较大的自身吞噬体形成。另外,脂肪酶使脂肪分解,与钙离子结合形成皂化斑,可使血钙降低。大量胰酶被吸收入血,使血淀粉酶和脂肪酶升高,并可导致肝、肾、心、脑等器官损害,引起多器官功能障碍综合征(MODS)。

三、临床表现

AP 发病多较急,主要表现有腹痛、腹胀、腹膜炎体征及休克等,因病变程度不同而使临床表现复杂。

(一)腹痛

不同程度的腹痛常在饱餐或饮酒后 $1\sim2\,h$ 突然起病,呈持续性,程度多较重,也可因结石梗阻或 Oddi 括约肌痉挛而有阵发性加剧。腹痛位于上腹正中或偏左,有时呈带状,并放射到腰背部、左肩,患者常喜弯腰前倾,一般镇痛剂不能使疼痛缓解。腹痛原因包括胰腺肿胀,包膜张力增高,胰胆管梗阻和痉挛,腹腔化学性物质刺激和腹腔神经丛受压。

(二)恶心、呕吐

90%以上患者在起病时有频繁恶心、呕吐,呕吐后腹痛并不减轻,病程初期呕吐为反射性,呕吐物为食物和胆汁,至晚期因胰腺炎症渗出致麻痹性肠梗阻,呕吐物可有粪臭味。

(三)发热

根据胰腺炎的发病原因和是否继发感染,患者可出现不同程度的发热。若为胆源性胰腺炎,胆道感染可有寒战、高热。MAP 多为中等程度发热,体温一般不超过 38.5 ℃,SAP 体温常超过39 ℃。早期的发热是由于组织损伤及代谢产物引起,后期发热常提示胰周感染、脓肿形成或其他部位的感染,如肺部感染的存在。若继发感染发生的较晚,病程中可有一个体温下降的间歇期。

(四)黄疸

胆源性胰腺炎会引起胆道感染、梗阻,胰头水肿造成胆总管下端梗阻,或 Oddi 括约肌痉挛水肿,都可引起梗阻性黄疸。病程长、感染严重者,可因肝功能损害而发生黄疸。

(五)休克

休克为 SAP 的全身表现,患者烦躁、出冷汗、口渴、脉细速、四肢厥冷、呼吸浅快、血压下降、尿少,进一步发生呼吸困难、发绀、昏迷、血压测不到、无尿等,主要原因是胰酶外渗、组织蛋白分解、多肽类物质释放使毛细血管通透性增加,腹膜及胰周组织受到刺激,大量组织液渗出至腹膜后和腹腔内,导致血容量大量减少。

(六)体征

1.腹膜刺激征

MAP 时腹部压痛轻,局限于上腹或左上腹,腹肌紧张不明显。SAP 有明显的腹部压痛,范围广泛可遍及全腹,腹肌紧张明显。

2.腹胀、肠鸣音消失

腹膜后渗液、内脏神经刺激、腹腔内渗液导致肠麻痹,引起腹胀,随之肠鸣音消失。

3.腹水

MAP 一般无腹水或仅有少量淡黄色腹水。SAP 腹水多见,可从淡黄色、粉红色至暗红色,颜色深浅常可反映胰腺炎症的程度,腹水内胰淀粉酶通常很高。诊断性腹腔穿刺抽出血性腹水对 SAP 有诊断价值。

4.皮下出血征象

较少见,仅发生于严重的 SAP,在起病数天内出现,常伴有血性腹水。其发生机制为含有胰酶的血性渗液沿组织间隙到达皮下,溶解皮下脂肪,发生组织坏死、毛细血管破裂出血,表现为局部皮肤青紫色瘀斑。发生在腰部两侧的皮肤瘀斑称为格雷·特纳征,发生在脐周者称为卡伦征。

5.腹部包块

在部分患者由于胰腺水肿增大,小网膜囊积液,胰腺周围脓肿或假性胰腺囊肿形成,在上腹部可扪及边界不清有压痛的肿块。

四、辅助检查

(一)血清酶学检查

强调血清淀粉酶测定的临床意义,尿淀粉酶变化仅作参考。血清淀粉酶活性高低与病情不呈相关性。AP 血淀粉酶升高始于发病后 1~3 h,24 h 达到高峰,每毫升检测>50 000 U 有诊断意义,72 h 后降至正常;尿淀粉酶升高始于发病后 24 h,可持续 1~2 周,每毫升超过 25 000 U 有诊断意义。血清淀粉酶持续增高要注意病情反复、并发假性囊肿或脓肿、存在结石或肿瘤、肾功能不全、巨淀粉酶血症等。要注意鉴别其他急腹症引起的血清淀粉酶增高。血清脂肪酶活性测定具有重要临床意义,尤其当血清淀粉酶活性已经下降至正常,或其他原因引起血清淀粉酶活性增高时,血清脂肪酶活性测定有互补作用。血清脂肪酶活性与疾病严重度亦不呈正相关。

(二)血清标志物

推荐使用 C 反应蛋白(CRP),发病 72 h 后 CRP>150 mg/L 提示胰腺组织坏死。动态测定血清白细胞介素-6(IL-6),增高提示预后不良。

(三)影像学诊断

在发病初期 24~48 h 行 B 超检查,可以初步判断胰腺形态变化,同时有助于判断有无胆道疾病。AP 患者可能存在胃肠道积气影响,B 超可能不能做出准确判断,故推荐 CT 作为诊断 AP 的标准影像学方法,必要时可行增强 CT 或动态增强 CT 检查,根据炎症程度分为 A~E 级(Balthazar 分级）。A 级：正常胰腺；B 级：胰腺实质改变，包括局部或弥漫性腺体增大；C 级：胰腺实质及周围炎症改变，胰周轻度渗出；D 级：除 C 级外，胰周渗出显著，胰腺实质内或胰周单个液体积聚；E 级：胰腺或胰周有 2 个或多个积液区，不同程度的胰腺坏死。

五、诊断

以上腹痛为主诉的急腹症患者均须考虑急性胰腺炎可能，并进行相关检查，常规有血淀粉酶检查、B 超或 CT 扫描。根据临床表现，实验室检查和影像学检查诊断并不困难。

六、治疗

因生长抑素类药物和外科营养支持的发展，现在 MAP 的治疗效果普遍较好。而 SAP 病情重，临床变化多样，存在较大的个体差异，虽经国内外学界多年探索，仍属复杂而疑难的临床问题，其治疗观点近年来也多有变化。AP 的基本治疗要点如下。

（一）发病初期的处理和监护

目的是纠正水、电解质紊乱，支持治疗，防止局部及全身并发症。监护内容包括血、尿常规检查，粪便隐血、血糖、肝肾功能、血脂、血清电解质测定，血气分析，心电监护，胸部 X 线片，中心静脉压（IVP）测定，动态观察腹部体征和肠鸣音变化，记录 24 h 出入量。上述指标可根据患者具体病情进行选择。常规禁食，对有严重腹胀、麻痹性肠梗阻者应留置胃管胃肠减压。在患者腹痛减轻或消失、腹胀减轻或消失、肠道动力恢复或部分恢复时可以考虑恢复流质饮食，开始以碳水化合物为主，逐步过渡至低脂饮食。血清淀粉酶活性不作为恢复饮食的判断指标。

（二）补液

补液量包括基础需要量、丢失液体量及继续丢失量，并根据间断复查实验室指标，调整水、电解质和酸碱平衡。

（三）镇痛

AP 诊断明确后，腹痛剧烈时可给予镇痛治疗，在严密观察病情下，可注射盐酸哌替啶。不推荐应用吗啡或胆碱能受体拮抗剂，如阿托品、山莨菪碱等，因前者会收缩壶腹部和十二指肠乳头括约肌，后者则可能诱发或加重肠麻痹。

（四）抑制胰腺外分泌和应用胰酶抑制剂

生长抑素类药物可以有效抑制胰腺外分泌，已成为 AP 治疗的重要措施。H_2 受体拮抗剂和质子泵抑制剂可通过抑制胃酸分泌间接抑制胰腺分泌，并可预防应激性溃疡。蛋白酶抑制剂主张早期、足量应用，可选用加贝酯等。

（五）血管活性物药物

由于微循环障碍在 AP 发病中起重要作用，推荐应用改善胰腺和其他器官微循环的药物，如前列腺素 E_1 制剂、血小板活化因子拮抗剂、丹参制剂等。

（六）抗生素应用

对非胆源性 MAP 不推荐常规使用抗生素，而对胆源性 AP 应常规使用抗生素。AP 感染的致病菌主要为革兰阴性菌和厌氧菌等肠道常驻菌。使用抗生素应选用抗菌谱以革兰阴性菌和厌氧菌为主。推荐甲硝唑联合喹诺酮类药物为一线用药，疗效不佳时改用其他广谱抗生素，疗程以 7～14 d 为宜，否则可能导致二重感染。要注意真菌感染的诊断，如无法用细菌感染来解释的发热等表现，应考虑到真菌感染可能，可经验性应用抗真菌药，同时进行血液或体液真菌培养。

（七）营养支持

MAP 患者只需短期禁食，可仅需短期的肠外营养支持。SAP 患者常先施行全肠外营养支持，待病情趋向缓解，则过渡至肠内营养支持。肠内营养支持时需将鼻饲管放至 Treitz 韧带远端，输注能量密度为 4.187 J/mL 的要素营养物质，若能量不足，可辅以部分肠外营养支持。应注意观察患者反应，如能耐受，则逐渐加大肠内营养支持剂量。应注意补充谷氨酰胺制剂。对于高脂血症患者，应减少脂肪类物质的补充。进行肠内营养支持时，应注意患者的腹痛、肠麻痹、腹部压痛等胰腺炎症状和体征是否加重，并定期复查电解质、血脂、血糖、总胆红素、血清蛋白、血常规及肝肾功能等，以评价机体代谢状况，调整营养支持剂量。

（八）免疫增强剂

对于重症病例，可选择性使用胸腺肽等免疫增强制剂。

（九）预防和治疗肠道衰竭

对于 SAP 患者，应密切观察腹部体征和排便情况，监测肠鸣音变化。早期给予促肠道动力药物，包括生大黄、硫酸镁、乳果糖等；给予微生态制剂调节肠道菌群；应用谷氨酰胺制剂保护肠道黏膜。同时可应用中药外敷，如皮硝。病情允许时应尽早恢复流质饮食或实施肠内营养支持，对预防肠道衰竭具有重要意义。

（十）中医中药

单味中药，如生大黄，复方制剂，如清胰汤、柴芍承气汤等被临床实践证明有效。中药制剂通过降低血管通透性、抑制巨噬细胞和中性粒细胞活化、清除内毒素而达到治疗功效。

（十一）胆源性 AP 的内镜治疗

对于怀疑或已经证实的胆源性 AP，如果符合重症指标，和/或存在胆管炎、黄疸、胆总管扩张，或最初判断是 MAP，但在治疗中病情恶化，应首选内镜下括约肌切开术（EST）和鼻胆管引流。

（十二）并发症的处理

处理并发症是 AP 治疗中较困难和复杂的部分，并发症多发生于 SAP，种类多样，个体差异较大。急性呼吸窘迫综合征（ARDS）是 AP 的严重并发症，治疗包括机械通气和大剂量、短程应用糖皮质激素，如甲泼尼龙，必要时行气管镜下肺泡灌洗术。对急性肾衰竭主要采取支持治疗，稳定血液循环，必要时透析。低血压与高动力循环相关，治疗包括密切的血流动力学监测，静脉补液和使用血管活性药物。AP 有胰液周围积聚者，部分会发展为假性胰腺囊肿，应密切观察，部分病例可自行吸收，若假性囊肿直径＞6 cm 且出现周围压迫症状，可行穿刺引流或外科手术引流。胰腺脓肿是外科手术的绝对指征。上消化道出血可应用制酸剂，如 H_2 受体拮抗剂和质子泵抑制剂。

（十三）手术治疗

手术治疗主要针对 SAP，而确定其手术时机和手术方式仍是临床疑难问题。而对处于高度应激状态的 SAP 患者实施手术，创伤大，风险高，更应慎重决定。对胆源性 SAP 伴有胆道梗阻和胆管炎但无条件行 EST 者，经积极保守治疗 72 h 病情未有好转者，出现胰周感染者应予手术干预。

1.手术步骤

(1)切口：上腹正中纵向切口对腹腔全面探查的灵活性较大，组织损伤小，但对暴露全部胰腺，探查腹膜后间隙和清除坏死组织较困难，在切口开放者或栅状缝合者更易发生肠道并发症。两侧肋缘下切口可以良好暴露全部胰腺，有利于清理两侧腹膜后间隙的坏死组织，且网膜与腹膜缝闭后,将小肠隔离于大腹腔,对横结肠系膜以上的小网膜囊可以充分引流或置双套管冲洗,若须重复手术,肠道损伤机会亦减少。近年来,临床倾向于选择两侧肋缘下切口或横切口(图 3-17)。

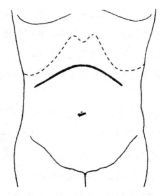

图 3-17　两侧肋缘下切口

(2)暴露胰腺:进入腹腔后先检查腹腔渗液,包括渗液量、性状及气味,抽取渗液做常规、生化、淀粉酶、脂肪酶检查和细菌培养。之后尽可能吸尽渗液,切开胃结肠韧带即可显露胰腺。

(3)确定胰腺坏死部位及坏死范围:发病 3 d 内的手术,判断胰腺坏死部位和范围仍然是关键问题,也是当前尚未解决的问题。胰腺坏死范围一般分为局灶坏死(30%),大片坏死(50%～75%),和次全、全部坏死(75%～100%)。亦有以切除坏死组织的湿重区别程度,即局灶坏死(切除坏死组织湿重<50 g),大片坏死(<120 g),次全坏死(<190 g),超过 190 g,其中未检查到有活力组织者为完全坏死。

(4)胰腺坏死组织清除:用指捏法清除坏死组织,保护目测大致正常的组织。清除坏死组织无须十分彻底,对肠系膜根部的坏死组织切忌锐性解剖或试图完全清除,这样很可能会误伤肠系膜上动、静脉,发生致死性危险,正确的做法是任其自行脱落,经冲洗排出。坏死腔内应彻底止血,以免术中或术后发生大出血。清除的坏死物应称湿重并记录,以判断坏死范围,同时立即送细菌学检查,做革兰染色涂片和需氧、厌氧菌培养。标本需做病理检查,以进一步判断坏死程度。

胰腺坏死严重者往往在胰周和腹膜后间隙存留有大量渗出物,其中富含血管活性物质和毒素、脂肪坏死组织,故在清除胰内坏死组织的同时还应清除胰周和腹膜后间隙的坏死组织。探查腹膜后间隙时对胰腺头、颈部病变主要分离十二指肠结肠韧带,游离结肠肝曲、右侧结肠旁沟、肠系膜根部和肾周围;胰体尾部病变累及脾门、肾周围时,应游离结肠脾曲和左侧结肠旁沟、肠系膜根部。凡属病变波及范围均应无遗漏地探查,清除坏死组织,吸尽炎性渗液,特别应注意肾周围及两侧结肠后间隙的探查和清理。

(5)局部灌洗腔形成:将胰内、胰周和腹膜后间隙的坏死组织、渗出物清理后,用大量生理盐水冲洗坏无效腔。缝合胃结肠韧带,形成局部灌洗腔。

(6)引流和灌洗:单纯胰腺引流目前已无人采用,无论胰腺坏死组织清除后或是胰腺规则性切除术后都必须放置引流和/或进行双套管灌洗,放置位置包括小网膜囊,腹膜后间隙或结肠旁沟。胰腺广泛坏死者还须进行"栽葱"引流。有胆囊和胆总管结石并伴有黄疸,又不允许施行胆囊切除者应切开胆囊或胆总管取石,放置胆囊引流和胆总管 T 管引流。术后冲洗小网膜囊平均需 25 d,根据坏死范围大小而有不同,局灶性坏死平均需 13 d,大片坏死平均需 30 d,次全或全部胰腺坏死平均需 49 d,最长为 90 d。灌洗液体量局灶性坏死平均 6 L/24 h,大片、次全或全部坏死平均 8 L/24 h,最多可达 20 L/24 h。冲洗液体可以是等渗或稍高渗的盐水。停止灌洗的指征为吸出液培养无菌生长;组织碎片极少或未见(<7 g/24 h);淀粉酶同工酶和胰蛋白酶检查阴性。

(7)三造口术:指胆囊造口,胃造口和空肠造口。由于急性坏死性胰腺炎伴有肠梗阻、肠麻痹,特别是十二指肠空肠曲近端胃肠液潴留,胃液、胆汁和十二指肠液淤积,且胃肠道梗阻往往持续数周甚至数月,三造口术即针对此状况。近年来,由于肠外营养支持的质量不断提高,加之三造口术在病变剧烈进展期难以达到预期目的,反而增加并发症危险,故而主张选择性应用。

(8)腹壁切口处理:急性坏死性胰腺炎病理变化复杂,尚无一种手术能将本病一次性治愈。胰腺坏死清除术辅以坏死区冲洗虽然手术次数减少,但再次乃至多次手术仍难避免。胰腺早期规则性切除术结果更差,据统计,其再次手术的次数较坏死清除术更多。再次和多次坏死组织清除手术需要多次打开腹部切口,针对此点,提出对腹壁切口的几种不同处理方法:①如前所述将坏死区做成灌洗腔,插入两根粗而软的双套管,持续灌洗引流,切口缝合。②用不易粘连的网眼纱布覆盖内脏,再以湿纱垫填充于腹内空间和腹壁切口,腹壁切口不缝合,或做全层栅状缝合数针固定。根据病情需要,定期更换敷料。此法可动态观察病情,及时清除不断形成的坏死组织,进行局部冲洗,避免多次切开、缝合和分离粘连。但每次更换敷料均需在全麻下进行,切口形成肉芽创面后方可能在病房内更换敷料。此法仅适用于胰腺坏死已有明显感染,胰腺脓肿形成,或有严重弥漫性腹膜炎的病例。③胰腺坏死组织清除后,切口开放,填塞敷料,然后盖以聚乙烯薄膜,在腹壁安装尼龙拉链闭合切口。此法优点与切口开放填塞法相同,更因有拉链闭合切口,减少了经蒸发丢失的液体量。但反复全身麻醉,出血、肠瘘、感染等严重并发症风险也决定了此类方法必须严格选择病例,不可轻率施行。

2.术中要点

(1)胰腺坏死组织清除术的关键步骤是有效清除胰内、胰周和腹膜后间隙坏死组织及感染病灶,保护仍有活力的胰腺组织,尽量用手指做钝性分离,保护主要血管。肠系膜根部周围的坏死组织无须分离,切忌追求彻底清除而导致术中或术后大出血。必须彻底止血,必要时结扎局部主要供血血管,但若为肠系膜根部血管受累,只能修补不可结扎。

(2)选择引流管质地应柔软,以避免长期使用形成肠瘘。有严重腹膜炎时腹腔应灌洗 1～3 d。腹膜后间隙坏死,感染严重时应进行充分而有效的引流。

(3)为不可避免地再次手术或重复手术所设计的腹部开放填塞或腹壁安装拉链术,要注意严格选择病例,不宜作为常规方式。

3.术后处理

(1)患者需 ICU 监护治疗。

(2)应用抗生素防治感染。选择广谱、对需氧及厌氧菌均有效的药物,或联合用药。

(3)严密监测主要脏器功能,及时治疗心、脑、肺等器官出现的功能不全。若有指征及时应用呼吸机辅助呼吸,观察每小时尿量及比重,观察神志、瞳孔变化。

(4)肠外营养支持,一旦肠功能恢复,即逐渐过渡至肠内营养支持。

(5)持续双套管冲洗,严格记录出入量,测量吸出坏死组织重量,吸出液行细菌培养,以决定何时停止冲洗。

(6)发现需要再次手术的指征,主要是经过坏死组织清除及冲洗,症状一度缓解却又再度恶化,高热不退,局部引流不畅。

（7）若发现坏死腔出血,应停止冲洗,出血量不大时可采用填塞压迫止血,出血量大则应急诊手术。

（8）发现继发性肠瘘,应立刻进行腹腔充分引流。

（9）主要并发症:胰腺坏死清除术的主要并发症为胰腺坏死进展,继发严重感染,形成胰腺脓肿或感染性假性胰腺囊肿;胰腺坏死累及主要血管发生大出血,继发休克;严重感染、中毒导致脓毒血症;多因素导致 MODS。①感染:坏死性胰腺炎手术中胰腺坏死组织细菌培养阳性率为62.8％。手术引流不畅或感染进展时,细菌培养阳性率增高,术中培养阳性者病死率比培养阴性者高 1 倍。感染未能控制,发生脓毒血症者则存活率很低。②出血:往往由于术中企图彻底切除坏死组织或坏死、感染侵蚀血管引起。预防方法是术中对血管周围或肠系膜根部的坏死组织不必彻底清除,及时发现和处理出血。若发生大出血则病死率接近 40％。③肠瘘:包括小肠瘘和结肠瘘,是最常见的并发症之一,约有 1/10 的患者发生肠瘘。与坏死病变侵蚀,反复行胰腺坏死组织清除术,或切口开放有关。④胰瘘:坏死性胰腺炎术后约 8％的病例发生胰瘘,经充分引流,多可自行愈合。超过半年不愈合者应手术治疗。⑤假性胰腺囊肿:多在 SAP 发病 4 周以后形成,是由纤维组织或肉芽组织囊壁包裹的胰液积聚。直径＜6 cm 无症状者可不处理,若发生感染或＞6 cm 者,需做 B 超或 CT 引导下的介入引流,或手术行内引流或外引流。

（王　波）

第十六节　慢性胰腺炎

一、概述

慢性胰腺炎是各种原因所致的胰实质和胰管的不可逆慢性炎症,其特征是反复发作的上腹部疼痛伴不同程度的胰腺内、外分泌功能减退或丧失。

长期酗酒是慢性胰腺炎最主要的病因。甲状旁腺功能亢进的高钙血症和胰管内蛋白凝聚沉淀均可形成胰腺结石,导致慢性胰腺炎。此外,高脂血症、营养不良、血管因素、遗传因素、先天性胰腺分离畸形及急性胰腺炎造成的胰管狭窄等均与本病的发生有关。

病理病变为不可逆改变。典型的病变是胰腺缩小,呈不规则结节样变硬。胰管狭窄伴节段性扩张,其内可有胰石或囊肿形成。显微镜下见大量纤维组织增生,腺泡细胞缺失,胞体皱缩、钙化和导管狭窄。电子显微镜下可见致密的胶原和成纤维细胞增生,并将胰岛细胞分隔。

二、临床表现

腹痛是本病最常见症状。疼痛位于上腹部剑突下或偏左,常放射到腰背部,呈束腰带状。平时为隐痛,发作时疼痛剧烈,酷似急性胰腺炎。随着急性发作的次数增加,间歇期逐渐变短,最后呈持续痛。

疼痛的发作主要是由于结石或胰管上皮增生所造成的胰管阻塞,使胰液不能通畅流入十二指肠,管内压力增高所引起;在手术解除梗阻后,疼痛就得到缓解。如果梗阻原因得不到解除,反复急性发作,纤维化病变逐渐加重,最后是胰腺的主要管道多处出现狭窄,犹如串珠状,疼痛就更难缓解。

血糖增高和出现糖尿是胰腺内分泌腺遭到破坏的表现。由于胰腺炎的反复发作,胰岛破坏严重,胰岛素分泌减少。但与急性胰腺炎不一样,糖尿病不仅不会缓解且会日趋严重。

腹胀、不耐油腻、腹泻是胰腺外分泌缺少的症状。由于胰管的阻塞,腺泡被破坏,使蛋白酶、脂肪酶和淀粉酶的分泌减少,蛋白质、脂肪等吸收都受到影响,表现为大便次数增多,粪便量大、不成形、色浅、发亮带油粒,即所谓脂肪泻。由于吸收不良,加以进食后引起疼痛而畏食,患者逐渐消瘦,体质量减轻。

少数患者出现黄疸,是因为慢性胰腺炎在胰头的纤维病变,压迫胆总管下端,或因为同时伴有胆管疾病。如果引起慢性胰腺炎的病因是慢性酒精中毒,还可出现营养不良性肝硬化所引起的一系列症状。

三、诊断

依据典型临床表现,可做出初步诊断。

(一)常规检查
粪便检查可发现脂肪滴,胰功能检查有功能不足。

(二)超声检查
B 超可见胰腺局限性结节,胰管扩张,囊肿形成,胰大或纤维化。

(三)腹部 X 线
腹部 X 线平片可显示胰腺钙化或胰石影。

(四)CT 扫描
CT 扫描可见胰实质钙化,呈结节状,密度不均,胰管扩张或囊肿形成等。CT 检查的准确性远较 B 超检查高。

四、治疗

(一)非手术治疗
(1)病因治疗:治疗胆管疾病,戒酒。

(2)镇痛:可用长效抗胆碱能药物,也可用一般止痛药,要防止药物成瘾,必要时行腹腔神经丛封闭。

(3)饮食疗法:少食多餐,高蛋白、高维生素、低脂饮食,按糖尿病的要求控制糖的摄入。

(4)补充胰酶:消化不良,特别对脂肪泻患者,大量外源性胰酶制剂有一定治疗效果。

(5)控制糖尿病:控制饮食,并采用胰岛素替代疗法。

(6)营养支持:长期慢性胰腺炎多伴有营养不良。除饮食疗法外,可有计划地给予肠外和/或肠内营养支持。

(二)手术治疗
手术治疗目的主要在于减轻疼痛,延缓疾病的进展,但不能根治。

1.纠正原发疾病

若并存胆石症,应行手术取出胆石。

2.胰管引流术

(1)经十二指肠行肝胰壶腹括约肌切开术或成形术:可解除括约肌狭窄,使胰管得到引流;也可经 ERCP 行此手术。

(2)胰管空肠侧-侧吻合术:全程切开胰管,取除结石,与空肠做侧-侧吻合。

3.胰腺切除术

有严重胰腺纤维化而无胰管扩张者可根据病变范围选用适宜的手术。

(1)胰体尾部切除术:适用于胰体尾部病变。

(2)胰腺次全切除术:胰远侧切除达胆总管水平,适用于严重的弥漫性胰实质病变。术后有胰岛素依赖型糖尿病的危险,但大部分患者可获得疼痛的减轻。

(3)胰头十二指肠切除术:适宜于胰头肿块的患者。可解除胆管和十二指肠梗阻,保留了富有胰岛细胞的胰体尾部。

(4)保留幽门的胰头十二指肠切除术:由于保留了幽门,较前者更为优越。

(5)保留十二指肠的胰头切除术:残留胰腺与空肠施 Roux-en-Y 吻合术,与 PPPD 效果相似。

(6)全胰切除术:适用于顽固性疼痛患者。半数以上患者可解除疼痛,但术后发生糖尿病、脂肪泻和体重下降,患者需终生依靠注射胰岛素及口服胰酶片的替代治疗。

(王 波)

第十七节 结 肠 癌

一、临床表现

结肠癌多见于中老年人,30~69 岁占绝大多数,男性多于女性。早期症状不明显,中、晚期患者常见的症状有腹痛、消化道刺激症状、腹部肿块、排便习惯及粪便性状改变、贫血及慢性毒素吸收所致的全身症状,以及肠梗阻、肠穿孔等。

(一)腹痛及消化道刺激症状

多数患者有不同程度的腹痛及腹部不适,腹痛的类型、定位以及疼痛强度多有不同,如结肠肝曲癌可表现为右上腹阵发性绞痛,类似慢性胆囊炎。一般认为,右半结肠癌疼痛常反射至脐上部;左半结肠癌疼痛常反射至脐下部。当出现肿瘤较大出现梗阻时,此时腹痛多为绞痛,并与进食相关,常在餐后出现,多为脐周或中腹部,而当癌瘤穿透肠壁引起局部炎性粘连,或在慢性穿孔之后形成局部脓肿时,疼痛部位即为癌肿所在部位。

(二)排便习惯及粪便性状改变

其为癌肿坏死形成溃疡及继发感染的结果。首先表现为排便次数增加或减少,有时腹泻与便秘交替出现,排便前可有腹部绞痛,便后缓解,有时出现便中带血,血的颜色则与肿瘤的位置相关。特征性的改变还包括粪便变细,形状不规则,稀便。这一变化主要取决于肿瘤位置,右半结肠肿瘤因管腔大、粪便含水量多故出现症状较晚;但左半结肠因管腔狭小、粪便成形故出现时间较早。

（三）腹部肿块

一般形状不规则、质地较硬、表面呈结节状。横结肠和乙状结肠癌早期有一定的活动度及轻压痛。如升、降结肠癌已穿透肠壁与周围脏器粘连,慢性穿孔形成脓肿或穿破邻近脏器形成内瘘时,肿块多固定不动,边缘不清楚,压痛明显。但要注意的是,有时梗阻近侧的积粪也可表现为腹部肿块。

（四）贫血及慢性毒素吸收症状

癌肿表面坏死形成溃疡可有持续性少量渗血、血与粪便混合不易引起患者注意,从而导致出现贫血。同时也因毒素吸收及营养不良出现贫血、消瘦、乏力及体重减轻。晚期患者有水肿、肝大、腹水、低蛋白血症、恶病质等现象。如癌肿穿透胃、膀胱形成内瘘,也可出现相应的症状。

（五）肠梗阻和肠穿孔

肠梗阻和肠穿孔多为肿瘤中晚期症状,因肠腔内肿块填塞、肠管本身狭窄或肠腔外粘连、压迫所致。多表现为进展缓慢的不完全性肠梗阻。梗阻的早期患者可有慢性腹痛伴腹胀、便秘,但仍能进食,进食后症状较重。经泻药、洗肠、中药等治疗后症状多能缓解。经过较长时间的反复发作之后梗阻渐趋于完全性。当结肠癌发生完全性梗阻时,因回盲瓣阻挡结肠内容物逆流至回肠而形成闭袢性肠梗阻。从盲肠至梗阻部位的结肠可以极度膨胀,肠腔内压不断增高,迅速发展为绞窄性肠梗阻,甚至肠坏死穿孔,引起继发性腹膜炎。位于盲肠、横结肠、乙状结肠的癌肿在肠蠕动剧烈时可导致肠套叠。

二、诊断

（一）疾病史和家族史

（1）结、直肠癌发病可能与以下疾病相关:UC、结直肠息肉病、结直肠腺瘤、CD、血吸虫病等,应详细询问患者相关病史。

（2）遗传性结直肠癌发病率约占总体结直肠癌发病率的 6%,应详细询问患者相关家族病史:遗传性非息肉病性结直肠癌、家族性腺瘤性息肉病、黑斑息肉综合征、幼年性息肉病等。

（二）体格检查

腹部体征与病程进展关系密切。早期患者无阳性体征;病程较长者腹部可触及肿块,也可有消瘦、贫血、肠梗阻的体征。对于怀疑结肠癌的患者也应常规行肛门指诊,可明确是否合并有距肛门 8 cm 以内的病变,同时可明确有无盆腔种植转移。

（三）实验室检查

血常规检查可了解有无贫血。粪常规检查应注意有无红细胞、脓细胞。结肠癌大便潜血试验多为阳性,大便潜血试验简便易行可作为大规模普查的方法,如消化道癌肿行根治术后,大便潜血试验呈持续阳性反应,应高度怀疑癌肿复发或在消化道其他部位又发生新的癌肿。血清肿瘤标志物测定,结肠癌患者在诊断、治疗前、评价疗效、随访时必须检测癌胚抗原(CEA)和糖链抗原 19-9(CA19-9);有肝转移患者建议检测 AFP;疑有卵巢转移患者建议检测 CA125。目前 CEA、CA19-9 在对术后复发监测和预后判定方面的作用得到较好的认可。

（四）内镜检查

乙状结肠镜及纤维结肠镜是诊断结肠癌的重要方法。乙状结肠镜镜身长 30 cm,有 75%~80% 的直肠、乙状结肠癌均能通过乙状结肠镜检查发现,而纤维结肠镜检查可观察整个结肠,对诊断钡灌肠不易发现的较小病变甚为重要,可明确肿物大小、距肛缘位置、形态、局部浸润范围。

同时结肠镜可以进行病理活检进行确诊。但要注意的是结肠肠管在检查时可能出现皱缩,因此,内镜所见肿物远侧至肛缘的距离可能存在误差,建议结合 CT、MRI 或钡剂灌肠检查明确病灶部位。

(五)影像学检查

1.结肠钡剂灌肠检查

特别是气钡双重造影检查是诊断结直肠癌的重要手段,可了解全结肠情况。钡灌肠的 X 线表现与癌肿大体形态有关:肿块型表现为肠壁充盈缺损、黏膜破坏或不规则;溃疡型较小可见龛影,较大时该处黏膜完整性遭到破坏;浸润性累及部分肠壁一侧缩小、僵硬。若病变浸润肠管全周,则呈环形狭窄。但疑有肠梗阻的患者应当谨慎选择。

2.超声检查

超声检查可分为经腹壁超声检查和内镜超声检查(EUS)。经腹部超声检查可了解患者有无肿瘤复发转移,具有方便快捷的优越性。EUS 可以清晰显示肠壁黏膜、黏膜肌层、黏膜下层、固有肌层和浆膜层,有助于对肿瘤浸润深度的判定,其正确率可达到 80% 左右。

3.CT 与 MRI 检查

CT 检查可以帮助临床医师了解肿瘤的位置、对周围组织、器官有无侵犯,是否合并远处转移,进行术前分期。MRI 可以弥补 CT 的不足,能更易于了解肿瘤对周围脂肪组织的浸润程度。近年来,由 CT 或 MRI 可进行消化道重建成像,被称为"放射内镜",可以清晰显示肿物的主体状态和向深层的浸润情况。

4.PET/CT 检查

不推荐常规使用,但对于病情复杂、常规检查无法明确诊断的患者可作为有效辅助检查。术前检查提示为Ⅲ期以上肿瘤,为了解有无远处转移,推荐使用。

5.排泄性尿路造影检查

不推荐术前常规检查,仅适用于肿瘤较大可能侵犯泌尿系统的患者。

6.病理组织学检查

病理学活组织检查仍为明确占位性病变性质的"金标准",组织病理学检查能对恶性细胞的分化程度、组织结构进行进一步的确认,有助于治疗方案的确定。病理活检诊断为浸润性癌的患者进行规范性结直肠癌治疗。而确定为复发或转移性结直肠癌时,推荐检测肿瘤组织 Ras 基因及其他相关基因状态以指导是否可采取靶向药物治疗。

7.开腹或腹腔镜探查术

当出现下述情况时,则建议行开腹或腹腔镜探查术:①经过各种诊断手段尚不能明确诊断且高度怀疑结直肠肿瘤;②出现肠梗阻,进行保守治疗无效;③可疑出现肠穿孔;④保守治疗无效的下消化道大出血。

三、治疗

(一)手术治疗

1.手术适应证和禁忌证

(1)适应证:①全身状态和各脏器功能可以耐受手术;②肿瘤局限于肠壁或侵犯周围脏器,但可以整块切除,区域淋巴结能完整清扫;③已有远处转移(如肝转移、卵巢转移、肺转移等),但可以全部切除,酌情同期或分期切除转移灶;④广泛侵袭或远处转移,伴有梗阻、大出血、穿孔等症状应选择姑息性手术。

（2）禁忌证：①全身状态和各脏器功能不能耐受手术和麻醉；②广泛侵袭和远处转移，无法完整切除，无梗阻、穿孔、大出血等严重并发症。

2.术前准备及术后处理

（1）术前准备：一般性准备，应了解有无出血倾向及药物过敏史，检查及纠正贫血、低蛋白血症以保证吻合口愈合；检查并纠正水、电解质及酸碱失衡；全面了解心、肝、肾等重要脏器功能；对合并高血压、心脏病、糖尿病、甲状腺功能亢进等患者必须使并发症迅速控制后再进行手术治疗。

一直以来肠道准备被认为是患者术前准备必不可少的一部分。机械清肠和口服抗生素能够降低结肠内厌氧菌和需氧菌的浓度，保证术后吻合口一期愈合，并降低伤口感染的发生率。但近年对这种观点存在很多争论甚至是全盘否定。多篇近期前瞻性随机试验质疑，与适时静脉应用恰当的抗生素相比，肠道准备无额外的获益。Bucher等所做的一项Meta分析对比了565例进行机械肠道准备的患者和579例未行肠道准备的患者，除一项研究外其他所有研究均证实机械肠道准备组有更高的吻合口漏发生率。但在国内外尚未完全一致认同时，仍应重视术前肠道准备。对于无梗阻的患者术前不必禁食，可于术前2天起进食流质，同时给予静脉补液，维持水电解质平衡。术前一天口服泻药，如聚乙二醇电解质散等。对伴有不全性梗阻或慢性梗阻的患者不宜使用泻药。

（2）术后处理：一般包括胃肠减压、饮食护理、抗生素的使用等问题。

胃肠减压：胃肠减压应持续进行，直到术后2～3 d，患者无腹胀，肠鸣音已恢复，已有肛门排气为止。在应用胃肠减压期间，每天应经静脉补充必要水、葡萄糖、电解质、维生素，保持水、电解质平衡，补充血容量，注意各重要脏器功能状态。

饮食的护理：肛门排气后可开始进流质，如无腹胀再改为半流质，一般在两周后可进少渣普通饮食。

抗生素的使用：已有许多临床试验证明，术前预防性使用全身抗生素后，术后没有必要再继续应用抗生素。如确实术中发生肠内容物沾染，可在术后极短时间内再应用抗菌药物1～2次，但切忌过长时间应用。在选择抗生素时，应根据细菌流行学情况，抗生谱应覆盖G^-杆菌和厌氧菌。

引流管的处理：腹部引流一般留置48～72 h，如渗液量少，非血性、无感染迹象，即可予以拔除。

结肠造口的处理：对单腔造瘘应注意造口处肠黏膜的血运情况，有无出血、缺血、坏死、回缩及周围感染等情况现象。造口周围皮肤用氧化锌软膏保护。术后以低渣饮食为主，防止腹泻，训练患者养成定时排便习惯。

3.手术方式

结肠癌的手术方式和切除范围应根据癌肿的部位、病变浸润和转移的范围以及有无肠梗阻等情况而定。就手术方式和手术效果而言，结肠癌手术分为局部切除、根治性手术和包括减荷手术、减症手术在内的姑息性手术。

（1）局部切除：对于T1N0M0结肠癌，建议局部切除。术前检查属T1或局部切除术后病理提示T1，如果切除完整且具有预后良好的组织学特征（如分化程度良好，无脉管浸润），则无论是广基还是带蒂，均不推荐再行根治性手术。如果是带蒂，但具有预后不良的组织学特征，或者未完整切除，或标本破碎、切缘无法评价，则推荐行结肠切除术加区域淋巴结清扫。

(2)根治性手术:应将原发性病灶与所属引流淋巴结整块切除。为了减少及防止肿瘤复发,应遵循以下原则:①切缘应保证足够的无瘤侵犯的安全范围,切除肿瘤两侧包括足够的正常肠段。如果肿瘤侵犯周围组织或器官,需要一并切除,同时要保证切缘足够以清除所属区域的淋巴结。切除肿瘤两侧 5～10 cm 正常肠管已足够,但为了清除可能转移的肠壁上、结肠旁淋巴结,以及清除系膜根部区域淋巴结,结扎主干血管,故实际切除肠段的范围应根据结扎血管后的肠管血运而定。②完全清除区域淋巴结;③避免挤压肿瘤;④防止肠腔内播散。

根治性右半结肠切除术:适用于盲肠、升结肠、结肠肝曲癌。切除范围包括回肠末端 10～15 cm、盲肠、升结肠、横结肠肝曲和部分横结肠,连同有关的肠系膜及其中的淋巴结。在肠系膜根部切断回盲肠动脉、右结肠动脉、结肠中动脉右支或主干,暴露肠系膜上静脉外科干以清扫肠系膜根部淋巴结,然后做回肠与横结肠对端吻合术。根据具体切除肠段情况和离断血管情况,根治性右半结肠切除术也有一些变形。如针对盲肠癌可不切断结肠中血管,并保留肝曲,该术式有学者称为右侧结肠切除术。而在肝曲癌时往往要离断结肠中血管主干,于近脾曲切断肠管,被称为扩大右半结肠切除术。

根治性横结肠切除术:适用于横结肠癌。切除范围包括肝曲、脾曲的整个横结肠,连同系膜及其中淋巴结、胃结肠韧带及其淋巴结一并切除。在根部切断结肠中动脉,然后做升结肠与降结肠对端吻合术。

根治性左半结肠切除术:适用于结肠脾曲、降结肠。切除范围包括横结肠左半、降结肠、部分乙状结肠,自根部切断左结肠动脉、乙状结肠动脉。在乙状结肠全部切除时,也可从根部切断肠系膜下支脉,然后做横结肠与直肠对端吻合术。和结肠肝曲癌手术类似,在处理脾曲癌时可离断结肠中血管左支,近肝曲离断肠管,实行扩大左半结肠切除术。

根治性乙状结肠切除术:适用于乙状结肠癌。切除范围包括降结肠远端、乙状结肠和乙状结肠直肠曲,自根部离断肠系膜下动、静脉,以更方便清扫肠系膜下血管根部淋巴结。做降结肠直肠吻合,如降结肠张力较大,可游离脾曲以保证吻合口处于无张力状态,防止发生吻合口漏。

在实际操作中,如肠襻切除不充分,肠系膜保留过多,或未从血管干根部切除等,都会影响手术的疗效。另一方面,当淋巴管被癌细胞栓塞后,随着淋巴流向的改变可出现逆向性转移或累及邻近肠襻的结肠旁淋巴结,因此必须按照根治性手术的要求去操作才能达到根治目的。在升、降结肠切除时,必须在 Toldt 筋膜深面游离结肠系膜才能保证根治性手术的彻底性,但要十分注意后腹壁血管和输尿管,以防发生损伤,标本的整块切除、Turnbull 等提出的无触瘤手术、顺行结肠切除、术中局部化疗等手段无疑提高了根治性手术的质量,确保了根治的彻底性。凡结肠癌与周围脏器有炎性粘连、癌性浸润、穿破到其他脏器或肝脏有局限性转移时,只要有可能切除均应与原发病灶一起切除。近年来,结肠癌的同时性或异时性肝转移采用肝切除手术积累了许多经验,成绩斐然,患者术后生存时间与 Dukes C 期的预期生存时间相仿,从而改变了长期以来对结肠癌肝转移治疗上的消极态度和预后上的悲观观点。

腹腔镜技术在结直肠手术中应用已超过 15 年。然而直到 2004 年多中心前瞻性随机试验 COST 结果的发表开始,它才广泛应用于结直肠癌的治疗。许多研究证实了腹腔镜技术的短期获益,比如肠道功能的快速恢复、住院时间的缩短,以及麻醉用药的减少。同时 2007 和 2009 年,英国 CLASICC 和欧洲 COLOR 试验均报道结肠癌腹腔镜和开腹结肠切除的各分期生存率和复发率相当。CLASICC 试验包括生存质量评分,而且再次证明腹腔镜与开腹结肠切除术二者无差异。两项试验均证实存在与腹腔镜结肠切除相关的明显的学习曲线。因此在经验充足的情况下,腹腔镜结肠切除术应用于右侧或左侧的结肠癌是安全的,而且提供了与开腹结肠切除术相似的预后。目前尚无关于横结肠癌腹腔镜切除的数据。最新的机器人手术在结直肠癌手术中也逐渐应用,但需要更多的数据。

(3)姑息性手术:如结肠癌已浸润到盆壁、已有腹膜广泛种植、弥漫性肝或肺转移等,均属晚期已无根治的可能。其中95％以上的患者在3年内死亡。姑息性手术只能减轻症状、延长生存时间。姑息性手术包括局部切除、短路手术以及近端结肠造瘘等,应根据患者的不同情况加以选用。

(4)紧急性手术:结肠癌所致的完全性肠梗阻或肠穿孔等,应在适当准备(补充血容量、纠正脱水、纠正酸中毒及电解质紊乱、胃肠减压)后紧急手术治疗。

梗阻性结肠癌的手术处理:急性结肠梗阻导致梗阻近端肠管膨胀,其内大量排泄物堆积。与之相关的近端肠管菌群过度繁殖及可能存在的血运破坏,是典型的需要切除和近端造瘘的主要因素。有条件的医院可首先使用内镜下放置自扩张金属支架处理急性结肠梗阻的患者,能作为择期手术的桥梁,使可手术癌症患者的急诊手术转变为择期手术。试验显示支架作为手术的桥梁,有助于减少吻合口漏的发生率、减少伤口感染率,缩短住院时间。

对于无法进行放置肠道支架或放置失败的患者应在胃肠减压、补充容量、纠正水电解质紊乱和酸碱平衡失调后,宜早期进行手术。盲肠癌如引起梗阻时,临床上常表现为低位小肠梗阻的征象。虽然发生坏死穿孔的危险性似乎较小,但梗阻趋向完全性,无自行缓解的可能,故亦以早期手术为宜。在手术处理上可遵循下列原则:①右侧结肠癌并发急性梗阻时应尽量争取做右半结肠切除一期吻合术;②对右侧结肠癌局部确已无法切除时,可选作末端回肠与横结肠侧侧吻合术-内转流术(短路手术);③盲肠造口术由于减压效果不佳,目前已基本被废弃;④左侧结肠癌引起的急性梗阻在条件许可时应尽量一期切除肿瘤。切除手术有3种选择:一是结肠次全切除,回肠乙状结肠或回肠直肠吻合术;二是左半结肠切除、一期吻合、近端结肠失功性造口术,二期造口关闭;三是左半结肠切除,近远端结肠造口或近端造口,远端关闭,二期吻合;⑤对肿瘤已无法切除的左侧结肠癌可选作短路手术或横结肠造口术。

结肠癌穿孔的处理:结肠癌并发穿孔大多发生在急性梗阻后,少数亦可发生在癌肿穿透肠壁溃破。不论其发生的机制属哪一种,都是极其严重的临床情况,急性梗阻时发生的穿孔大多发生在盲肠,由于肠腔内压力过高导致局部肠壁缺血、坏死而穿孔,此时将有大量粪性肠内容物进入腹腔,产生弥漫性炎性粪性腹膜炎,并迅速出现中毒性休克。因此感染和中毒将成为威胁患者生命的两大因素。至于癌肿溃破性穿孔则除粪汁污染腹腔外,尚有大量癌细胞的腹腔播散、种植。因此即使闯过感染和中毒关,预后仍然不佳。在处理上首先强调一旦明确诊断即应急诊手术,同时加强全身支持和抗生素治疗。手术原则为不论哪一类穿孔,都应争取一期切除癌肿,右侧结肠癌引起穿孔者可一期吻合,左侧结肠癌并发穿孔者切除后,宜近侧造口。对癌肿溃破而不作切除的病例,结肠造口宜尽量选在肿瘤近端,并清除造口远端肠腔内粪便,以免术后粪便随肠蠕动不断进入腹腔。

4.转移灶的处理原则

(1)肝转移:完整切除必须考虑肿瘤范围和解剖部位。切除后,剩余肝脏必须能够维持足够功能。不推荐达不到R0切除的减瘤手术。无肝外不可切除病灶。新辅助治疗后不可切除的病灶要重新评估其切除的可能性。当所有已知的病灶均可做消融处理时可考虑应用消融技术。全身化疗无效或化疗期间肝转移进展,可酌情选择肝动脉灌注化疗及栓塞化疗,但不推荐常规应用。当确定原发灶能够得到根治性切除时,某些患者可考虑多次切除转移灶。

(2)肺转移:肺转移的外科治疗原则为:原发灶必须能根治性切除(R0);有肺外可切除病灶并不妨碍肺转移瘤的切除;完整切除必须考虑肿瘤范围和解剖部位,肺切除后必须能维持足够肺功能;某些部分患者可考虑分次切除;无论肺转移瘤能否切除,均应考虑化疗;不可手术切除的病灶,可以消融处理(如能完全消融病灶);必要时,手术联合消融处理;肺外可切除转移病灶,可同期或分期处理;肺外有不可切除病灶不建议行肺转移病灶;推荐多学科讨论后的综合治疗。

5.影响吻合口愈合的因素

为使根治性手术获得成功,除加强术前准备、术后处理、控制感染外,吻合口的安全性尚依赖于保持肠管良好的血运、正确的操作技术及吻合口无张力。结肠由垂直进入肠壁的终末血管所供应,右侧结肠因有回结肠动脉、右结肠动脉及结肠中动脉的右支相互连接成网,故血运较好。左结肠动脉与结肠中动脉左支因联络线太长,与乙状结肠动脉、痔上动脉间侧支吻合更少,在行根治性手术时因结扎血管干及清除动脉旁淋巴结进一步破坏了肠壁的血液供应。由于左半结肠血运较差,在采用离断肠系膜下血管的乙状结肠根治术及直肠癌根治术时,尤应妥善保护降结肠的边缘血管弓,必要时可使用动脉类实验性暂时阻断肠系膜下动脉 30 min,如降结肠近端无缺血表现,再行血管断离。手术时对颜色苍白发暗、终末血管无搏动的肠管应予以切除,肠管的对系膜缘亦多切除些。操作应轻柔,吻合口缝线的疏密应适度,不宜缝扎过紧。

6.手术过程中癌细胞扩散途径及预防

在手术操作过程中,癌细胞可经肠壁、肠腔、静脉、淋巴扩散,也可脱落种植于腹膜及吻合口,因此需要采取必要的预防措施,以提高手术效果。

(1)操作宜轻柔,避免挤压触摸癌肿。先用布带结扎癌肿两端肠管,如技术上可能,在解剖及分离受累肠段之前,先结扎其于根血管,吻合前用抗癌液冲洗肠腔。

(2)肠管切缘应距癌肿 10 cm,以保证断端无癌细胞残留,避免局部复发及肠壁内扩散。

(3)从探查开始即给予抗癌药静脉滴注,可用氟尿嘧啶 10 mg/kg 体重,以减少经血行扩散。

(4)术中所用之针线用抗癌药液浸泡,减少创面种植,局部以抗癌药或低渗液(无菌水)冲洗以破坏脱落的癌细胞,关闭腹腔前应更换器械手套。

术中严格遵守癌外科原则可显著提高结肠癌根治术的 5 年生存率。

(二)化学治疗

作为结肠癌综合性治疗的一部分,化疗亦常被采用,能提高根治术后患者的生存率。化学治疗应根据患者肿瘤原发部位、病理学分期、分子指标及术后恢复状况来决定。推荐术后 8 周内开始。

1.Ⅰ期(T1-2N0M0)或者有化疗禁忌的患者

不推荐辅助化疗。

2.Ⅱ期结直肠癌

Ⅱ期结直肠癌患者,应当确认有无以下高危因素:组织学分化差(Ⅲ或Ⅳ级)、T4、血管淋巴管浸润、术前肠梗阻或肠穿孔、标本检出淋巴结不足(<12 枚)。

(1)Ⅱ期结直肠癌,无高危因素者,建议随访观察,或者单药氟尿嘧啶类药物化疗。

(2)Ⅱ期结直肠癌,有高危因素者,建议辅助化疗。化疗方案推荐选用氟尿嘧啶/LV、卡培他滨、氟尿嘧啶/LV/奥沙利铂或 CapeOx 方案。

(3)建议有条件者检测组织标本 MMR 或微卫星不稳定性(microsatellite instability,MSI),

如为错配修复缺陷（dMMR）或微卫星不稳定性（MSI-H），不推荐氟尿嘧啶类药物的单药辅助化疗。

3.Ⅲ期结直肠癌

Ⅲ期结肠癌患者，推荐辅助化疗。化疗方案推荐选用氟尿嘧啶/CF、卡培他滨、FOLFOX或FLOX（奥沙利铂＋氟尿嘧啶＋醛氢叶酸）或CapeOx方案。

（1）氟尿嘧啶：它是结直肠癌中应用最广，疗效较为可靠的国际公认药物，但单剂治疗的反应率仅为10%～20%，有效时间持续＜1年，对生存率并无影响。大量资料显示肿瘤细胞如果暴露在大剂量高浓度氟尿嘧啶中或长时间持续暴露在氟尿嘧啶中，氟尿嘧啶的抗癌活性会明显提高，这些资料支持延长肿瘤细胞暴露于氟尿嘧啶中的给药方法是合理的，但持续静脉滴注的方法仅在欧洲被广泛接受，而美国则由于静脉推注较之更为方便和花费较低而未被接受，此外，持续静脉滴注还有需留置中央静脉导管，从而产生相关的并发症等缺点。目前国内采用经外周静脉留置导管便携式化疗泵的方法，避免了住院、卧床静脉滴注和留置中心静脉导管及由此引起的并发症。

（2）卡培他滨：商品名为希罗达，是新一代的氟尿嘧啶前体（氟尿嘧啶氨基甲酸酯），口服后可以迅速吸收，在肝脏内被代谢成5′脱氧-5-氟胞苷（5′-DFCR）和5′脱氧-5-氟尿苷（5′-DFUR）两种没有细胞毒性的中间代谢产物，它们进入肿瘤细胞后，通过胸腺嘧啶磷酸化酶（TP）的作用，迅速转化成氟尿嘧啶，而正常细胞缺乏TP酶，不会产生氟尿嘧啶，因此具有选择性产生和发挥作用的特点。此外，卡培他滨还具有模拟持续滴注的作用，疗效高、耐受性好，使用方便，其单药疗效可以与氟尿嘧啶媲美。卡培他滨的给药方案有：①卡培他滨2 000 mg，每天2次，服用14 d停7 d为1个疗程；②卡培他滨1250 mg/（m² · d），分2次口服，相当于1 000 mg，每天2次，连服4周，为1个疗程。目前美国FDA已经批准卡培他滨作为Ⅲ期结肠癌术后辅助化疗的标准方案之一。

（3）第3个被国际批准的是MOSAIC的FOLFOX方案，即奥沙利铂＋氟尿嘧啶/LV，采用De-Gramont的两周方案。两周为1个周期，两周期为1个疗程，术后应用6个疗程。鉴于卡培他滨已被证明不但疗效不比氟尿嘧啶/LV差，更具毒副作用轻、使用方便等优点，故也可用XELOX方案。

化疗注意事项：治疗期间加强营养，配合用升血小板及白细胞的药物，加用激素，如泼尼松以动员处于静止状态的癌细胞（G0期细胞）进入细胞增殖周期，增强抗癌药的杀伤能力。配合免疫治疗（免疫球蛋白、左旋咪唑等）刺激免疫可提高患者的抵抗力及耐受力。用药期间定期检查血常规、肝功能，如消化道反应明显应暂停给药。

（三）靶向性药物

在过去的几年中，对于转移性结肠癌患者的治疗可以采用针对特定的肿瘤蛋白的单克隆抗体。这些抗体也能用于辅助治疗。已有多处中心进行了表皮生长因子受体抗体（西妥昔单抗）和血管内皮生长因子抗体（贝伐珠单抗）的研究，并取得一定了阳性结果。尤其是对于晚期结直肠肿瘤患者，靶向治疗正发挥着重要的作用。多项Ⅱ、Ⅲ期临床试验结果表明，针对EGFR通路的抗EGFR单克隆抗体和针对VEGF通路的贝伐单抗为代表的两类靶向药物应用于晚期结直肠癌患者，可以延长PFS及OS。应用前应监测相关基因表达及突变情况，如KRAs、EGFR、BRAF等。

（四）放射治疗

当前，辅助放疗在结肠癌治疗中的确切作用仍不确定。目前尚无数据支持把辅助放疗确定为一个公认的结肠癌治疗辅助疗法。放射治疗仅限于以下情况：局部肿瘤外侵固定无法手术；术中局部肿瘤外侵明显，手术无法切净；晚期结肠癌骨转移或其他部位转移时的姑息止痛治疗；术中发现肿瘤无法切除或切净时，可考虑术中局部照射配合术后放疗；除晚期结肠癌姑息止痛治疗外，结肠癌的放疗应基于氟尿嘧啶之上的同步放化疗。结肠癌辅助放疗的潜在风险，特别是辐射损伤周围器官（如小肠）的风险很大。对存在局部复发高风险的结肠癌患者，根治术后可采用个性化的治疗方案。

（六）中医中药

目的在于扶正祛邪，配合手术、化疗以增强机体抵抗力。半枝莲、白花蛇舌草、山蘑菇也有抗癌作用。

（李海峰）

第十八节　阑　尾　炎

一、概说

急性阑尾炎是最常见的外科急腹症，主要表现为右下腹疼痛。该病可发生于任何年龄，以青壮年最为常见，男性多于女性。急性单纯性阑尾炎、轻型急性化脓性阑尾炎和阑尾周围脓肿等可采用中药治疗。

本病属于中医肠痈范畴，总由气机不畅，气滞血瘀，瘀久化热，积热腐肉而成。《金匮要略》中治疗肠痈的大黄牡丹汤是针对这一病机的有效治疗方药。

二、病因病机

现代医学认为本病的发生，与阑尾梗阻和细菌感染有关。阑尾异物梗阻而致血运障碍，造成黏膜坏死，细菌入侵而形成炎症。其致病菌多为肠道内革兰阴性杆菌和厌氧菌。

祖国医学认为，本病的发生多由于饮食不节，如暴饮暴食或嗜食油腻，损伤脾胃，致运化失常，糟粕积滞，壅于肠道，肠道传导不利，湿热内生，气机不畅，郁而成痈。或饱食后急剧奔走，致气血运行逆乱，气滞血凝，大肠传导不利，败血浊气壅遏成痈。

三、诊断及鉴别诊断

（一）症状

1.腹痛

腹痛为患者的首发症状。腹痛始起于上腹部或脐周，经过数小时或一天后，转移至右少腹。70％～80％的患者有转移性右下腹疼痛。少数患者开始局限于右下腹或弥漫性痛。若患者的阑尾位置异常，腹痛位置可有不同。

2.胃肠道症状

可有不同程度的恶心、呕吐、食欲减退、腹泻或便秘。

3.全身症状

初期可有头痛、乏力等,炎症明显时发热甚至高热。

(二)体征

1.右下腹压痛

右下腹麦氏点压痛为重要体征。麦氏点为阑尾根部投影在体表的部位,为脐至右髂前上棘连线的外 1/3 交界处。

2.腹膜刺激征

反跳痛、腹肌紧张,肠鸣音减弱或消失,提示阑尾炎加重,出现化脓、坏疽或穿孔等。

3.右下腹包块

如体检发现右下腹饱满,扪及一压痛性包块,边缘清楚,固定,可能形成阑尾周围脓肿。

(三)实验室和其他辅助检查

1.血常规检查

多数患者白细胞计数及中性粒细胞比例增高。

2.尿常规检查

盲肠后位阑尾炎可刺激右侧输尿管,尿中可出现少量红细胞和白细胞。

3.影像学检查

B 超检查有时可发现肿大的阑尾和脓肿等。对诊断有帮助。

(四)鉴别诊断

1.胃十二指肠穿孔

患者多有溃疡史,表现为突然发作的剧烈腹痛。体征除右下腹压痛外,上腹具有疼痛和压痛,板状腹。胸腹部 X 线检查膈下有游离气体有助于鉴别诊断。

2.右侧输尿管结石

突然右下腹阵发性剧烈绞痛,向会阴部、外生殖器放射。右下腹无明显压痛。尿检有多量红细胞。B 超检查或 X 线检查在输尿管部位可发现结石影。

3.妇产科疾病

包括:①异位妊娠,突然下腹痛,有急性失血症状和腹腔内出血体征,有停经史等。②卵巢滤泡或黄体破裂,临床表现与宫外孕相似但较轻。③卵巢囊肿扭转,突然剧烈腹痛,盆腔检查可发现右侧囊性肿物。④急性输卵管炎,下腹逐渐疼痛,腹部压痛点较低,直肠指诊盆腔有对称性压痛,白带增多或有脓性白带等,B 超检查有助于诊断和鉴别诊断。

四、中医辨证分型

(一)气血瘀滞证

转移性右少腹疼痛,呈持续性,进行性加重。气滞重者,腹中气窜,舌脉基本正常;血瘀重者,痛有定处,右少腹压痛和局限性包块,伴恶心纳差,或轻度发热,舌有瘀斑,舌苔白腻,脉弦紧或弦滑。

(二)湿热壅滞证

腹痛加剧,右下腹或全腹压痛,腹肌挛急,右下腹可扪及包块,热偏重者,壮热不退,汗出口渴,便秘溲赤,舌红苔黄干,脉弦数或洪数;湿偏重者,身热不扬,头重呕恶,脘腹痞闷,泻利不爽,舌红苔黄腻,脉滑数。

(三)热毒伤阴证

腹痛更甚,痛处弥漫,全腹挛急,压痛、反跳痛或腹胀,高热不退或往来寒热、烦渴、恶心呕吐,舌红绛而干,苔黄而干,脉洪数或细数。

五、中医辨证治疗

(一)气血瘀滞证

1.治法

行气活血,通腑泄热。

2.方药

大黄牡丹汤合红藤煎加减。常用生大黄、桃仁、丹皮、芒硝、青皮、枳实、厚朴、赤芍、红藤、地丁、乳香、没药等。

(二)湿热壅滞证

1.治法

通腑泄热,利湿解毒。

2.方药

复方大柴胡汤加减。常用柴胡、生大黄、桃仁、丹皮、芒硝、青皮、枳实、黄芩、红藤、败酱草、蒲公英、薏苡仁等。

(三)热毒壅滞证

1.治法

通腑排脓,养阴清热。

2.方药

大黄牡丹汤合透脓散加减。常用生大黄、桃仁、丹皮、冬瓜仁、芒硝、皂角刺、当归、天花粉、川芎、炮山甲等。若高热不退,热在气分者,加白虎汤;热在血分者,加犀角地黄汤(清热地黄汤)或黄连解毒汤;烦渴者,加生地、玄参、石斛、花粉;腹痛重者,加延胡索、广木香。

六、其他疗法

(一)外治

(1)无论脓已成或未成,均可选用金黄散、玉露散或双柏散,用水或蜜调成糊状,外敷右下腹,或用消炎散加黄酒或加醋调敷。

(2)可用通里攻下,清热解毒等中药灌肠,如大黄牡丹汤、复方大柴胡汤等。

(二)手术方法

早期手术治疗,对急性单纯性阑尾炎还可经腹腔镜行阑尾切除。

(三)针刺疗法

主穴:双侧足三里或阑尾炎。配穴:发热加曲池、合谷或尺泽放血;恶心呕吐加内关、中脘;痛剧加天枢;腹胀加大肠俞、次髎。均取泻法,每次留针 0.5～1.0 h,每隔 15 min 强刺激 1 次,每天 2 次。加用电针可提高疗效。

(四)饮食调护

避免饮食不节和食后剧烈运动。

(李海峰)

第十九节　腹股沟直疝

外科临床所见的腹股沟直疝约占腹股沟疝总数的5%且多发生在老年人,发生在小儿者极为罕见。Fonkalsrud报道的5 452例小儿腹股沟疝中仅有直疝13例且多与膀胱外翻共存或发生在结缔组织病患儿。直疝的发生主要是由于Hesselbach三角区腹横筋膜薄弱和腹内压增加所致。有人发现约1/3的直疝患儿有同侧腹股沟疝手术史。这可能有两种情况:一种是原为Pantaloon疝,即除有斜疝外在腹壁下血管内侧还存在另一腹膜囊,即直疝疝囊未被处理;另一种原因是在斜疝手术中寻找疝囊时不适当地过分分离腹股沟管的后壁,造成腹横筋膜损伤而腹壁薄弱,术后腹压增高,使腹膜及内脏自腹壁下动脉内侧向体表突出而形成直疝。直疝的特点为腹膜囊口宽大,外形呈半球状,易复位,极少嵌顿。疝内容物不进入阴囊。其手术治疗关键为加强腹股沟管的后壁,常用的手术方法有巴西尼疝修补术和霍尔斯特德疝修补术。

一、诊断要点

属后天性疝,常见于老年体弱者,多有慢性咳嗽、排尿困难及便秘等诱因。在腹股沟管内侧和耻骨结节外上方出现无痛圆形肿块,平卧后可消失,肿块不进入阴囊。咳嗽时可扪及膨胀冲击感。

二、治疗

主要采取手术加强直疝三角,施行巴西尼或麦克凡修补术。如疝囊较小时,可不必切开,行折叠缝合法。如缝合时张力较大,可将腹直肌前鞘作减张切开。如缺损过大,亦可采用自身阔筋膜、腹直肌前鞘或人工材料行疝成形术。

(一)手术适应证

(1)小儿确诊为腹股沟直疝者,手术年龄以1岁以上为宜。

(2)斜疝手术后发生直疝者,应在手术后1年以上再考虑做直疝修补术,否则局部手术瘢痕尚未软化,解剖不清易再复发。

(3)斜疝手术时如发现为Pantaloon疝,应同时处理。

(二)术前准备

同斜疝手术。

(三)麻醉与体位

同斜疝手术。

(四)手术步骤

一般选用Bassini手术多能达到直疝修补的目的,很少复发。

(1)切口:为了便于进行修补术,切口应选用平行腹股沟管的斜切口,可以清楚地解剖腹股沟管和加强腹股沟管的后壁。

（2）切开皮肤、皮下组织、浅筋膜后即可见白色腹外斜肌腱膜，其下端为腹股沟管外环。自外环口向外上方剪开腹外斜肌腱膜，则腹股沟管前壁完全打开。分别游离已剪开的腹外斜肌腱膜的内、外侧叶。外侧叶游离到腹股沟韧带；内侧叶游离到联合肌腱。以上这些手术步骤同弗格森疝修补术。

（3）寻找疝囊高位结扎：直疝疝囊自精索内后方膨出，疝颈宽阔，不进入阴囊。将精索游离后拉向外侧即显露疝囊。切开疝囊将示指伸入疝囊可在其外侧前腹壁摸到腹壁下动脉。疝囊全部游离后在疝颈做荷包缝合、结扎。

（4）游离精索：疝囊高位结扎后将精索提起，自腹横筋膜上将精索完全游离。注意勿损伤精索血管及输精管。

（5）加强腹股沟管后壁：将腹外斜肌腱膜的内侧叶自精索后方穿过与腹股沟韧带缝合。

（6）重建腹股沟管：将腹外斜肌腱膜的外侧叶于精索的前方缝于腹外斜肌腱膜的内侧叶上方。重叠缝合的外环可容小指尖。

（7）依层缝合皮下组织及皮肤。

如将精索提至皮下，将腹外斜肌腱膜内、外侧叶在精索下方折叠缝合，则为 Halsted 疝修补术。

（五）术后处理

同斜疝手术。

（六）术后的并发症预防及处理

直疝手术后除不发生阴囊血肿外，其他斜疝手术后的并发症均有可能发生，其预防及处理方法亦与斜疝手术同。

（许中敏）

第二十节　腹股沟斜疝

腹股沟疝是小儿外科最常见的疾病，可分为腹股沟斜疝和直疝。临床上所见到的几乎均为斜疝，直疝罕见，可见于膀胱外翻或结缔组织病患儿。小儿斜疝皆为鞘突未闭、腹压增高使腹内脏器疝入鞘突形成疝，故为先天性斜疝，与成人的后天性斜疝有别。斜疝多发生在男孩，3 岁以下者占 60% 左右。右侧多于左侧，可双侧同时或先后发生。疝内容物多为小肠，女孩可为卵巢、输卵管。由于疝的存在影响小儿活动及消化功能，有的还可以发生嵌顿或绞窄，不但增加患儿痛苦，甚至还可危及生命。小儿斜疝一旦发生则逐渐长大，极少自愈，故需手术治疗。由于小儿的解剖特点，准确地施行疝囊高位结扎术，对绝大多数小儿斜疝均可达到治愈的目的。对于小儿直疝、巨大疝、复发疝等可行疝修补术。疝修补方法很多，对小儿来讲，在保证痊愈防止复发的前提下，手术操作越简单越好。因为小儿在生长发育过程中腹肌也会逐渐发达、健壮，以弥补腹肌的薄弱因素。

一、解剖

小儿腹股沟管的基本解剖与成人相似,但腹股沟管长度与身体大小相比较短。婴儿腹股沟管的长度平均仅 12 mm。腹股沟管实际上是在腹股沟韧带上方腹壁间的一个斜行间隙,管内有精索或圆韧带穿出腹壁。构成腹股沟管的前壁为腹外斜肌腱膜;上壁为腹内斜肌最下部肌纤维和部分腹横肌下部弓状纤维构成;下壁为腹股沟韧带及陷窝韧带与腹横肌融合而成;后壁由腹横肌构成。内口(内环)位于腹横肌筋膜内;外口(外环)由腹外斜肌腱膜下方裂隙构成。内口在外口的外上方,提供了保护机制。当腹压增加时腹股沟管的后壁被强迫靠向前壁,这样就消灭了此间隙。

精索是由输精管、睾丸动脉和周围的蔓状静脉丛构成。输精管为白色坚硬的结构,位于精索后方。若将精索放在拇示指之间滚动,可触及细硬条索状物即为输精管。腹膜鞘突在婴儿生后第 1 年约 60%开放,到达 2 岁时仍有 40%未闭。鞘突位于精索内前方。鞘突未闭是小儿疝发生的解剖基础。

腹股沟区的血管除供肌肉各层的终末支外,腹壁下动脉更具有重要意义。该动脉在腹股沟韧带稍上方,起自髂外动脉末端的前壁,分出后在输精管或子宫圆韧带及腹股沟管内环的内侧上升,经腹膜与腹横筋膜之间进入腹直肌鞘内。该动脉构成直疝三角的外侧边,是直疝与斜疝鉴别的可靠标志。

腹股沟区的神经主要有髂腹下、髂腹股沟及生殖股神经。髂腹下神经腹下支在髂前上棘内侧穿出腹内斜肌,在腹外斜肌腱膜的下侧向内下方走行,在腹股沟管外环上方穿出腹外斜肌腱膜,分布于耻骨区皮肤。髂腹股沟神经穿出腹内斜肌后进入腹股沟管,沿精索外侧下降,穿出腹股沟管的外环至浅筋膜,分布于大腿内侧皮肤。生殖股神经(生殖支)经腹股沟管的内环绕腹壁下动脉外侧入腹股沟管。男性者与精索伴行支配提睾肌,并分支至阴囊皮肤。由于这些神经与腹股沟管关系密切,在手术时应避免损伤。

二、诊断要点

(一)病史与体检

1.病史

腹股沟区出现可还纳性包块,当哭闹或其他原因致使腹内压增高时,包块可明显增大,甚至掉入阴囊,安静,平卧,睡眠后包块可缩小或完全消失,一般不妨碍活动,不影响小儿正常发育。除非发生疝内容物嵌顿,很少有痛苦不适,年长儿可自述有坠胀感。

2.体格检查

腹股沟区可复性包块,大小不等,光滑柔软,呈椭圆形,刺激婴幼儿哭闹或嘱年长儿咳嗽的同时,将手指伸入外环可感觉有冲击感,以手指尖压住腹股沟管内环处,包块不能再膨出,移开手指后肿物再度出现,透光实验(一)。

(二)辅助检查

B 超:患儿行腹股沟及阴囊 B 超可见腹股沟管内环口未闭及阴囊内的内容物。

(三)鉴别诊断

(1)睾丸鞘膜积液。

(2)交通性鞘膜积液。

（3）隐睾。

（4）精索鞘膜积液。

（5）睾丸肿瘤。

（6）嵌顿性腹股沟斜疝需与睾丸扭转或睾丸附件扭转相鉴别,后两者不会出现进行性腹胀。

三、治疗

小儿腹股沟斜疝极少有自愈的可能,一经发现最好考虑手术治疗。但对于年龄较小患儿(<6个月),全身情况较差或合并有基础疾病的患儿,可先采用非手术保守疗法。

6个月以内的小儿因有严重的疾病不宜手术时可暂时采取疝带疗法,但对小儿腹股沟斜疝还是主张手术治疗。

(一)手术适应证

（1）择期手术最小年龄以6个月为宜。术前应矫治已存在的腹压增高因素,如慢性咳嗽、排尿困难、便秘等。

（2）斜疝合并隐睾者应早期手术,绝不应拖延至3岁后,否则影响睾丸的发育和功能。

（3）嵌顿疝手法复位未成功或已确定为绞窄疝者应急症手术。不受年龄限制。

（4）患斜疝小儿多数选用疝囊高位结扎术即可达到治疗目的。巨大疝、复发疝可选用疝修补术。

(二)手术禁忌证

（1）患有严重心、肝、肺、肾等重要器官疾病或营养不良者不做择期手术。

（2）患急性传染病者病愈后3个月内不考虑择期手术。

（3）腹股沟区皮肤有感染灶者暂不行择期手术。

（4）有出血性疾病在出血倾向未纠正前不考虑施行手术。

(三)术前准备

（1）全面查体,胸透,血、尿常规检查。

（2）术前应清洗腹股沟区及外阴部皮肤。

（3）术前6~8 h禁食。

（4）嵌顿或绞窄疝患儿应根据脱水情况及生化检查结果积极纠正水、电解质失衡后行急症手术。病情较重,估计有肠坏死,可能需行肠切除者,应做好配血及输血准备。术前置胃肠减压管。

(四)麻醉与体位

施行单纯疝囊高位结扎术或疝修补术可采用基础麻醉加局部浸润麻醉、氯胺酮麻醉、骶管阻滞。嵌顿或绞窄疝可采用硬膜外阻滞或气管内插管全身麻醉。手术时患儿取仰卧位。

(五)手术步骤

1.疝囊高位结扎术

（1）切口:婴幼儿多选用沿下腹横纹的横行短切口,长约为2 cm。此切口符合皮纹走向,张力不大,愈合后瘢痕小。并且切口距外阴部较远,减少尿液污染的机会。学龄儿童亦可采用沿腹股沟管的斜切口。

（2）暴露外环:切开皮肤、皮下组织,可见腹壁浅筋膜。婴儿浅筋膜发育良好且较致密,有时误认为是腹外斜肌腱膜。后者色白且可见斜行纤维。切开腹壁浅筋膜其下方还有一层脂肪组织,用血管钳分离脂肪后其下方即为腹外斜肌腱膜。应用拉钩向下牵拉,即可见腹外斜肌腱膜下方之裂隙——外环。

（3）切开外环：清楚地显露外环后，用剪刀挑起外环口，剪开部分外环，注意勿损伤髂腹下及髂腹股沟神经。在小婴儿腹股沟管很短，也可以不剪开外环完成疝囊高位结扎术。

（4）寻找疝囊：在助手的帮助下顺精索剪开提睾肌，在精索的内前方可见白色膜状物，即为疝囊。剪开疝囊，可见内容物及少量液体溢出。

（5）游离疝囊：疝囊较小未进入阴囊者，可将疝囊完全游离。疝囊大已进入阴囊者可自外环处离断疝囊。用2～3把蚊式钳自疝囊前壁的切开部分提起疝囊的后壁，用剪刀紧贴疝囊后壁推开精索，分段剪断疝囊后壁。输精管位于疝囊的后壁，与疝囊紧密粘连，且由于疝内容物坠入阴囊，故将输精管与精索血管分开时注意勿损伤之。

（6）高位结扎疝囊：将疝囊游离到内环处，行贯穿缝合及单纯结扎的双重结扎。然后剪除多余的疝囊。残留的结扎端自动回缩到内环深处。远端进入阴囊的疝囊不做剥离切除，但对其离断端必须彻底止血，以防术后血肿形成。

（7）缝合切开的外环，以外环口能容小指尖为度。缝合提睾肌后分别缝合皮下组织及皮肤。

2.经腹腔疝囊高位结扎术（Laraque 手术）

本手术适用于婴儿疝、复发疝及经腹外途径难以找到的小疝囊。手术方法：在患侧腹直肌外侧缘下腹横纹处做切口。分离肌肉后横行切开腹膜，找到内环口，切断内环的后壁。将精索血管及输精管与腹膜及疝囊分开。则腹膜游离，缝合腹膜后则疝囊留在腹膜外，腹腔内容物不可能再进入疝囊。最后依层缝合腹壁切口。

3.疝修补术

巨大疝、复发疝有明显腹壁薄弱者可选用疝修补术。在小儿用加强前壁法（Ferguson 法）多可达到良好的治疗效果。手术时可采用沿腹股沟管的斜切口。切开腹外斜肌腱膜后，提起腱膜外侧叶游离至腹股沟韧带，再将腱膜内侧叶提起游离至联合肌腱。寻找、游离、高位结扎疝囊等步骤同疝囊高位结扎术。然后将腱膜内侧叶间断缝合在腹股沟韧带上。再将外侧叶重叠缝合于内侧叶面。新形成的外环不可过紧，以能纳入小指尖为宜。最后缝合皮下组织及皮肤。

4.女性小儿疝手术

女性小儿疝内容物为卵巢和输卵管者属滑动疝，其手术步骤与男性小儿疝不同处为疝囊的处理。其卵巢和输卵管构成疝囊壁的一部分，手术时无法将疝囊与卵巢、输卵管分离。沿输卵管及卵巢两侧剪开疝囊直至疝囊颈部，彻底止血后将输卵管及卵巢送入腹腔，缝合疝囊。荷包缝合高位结扎疝囊，剪除多余疝囊后，依层缝合切口。

5.嵌顿、绞窄疝手术

嵌顿疝手法复位失败或已确诊为绞窄疝者，应积极做好术前准备后行急症手术。手术采用沿腹股沟管的斜切口。打开疝囊后注意疝内容物的血循环状况，同时用手指探查紧勒疝囊颈的束环。在束环的外上部剪开束环，解除对疝内容物的压迫。剪开束环时应将疝内容物固定，以防解除压迫后疝内容物滑入腹腔。解除束环压迫后仔细观察疝内容物的血循环状态。特别注意束环压迫处有无条形坏死。如疝囊内有两个肠襻可能为逆行嵌闭疝（Maydl 疝）。两肠襻中间的肠襻在腹腔内可能发生坏死，应拖出检查。如肠管血运恢复良好，则送入腹腔，行疝囊高位结扎术或疝修补术。若肠管已坏死无生机，则应行肠切除吻合术。腹壁切口按层缝合不做修补术，切口应放置引流物。

6.双侧疝手术

双侧疝的发生率约占8.6%。在进行手术治疗时患儿健康状况允许,可同时行两侧疝囊高位结扎术。采用横贯两侧外环的一字形切口;亦可两侧分别做横行切口。如需行修补术者则两侧分别做斜切口。若腹壁缺损或薄弱范围大,两侧同时修补张力过大者,可分两次手术。一侧痊愈后3个月再行对侧修补术。

7.疝合并隐睾手术

疝合并隐睾者应早期手术,绝不应拖延至3岁后,否则影响睾丸发育及功能。手术时应选用沿腹股沟管的斜切口。剪开腹外斜肌腱膜后充分暴露疝囊及精索。一般合并隐睾者其睾丸多位于腹股沟管内或外环处。高位结扎疝囊后充分游离精索及睾丸周围的粘连,同时做睾丸引降术。若腹股沟内未发现睾丸则应行腹膜后探查。详细方法见泌尿外科手术的有关章节。

8.腹腔镜下疝的治疗

随着腹腔镜外科的迅速发展,目前几乎所有的疝治疗均可采用腹腔镜下手术,对于复发疝、双侧疝的治疗,尤其是对侧隐性疝的探查和治疗是其优势所在。一般采用疝囊高位结扎术,如巨大疝或腹壁薄弱者,也可采用修补术。

(1)腹腔镜下疝囊高位结扎术全麻下,患儿取头低脚高仰卧位,于脐部做一5 mm长切口,建立气腹后,置入腹腔镜,观察患侧及对侧内环口的情况,以了解是否有对侧的隐性疝;于脐旁3 cm处(患侧的对侧)另做一3 mm切口,置入操作钳,于患侧内环口体表投影处切开皮肤约2 mm,刺入带7号丝线的雪橇针,在操作钳配合下,缝合内环口外半周,缝线一端留在腹腔内,退出雪橇针,在原切口进针处刺入EndoClose缝合钩针,穿过内环口的内侧壁和后壁,缝合内环口的内半周腹膜,将留在腹腔内的线头勾起,带线将针退出,牵拉患侧睾丸,挤出疝囊内气体,提起线的两端在皮下打结,使内环口呈环状荷包缝合关闭,如为双侧疝则同法处理对侧疝囊;解除气腹,结束手术。也可用持针器在镜下行荷包缝合后在腹腔内打结,结扎疝囊。

(2)腹腔镜疝修补术对巨大疝、直疝、股疝均可采用,手术方法也较多,常用的有腹膜内铺网法、铺网与侧面缝合法、腹腔外腹膜前铺网法、经腹腔腹膜前固定尼龙网修补法等。

(六)手术经验、术中常遇到的困难和意外的处理

1.切口定位不准、暴露不佳找不到疝囊

小儿行疝囊高位结扎时,采用下腹横纹做横切口,此切口比外环口稍高,随年龄增长切口位置越应偏向腹横纹下方,否则距外环越远不能暴露外环,寻找疝囊困难。我们采用触摸精索的方法确定切口的位置,即在耻骨上方术者用示指左右滑动扪摸精索,在精索向外上方延续摸不到精索处即为外环,以此点为中心做横切口可直接暴露外环。外环为腹外斜肌腱膜在耻骨结节上方的三角形裂隙,切口暴露良好者清晰可见。术中找不到疝囊的原因常常是由于婴幼儿特别是肥胖儿,其外环处皮下脂肪丰满、浅筋膜发育较好,易被认为是腹外斜肌腱膜,未被切开而不能暴露外环找不到疝囊。应先将浅筋膜切开,分开脂肪,用小拉钩牵开切口显露外环。沿外环下方剪开提睾肌后精索血管清晰可见。在精索的内前方寻找疝囊。疝囊为白色薄膜状囊袋,在患儿用力、咳嗽或挤压患儿下腹部时可见疝内容物滑入疝囊。证实为疝囊后剪开其前壁,用钝头止血钳可探入腹腔。如由于疝囊过小或解剖不清,组织已被翻乱而实在找不到疝囊者,可改用Laraque手术。

2.注意勿损伤神经

分布在腹股沟区的神经有髂腹下、髂腹股沟及生殖股神经。这些神经有其自身走行、支配及分布区域。如在术中切开腹外斜肌腱膜及外环时未将髂腹下或髂腹股沟神经从腱膜下推开而被剪断;切开提睾肌时未看清生殖股神经的终末支走向而切断;在行疝修补时修补腹股沟管后壁、重叠缝合腹外斜肌腱膜时或在精索周围止血时将神经结扎、钳夹造成损伤。神经损伤后可造成相应部位腹壁肌肉萎缩软弱,是疝术后复发的因素之一。当伤及感觉支时患儿术后有耻骨上方、阴囊区甚至大腿内侧皮肤过敏、疼痛、麻木等表现。症状轻者可用局部理疗、封闭治愈;症状重者保守疗法无效,患儿十分痛苦,可采用沿髂前上棘平面做切口,于腹外斜肌腱膜下找到髂腹股沟神经行切断术。但遗留有远期的腹肌软弱因素。若术中发现神经已断则难以吻合。

预防神经损伤甚重要。在切开腹外斜肌腱膜时先沿腹外斜肌腱膜纤维走向做一个切口,在明视下用剪刀尖推开腱膜下的神经后再切开其余的腹膜。若不便操作,可将神经干游离推向腱膜外侧缘,以防损伤。在进行疝修补腹外斜肌腱膜重叠缝合,以及切开提睾肌或重建外环时,均应注意勿伤及神经。

3.疝囊撕裂、疝囊残端结扎不牢或残端遗留过长

小儿年龄越小疝囊越薄,在游离疝囊时按成人疝那样将手指伸入疝囊内,另一手手指钝性剥离疝囊往往会撕裂疝囊。特别是撕裂疝囊的后壁,裂口可以涉及疝囊颈部;还有的在做荷包缝合时撕裂疝囊,如处理不当是术后疝早期复发的重要原因。如果术中发现疝囊撕裂且位置较深,应剪开腹外斜肌腹膜,充分暴露内环,将疝囊断端用一把止血钳全部钳夹,用力向上提拉,再沿疝囊向腹腔侧游离至裂口的上方,行贯穿缝合结扎。切除多余的疝囊后缩窄内环口,按预定方法关闭切口。为了避免疝囊撕裂,我们在游离疝囊后壁与精索血管、输精管分开时,采用止血钳横向钳夹菲薄的疝囊。疝囊完全离断后,用一把止血钳夹牢疝囊的断端。上提疝囊近端,在疝囊周围继续用钝性和锐性相结合游离至疝囊颈部后,将夹持疝囊端的止血钳顺钟向或逆钟向旋转 3~4 周,使游离的疝囊端拧成一条索状,这样可以防止腹腔内容物突入疝囊颈。然后在拧成索条的疝囊颈部贯穿缝合结扎,再做一单纯结扎,不必做荷包缝合。利用此法后我们从未发生疝囊撕裂,也不会造成疝内容物损伤。

疝囊结扎不全主要是离断疝囊边缘部分回缩和荷包缝合时针距过大,虽收紧结扎缝线但仍留有空隙,可导致疝术后复发。如采用荷包缝合时在收紧缝合线后再加一单纯结扎,或采用前述的贯穿缝合法,可避免此并发症。

疝囊应在疝囊颈部高位结扎,若结扎线过低,在疝囊颈以下则遗留小疝囊。术后由于腹压增高仍可形成疝,是术后晚期疝复发的原因之一。为了达到疝囊高位结扎的目的,在游离疝囊近端时必须准确达到疝囊颈部。解剖上疝囊颈部的标志是该处疝囊进入腹腔处,疝囊稍增厚,特别是疝囊后壁由于疝内容物出入的摩擦使局部更增厚;另外,在疝囊颈部有腹膜外脂肪附着。当游离疝囊到高位见到腹膜外脂肪时,即可在该处结扎疝囊。

4.精索损伤

精索包括精索动、静脉血管及输精管。由于术中游离疝囊必须将精索分开,因此易受损伤。

(1)输精管损伤:输精管起自附睾,与精索血管、鞘韧带(鞘突残留物)均包围在精索鞘膜中。疝发生后由于疝内容物的扩张作用,使精索血管与输精管被挤压分开。输精管位于内侧,与疝囊后壁密切相贴,不易分离。在游离疝囊时输精管不如精索血管那样容易辨认,故输精管较精索血管损伤发生率高。Spark man(1962)报道 313 例疝囊切除标本的病理组织学检查,有 5 例(1.6%)含有一段输精管。估计实际输精管损伤要远远超过此数字。一旦发现输精管离断,大儿童应做输精管吻合。婴幼儿输精管过细难于在肉眼下进行吻合,有条件者可在显微镜下吻合,无

条件者可将两断端对端缝合在一起,以备成年后必要时再行吻合。若放置不加处理,二次手术时难以寻找。因此,预防输精管损伤十分重要。首先在游离疝囊后壁时应想到有损伤输精管之可能;其次再用手捏摸疝囊后壁,输精管虽细,但均可触及索条状物,外观为乳白色。小心将其自疝囊剥离开,既不能切断,又不可钳夹或强力牵拉。

(2)精索血管损伤:精索血管包括精索内动脉(睾丸动脉)及睾丸静脉。精索血管损伤常由于解剖不清盲目分离、剪断结扎而损伤。静脉呈丛状且壁薄,游离疝囊时用力牵拉造成撕裂出血;也可以由于处理精索及其周围出血点钳夹结扎组织过多而致伤;还可以在重建外环时缝合过紧,外环狭小妨碍了静脉血流。静脉回流受阻者术后引起睾丸、附睾疼痛、肿胀。症状轻者可兜起阴囊,同时局部理疗,症状多可缓解。睾丸动脉切断或血运供应受阻者可引起睾丸萎缩、坏死。为了避免精索血管损伤,切口应暴露充分,在明视下辨清精索与疝囊关系。精索自疝囊分开时,操作要仔细,小心止血,结扎出血点应尽量少带其周围组织。重建外环时不可过紧,外环口可容小指尖使精索不致受压。

5.血管损伤及出血

血管损伤及出血是疝手术的严重并发症,需立即进行处理,以免造成不良后果。

(1)腹壁下动脉损伤及出血:腹壁下动脉在腹股沟韧带稍上方,起自髂外动脉末端的前壁。分出后在输精管或子宫圆韧带及腹股沟管内环的内侧上升,经腹膜与腹横筋膜之间进入腹直肌鞘内。该动脉构成直疝的外侧边,是直疝与斜疝鉴别的可靠标志。在缩小内环时进针过深刺伤该血管,或在嵌顿疝手术时,在内环的内侧剪开紧勒的束环可伤及腹壁下动脉造成大出血。因其位置较深不易直接看到,再加上动脉离断后自行回缩,在腹膜外形成血肿,更不易止血。遇有此种情况应将示指经内环伸入腹腔,在内环内侧向前压迫腹壁,以控制出血。在清除血肿后直视下结扎该血管。

(2)髂股血管损伤出血:多发生在疝修补手术时,股动、静脉紧贴腹股沟韧带中点下通过。在进行疝修补时由于缝合腹股沟韧带进针过深,刺伤血管,再加上用力结扎缝线更可撕裂股部血管。有的医师见到血管出血,在忙乱中用止血钳钳夹止血,会加重血管损伤,造成更严重的后果。若处理不当会造成肢体血循环障碍,甚至坏死。如术中发现进针过深造成出血,应立即去除缝线,用热生理盐水纱布局部加压,多可达到止血的目的。若局部加压不能止血,则可能为撕裂伤。应扩大切口,剪开腹股沟韧带,充分暴露股动、静脉血管。用血管阻断钳阻断血管后检查局部损伤情况。根据损伤程度行血管修补缝合术或血管吻合、移植术。

6.疝内容损伤

疝内容物以小肠和大网膜最多见。而婴幼儿大网膜发育未全,大网膜短不能进入疝囊,故疝内容物主要是小肠。造成疝内容物损伤有以下情况。

(1)切开疝囊时伤及疝内容物:一般可复性疝,在进行手术时应首先使内容物复位,然后再切开、离断、剥离疝囊。但在嵌顿疝时疝内容物不能回纳至腹腔。嵌顿时间久者疝内容物与疝囊粘连,切开疝囊时易伤及疝内容物。遇有此种情况时,在暴露清楚确认为疝囊无误后,用镊子或止血钳提起疝囊壁后剪开。疝囊为白色肉眼看不见血管的膜状组织。在解除内环处紧勒的束环时,应先用手指或钝头止血钳探入内环,使疝内容物与两囊间粘连分开,然后导入有槽探针,沿槽沟伸入剪刀的一臂,剪开束环,可避免损伤疝内容物。

(2)疝囊高位结扎时伤及疝内容物:有人采用离断疝囊后在疝颈行荷包缝合后高位结扎疝囊。有时由于麻醉不全小儿躁动,致使腹内压增加,疝内容物膨出或内容物与疝颈有粘连,稍有不慎,缝针可刺伤肠管。另外,在收紧荷包缝合时结扎了疝内容物。若疝内容物为肠,可因被结扎而术后发生肠梗阻、肠穿孔;若大网膜被结扎可造成术后大网膜粘连综合征。为此,我们不采用荷包缝合做疝囊高位结扎法,而采用贯穿结扎两次法。贯穿前先将疝囊端旋转拧成绳状,这样可以将疝内容物挤入腹腔,然后在拧成绳状的疝颈部贯穿结扎。运用此法从未发生疝内容物损伤。疝内容物与疝囊有粘连时应先分离粘连,将疝内容物送回腹腔以免损伤。

(3)在滑疝处理疝囊时误伤下滑的盲肠:在滑疝中盲肠下滑者多见。术者应对滑疝有较清楚的认识。一般滑疝在手术前表现有疝内容物不能完全回纳腹腔,术中可见下滑脏器构成囊壁的一部分,且直接延续进入腹腔。确认为滑疝后,应先沿下滑脏器的边缘切开疝囊,做疝囊成形后将下滑脏器送回腹腔再做疝囊高位结扎术。若不慎伤及肠管,应根据情况做修补术。根据污染情况决定是否放置引流物。术后应用抗生素。

7.膀胱损伤

膀胱损伤是小儿疝手术的严重失误,可发生在婴幼儿斜疝手术。因为婴幼儿期膀胱位置相对较高,手术时寻找疝囊偏离了精索,在精索内、后侧分离,将膀胱误认为疝囊切开以及在滑疝时将膀胱壁误认为疝囊进行游离、撕裂或切开。切开膀胱有尿液流出,用钝头止血钳探入可通向耻骨后方,不能进入腹腔,亦无疝内容物可见。确诊为膀胱损伤后应立即进行修补术,用可吸收羊肠线做黏膜肌层内翻缝合,再用细丝线做浆肌层单纯缝合。术后保留导尿管1～2周。全身应用抗生素。为了防止膀胱损伤,寻找疝囊时应以精索为标志。要在精索内、前方寻找疝囊,切不可离开精索向其内、后方深处分离。膀胱壁较厚,表面可见血管,与乳白色菲薄"无血管"的疝囊截然不同。对疑有膀胱滑疝的患儿术前应置导尿管。一则可排空膀胱,二则可在分离疝囊时作为膀胱的标志。

(七)术后处理

(1)术后应卧床3～5 d,避免哭闹、用力和咳嗽等腹压增高因素。

(2)一般疝手术在严格无菌操作条件下进行,术后可不用抗生素。但巨大疝、复发疝、嵌顿或绞窄疝手术后均应用抗生素。

(3)一般患儿手术后进清淡易消化饮食,经2～3 d可恢复正常饮食。多吃蔬菜以防便秘。

(4)绞窄疝行肠切除吻合者术后禁食、胃肠减压,待肠蠕动恢复后再进饮食。

(八)术后并发症的预防及处理

1.阴囊血肿

阴囊血肿的发生主要是疝囊剥离面止血不彻底的结果。形成阴囊血肿有两种情况:一种是伤面渗血到组织间形成阴囊软组织肿胀、积血;另一种是远端残留疝囊内积血,表现为阴囊内有一包裹性肿物。如属前一种情况,可兜起阴囊,局部热敷、理疗等方法促进其吸收,一般需时较久。若属后一种情况,应在严格无菌操作下穿刺抽出积血后加压包扎。有时需多次抽吸,配合理疗方可治愈。少数最终遗有远端疝囊积液需再次手术。Larague手术经腹腔疝囊离断术可不发生阴囊血肿。在小儿除疝囊很小,尚未进入阴囊者外,一般不做疝囊完全剥除。多数患儿仅在外环处离断疝囊,近端高位结扎后切除部分多余的疝囊,远端残留疝囊不做剥离。疝囊断端与精索剥离面有时有细小出血点,应彻底止血。但也要注意切勿钳夹过多的组织,以防损伤精索血管。微小渗血可用热生理盐水纱布压迫止血。

2.术后腹膜炎

肠穿孔、肠坏死均可引起术后腹膜炎。

(1)肠穿孔的原因：①切开疝囊时肠管损伤滑入腹腔未能及时发现。②疝囊高位结扎时缝针刺破肠管或结扎疝囊时部分肠壁被结扎，术后肠壁坏死区脱落，肠腔内压力增加而肠破裂。③嵌顿疝时因束环紧勒造成肠壁条形坏死未做处理即送回腹腔。术后因肠蠕动肠腔内压增加而致肠坏死部穿孔。④肠壁疝(Richter疝)是部分肠管壁嵌顿在疝囊内，可发生嵌入部肠壁坏死而术中未做处理，术后破裂穿孔。

(2)术后肠坏死的主要原因：①术者对嵌闭肠管的血循环判断错误。②逆行性嵌顿疝(Maydl疝)或称W形疝，发生嵌顿时有3个肠襻同时受累，其中两个肠襻在疝囊内，1个肠襻在腹腔中。腹腔内肠襻居中，承受压力最大。有时疝囊内肠襻血液供应尚好时，腹腔内肠襻的供应动脉已发生闭塞，肠管已坏死。若手术时未检查腹腔内肠襻而只将疝囊内肠襻送回腹腔，术后可出现肠坏死和腹膜炎。

(3)有个别嵌顿疝术中检查肠管血液循环良好，术后肠系膜动脉继发血栓而出现迟发性肠坏死。

术后发现的肠穿孔和肠坏死均表现为腹膜炎的症状。术后有腹痛、腹胀、腹肌紧张、压痛、反跳痛。可伴有发热、白细胞增高等全身中毒症状。肠穿孔者腹部透视可有膈下游离气体。腹腔穿刺可抽出脓液或血性液。明确诊断后应积极做好术前准备，行急症手术。肠穿孔者可行穿孔修补腹腔引流术。肠坏死者可行肠切除吻合术。

3.术后肠梗阻

疝手术后发生肠梗阻者不多见，但在某些情况下确实可以发生肠梗阻。

(1)结扎疝囊时将肠管结扎。

(2)缝合疝囊时缝线缝住肠管，造成局部粘连、成角而发生肠梗阻。

(3)肠管与疝囊有粘连，分离粘连不充分即将肠推挤入腹腔，造成肠管成角、扭转形成肠梗阻。

一般疝手术对腹腔扰乱不大，术后腹胀反应不明显。若发生肠梗阻者则术后有阵发性腹痛、腹胀，恶心呕吐，停止排气、排便等症状。腹部X线检查有多个液气平面。经非手术疗法无效时应及时行剖腹探查术。根据术中发现做相应处理，以解除梗阻。

4.睾丸移位、扭转坏死、萎缩

睾丸移位主要是游离疝囊时将睾丸提出切口，术毕时复位欠妥，或在重建外环时将精索缝在一起，造成精索短缩，睾丸移位于阴囊上方。睾丸移位在阴囊上方或耻骨部容易受外伤或挤压损伤，而且由于睾丸不在阴囊内失去了阴囊对睾丸温度的调节作用，影响其发育及功能。移位于耻骨上的睾丸应再手术，松解精索，将睾丸置于阴囊内。为了防止睾丸移位，在处理完疝囊后将睾丸置于阴囊底部，同时用手牵扯睾丸1~2次，以使精索及睾丸处于适当的位置。

睾丸扭转的发生主要是游离疝囊，特别是切除全部疝囊时精索游离过多，术毕时精索睾丸放置不当所致。发生扭转后首先出现静脉回流受阻而睾丸肿大、疼痛。若未及时处理，最终供应动脉闭塞，睾丸坏死。此时阴囊亦出现红、肿，有的伴有全身症状。有前述症状出现时应急症手术，行睾丸扭转复位术。待睾丸血循环恢复正常后将精索顺序放置，将睾丸鞘膜与阴囊内层固定。若因手术延误，已发生睾丸坏死者，应行睾丸切除术。因此，在疝手术完毕前妥善恢复睾丸的正常位置十分必要。

睾丸萎缩在疝手术后的发生率根据文献记载可达12%~15%，多因疝嵌顿、绞窄的肠管压迫或因手术伤及精索血管造成睾丸缺血而引起。Richard报道322例斜疝手术，术后随访有

12 例发生睾丸萎缩。谷兴琳(1987)观察 27 例 1 岁以下嵌顿疝患儿,随访 2～21 年,有 5 例发生睾丸萎缩。因此,在手术的整个过程中必须保护精索以免损伤。对嵌顿疝手法复位不成功者应及早手术,手术时检查睾丸的血循环情况,对睾丸确已坏死无生机者,应行睾丸切除,以防发生交感性睾丸炎。

5.切口感染

切口感染是外科手术常见并发症。疝切口属 I 类切口,切口本身无污染可能(嵌顿绞窄疝除外)。由于术前准备不良,术中医源性污染,术后护理不当尿液浸泡,小儿用手搔抓伤口等原因造成切口感染。感染一旦发生将使局部软组织遭到破坏,以后虽可瘢痕修复,但遗有腹壁软弱因素,是手术后疝复发的原因之一。因此,疝手术时一定要严格无菌操作,对复杂疝或术中损伤脏器者,术后全身应用抗生素并加强护理。

6.疝复发

根据国内文献报道,小儿疝术后复发率为 1%～2.5%。复发有多种因素,常见的有以下几种原因。

(1)疝囊处理不当是小儿斜疝术后复发的主要原因,且多发生在术后早期。常因疝囊未做处理;没有高位结扎疝囊且留有盲袋;囊颈结扎不牢,单纯结扎者的线结脱落或疝囊结扎不全留有空隙;分离疝囊时后壁撕裂未发现或未处理。

(2)巨大疝腹股沟管重建修补不当。

(3)腹股沟区神经损伤,肌肉萎缩,腹壁软弱。

(4)切口感染,局部软组织瘢痕化,腹壁强度减低。

(5)术前腹压增加因素没有解除。

疝手术后一旦复发,均应再次手术。手术时机的选择应根据患儿具体情况确定。术前应明确复发的原因后再慎重选择适当术式。

(高成生)

第四章

肝胆外科疾病

第一节 肝 囊 肿

一、病因与病理

肝囊肿临床上较为常见,分先天性与后天性两大类。后天性肝囊肿多为创伤、炎症或肿瘤性因素所致,以寄生虫性,如肝包虫感染所致的肝囊肿最多见。先天性肝囊肿又称真性囊肿,最为多见,其发生原因不明,可由先天性因素所致,可能与肝内迷走胆管与淋巴管在胚胎期的发育障碍,或局部淋巴管因炎性上皮增生阻塞,导致管腔内分泌物滞留所致。肝囊肿可单发,亦可多发,女性发病率多于男性,从统计学资料来看,多发性肝囊肿多有家族遗传因素。

肝囊肿多根据形态学或病因学进行分类,德贝基(Debakey)根据病因将肝囊肿分为先天性和后天性两大类,其中先天性肝囊肿又可分为原发性肝实质肝囊肿和原发性胆管性肝囊肿,前者又可分为孤立性和多发性肝囊肿;后者则可分为局限性肝内主要胆管扩张和卡罗里病(Caroli病)。后天性肝囊肿可分为外伤性、炎症性和肿瘤性,炎症性肝囊肿可由胆管炎性或结石滞留引起,也可与肝包囊病有关。肿瘤性肝囊肿则可分为皮样囊肿、囊腺瘤或恶性肿瘤引起的继发性囊肿。

孤立性肝囊肿多发生于肝右叶,囊肿直径一般从数毫米至 30 cm,囊内容物多为清晰、水样黄色液体,呈中性或碱性反应,含液量一般是在 500 mL 以上,囊液含有清蛋白、黏蛋白、胆固醇、白细胞、酪氨酸等,少数与胆管相通者可含有胆汁,若囊内出血可呈咖啡样。囊壁表面平滑反光,呈乳白色或灰蓝色,部分菲薄透明,可见血管走行。囊肿包膜通常较完整,囊壁组织学可分3层。①纤维结缔组织内层:往往衬以柱状或立方上皮细胞。②致密结缔组织中层:以致密结缔组织成分为主,细胞少。③外层为中等致密的结缔组织,内有大量的血管、胆管通过,并有肝细胞,偶可见肌肉组织成分。

多发性肝囊肿分两种情况,一种为散在的肝实质很小的囊肿,另一种为多囊肝,累及整个肝脏,肝脏被无数大小不等的囊肿占据。显微镜下,囊肿上皮可变性扁平或缺如;外层为胶原组织,囊壁之间可见较多的小胆管和肝细胞。多数情况下,肝囊肿合并多囊肾、多囊脾,有的还可能同时合并其他脏器的先天性畸形。

二、临床表现

由于肝囊肿生长缓慢，多数囊肿较小且囊内压低，临床上可无任何症状。但随着病变的持续发展，囊肿逐渐增大，可出现邻近脏器压迫症状，如上腹饱胀不适，甚至隐痛、恶心、呕吐等，少数患者因囊肿破裂或囊内出血而出现急性腹痛，晚期可发生肝功能损害而出现腹水、黄疸、肝大及食管静脉曲张等表现，囊肿伴有继发感染时可出现畏寒、发热等症状。体检可发现上腹部包块，肝大，可随呼吸上下移动、表面光滑的囊性肿物以及脾肿大、腹水及黄疸等相应体征。

(1)肝囊肿巨大时，X 线平片可有膈肌抬高，胃肠受压移位等征象。

(2)B 超检查可见肝内有一个或多个圆形、椭圆形无回声暗区，大小不等，囊壁菲薄，边缘光滑整齐，后方有增强效应。囊肿内如合并出血、感染，则液性暗区内可见细小点状回声漂浮，部分多房性囊肿可见分隔状光带。

(3)CT 表现为外形光滑、边界清楚、密度均匀一致。平扫 CT 值为 0～20 Hu，增强扫描注射造影剂后囊肿的 CT 值不变，周围正常肝组织强化后对比更清楚。

(4)MRI 图像：T_1 加权呈极低信号，强度均匀，边界清楚；质子加权多数呈等信号，少数可呈略低信号；T_2 加权均呈高信号，边界清楚；增强后 T_1 加权囊肿不强化。

三、诊断

诊断肝囊肿多不困难，结合患者体征及 B 超、CT 等影像学检查资料多可做出明确诊断，但如要对囊肿的病因做出明确判断，需密切结合病史，应注意与下列疾病相鉴别。

(一)肝包虫囊肿

有疫区居住史，嗜伊红细胞增多，卡松尼(Casoni)试验阳性，超声检查可在囊内显示少数漂浮移动点或多房性、较小囊状集合体图像。

(二)肝脓肿

有炎症史，肝区有明显压痛、叩击痛，B 超检查可在未液化的声像图上见密集的点状、线状回声，脓肿液化时无回声区与肝囊肿相似，但肝脓肿呈不规则的透声区，无回声区内见杂乱强回声，长期慢性的肝脓肿，内层常有肉芽增生，回声极不规则，壁厚，有时可见伴声影的钙化强回声。

(三)巨大肝癌中心液化

有肝硬化史以及进行性恶病质，B 超、CT 均可见肿瘤轮廓，病灶内为不规则液性占位。

四、治疗

可定期观察体检偶尔发现的小而无症状的肝囊肿，无须特殊治疗，但需警惕其发生恶变。对于囊肿近期生长迅速，疑有恶变倾向者，宜及早手术治疗。

(一)孤立性肝囊肿的治疗

1.B 超引导下囊肿穿刺抽液术

B 超引导下囊肿穿刺抽液术适用于浅表的肝囊肿，或患者体质差，不能耐受手术，囊肿巨大有压迫症状者。抽液可缓解症状，但穿刺抽液后往往复发，需反复抽液，有继发出血和细菌感染的可能。近年来，有报道经穿刺抽液后向囊内注入无水乙醇或其他硬化剂的治疗方法，但远期效果尚不肯定，有待进一步观察。

2.囊肿开窗术或次全切除术

囊肿开窗术或次全切除术适用于巨大的肝表面孤立性囊肿,在囊壁最菲薄、浅表的地方切除1/3左右的囊壁,充分引流囊液。

3.囊肿或肝叶切除术

囊肿在肝脏的周边部位或大部分突出肝外或带蒂悬垂者,可行囊肿切除。若术中发现肝囊肿较大或多个囊肿集中某叶或囊肿合并感染及出血,可行肝叶切除。此外,对疑有恶变的囊性病变,如肿瘤囊液为血性或黏液性,或囊壁厚薄不一,有乳头状赘生物时,可即时送病理活检。一旦明确诊断,则行完整肝叶切除。

4.囊肿内引流

术中探查如发现有胆汁成分,则提示囊肿与肝内胆管相通,可行囊肿空肠 Y 型吻合术(Roux-en-Y)。

(二)多发性肝囊肿的治疗

多发性肝囊肿一般不宜手术治疗,若某个大囊肿或几处较大囊肿引起症状时,可考虑行一处或多处开窗术;若晚期合并肝功能损害,有多囊肾、多囊膜等,可行肝移植或肝、肾多脏器联合移植。

(高成生)

第二节　肝内胆管结石

肝内胆管结石是指肝管分叉部以上的原发性胆管结石,绝大多数是以胆红素钙为主要成分的色素性结石。虽然肝内胆管结石属原发性胆管结石的一部分,有其特殊性,但若与肝外胆管结石并存,则常与肝外胆管结石的临床表现相似。由于肝内胆管深藏于肝组织内,其分支及解剖结构复杂,结石的位置、数量、大小不定,诊断和治疗远比单纯肝外胆管结石困难,至今仍然是难以处理、疗效不够满意的肝胆系统疾病。

一、病因和发病情况

(一)病因

原发性肝内胆管结石的病因和成石机制尚未完全明了,目前比较肯定的主要因素为胆系统感染、胆管梗阻、胆汁淤滞、胆管寄生虫病、代谢因素,以及胆管先天性异常等。

几乎所有肝胆管结石患者都有不同程度的胆管感染,胆汁细菌培养阳性率为95%～100%。细菌谱以大肠埃希菌、克雷伯菌属和脆弱类杆菌等肠道细菌为主。这些细菌感染时所产生的细菌源性 β-葡萄糖醛酸苷酶(β-glucuronidase,β-G)和由肝组织释放的组织源性 β-G,可将双结合胆红素分解为单结合胆红素,再转变成非结合胆红素。它与胆汁中的钙离子结合,形成不溶解的胆红素钙。当胆管中的胆红素钙浓度增加至过饱和状态时,则可沉淀并形成胆红素钙结石。胆红素钙结石的形成与胆汁中存在的大分子物质——黏蛋白、酸性黏多糖和免疫球蛋白等形成支架结构并与钙、钠、铜、镁、铁等金属阳离子聚合有关。

胆管寄生虫病与肝胆管结石形成的关系已得到确认,已有许多资料证实在一些胆管结石的标本内可见到蛔虫残体。显微镜下观察,可在结石的核心中找到蛔虫的角质层残片或蛔虫卵等。1983—1985年的全国调查资料显示26%～36%的原发性胆管结石患者有胆管蛔虫病史,病因可能为蛔虫或肝吸虫的残骸片段、虫卵等为核心,不定型的胆色素颗粒或胆红素钙沉淀堆积,炎症渗出物、坏死组织碎片、脱落细胞、黏蛋白和胆汁中其他固定成分沉淀形成结石。

胆管梗阻、胆流不畅、胆汁淤滞是发生肝内胆管结石的重要因素和条件。胆汁淤滞、积聚或流速减慢,一方面为成石物质的聚集、沉淀提供了条件,另一方面也是发生和加重感染的重要因素。正常情况下,胆管内胆汁的流动呈层流状态,胆汁中的固体质点沿各自流线互相平行移动,胆汁中的固体成分不易发生聚合。当肝胆管发生狭窄或汇合异常等时,上端胆管扩张,胆汁停滞;胆管狭窄或扩张后胆汁流动可出现环流现象,有利于成石物质集结,聚合形成结石。胆汁淤滞的原因,多为胆管狭窄、结石阻塞、胆管或血管的先天异常,如肝内胆管的解剖变异,血管异位压迫胆管导致胆流不畅。结石和炎症往往并发或加重狭窄,互为因果,逐渐加重病理和病程进展。

(二)流行病学

根据我国各地肝内胆管结石的调查结果,农民所占的比例较多,达50%～70%,提示肝内胆管结石的发生可能与饮食结构、机体代谢、营养水准和卫生条件等因素有关。

我国和东亚、东南亚一些国家和地区,均属肝内胆管结石的高发区。根据1983—1985年全国调查结果和近年收集的资料,我国肝内胆管结石占胆系结石病的16.1%～18.2%,但存在明显的地区差别:华北和西北地区仅4.1%和4.8%,华中和华南地区高达25.4%和30.5%。虽然目前我国尚缺乏人群绝对发病率的资料,但近年国内文献表明,肝内胆管结石仍然是肝胆系统多见的、难治性的主要疾病之一。

二、病理生理改变

肝胆管结石的基本病理改变是由于结石引起胆管系统的梗阻、感染,导致胆管狭窄、扩张,肝脏纤维组织增生、肝硬化、萎缩,甚至癌变等病理改变。

约2/3以上的肝内胆管结石患者伴有肝门或肝外胆管结石,根据全国调查资料,78.3%的患者合并肝外胆管结石,昆明某医院559例肝内胆管结石的资料中有3/4(75.7%)的患者同时存在肝外胆管结石。因此,有2/3～3/4的患者可以发生不同程度的肝门或肝外胆管急性或慢性梗阻,导致梗阻以上的胆管扩张,肝脏淤胆,肝大,肝功损害,并逐渐加重肝内汇管区纤维组织增生。胆管梗阻后,胆管压力上升,当胆管内压力高达3.0 kPa(300 mmH$_2$O)时,肝细胞停止向毛细胆管内分泌胆汁。若较长时间不能解除梗阻,最后难免出现胆汁性肝硬化、门静脉高压、消化道出血、肝功能障碍等。若结石阻塞发生在肝内某一叶、段胆管,则梗阻引发的改变主要局限于相应的叶、段胆管和肝组织,最后将导致相应的叶、段肝组织由肥大、纤维化至萎缩,丧失功能。相邻的叶、段肝脏可发生增生代偿性增大,如左肝萎缩则右肝代偿性增大。由于右肝占全肝的2/3,右肝严重萎缩则左肝及尾叶常发生极为明显的代偿增大。这种不对称性的增生、萎缩,常发生以下腔静脉为中轴的肝脏转位,增加外科手术的困难。

感染是肝胆管结石难以避免的伴随病变和临床主要表现之一,炎症改变累及肝实质。胆管结石与胆系感染多同时并存,急性、慢性的胆管炎症往往交替出现、反复发生。若结石严重阻塞胆管并发感染,即成梗阻性化脓性胆管炎,并可累及毛细胆管,甚至并发肝脓肿。较长时间的严重梗阻、炎症,感染的胆汁、胆沙、微小结石,可经小胆管通过坏死肝细胞进入肝中央静脉,造成胆沙血症、败血症、肺脓肿、全身性脓毒症、多器官功能衰竭等严重后果。反复急慢性胆管炎的结果,多为局部或节段性胆管壁纤维组织增生,管壁增厚,逐渐发生纤维瘢痕组织收缩,管腔缩小,胆管狭窄。这种改变多发生在结石部位的附近或肝的叶、段胆管汇合处,如肝门胆管、左右肝管或肝段胆管口等部位。对我国 4 197 例肝内胆管结石手术的资料显示,合并胆管狭窄者平均占 24.28%,高者达 41.96%。昆明某医院 1 448 例中合并胆管狭窄者占 43.8%,日本 59 例肝内胆管结石合并胆管狭窄者占 62.7%,可见肝胆管结石合并胆管狭窄的发生率很高。狭窄部位的上端胆管多有不同程度的扩张,胆汁停滞,进一步促进结石的形成、增大、增多。往往在狭窄、梗阻胆管的上端堆积大量结石,加重胆管感染的程度和频率。肝胆管结石的病情发展过程中,结石、感染、狭窄互为因果,不断地加重胆管和肝脏的病理改变,肝功损毁,最终导致肝叶或肝段纤维化或萎缩。

长期慢性胆管炎或急性炎症反复发生,导致有些患者的整个肝胆管系统,直至末梢胆管壁及其周围组织炎性细胞浸润,胆管内膜增生,管壁增厚纤维化,管腔极度缩小甚至闭塞,形成炎性硬化性胆管炎的病理改变。

肝内胆管结石合并胆管癌,是近年来才被广泛重视的一种严重并发症,其发生率的报告差别较大,为 0.36%～10%。这可能与诊断和治疗方法、病程长短不同等因素有关。

三、临床表现

肝胆管结石虽然以 30～50 岁的青壮年多发,但亦可发生在任何年龄。女性略多于男性,男、女性之比约为 0.72∶1,有 50% 以上的患者为农民。

(一)合并肝外胆管结石

肝内胆管结石的患者中有 2/3～3/4 与肝门或肝外胆管结石并存。因此,大部分患者的临床表现与肝外胆管结石相似,常表现为急性胆管炎、胆绞痛和梗阻性黄疸。按严重程度,其典型表现可出现夏科氏三联征(疼痛、畏寒发热、黄疸)或雷诺五联征(前者加感染性休克和神志改变)、肝大等。有些患者在非急性炎症期可无明显症状,或仅有不同程度的右上腹隐痛,偶有不规则的发热或轻、中度黄疸,消化不良等症状。

(二)不合并肝外胆管结石

不伴肝门或肝外胆管结石,或虽有肝外胆管结石,而胆管梗阻、炎症仅发生在部分叶、段胆管时,临床表现多不典型,常不被重视,容易误诊。单纯肝内胆管结石、无急性炎症发作时,患者可以毫无症状或仅有轻微的肝区不适、隐痛,往往在 B 超、CT 等检查时才被发现。

一侧肝内胆管结石发生部分叶、段胆管梗阻并急性感染,引起相应叶、段胆管区域的急性化脓性胆管炎(acute obstructive suppurating hepatocholangitis,AOSHC)。其临床表现除黄疸轻微或无黄疸外,其余与急性胆管炎相似,严重者亦可发生疼痛、畏寒、发热、血压下降、感染性休克或神志障碍等重症急性胆管炎的表现。右肝叶、段胆管感染、炎症,则以右上腹或肝区疼痛并向右肩、背放散性疼痛和右肝大为主。左肝叶、段胆管梗阻、炎症的疼痛则以中上腹或剑突下疼痛为主,多向左肩、背放散,左肝大。由于一侧肝叶、段胆管炎多无黄疸或黄疸轻微,甚至疼痛不明显或疼痛部位不确切,常被忽略,延误诊断,应予警惕。一侧肝内胆管结石并急性感染,若未能及时诊断、有效治疗,可发展成相应肝脏叶、段胆管积脓或肝脓肿,导致长时间消耗性弛张热,逐渐体弱、消瘦。

反复急性炎症必将发生肝实质损害,肝包膜、肝周围炎和粘连。急性炎症得到控制后,亦常遗留不同程度的肝区疼痛或向肩背放散痛等慢性胆管炎症的表现。

（三）腹部体征

非急性肝胆管梗阻、感染的肝内胆管结石患者多无明显的腹部体征，部分患者可有肝区叩击痛或肝大。左右肝内存在广泛多发结石，长期急慢性炎症反复交替发作者，可有肝、脾肿大，肝功能障碍，肝硬化，腹水或上消化道出血等门静脉高压征象。

肝内胆管急性梗阻合并感染患者，多可扣及右上腹及右肋缘下明显压痛、肌紧张或肝大，同时存在胆总管结石和梗阻，有时可扣及肿大的胆囊或有墨菲征阳性。

四、诊断

由于肝内胆管解剖结构复杂，结石多发，分布不定，治疗困难，因此，对于肝内胆管结石的诊断要求极高。应在手术治疗之前全面了解肝内胆管解剖变异，结石在肝内胆管具体位置、数量、大小、分布以及胆管和肝脏的病理改变，如肝胆管狭窄与扩张的部位、范围、程度、肝叶、段增大、缩小、硬化、萎缩或移位等状况，以便合理选择手术方法，制订手术方案。

肝内胆管结石常可落入胆总管，形成继发于肝内胆管的胆总管结石或同时伴有原发性胆总管结石，故所有胆总管结石患者都有肝内胆管结石可能，均应按肝内胆管结石的诊断要求进行各种影像学检查。

（一）病史

要详细询问患者病史，重视临床表现。

（二）实验室检查

慢性期可有贫血、低蛋白血症；急性感染期多有白细胞数增高，血清转氨酶、胆红素增高。严重急性感染菌血症者，血液培养常有致病菌生长。

（三）影像学检查

诊断并明确结石和肝胆系统的病理状况，主要依靠现代影像学检查。

1.B 型超声检查

B 型超声检查简便、易行、无创，对肝内胆管结石的阳性率为 70% 左右，影像特点是沿肝胆管分布的斑点状或条索状、圆形或不规则的强回声，多数伴有声影，其远端胆管多有不同程度的扩张。但不足之处是难以准确了解结石在胆管内的具体位置、数量和胆管系统的变异和病理状况，并易与肝内钙化灶混淆，难以满足外科治疗的要求。

2.CT 扫描

肝内胆管结石 CT 检查的敏感性和准确率平均为 80%，略高于超声检查，一般结石密度高于肝组织，一些含钙少，散在、不成型的泥沙样胆色素结石可成低密度。在扩张胆管内的结石容易被发现，但不伴胆管扩张的小结石不易与钙化灶区别。对于伴有肝内胆管明显扩张，肝脏局部增大、缩小、萎缩或并发脓肿甚至癌变者，CT 检查有很高的诊断价值，但不能准确了解肝胆管的变异和结石在肝胆管内的准确位置和分布。

3.经皮穿刺肝胆道成像（percutaneoust ranshepatic cholangiography，PTC）和经内镜逆行胰胆管造影（endoscopic retrograd choledlchopancreatography，ERCP）

PTC 成功后，肝胆管的影像清晰，对肝胆管的狭窄、扩张，结石的诊断准确率达 95% 以上，对于伴有肝胆管扩张者，穿刺成功率达 90% 以上，但无胆管扩张者成功率较低，约为 70%。此检查有创，平均有 4% 发生较严重并发症的概率及 0.13% 的死亡率，不适于有凝血机制障碍、肝硬化和腹水的患者。ERCP 的成功率为 86%～98%,发生并发症的概率约为 6%,但一般比 PTC 的并发症轻,死亡率约为 8/10 万。相比之下,ERCP 比 PTC 安全,但若肝门或肝外胆管狭窄,肝内胆管显影不良或不显影。因此 ERCP 还不能完全代替 PTC。

阅读分析胆系造影片时,应特别注意肝胆管的正常典型分支及变异,仔细辨明各叶段胆管内结石的具体位置、数量、大小、分布,以及肝胆管狭窄、扩张的部位、范围、程度和移位等。若某一叶段胆管不显影或突然中断,很可能是因为结石阻塞或严重狭窄,应在术中进一步探明。因此,显影良好的胆系造影是诊断肝内胆管结石病不可缺少的检查内容。

4.磁共振胆系成像

磁共振胆系成像(MR cholangiography,MRC)可以清楚显示肝胆管系统的影像,无创,用于胆管肿瘤等梗阻性黄疸的影像诊断很有价值,但对于胆固醇和钙质含量少的结石,仅表现为低或无 MR 信号的圆形或不规则形阴影和距梗阻较远的胆管扩张,对肝胆管结石的诊断不如 PTC 和 ERCP 清晰。

5.影像检查鉴别结石和钙化灶

目前,B 超和 CT 已广泛用于肝胆系统的影像诊断或一般体检的检查内容。由于肝内胆管结石和钙化灶在 B 超和 CT 的影像表现相似,常引起患者不安,需要鉴别。一般情况下肝内钙化无胆管梗阻、扩张及感染症状,鉴别不难,但若遇无明显症状和无明显胆管扩张的肝内胆管结石或多发成串排列的钙化灶,在 B 超、CT 影像中难于准确区别。昆明某医院曾对 B 超或 CT 检查报告为肝内胆管结石或钙化灶的 225 例患者进行了 ERCP 或肝区 X 线平片检查,结果证实有73.8%(166/225)的患者属肝内胆管结石,26.2%(59/225)的患者为肝内钙化病灶。ERCP 显示,钙化灶在肝胆管外,结石在肝胆管内。钙化灶多可在 X 线平片上显示,肝内胆管结石 X 线平片为阴性,因此最终需要显影良好的胆系造影和/或 X 线平片才能区别。

6.术中诊断

由于肝内胆管的解剖结构、结石状况复杂,病情因素或设备条件限制,有时未能在术前完成准,有的虽已在术前进行 ERCP 或 PTC 等影像检查,但结果并不满意,或术中发现新的病理状况或定位诊断与术前诊断不相符合等情况时,则需在术中进行胆系影像学检查,进一步明确诊断。胆管探查取石后,若不能确定结石是否取净或疑有其他病理因素,最好在术中重复影像检查,以求完善术中措施。

术中常用的影像检查方法有术中胆管造影、术中胆管镜检查和术中 B 超检查,可根据具体情况和设备条件选择,一般常用术中胆管造影,影像清晰,准确率高。术中胆管镜检查发现结石,可随即取出,兼有诊断与治疗两个功能。

五、手术治疗

由于肝内胆管的解剖结构和结石的部位和分布复杂多样,并发胆管狭窄的概率高,取石困难,残留和再发结石率高,治疗效果迄今尚不够满意,肝胆管结石目前仍然是肝胆系统难治性疾病之一。

(一)术前准备

肝内胆管结石,特别是复杂性肝内胆管结石病情复杂,手术难度大,时间长,对全身各系统功能的影响和干扰较大。除按一般常规手术的术前准备外,还应特别注意下列问题。

1.改善全身营养状况

肝内胆管结石常反复发作胆管炎或导致多次手术,长期慢性消耗,多有贫血、低蛋白等不佳营养状况。术前应给予患者高蛋白、高碳水化合物饮食,补充维生素。有低蛋白血症或贫血者应从静脉补充人体清蛋白、血浆或全血,改善健康状况,提高对手术创伤的耐受性和免疫功能。

2.充分估计和改善肝、肾功能,凝血机制

术前要求肝、肾功能基本正常,无腹水,凝血酶原时间和凝血酶时间在正常范围。

3.重视改善肺功能

肝胆系统手术对呼吸功能影响较大,易发生肺部并发症,术前应摄胸片,必要时检查肺功能。若有慢性支气管炎或肺功能较差,应在术前治疗至基本恢复后进行手术。

4.抗感染治疗

肝内胆管结石多有肠道细菌的感染因素存在,术前应使用对革兰阴性细菌和厌氧菌有效的抗菌药物控制感染。

(二)麻醉

可根据病情、术前诊断、手术的复杂程度选择麻醉方式。若为单纯切开肝门或肝外胆管取石,连续硬膜外麻醉多可完成手术,但肝内胆管结石多手术复杂、时间较长,术中需要严密监控呼吸、循环状况,气管内插管全身麻醉比较安全。

(三)体位和切口

患者一般取仰卧位或右侧抬高 20°～30°的斜卧位。若遇体形宽大或肥胖患者,适当垫高腰部或升高肾桥以便操作。最好选择右肋缘下斜切口,必要时向左肋缘延伸呈屋顶式。如果术前能够确认右肝内无胆管狭窄等病变存在,手术不涉及右肝,也可采用右上腹经腹直肌切口,必要时向剑突方向延长,亦可完成左肝切除或左肝内胆管切开等操作。

(四)手术方式的选择

肝内胆管结石手术治疗的原则和目的是取净结石、解除狭窄、去除病灶、胆流通畅和防止感染。为了达到上述目的,需要根据结石的部位、大小、数量、分布范围和肝胆管系统、肝脏的病理改变以及患者的全身状况综合分析,选择合理、效佳的手术方式。

治疗肝内胆管结石的术式较多,目前较常用的术式有胆管切开取石、引流,胆管整形,胆肠吻合,肝叶、肝段切除等基本术式和在这几种术式的基础上改进的术式,或几种术式的联合手术。

1.单纯肝外胆管切开取石引流术

单纯肝外胆管切开取石引流术仅适用于不伴肝内外胆管狭窄,奥迪括约肌功能和乳头正常,局限于肝门和左右肝管并容易取出的结石。取石后放置 T 形管引流。

2.纤维胆管镜取石引流术

纤维胆管镜取石引流术适用于肝内Ⅱ、Ⅲ级以上胆管结石合并一定程度的胆管扩张,胆管镜可到达结石部位附近,而无明显肝胆管狭窄或肝组织萎缩者,取石后放置 T 形管引流。若术后经 T 形管造影发现残留结石,仍可用纤维胆管镜通过 T 形管的窦道取石。昆明某医院按此适应证进行手术的 461 例患者,平均随访 5 年半的优良率达 85.7%。

3.肝叶、肝段切除术

1957 年,我国首次报道用肝叶切除术治疗肝内胆管结石,今已得到确认和普遍采用。肝切除可以去除病灶,效果最好,优良率为 90%～95%,其最佳适应证为局限性的肝叶肝段胆管多发结石,合并该叶段胆管明显狭窄或已有局部肝组织纤维化、萎缩。对于肝内胆管广泛多发结石或合并多处肝胆管狭窄者,则需与其他手术方法联合使用,才能充分发挥其优越性。

4.狭窄胆管切开取石、整形

单纯胆管切开取石、整形手术,有不改变胆流通道、保留奥迪括约肌的生理功能的优点,但该法仅适于肝门或肝外胆管壁较薄、瘢痕少、范围小的单纯环状狭窄。取石整形后应放置支撑管半年以上。对于狭窄部胆管壁厚或其周围结缔组织增生、瘢痕多、狭窄范围大者,日后瘢痕收缩,容易再狭窄。因此大多数情况下,胆管狭窄部整形应与胆肠吻合等联合应用,才能获得远期良好的效果。

5.胆管肠道吻合术

胆肠吻合的目的是解除胆管狭窄、重建通畅的胆流通道,并有利于残留或再发结石排入肠道,目前已广泛应用于治疗肝胆管结石并狭窄者。胆肠吻合的手术方式包括胆总管十二指肠吻合、Roux-en-Y胆管空肠吻合、胆管十二指肠空肠间置三种基本形式,或在此基础上设置空肠皮下盲瓣等改进的术式。

(1)胆总管十二指肠吻合术:不可避免地导致明显的十二指肠内容物向胆管反流。该术式用于肝内胆管结石的优良率仅为 42%~70%,不适于难以取净的肝内胆管结石或合并肝门以上的肝内胆管狭窄、肝萎缩者。对于无肝门、肝内胆管狭窄或囊状扩张、不伴肝纤维化、肝萎缩、肝脓肿,并已确认结石取净无残留结石,仅单纯合并胆总管下段狭窄者,可以酌情选用。总之,肝内胆管结石在多数情况下不宜采用这一术式,应当慎重。

(2)Roux-en-Y胆管空肠吻合术:空肠襻游离性好、手术的灵活度大,几乎适用于所有部位的胆管狭窄。无论肝外、肝门和肝内胆管狭窄段切开,取出结石后均可将切开的胆管与空肠吻合,可以达到解除狭窄、胆流通畅的目的。辅以各种形式的防反流措施,可以减轻胆管反流,减少反流性胆管炎,优良率为 85%~90%。

(3)胆管十二指肠空肠间置术:适应证和效果与 Roux-en-Y 胆管空肠吻合术相近,但其胆管反流和胆汁淤积比 Roux-en-Y 吻合明显,故较少被采用。

6.游离空肠通道式胆管造口成形术

切取 12~15 cm 带蒂的空肠段,远侧端与切开的肝胆管吻合,近端缝闭成盲瓣留置于腹壁皮下,既可解除肝胆管狭窄,又可保留奥迪括约肌的正常功能。若日后再发结石,可通过皮下盲瓣取石。本手术适用于胆总管下段、乳头无狭窄和奥迪括约肌正常者。

7.肝内胆管结石并感染的急诊手术

肝内胆管结石并发梗阻性的重症急性胆管炎,若出现高热、休克或全身性严重中毒症状,非手术治疗不能缓解,常需急诊手术。急诊情况下,不宜进行复杂手术,一般以解除梗阻、疏通胆管引流胆汁为目的,应根据梗阻部位选择手术方式。对于肝外胆管、肝门胆管或左右肝管梗阻,一般切开肝外或肝门胆管可以取出结石,放置 T 管引流有效。对于肝内叶、段胆管梗阻,切开肝外或肝门胆管取石困难者,可在结石距肝面的浅表处经肝实质切开梗阻的肝胆管,取出结石后放置引流管,待病情好转、恢复 3 个月以上后再行比较彻底的根治性手术。

(高成生)

第三节　门静脉高压症

一、病因及分类

按门静脉血流受阻部位不同,门静脉高压症可分为肝前型、肝内型和肝后型三类。肝内型在我国最常见,占 95% 以上。按病理形态的不同,肝内型又可分为窦前阻塞、肝窦和窦后阻塞三种。窦前型以及窦后型梗阻可以发生在肝内或肝外。这种分类方法的实用价值在于可以将非肝硬化性门静脉高压症(窦前型)与肝细胞损害造成的门静脉高压症(窦型和窦后型)区别开来。

(一)肝前型

肝前型门静脉高压症主要病因是门静脉主干的血栓形成(或同时有脾静脉血栓形成存在),儿童约占 50%,这种肝前阻塞同样使门静脉系的血流受阻,门静脉压增高。

(1)腹腔内的感染,如阑尾炎、胆囊炎等,或门静脉、脾静脉附近的创伤都可引起门静脉主干的血栓形成。门静脉血栓形成后,在肝门区形成大量侧支循环血管丛,再加上门静脉主干内的血栓机化、再通,状如海绵,因而被称为门静脉海绵样变。

(2)先天性畸形,如门静脉主干的闭锁、狭窄或海绵窦样病变,也是肝前型门静脉高压症的常见原因。

(3)单纯脾静脉血栓形成常继发于胰腺炎症或肿瘤,结果是胃脾区的静脉压力增高,而此时肠系膜上静脉和门静脉压力正常,左侧胃网膜静脉成为主要侧支血管,胃底静脉曲张较食管下段静脉曲张更为显著,单纯脾切除即可消除门静脉高压,这是一种特殊类型的门静脉高压症,称为左侧门静脉高压症。

这种肝外门静脉阻塞的患者,肝功能多正常或轻度损害,预后较肝内型好。成年人最常见的原因是恶性肿瘤引起的门静脉内血栓形成,其他引起门静脉内血栓形成的原因有红细胞增多症、胰腺炎、门脉周围淋巴结病。这种患者门静脉压升高,而肝静脉楔压正常,肝实质无损害。另外,由于凝血机制未受损害,这种患者如发生食管静脉曲张破裂出血,往往可以通过非手术治疗得到控制。

(二)肝后型

肝后型门静脉高压症是由于肝静脉和/或其开口,以及肝后段下腔静脉阻塞性病变引起的,其典型代表是巴德-吉利亚综合征,这是由肝静脉、下腔静脉直至下腔静脉汇入右心房处任何水平的梗阻引起的一组综合征。其病因不明,但往往与肾上腺、肾肿瘤、创伤、妊娠、口服避孕药、肝细胞瘤、静脉阻塞性疾病、急性酒精性肝炎以及肝静脉内膜网状组织形成有关。临床上首先表现为腹水,伴有轻度肝功能异常。由于肝尾叶静脉多独立于肝内其他静脉汇入下腔静脉,病变往往不累及此静脉,所以肝扫描仅见肝尾叶放射性密集,血管造影可以发现肝静脉或下腔静脉内血栓,肝活检表现为特征性的中央静脉扩张伴小叶中心性坏死。

(三)肝内型

肝内型门静脉高压症包括窦前、肝窦、窦后阻塞 3 种。

1.肝内窦前型梗阻

（1）肝内窦前型梗阻最主要的病因是血吸虫病（世界范围内门静脉高压症最常见的病因）。血吸虫病患者血吸虫卵沉积在肝内门静脉，引起门静脉壁肉芽肿性炎症反应，进而发生纤维化及瘢痕化，最终导致终末门静脉梗阻，而当患者患有骨髓增生性疾病时，原始细胞物质在门静脉区的沉积也可以造成窦前型门静脉高压症，也表现为直接门静脉压升高，肝静脉楔压正常，肝实质无损害。食管静脉曲张破裂出血往往可以通过非手术治疗得到控制。

（2）造成窦前型门静脉高压症的另一个常见原因是先天性肝纤维化，这是由于广泛浓密的纤维索条包绕、压迫门静脉，导致其梗阻造成的。

（3）慢性的氯乙烯和砷化物中毒也可以引起肝内门静脉纤维化、肉芽肿形成，压迫门静脉，导致窦前型梗阻。

（4）原发性胆汁性肝硬化在形成再生结节以前，也是由肝内门静脉纤维化造成的窦前型梗阻。

2.肝内窦型梗阻

肝内窦型梗阻往往是由乙型、丙型病毒性肝炎和急性乙醇中毒引起的肝硬化发展而来，一般不仅仅是窦型梗阻，多表现为窦前型、窦型、窦后型的复合型梗阻，为区别于单独的窦前型梗阻和窦后型梗阻而称之为窦型梗阻。窦型梗阻的主要病变是肝小叶内纤维组织增生和肝细胞再生。由于增生纤维索和再生肝细胞结节（假小叶）的挤压，使肝小叶内肝窦变或闭塞，导致门静脉血不易流入肝小叶的中央静脉或小叶下静脉，血流淤滞，门静脉压增高，再加上很多肝小叶内的肝窦变窄或闭塞，导致部分压力高的肝动脉血流经肝小叶间汇管区的动静脉交通支而直接反注入压力低的门静脉小分支，使门静脉压增高。由于患者往往表现为不同程度的肝损害以及凝血机制障碍，食管静脉曲张破裂出血，故一般较难通过非手术治疗控制。

3.肝内窦后型梗阻

肝内窦后型梗阻往往不是一个独立的现象，其处理也很困难。其病因包括乙醇性和坏死性肝硬化及血红蛋白沉着症，病理表现主要是乙醇性肝炎引起中心玻璃样硬化，以及再生结节压迫肝实质导致小叶内肝小静脉消失。

另外，肝内淋巴管网同样可被增生纤维索和再生肝细胞结节压迫而扭曲、狭窄，导致肝内淋巴回流受阻。肝内淋巴管网的压力显著增高，这对门静脉压的增高也有影响。

二、病理

门静脉高压症形成后，可以发生下列病理变化。

（一）脾大、脾功能亢进

门静脉系压力增高，加之其本身无静脉瓣，血流淤滞，可出现充血性脾大。长期的脾窦充血引起脾内纤维组织增生和脾组织再生，继而发生不同程度的脾功能亢进。长期的充血还可引起脾周围炎，导致脾与膈肌间的广泛粘连和侧支血管形成。

（二）交通支扩张

由于正常的肝内门静脉通路受阻，门静脉又无瓣膜，为了疏通淤滞的门静脉血，门静脉系和腔静脉系间存在的 4 个交通支（胃底、食管下段交通支，直肠下端、肛管交通支，前腹壁交通支，腹膜后交通支）大量开放，并扩张、扭曲形成静脉曲张。临床上特别重要的交通支是胃冠状静脉、胃短静脉与奇静脉分支间的交通支，也就是食管胃底静脉丛的曲张。它离门静脉和腔静脉主干最近,压力差最大,因而受门静脉高压的影响也最早、最显著。由于静脉曲张导致黏膜变薄,所以易被粗糙食物所损伤;胃液反流入食管,腐蚀已变薄的黏膜;特别在恶心、呕吐、咳嗽等使腹腔内压突然升高,门静脉压也随之突然升高时,就有可能引起曲张静脉的突然破裂,导致急性大出血。其他交通支也可以发生扩张,如直肠上、下静脉丛的扩张可以引起继发性痔;脐旁静脉与腹上、下深静脉交通支的扩张,可以引起腹壁脐周静脉曲张,即海蛇头症;腹膜后静脉丛也明显扩张、充血。

(三)腹水

门静脉压力升高,使门静脉系统毛细血管床的滤过压增加,组织液吸收减少并漏入腹腔而形成腹水。特别在肝窦和窦后阻塞时,肝内淋巴液产生增多,而输出不畅,因而促使大量肝内淋巴自肝包膜表面漏入腹腔,是形成腹水的另一原因。但造成腹水的主要原因还是肝损害,血浆清蛋白的合成减少,引起血浆胶体渗透压降低,而促使血浆外渗。肝损害时,肾上腺皮质的醛固酮和垂体后叶的抗利尿激素在肝内分解减少,血内水平升高,促进肾小管对钠和水的再吸收,从而引起钠和水的潴留。以上多种因素的综合导致腹水形成。

(四)门静脉高压性胃病

约20%的门静脉高压症患者并发门静脉高压性胃病,并且占门静脉高压症上消化道出血的5%。在门静脉高压时,胃壁淤血、水肿,胃黏膜下层的动-静脉交通支广泛开放,胃黏膜微循环发生障碍,导致胃黏膜防御屏障的破坏,形成门静脉高压性胃病。

(五)肝性脑病

门静脉高压症是由于自身门体血流短路或手术分流,造成大量门静脉血流绕过肝细胞或因肝实质细胞功能严重受损,导致有毒物质(如氨、硫醇和 γ-氨基丁酸)不能代谢与解毒而直接进入人体循环,从而对脑产生毒性作用并出现肝性脑病,或称门体性脑病。自然发展成为肝性脑病的门静脉高压症患者不到10%,常由胃肠道出血、感染、过量摄入蛋白质、镇静药、利尿剂而诱发。

三、临床表现

门静脉高压症多见于中年男子,病情发展缓慢,症状因病因不同而有所差异,但主要是脾大、脾功能亢进、呕血、黑便、腹水。

(一)脾大和脾功能亢进

所有患者都有不同程度的脾大,甚至脾可达盆腔。巨型脾大在血吸虫病性肝硬化中尤为多见。早期,脾质软、活动;晚期,由于纤维组织增生而脾的质地变硬,如脾周围发生粘连,可使其活动度减少。脾大常伴有脾功能亢进,白细胞计数降至 3×10^9/L 以下,血小板计数减少至($70 \sim 80) \times 10^9$/L,逐渐出现贫血。

(二)食管静脉曲张、破裂出血

半数患者有呕血或黑便史,出血量大且急。由于肝损害使凝血酶原合成发生障碍,又由于脾功能亢进使血小板减少,以致出血不易自止。患者耐受出血能力远较正常人差,约25%患者在第1次大出血时可因失血引起严重休克或因肝组织严重缺氧引起肝急性衰竭而死亡。由于大出血引起肝组织严重缺氧,容易导致肝性脑病。部分患者出血虽然可以自止,但常又复发,约半数患者在第1次出血后1~2年可再次大出血。

（三）腹水

约占 1/3 的患者有腹水，腹水是肝损害的表现。大出血后，往往因缺氧而加重肝组织损害，常引起或加剧腹水的形成，有些顽固性腹水很难消退。此外，部分患者还有黄疸、肝大等症状。

体检时如能触及脾，就可能提示有门静脉高压，如有黄疸、腹水和前腹壁静脉曲张等体征，表示门静脉高压严重。如果能触到质地较硬、边缘较钝而不规整的肝脏，肝硬化的诊断即能成立，但有时肝硬化缩小而难以触到，还可有慢性肝病的其他征象，如蜘蛛痣、肝掌、男性乳房发育、睾丸萎缩等。

四、诊断及鉴别诊断

根据病史（肝炎或血吸虫）和 3 个主要临床表现（脾大和脾功能亢进，呕血或黑便，以及腹水），一般诊断并不困难，但由于个体反应的差异和病程的不同，实验室检查和其他辅助检查有助于确定诊断。下列辅助检查有助于诊断。

（一）血液学检查

脾功能亢进时，血细胞计数减少，以白细胞和血小板计数减少最为明显。出血、营养不良、溶血或骨髓抑制都可以引起贫血。

（二）肝功能检查

肝功能检查常反映在血浆清蛋白降低而球蛋白增高，清蛋白、球蛋白比例倒置。由于许多凝血因子在肝合成，加上慢性肝病患者有原发性纤维蛋白溶解，所以凝血酶原时间可以延长。谷草转氨酶和谷丙转氨酶超过正常值的 3 倍，表示有明显肝细胞坏死。碱性磷酸酶和 γ-谷氨酸转肽酶显著增高，表示有淤胆。在没有输血因素影响的情况下，血清总胆红素超过 51 $\mu mol/L$（3 mg/dL），血浆清蛋白低于 30 g/L，说明肝功能严重失代偿。

肝功能检查并进行分级，可评价肝硬化的程度和肝储备功能，还应做乙型肝炎病原免疫学和甲胎蛋白检查。肝炎后肝硬化患者，乙型肝炎病毒（HBV）或丙型肝炎病毒（HCV）常为阳性。

（三）B 超和多普勒超声

B 超和多普勒超声可以帮助了解肝硬化的程度，脾是否增大，有无腹水以及门静脉内有无血栓等。门静脉高压时，门静脉内径通常不小于 1.3 cm，半数以上患者肠系膜上静脉和脾静脉内径不小于 1 cm。通过彩色多普勒超声可测定门静脉血流量是向肝血流还是逆肝血流，对确定手术方案有重要参考价值。蔡尔德肝功能分级为 A、B、C 级，分别对应：血清胆红素（$\mu mol/L$）低于 34.2、34.2～51.3、超过 51.3；血浆清蛋白（g/L）高于 35、30～35、低于 30；无腹水、易控制、难控制；无肝性脑病、轻昏迷、重昏迷；营养状态优、良、差。

（四）食管钡剂 X 线造影检查

在食管为钡剂充盈时，曲张的静脉使食管的轮廓呈虫蚀状改变；排空时，曲张的静脉表现为蚯蚓样或串珠状负影，阳性发现率为 70%～80%。

（五）腹腔动脉造影的静脉相或直接肝静脉造影

腹腔动脉造影的静脉相或直接肝静脉造影可以使门静脉系统和肝静脉显影，确定静脉受阻部位及侧支回流情况，对于预备和选择分流手术术式等有参考价值。

（六）胃镜检查

胃镜检查能直接观察到曲张静脉情况，以及是否有胃黏膜病变或溃疡等，并可拍照或录影。

(七)CT、MRI 和门静脉造影

如病情需要,患者经济情况许可,可选择 CT、MRI 和门静脉造影检查。

1.螺旋 CT

螺旋 CT 可用于测定肝的体积,肝硬化时肝体积明显缩小,如肝体积小于 750 cm³,分流术后肝性脑病发生率比肝体积大于 750 cm³ 者高 4.5 倍。

2.MRI

MRI 不仅可以重建门静脉、准确测定门静脉血流方向及血流量,还可将门静脉高压患者的脑生化成分做出曲线并进行分析,为制订手术方案提供依据。

3.门静脉造影及压力测定

经皮肝穿刺门静脉造影,可以确切地了解门静脉及其分支情况,特别是胃冠状静脉的形态学变化,并可直接测定门静脉压。经颈内静脉或股静脉穿刺,将导管置入肝静脉测定肝静脉楔入压(WHVP),同时测定下腔静脉压(IVP),计算肝静脉压力梯度(HVPG)。由于肝窦和门静脉均无瓣膜,因此,肝静脉 WHVP 可以较准确地反映门静脉压,而 HVPG 则反映门静脉灌注压。

当急性大出血时,应与胃十二指肠溃疡大出血等鉴别。

五、治疗

治疗门静脉高压症,主要是针对门静脉高压症的并发症进行治疗。

(一)非外科治疗

肝硬化患者中仅有 40% 的患者出现食管胃底静脉曲张,而有食管胃底静脉曲张的患者中有 50%～60% 并发大出血。这说明有食管胃底静脉曲张的患者不一定发生大出血。临床上,还有本来不出血的患者,在经过预防性手术后反而出现大出血。尤其鉴于肝炎后肝硬化患者的肝损害多较严重,任何一种手术对患者来说都有伤害,甚至引起肝衰竭。因此,对有食管胃底静脉曲张但并没有出血的患者,不宜做预防性手术,重点是内科的护肝治疗。外科治疗的主要目的在于紧急制止食管胃底静脉曲张破裂所致的大出血,而决定食管胃底曲张静脉破裂出血的治疗方案,要依据门静脉高压症的病因、肝功能储备、门静脉系统主要血管的可利用情况和医师的操作技能及经验来制定。评价肝功能储备,可预测手术的后果和非手术患者的长期预后。目前常用 Child 肝功能分级来评价肝功能储备。Child A 级、B 级和 C 级患者的手术病死率分别为 0～5%、10%～15% 和超过 25%。

1.非手术治疗的禁忌证和适应证

(1)对于有黄疸、大量腹水、肝严重受损的患者发生的大出血,如果进行外科手术,病死率可为 60%～70%,对这类患者应尽量采用非手术疗法。

(2)上消化道大出血一时不能明确诊断者,要一边进行积极抢救,一边进行必要的检查,以明确诊断。

(3)作为手术前的准备工作。对于食管胃底静脉曲张破裂出血者,尤其是对肝功能储备 Child C 级的患者,尽可能采用非手术治疗。

2.初步处理

(1)输血、输液、防止休克:严密观测血压、脉搏变化。如果收缩压低于 10.7 kPa(80 mmHg),估计失血量已达 800 mL 以上,应立即快速输血。适当的输血是必要的,但切忌过量输血,更不能出多少输多少,绝不能认为输血越多越好,因为过多过快地输血,使血压迅速恢复到出血前水平,

常可使因低血压已暂时停止出血的曲张静脉再次出血。必要时可输入新鲜冷冻血浆、血小板,但应避免使用盐溶液,这是因为肝硬化患者多表现为高醛固酮血症,水盐代谢紊乱,盐溶液的输入可以促进腹水的产生。患者如在加强重症监护室(ICU)监护及处理,必要时放置气囊漂浮导管气(Swan-Ganz 管),以监测患者的循环状态,指导输液。

(2)血管升压素:可使内脏小动脉收缩,血流量减少,从而减少门静脉血的回流量,短暂降低门静脉压,使曲张静脉破裂处形成血栓,达到止血作用。常用剂量为每分钟 0.2~0.4 U 持续静脉滴注,出血停止后减至每分钟 0.1 U,维持 24 h,使门静脉压力下降约 35%,一半以上的患者可控制出血,不适用于高血压和有冠状血管供血不足的患者。如必要,可联合应用硝酸甘油以减轻血管升压素的不良反应。特利加压素的不良反应较轻,近年来较多采用。生长抑素能选择性地减少内脏血流量,尤其是门静脉系的血流量,从而降低门静脉压力,有效地控制食管胃底曲张静脉破裂大出血,而对心排血量及血压则无明显影响。生长抑素的首次剂量为 250 μg 静脉冲击注射,以后每小时 250 μg 持续滴注,可连续用药 3~5 d。生长抑素的止血率(80%~90%)远高于血管升压素(40%~50%),不良反应较少,是目前治疗食管胃底静脉破裂出血的首选药物。

(3)三腔管压迫止血:原理是利用充气的气囊分别压迫胃底和食管下段的曲张静脉,以达止血目的,通常用于对血管升压素或内镜治疗食管胃底曲张静脉出血无效的患者。该管有三腔,一通圆形气囊,充气 150~200 mL 后压迫胃底;一通椭圆形气囊,充气 100~150 mL 后压迫食管下段;一通胃腔,经此腔可行吸引、冲洗和注入止血药。明尼苏达(Minnesota)管还有第 4 个腔,用以吸引充气气囊以上口咽部的分泌物。

三腔管压迫止血法:先将 2 个气囊各充气约 150 mL,气囊充盈后,应是膨胀均匀,弹性良好。将气囊置于水下,证实无漏气后,即抽空气囊,涂上液状石蜡,从患者鼻孔缓慢地把管送入胃内;边插边让患者做吞咽动作,直至管已插入 50~60 cm,抽到胃内容物为止。先向胃气囊充气150~200 mL,将管向外提拉,感到管子不能再被拉出并有轻度弹力时予以固定,或利用滑车装置,在管端悬以重量约 0.5 kg 的物品,做牵引压迫。接着观察止血效果,如仍有出血,再向食管气囊注气 100~150 mL[压力 1.3~5.3 kPa(10~40 mmHg)]。放置三腔管后,应抽除胃内容物,并用生理盐水反复灌洗,观察胃内有无鲜血吸出。如能清除胃内积血及血凝块,则可利于早期的内镜检查和采取进一步的止血治疗。如无鲜血,同时脉搏、血压渐趋稳定,说明出血已得到基本控制。有人认为洗胃时可加用冰水或血管收缩药,但近来研究者普遍认为这并不能起到止血作用。

三腔管压迫可使 80% 的食管胃底曲张静脉出血得到控制,但约一半的患者排空气囊后又立即再次出血。再者,即使技术熟练的医师使用气囊压迫装置,其并发症的发生率也有 10%~20%,并发症包括吸入性肺炎、食管破裂及窒息。故应用三腔管压迫止血的患者,应放在监护室里监护,要注意下列事项:患者应侧卧或头部侧转,便于吐出唾液,吸尽患者咽喉部分泌物,以防发生吸入性肺炎;要严密观察,谨防气囊上滑堵塞咽喉引起窒息;三腔管一般放置 24 h,如出血停止,可先排空食管气囊,后排空胃气囊,再观察 12~24 h,如确已止血,才将管慢慢拉出。放置三腔管的时间不宜持续超过 5 d,否则,可使食管或胃底黏膜因受压迫太久而发生溃烂、坏死、食管破裂。因此,每隔 12 h 应将气囊放空 10~20 min;如有出血再充气压迫。

3.内镜治疗

经纤维内镜将硬化剂(国内多选用鱼肝油酸钠)直接注射到曲张静脉腔内,使曲张静脉闭塞,黏膜下组织硬化,以治疗食管静脉曲张出血和预防再出血。纤维内镜检查时可以见到不同程度的食管静脉曲张。曲张静脉表面黏膜极薄、有多个糜烂点处极易发生破裂大出血。硬化剂的注射可在急性出血期或在出血停止后 2～3 d 内进行,注射后如出血未止,24 h 内可再次注射。注射疗法只有短暂的止血效果,近期效果虽较满意,但再出血率较高,可高达 45% 且多发生在治疗后 2 个月内。对于急性出血的疗效与药物治疗相似,长期疗效优于血管升压素和生长抑素,主要并发症是食管溃疡、狭窄或穿孔。食管穿孔是最严重的并发症,虽然发生率仅有 1%,但病死率却高达 50%。比硬化剂注射疗法操作相对简单和安全的手术是经内镜食管曲张静脉套扎术,方法是经内镜将要结扎的曲张静脉吸入到结扎器中,用橡皮圈套扎在曲张静脉基底部。最近的研究发现,此法治疗后近期再出血率也较高。硬化剂注射疗法和套扎术对胃底曲张静脉破裂出血无效。

4.经颈静脉肝内门体分流术

经颈静脉肝内门体分流术(TIPS)是采用介入放射方法,经颈静脉途径在肝内肝静脉与门静脉主要分支间建立通道,置入支架,以实现门体分流,展开后的支架口径通常为 7～10 mm。TIPS 实际上与门静脉-下腔静脉侧侧吻合术相似,只是操作较后者更容易、更安全,能显著地降低门静脉压,控制出血,特别对顽固性腹水的消失有较好的效果。TIPS 适用于食管胃底曲张静脉破裂出血经药物和内镜治疗无效,肝功能失代偿(Child C 级),不宜行急诊门体分流手术的患者。TIPS 最早用于控制食管胃底曲张静脉破裂出血和防止复发出血,特别适用于出血等待肝移植的患者。

TIPS 的绝对禁忌证包括右心力衰竭竭中心静脉压升高、严重的肝衰竭、没有控制的肝性脑病、全身细菌或真菌感染以及多囊肝。TIPS 的相对禁忌证包括肝肿瘤和门静脉血栓。

对于经内镜硬化或结扎治疗效果不满意,肝功能储备较差(Child B 或 C 患者)或不能耐受手术治疗的患者,可采用 TIPS 治疗。TIPS 治疗的目的是控制出血和作为将来肝移植的过渡治疗。

TIPS 用于控制出血的目的主要是改善患者的生存质量,对于延长生存期并没有帮助,其存在的主要问题是再出血率较高,原因主要是支架管堵塞或严重的狭窄。TIPS 1 年内支架狭窄和闭塞发生率高达 50%。为了解决有些患者支架管可长期保持通畅,而在有些患者很快堵塞的问题,目前,TIPS 的研究方向主要是改进支架管以及放置技术,保证其长期通畅。

对于适合进行肝移植的患者,作为过渡性治疗方法,TIPS 可以使患者等待供体,同时由于降低了门脉压力,可减少肝移植术中出血。但为这部分患者进行 TIPS,技术要求更高,应当保证支架管位于肝实质内,避免其游走进入肝上下腔静脉、门静脉甚至肠系膜上静脉内,否则将给日后的肝移植带来很大的困难。

(二)手术疗法

若没有黄疸和明显腹水的患者(Child A、B 级)发生大出血,应争取及时手术;或经非手术治疗 24～48 h 无效者,也应即行手术。因为食管胃底曲张静脉一旦破裂引起出血,就会反复出血,而每次出血必将给肝带来损害。积极采取手术止血,不但可以防止再出血,而且是预防肝性脑病的有效措施。可在食管胃底曲张静脉破裂出血时急诊施行,也可为预防再出血择期手术。手术治疗可分为分流术和断流术,目前仍是国内治疗门静脉高压症最为常用和经典的两种手术方法。通过各种不同的分流手术以降低门静脉压力;通过阻断门奇静脉间的反常血流,从而达到止血目的。

1.门体分流术

门体分流术可分为非选择性分流、选择性分流和限制性分流3类。

(1)非选择性门体分流术:将入肝的门静脉血完全转流入体循环,代表术式是门静脉与下腔静脉端侧分流术,将门静脉肝端结扎,防止发生离肝门静脉血流;门静脉与下腔静脉侧侧分流术是将离肝门静脉血流一并转流入下腔静脉,减低肝窦压力,有利于控制腹水形成。非选择性门体分流术治疗食管胃底曲张静脉破裂出血效果好,但肝性脑病发生率为30%～50%,易形成肝衰竭。由于破坏了第一肝门的结构,为日后肝移植带来了困难。非选择性门体分流术还包括肠系膜上静脉与下腔静脉"桥式"(H形)分流术和中心性脾-肾静脉分流术(切除脾,将脾静脉近端与左肾静脉端侧吻合)等,但术后血栓形成发生率高。上述任何一种分流术,虽然一方面降低了门静脉的压力,但另一方面也会影响门静脉血向肝的灌注,术后肝性脑病的发生率仍为10%左右。现已明确,肝性脑病与血液中氨、硫醇和γ-氨基丁酸等毒性物质升高有关。例如,分流术后由于肠道内的氨(蛋白质的代谢产物)被吸收后部分或全部不再通过肝进行解毒、转化为尿素,而直接进入血液循环,影响大脑的能量代谢,从而引起肝性脑病,且病死率高。

(2)选择性分流术:选择性门体分流术旨在保存门静脉的入肝血流,同时降低食管胃底曲张静脉的压力,以预防或治疗出血。以远端脾-肾静脉分流术为代表,即将脾静脉远端与左肾静脉进行端侧吻合,同时离断门-奇静脉侧支,包括胃冠状静脉和胃网膜静脉。但国内外大量临床应用结果表明,这种术式治疗的良好效果难以被重复,故已极少应用,并且有大量腹水及脾静脉口径较小的患者,一般不选择这一术式。

(3)限制性门体分流术:目的是充分降低门静脉压力,制止食管胃底曲张静脉出血,同时保证部分入肝血流,代表术式是限制性门-腔静脉分流(侧侧吻合口控制在10 mm)和门-腔静脉"桥式"(H形)分流(桥式人造血管口径为8～10 mm)。前者随着时间的延长,吻合口径可扩大,如同非选择性门体分流术;后者,近期可能形成血栓,需要取出血栓或溶栓治疗。

附加限制环、肝动脉强化灌注的限制性门腔静脉侧侧分流术是限制性门体分流术的改进与发展,有保持向肝血流、防止吻合口扩大、降低门静脉压、保肝作用和肝性脑病发生率均较低等多种优点。

2.断流术

手术阻断门奇静脉间的反常血流,同时切除脾,以达到止血的目的。手术的方式也很多,阻断部位和范围也各不相同,如,食管下端横断术、胃底横断术、食管下端胃底切除术以及贲门周围血管离断术等。在这些断流术中,食管下端横断术、胃底横断术,阻断门奇静脉间的反常血流不够完全,也不够确切;而食管下端胃底切除术的手术范围大,并发症多,病死率较高,其中以贲门周围血管离断术开展得较为普遍,近期效果不错。这一术式还适用于门静脉循环中没有可供给体静脉吻合的通畅静脉,肝功能差(Child C级),既往分流手术和其他非手术疗法失败而又不适合分流手术的患者。在施行此手术时,了解贲门周围血管的局部解剖十分重要。贲门周围血管可分为以下4组。

(1)冠状静脉:包括胃支、食管支及高位食管支。胃支较细,沿着胃小弯行走,伴行着胃右动脉;食管支较粗,伴行着胃左动脉,在腹膜后注入脾静脉,其另一端在贲门下方和胃支汇合而进入胃底和食管下段;高位食管支源自冠状静脉食管支的凸起部,距贲门右侧3～4 cm,沿食管下段右后侧行走,于贲门上方3～4 cm或更高处进入食管肌层。需要特别指出的是,有时还出现"异位高位食管支",它与高位食管支同时存在,起源于冠状静脉主干,也可直接起源于门静脉左干,距贲门右侧更远,在贲门以上5 cm或更高处才进入食管肌层。

(2)胃短静脉:一般胃有3～4支,伴行着胃短动脉,分布于胃底的前后壁,注入脾静脉。

(3)胃后静脉:起始于胃底后壁,伴着同名动脉下行,注入脾静脉。

(4)左膈下静脉:可单支或分支进入胃底或食管下段左侧肌层。

门静脉高压症时,上述静脉都显著扩张,高位食管支的直径常为0.6～1.0 cm,只有彻底切断上述静脉,包括高位食管支或同时存在的异位高位食管支,同时结扎、切断与静脉伴行的同名动脉,才能彻底阻断门奇静脉间的反常血流,达到即刻而确切的止血目的,这种断流术为贲门周围血管离断术。

贲门周围血管离断术后再出血发生率较高,主要原因有二:首先是由于出血性胃黏膜糜烂引起,这种患者大多有门静脉高压性胃病,手术后患者处于应激状态,导致胃黏膜缺血、缺氧、胃黏膜屏障被破坏,门静脉高压性胃病加重,发生大出血,对于这一类的出血,原则上采用非手术疗法止血;其次是第1次手术不彻底,遗漏了高位食管支或异位高位食管支,又引起了食管胃底静脉的曲张破裂,对于这种情况,要争取早期手术,重新离断遗漏了的高位食管支或异位高位食管支,最重要的是断流后门静脉高压仍存在,但交通支出路已断,没有出路,这就必然发生离断后地再粘连、交通血管再生。另外需要指出的是,在选择手术方式时还要考虑到每个患者的具体情况以及手术医师的经验和习惯。

3.分流加断流的联合术

由于分流术和断流术各有特点,治疗效果因人而异,难以判断孰优孰劣,不同研究者各有偏好,也存在着争议。近年来,分流加断流的联合术式,如贲门周围血管离断加肠腔静脉侧侧分流术、脾次全切除腹膜后移位加断流术等,正引起人们的浓厚兴趣。初步的实验研究和临床观察显示,联合术式既能保持一定的门静脉压力及门静脉向肝的血供,又能疏通门静脉系统的高血流状态,是一种较理想的治疗门静脉高压症的手术方法。

既往对于术式的改进一直囿于在确切止血的基础上尽可能地保留门静脉向肝血流方面,未能取得突破性的进展。近年来,有研究者基于"门静脉高压症的本在于肝硬化"的认识,提出应注意增加肝动脉血流,提高肝供氧量,以达到保护肝的目的,为门静脉高压症术后肝功能保护提供了一种新的思路。而单纯的分流术或断流术很难满足上述要求,故有关单一术式的研究报道已相对减少,而分流加断流的联合术式正引起人们的浓厚兴趣,常见的术式有贲门周围血管离断加肠腔静脉侧侧分流术、脾次全切除腹膜后移位加断流术、门-腔静脉侧侧分流加肝动脉强化灌注术等。

附加限制环、肝动脉强化灌注的门腔静脉侧分流术就是一个很好的开端。通过附加限制环的门-腔静脉侧分流,可取得理想的门脉减压效果,并可防止吻合口扩大;而通过结扎胃左、右动静脉、胃十二指肠动脉和脾动脉(脾切除),可使腹腔动脉的全部血流都集中供给肝动脉,这就增加了肝血、氧供给而起到了保肝作用。因此,它在一定程度上克服了传统门腔分流术的不足。它在集分流术和断流术优点于一身的同时,使其对于肝血流动力学的改变趋于合理,通过强化肝动脉血流灌注改善肝血供,益于术后恢复,又不影响肠系膜静脉区向肝血流,相对增加了来自胰腺和胃肠道的营养物质对肝的供给,对肝功能起到一定的维护作用,能明显改善术后肝纤维化的程度。另外,本术式在分流术基础上,结扎胃左、右动静脉、胃十二指肠动脉,没有增加手术难度。

4.肝移植

上述的各种治疗方法均是针对门静脉高压症食管胃底曲张静脉破裂出血的措施,对导致门静脉高压症的根本原因——肝硬化则无能为力,甚至可能导致进一步的肝损害。肝移植手术无疑是门静脉高压症最为彻底的治疗方法,既替换了病肝,又使门静脉系统血流动力学恢复至正常。在过去的 20 年,肝移植已经极大地改变了门静脉高压症患者的治疗选择。同其他器官移植所面临问题一样,目前影响肝移植发展的主要障碍是供肝严重不足,尽管劈离式肝移植技术可以部分缓解肝的供与需间的矛盾,但仍难以彻底解决供肝紧张的局面。目前,全球等待肝移植的患者每年增加达 15 倍之多,而实施肝移植者只增加 3 倍,供肝严重缺乏。活体肝移植虽然也有较大发展,自 1995 年 1 月至 2008 年 8 月,仅我国活体肝移植已达 925 例,但也只是杯水车薪。亲属部分肝移植由于存在危及供者健康和生命的危险,患者选择不得不慎之又慎。利用转基因动物进行异种肝移植的研究虽有彻底解决供肝来源问题的希望,但由于涉及技术和伦理学方面的问题,短时间内难以应用于临床。

影响肝移植术对肝硬化门静脉高压症治疗效果的另一因素是移植肝病毒性肝炎复发。尽管近年来抗病毒药物研究的进展已使病毒性肝炎的复发率明显降低,但其仍是每一个从事肝移植工作的外科医师必须认真对待的问题。

肝移植手术高昂的治疗费用也是影响其广泛应用的因素之一。即使是在一些发达国家,肝移植手术的费用亦非普通患者个人所能轻易负担。在我国目前的经济发展水平下,这一因素甚至已成为影响肝移植手术临床应用的首要因素。肝移植手术无疑是治疗门静脉高压症最为彻底的治疗方法,是今后发展的方向。但在目前情况下,是否将我们有限的医疗卫生资源用于肝硬化的预防,值得人认真思考。

综上所述,我们不难发现,门静脉高压症的外科治疗取得了很大进展,但仍存在诸多不足之处。保护肝功能、微创外科的应用以及肝移植的研究将是门静脉高压症外科在今后相当一个时期内研究的难点和重点。必须指出的事实是,我国人口众多,肝炎患者乃至肝硬化、门静脉高压症、食管静脉曲张破裂出血的患者也相应地增多,而肝源极少,因此,今后在相当长的时期内,上述治疗诸法仍然是非肝移植的主要治疗的手段。

5.严重脾大,合并明显的脾功能亢进的外科治疗

严重脾大最多见于晚期血吸虫病,也见于脾静脉栓塞引起的左侧门静脉高压症,对于这类患者,单纯行脾切除术效果良好。

6.肝硬化引起的顽固性腹水的外科治疗

顽固性腹水的有效治疗方法是肝移植,其他疗法包括 TIPS 和腹腔-静脉转流术,手术方法为放置腹腔-静脉转流管,有窗孔的一端插入腹腔,通过一个单向瓣膜,使腹腔内的液体向静脉循环单一方向流动,管的另一端插入上腔静脉。尽管放置腹腔静脉转流管并不复杂,然而有报道指出,手术后的病死率高达 20%。放置腹腔-静脉转流管后,腹水再度出现说明分流闭塞,如果出现弥散性血管内凝血、曲张静脉破裂出血或肝衰竭,就应停止转流。

(三)食管胃底静脉曲张破裂大出血非手术治疗失败患者的治疗原则

食管胃底静脉曲张破裂大出血非手术治疗包括狭义的内科药物、物理等方法;广义还包括内镜下套扎、注射,经股动脉、颈静脉置管介入等治疗。

食管胃底静脉曲张破裂大出血非手术治疗失败,能否手术? 手术条件、手术时期和手术方式如何掌握和选择?

食管胃底静脉曲张破裂大出血非手术治疗失败,也就是又发生了无法控制的大出血时,必须实施紧急止血手术或于静止期择期手术。

急诊手术的死亡率要高出择期手术数倍,20 世纪 80 年代的统计发现,急诊手术病死率是择期手术的 10 倍。因此,还是应尽可能地选择择期手术治疗。

主要手术方式有分流手术、断流术和肝移植。

1.分流手术

分流手术是采用门静脉系统主干及其主要分支与下腔静脉及其主要分支血管吻合,使较高压力的门静脉血液分流到下腔静脉中去,由于能有效地降低门静脉压力,是防治大出血的较为理想的方法。

分流的方式很多,如较为经典的门腔静脉吻合术、脾肾静脉吻合术、肠系膜上静脉下腔静脉吻合术。目前应该说既止血效果好又有一定保肝作用的附加限制环及肝动脉强化灌注的门腔静脉侧侧吻合术的效果最为满意。

2.断流术

断流术一般包括腔内食管胃底静脉结扎术、贲门周围血管离断术、冠状静脉结扎术。因一般只要能够掌握胃大部切除术的外科医师就能实施贲门周围血管离断术,因此,目前此种手术的开展最为普及。

3.肝移植

肝移植是治疗终末期肝病的(不包括晚期肿瘤)好办法,在西方已被普遍采用。但在我国,因乙、丙型肝炎后肝硬化、门静脉高压症、食管胃底静脉曲张破裂出血的患者较多,而供肝者少,故不能广泛开展,仍以分流术及断流术为主。

内镜下套扎、注射,经股动脉、颈静脉置管介入等治疗属非手术治疗范畴,这里不予赘述。

(高成生)

第四节　原发性肝癌

一、原发性肝癌的病因学

目前认为,肝炎病毒有甲、乙、丙、丁、戊、已等数种以及输血传播病毒(TTV),已经有大量的研究证明,与肝癌有关的肝炎病毒为乙型肝炎病毒(HBV)、丙型肝炎病毒(HCV),即 HBV 与 HCV 慢性感染是肝癌的主要危险因素。

(一)HBV 与肝癌发病密切相关

HBV 与肝癌发病间的紧密联系已得到公认,国际癌症研究中心已经确认了乙型肝炎在肝癌发生中的病因学作用。据估计,全球有 3.5 亿慢性 HBV 携带者,世界范围内的乙型肝炎表面抗原(HBsAg)与肝癌关系的生态学研究发现,HBsAg 的分布与肝癌的地理分布较为一致,即亚洲、非洲为高流行区。当然在局部地区,HBsAg 的分布与肝癌的地理分布不一致,例如,格陵兰HBsAg 的流行率很高,但肝癌发病率却很低。患者研究发现,80％以上的肝癌患者都有 HBV感染史。分子生物学研究发现,与 HBV 有关的肝细胞癌(HCC)中,可在绝大多数的患者肿瘤细胞 DNA 中检出 HBV DNA 的整合。研究发现,慢性 HBV 感染对肝癌既是启动因素,也是促进因素。

(二)HCV 与肝癌发病的关系

据估计,全球有 1.7 亿人感染 HCV。丙型肝炎在肝癌发生中的重要性首先由日本研究者提出,国际癌症研究机构(IARC)的进一步研究也显示了肝癌与丙型肝炎的强烈联系。

但有研究发现,HCV 在启东 HCC 及正常人群中的感染率并不高,因此,HCV 可能不是启东肝癌的主要病因。最近启东的患者对照研究显示,HCV 在启东 HBsAg 携带者中的流行率也不高(2.02%),HBsAg 携带者中肝癌患者与对照的 HCV 阳性率并无显著差别。

二、诊断和分期

(一)肝癌的分期

原发性肝癌的临床表现因不同的病期而不同,其病理基础、对各种治疗的反应及预后相差较大,故多年来许多研究者都曾致力于制订出一个统一的分型分期方案,以利于选择治疗、评价结果和估计预后。与其他恶性肿瘤一样,对肝癌进行分期的目的:①指导临床制订合理的治疗计划;②根据分期判断预后;③评价治疗效果并在较大范围内进行比较。

因此,理想的分期方案应满足以下两个要求:①分期中各期相应的最终临床结局差别明显;②同一分期中临床结局差别很小。

1.奥田(Okuda)分期标准

日本是肝癌高发病率国家。Okuda 等根据 20 世纪 80 年代肝癌研究和治疗的进展,回顾总结了 850 例肝细胞肝癌病史与预后的关系,认为肝癌是否已占全肝的 50%、有无腹水、清蛋白是否大于 30 g/L 及胆红素是否少于 30 mg/L 是决定生存期长短的重要因素,并据此提出三期分期方案(表 4-1)。

表 4-1 Okuda 肝癌分期标准

分期	肿瘤大小		腹水		清蛋白		胆红素	
	>50% (+)	<50% (−)	(+)	(−)	<0.3 g/L (3 g/dL)(+)	>0.3 g/L (3 g/dL)(−)	>0.175 μmol/L (3 mg/dL)(+)	<0.175 μmol/L (3 mg/dL)(−)
Ⅰ	(−)		(−)		(−)		(−)	
Ⅱ	1 或 2 项(+)							
Ⅲ	3 或 4 项(+)							

与非洲南部的肝癌患者情况不同,日本肝癌患者在确诊前大多已经合并了肝硬化,并有相应的症状。而且随着 20 世纪 80 年代诊断技术的提高,小肝癌已可被诊断和手术切除。因此,Okuda 等认为,以清蛋白指标替代普里马克(Primack)分期中的门静脉高压和体重减轻来进行分期的方案更适用于日本的肝癌患者。Okuda 称Ⅰ期为非进展期,Ⅱ期为中度进展期,Ⅲ期为进展期。对 850 例肝癌患者的分析表明,Ⅰ、Ⅱ、Ⅲ期患者中位生存期分别为 11.5 个月、3.0 个月和0.9 个月,较好地反映了肝癌患者的预后。

2.国际抗癌联盟制定的 TNM 分期

根据国际抗癌联盟(UICC)20 世纪 80 年代中期制定并颁布的常见肿瘤的 TNM 分期,肝癌的 TNM 分期如表 4-2 所示。

表 4-2　UICC 肝癌 TNM 分期

分期	T	N	M
Ⅰ	T_1	N_0	M_0
Ⅱ	T_2	N_0	M_0
ⅢA	T_3	N_0	M_0
ⅢB	$T_1 \sim T_3$	N_1	M_0
ⅣA	T_4	N_0, N_1	M_0
ⅣB	$T_1 \sim T_4$	N_0, N_1	M_1

表中,T——原发肿瘤、适用于肝细胞癌或胆管(肝内胆管)细胞癌。

T_x:原发肿瘤不明。

T_0:无原发病证据。

T_1:孤立肿瘤,最大直径在 2 cm 或以下,无血管侵犯。

T_2:孤立肿瘤,最大直径在 2 cm 或以下,有血管侵犯;或孤立的肿瘤,最大直径超过 2 cm,无血管侵犯;或多发的肿瘤,局限于一叶,最大的肿瘤直径在 2 cm 或以下,无血管侵犯。

T_3:孤立肿瘤,最大直径超过 2 cm,有血管侵犯;或多发肿瘤,局限于一叶,最大的肿瘤直径在 2 cm 或以下,有血管侵犯;或多发肿瘤,局限于一叶,最大的肿瘤直径超过 2 cm,有或无血管侵犯。

T_4:多发肿瘤分布超过一叶;或肿瘤侵犯门静脉或肝静脉的一级分支;或肿瘤侵犯除胆囊外的周围脏器;或穿透腹膜。

N——区域淋巴结,指肝十二指肠韧带淋巴结。

N_x:区域淋巴结不明。

N_0:区域淋巴结无转移。

N_1:区域淋巴结有转移。

M——远处转移。

M_x:远处转移不明。

M_0:无远处转移。

M_1:有远处转移。

3.我国通用的肝癌分型分期方案

根据肝癌的临床表现,1977 年全国肝癌防治研究协作会议上通过了一个将肝癌分为 3 期的方案。该方案如下。

Ⅰ期:无明确的肝癌症状与体征者。

Ⅱ期:介于Ⅰ期与Ⅲ期之间者。

Ⅲ期:有黄疸、腹水、远处转移或恶病质之一者。

此项方案简单明了,便于掌握,在国内相当长的时间内被广泛采用,并于 1990 年被收录入中华人民共和国国家卫生健康委员会医政司编制的《中国常见恶性肿瘤诊治规范》,作为我国肝癌临床分期的一个标准。

4.1999 年成都会议方案

1977 年的 3 个分期的标准虽简便易记,但Ⅰ～Ⅲ期跨度过大,大多数患者集中在Ⅱ期,同期中的患者病情有较大出入。因此,中国抗癌协会肝癌专业委员会1999年在成都第四届全国肝癌学术会议上提出了新的肝癌分期标准(表4-3),并认为大致可与1977年标准及国际TNM分期相对应。此分期的特点:①未采用国际TNM分期中关于T的划分,认为小血管有无侵犯是一个病理学分期标准,肝癌诊断时多数不能取得病理学检查,难以使用此项标准;②肝功能的好坏明显影响肝癌的治疗选择与预后估计,因而肝功能分级被列为肝癌分期的一个重要指标。严律南等分析504例肝切除患者资料,认为此分期与国际TNM分期在选择治疗方法、估计预后方面作用相同,且应用简便,值得推广。

表4-3 成都会议原发性肝癌的分期标准

分期	数量、长径、位置	门静脉癌栓 (下腔静脉、胆管癌栓)	肝门、腹腔 淋巴结肿大	远处 转移	肝功能 Child分级
Ⅰ	1或2个、<5 cm、在1叶	无	无	无	A
Ⅱa	1或2个、5~10 cm、在1叶,或<5 cm、在2叶	无	无	无	A或B
Ⅱb	1或2个、>10 cm,或3个、<10 cm、在1叶,或1或2个、5~10 cm、在2叶	无或分支有	无	无	A或B
Ⅲ	>3个,或>10 cm,或在2叶,或1或2个、>10 cm、在2叶	门静脉主干	有	有	C

5.2001年广州会议方案

在1999年成都会议肝癌分期标准基础上,中国抗癌协会于2001年底广州全国肝癌学术会议提出了新的分期标准,建议全国各肝癌治疗中心推广使用。分期方案如下。

Ⅰa:单个肿瘤直径小于3 cm,无癌栓、腹腔淋巴结及远处转移;Child A。

Ⅰb:单个或两个肿瘤直径之和小于5 cm,在半肝,无癌栓、腹腔淋巴结及远处转移;Child A。

Ⅱa:单个或两个肿瘤直径之和小于10 cm,在半肝或两个肿瘤直径之和小于5 cm,在左、右两半肝,无癌栓、腹腔淋巴结及远处转移;Child A。

Ⅱb:单个或多个肿瘤直径之和大于10 cm,在半肝或多个肿瘤直径之和大于5 cm,在左、右两半肝,无癌栓、腹腔淋巴结及远处转移;Child A。

有门静脉分支、肝静脉或胆管癌栓和/或Child B。

Ⅲa:不论妇女肿瘤情况如何,有门脉主干或下腔静脉癌栓、腹腔淋巴结或远处转移之一;Child A或B。

Ⅲb:不论肿瘤情况,癌栓、转移情况如何;Child C。

(二)肝癌的临床表现

1.首发症状

原发性肝癌患者首先出现的症状多为肝区疼痛,其次为食欲缺乏、上腹肿块、腹胀、乏力、消瘦、发热、腹泻、急腹症等,也有个别患者以转移灶症状为首发症状,如肺转移出现咯血,胸膜转移出现胸痛,脑转移出现癫痫、偏瘫,骨转移出现局部疼痛,腹腔淋巴结或胰腺转移出现腰背疼痛等。肝区疼痛对本病诊断具有一定的特征性,而其他症状缺乏特征性,常易与腹部其他脏器病变相混淆而延误诊断。

2.常见症状

(1)肝区疼痛:最为常见的症状,主要由肿物不断增长,造成肝被膜张力增大所致。肿瘤侵及肝被膜或腹壁、膈肌是造成疼痛的直接原因。肝区疼痛与原发性肝癌分期早晚有关,早期多表现为肝区隐痛或活动时痛,中、晚期疼痛多为持续性胀痛、钝痛或剧痛。疼痛与肿瘤生长部位有关,右叶肿瘤多表现为右上腹或右季肋部痛,左叶肿瘤可表现为上腹偏左或剑突下疼痛。当肿瘤侵及肝被膜时,常常表现为右肩背疼痛。当肿瘤突然破裂出血时,肝区出现剧痛,迅速波及全腹,表现为急腹症症状,伴有生命体征变化。

(2)消化道症状:可出现食欲减退、腹胀、恶心、呕吐、腹泻等,食欲减退和腹胀较为常见。食欲减退多由增大的肝脏或肿物压迫胃肠道及患者肝功能不良所致。全腹胀往往为肝功能不良伴有腹水所致。腹泻多较为顽固,每天次数可较多,为水样便或稀软便,易与慢性肠炎相混淆。大便常规检查常无脓血。

(3)发热:大多为肿瘤坏死后吸收所致的癌热,表现为午后低热、无寒战,小部分患者可为高热伴寒战。吲哚美辛可暂时退热。部分患者发热为合并胆管、腹腔、呼吸道或泌尿系统感染所致,经抗生素治疗多可控制。

(4)消瘦、乏力、全身衰竭:早期患者可无或仅有乏力,肿瘤组织大量消耗蛋白质及氨基酸,加上患者胃肠道功能失调特别是食欲减退、腹泻等,使部分患者在出现进行性消瘦才引起注意。当患者进入肿瘤晚期,可出现明显的乏力、进行性消瘦,直至全身衰竭出现恶病质。

(5)呕血、黑便:较为常见,多与合并肝炎后肝硬化、门静脉高压有关,也可为肿瘤侵入肝内门静脉主干造成门静脉高压所致。食管、胃底静脉曲张破裂出血可引起呕血,量较大。门静脉高压所致脾肿大、脾亢引起血小板减少是产生出血倾向的重要原因。

(6)转移癌症状:肝癌常见的转移部位有肺、骨、淋巴结、胸膜、脑等。肿瘤转移到肺,可出现咯血;转移至胸膜可出现胸痛、血性胸腔积液;骨转移常见部位为脊柱、肋骨和长骨,可出现局部明显压痛、椎体压缩或神经压迫症状;转移至脑可有神经定位症状和体征。肿瘤压迫下腔静脉的肝静脉开口时,可出现布加综合征。

3.常见体征

(1)肝大与肿块:肝大与肿块是原发性肝癌最主要、最常见的体征。肿块可以在肝脏局部,也可全肝大,肝表面常局部隆起,有大小不等的结节,质硬。当肝癌突出于右肋下或剑突下时,可见上腹局部隆起或饱满;当肿物位于膈顶部时,X线可见膈局部隆起,运动受限或固定。少数肿物向后生长,在腰背部即可触及肿物。

(2)肝区压痛:当触及肿大的肝脏或局部性的肿块时,可有明显压痛,压痛的程度与压迫的力量成正比。右叶的压痛有时可向右肩部放射。

(3)脾肿大:常为合并肝硬化所致,部分为癌栓进入脾静脉,导致脾瘀血而肿大。

(4)腹水:多为晚期征象。当肝癌伴有肝硬化或癌肿侵犯门静脉时,可产生腹水,多为漏出液。当肿瘤侵犯肝被膜或癌结节破裂时,可出现血性腹水。肝癌组织中的肝动脉-门静脉瘘引起的门静脉高压症的临床表现以腹水为主。

(5)黄疸:多为晚期征象。当肿瘤侵入或压迫大胆管时,或肿瘤转移至肝门淋巴结而压迫胆总管或阻塞时,可出现梗阻性黄疸,黄疸常进行性加重,B超或CT可见肝内胆管扩张。当肝癌合并较重的肝硬化或慢性活动性肝炎时,可出现肝细胞性黄疸。

(6)肝区血管杂音:肝区血管杂音是肝癌较特征性体征。肝癌血供丰富,癌结节表面有大量网状小血管,当粗大的动脉突然变细,可听到相应部位连续吹风样血管杂音。

(7)胸腔积液:常与腹水并存,也可为肝肿瘤侵犯膈肌,影响膈肌淋巴回流所致。

(8)布加综合征:当肿物累及肝静脉时,可形成癌栓,引起肝静脉阻塞,临床上可出现肝大、腹水、下肢肿胀等,符合布加综合征。

(9)转移灶体征:肝癌肝外转移以肺、骨、淋巴结、脑、胸膜常见,转移至相应部位可出现相应体征。

4.影像学检查

(1)肝癌的超声诊断:肝癌根据回声强弱(与肝实质回声相比)可分为如下四型。①弱回声型:病灶回声比肝实质为低,常见于无坏死或出血、质地相对均匀的肿瘤,提示癌组织血供丰富,一般生长旺盛,该型较常见,约占 32.1%。②等回声型:病灶回声强度与同样深度的周围肝实质回声强度相等或相似,在其周围有明显包膜或者晕带围绕,或出现邻近结构被推移或变形时,可有助于病灶的确定,该型最少见,约占 5.6%。③强回声型:其内部回声比周围实质高,从组织学上分类,可有两种不同的病理学基础,一种是回声密度不均匀,提示肿瘤有广泛非液化性坏死或出血,或有增生的结缔组织;另一种强回声密度较均匀,是由其内弥漫性脂肪变性或窦状隙扩张所致,强回声型肝癌最常见,约占 42.7%。④混合回声型:瘤体内部为高低回声混合的不均匀区域,常见于体积较大的肝癌,可能是在同一肿瘤中出现的各种组织学改变所致,此型约占 15.5%。

肝癌的特征性图像。①晕征:大于 2 cm 的肿瘤随着肿瘤的增大,周边可见无回声晕带,一般较细而规整,晕带内侧缘清晰是其特征,是发现等回声型肿块的重要指征。声晕产生的原因之一为肿瘤周围的纤维结缔组织形成假性包膜;也可能是肿块膨胀性生长,压迫外周肝组织形成的压缩带;或肿瘤本身结构与正常肝组织之间的声阻差所致。彩超检查显示,有的晕圈内可见红、蓝彩色动静脉血流频谱,故有的声晕可能由血管构成。声晕对于提示小肝癌的诊断有重要价值。②侧方声影:上述晕征完整时,声束抵达小肝癌球体的侧缘容易发生折射效应而构成侧方声影。③镶嵌征:在肿块内出现极细的带状分隔,把肿瘤分成地图状,有时表现为线段状,此特征反映了癌组织向外浸润性生长与纤维结缔组织增生包围反复拮抗的病理过程,多个癌结节也可形成这样的图像。镶嵌征是肝癌声像图的重要特征,转移癌则罕见此征象。④块中块征:肿块内出现回声强度不同、质地不同的似有分界的区域,反映了肝癌生长发育过程中肿块内结节不同的病理组织学表现,如含肿瘤细胞成分、脂肪、血供等不同的结构所形成的不同回声的混合体。

(2)肝癌的 CT 表现:下文从小肝癌和进展期肝癌的 CT 表现及肝癌的 CT 鉴别诊断三方面分别讲述。

小肝癌的 CT 表现(图 4-1、图 4-2):小肝癌在其发生过程中,血供可发生明显变化。增生结节、增生不良结节及早期分化好的肝癌以门脉供血为主,而明确的肝癌病灶几乎均仅以肝动脉供血。其中,新生血管是肝癌多血供的基础。因此,肝脏局灶性病变血供方式的不同是 CT 诊断及鉴别诊断的基础。小的明确的肝癌表现为典型的高血供模式,在动脉期出现明显清晰的增强,而在门静脉期对比剂迅速流出。早期分化好的肝癌、再生结节或增生不良结节均无此特征,而表现为与周围肝组织等密度或低密度。

形态学上,小肝癌直径小于 3 cm,呈结节状,可有假包膜。病理上,有 50%~60% 的患者可见假包膜。由于假包膜较薄,其 CT 检出率较低。CT 上假包膜表现为环形低密度影,在延迟的增强影像上表现为高密度影。

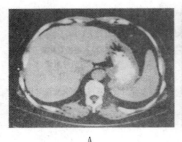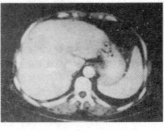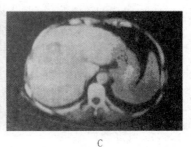

图 4-1　小肝癌(直径约为 2 cm)CT 扫描影像(一)

A.平扫显示肝脏右叶前上段圆形低密度结节影;B.增强至肝静脉期,病灶为
低密度,其周围可见明确的小卫星结节病灶;C.延迟期,病灶仍为低密度

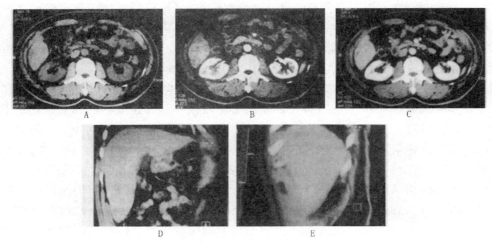

图 4-2　小肝癌(直径约 2 cm)CT 扫描影像(二)

A.平扫,可见边缘不清的低密度灶;B.动脉晚期,病变呈中度不规则环形增强;C.门脉期,病变内对比剂
流出,病变密度减低;D.冠状位重建影像,可清晰显示病变;E.矢状位重建影像,病变呈不规则环形增强

进展期肝癌的 CT 表现:进展期肝癌主要可分为 3 种类型(巨块型、浸润型和弥漫型)。①巨块型肝癌边界清楚,常有假包膜形成。CT 可显示 70%~80% 的含有假包膜的患者,表现为病灶周围环形的低密度影,延迟期可见其增强;癌肿内部密度不均,尤其是分化较好的肿瘤,有不同程度的脂肪变性。②浸润型肝癌表现为不规则、边界不清的肿瘤,肿瘤突入周围组织,常侵犯血管,尤其是门静脉分支,形成门脉瘤栓,判断有无门脉瘤栓对于肝癌的分期及预后至关重要。③弥漫型肝癌最为少见,表现为肝脏多发的、弥漫分布的小癌结节。这些结节大小和分布趋向均匀,彼此并不融合,平扫为低密度灶。

(3)肝癌的 MRI 表现:肝癌可以是新发生的,也可以由不典型增生的细胞进展而来。在肝硬化的肝脏,肝癌多由增生不良结节发展而来。近年来,一个多中心的研究结果显示,增生不良结节为肝癌的癌前病变。过去,肝癌在诊断时多已为进展期病变,但近年来随着对肝硬化及病毒性肝炎患者的密切监测、定期筛查,发现了越来越多的早期肝癌。

组织学上,恶性细胞通常形成不同厚度的梁或板,由蜿蜒的网状动脉血管腔分隔。肝癌多由肝动脉供血,肝静脉和门静脉沿肿瘤旁增生,形成海绵状结构。

影像表现(图 4-3、图 4-4):肝癌的 MRI 表现可分为 3 类,孤立结节/肿块的肝癌占 50%,多发结节/肿块的肝癌占 40%，而弥漫性的肝癌占不到 10%。肿瘤内部有不同程度的纤维化、脂肪变、坏死及出血等，使肝癌 T_1、T_2 加权像的信号表现多种多样。肝癌最常见的表现是在 T_1 加权像上为略低信号，在 T_2 加权像上为略高信号，有时在 T_1 加权像上也可表现为等信号或高信号。有文献报道，T_1 加权像上表现为等信号多为早期分化好的肝癌，而脂肪变、出血、坏死、细胞内糖原沉积或铜沉积等均可在 T_1 加权像上表现为高信号。此外，在肝血色病基础上发生的肝癌亦表现为在所有序列上相对的高信号。T_2 加权像上高信号多为中等分化或分化差的肝癌。有文献报道，T_2 加权像上信号的高低与肝硬化结节的恶性程度相关。肝癌的继发征象有门脉瘤栓或肝静脉瘤栓、腹水等，在 MRI 上均可清晰显示。

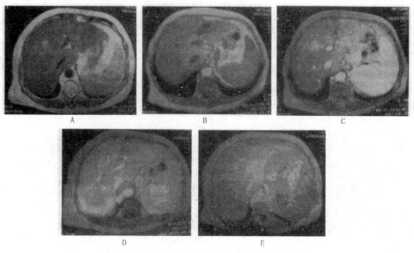

图 4-3　小肝癌（直径约 2 cm）MRI 表现

A.T_2 加权像，可见边界不光滑的结节影，呈高信号；B.屏气的梯度回波的 T_1 加权像，病灶呈略低于肝脏的信号；C.动脉期，病灶明显均匀强化，边缘不清；D.门脉期，病灶内对比剂迅速流出，病变信号强度降低；E.延迟期，未见病灶强化

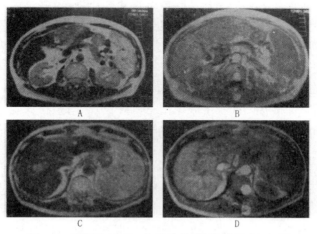

图 4-4　肝硬化（多年，多发肿块/结节型肝癌）表现

注：A、C 为 T_2 加权像，B、D 为 T_1 加权像；A、B 上可见肝左叶较大的不规则肿块影，边缘不光滑，呈略低 T_1 信号，略高 T_2 信号；C、D 上肝右叶前段可见小结节，呈略低 T_1 信号，略高 T_2 信号

早期肝癌常在 T_1 加权像上表现为等/高信号,在 T_2 加权像上表现为等信号,可能是由于其中蛋白含量较高。直径小于 1.5 cm 的小肝癌常在 T_1 加权像和 T_2 加权像上均为等信号,因此只有在针剂动态增强的早期才能发现均匀增强的病变。肝动脉期对于显示小肝癌最为敏感,该期小肿瘤明显强化。但此征象并不特异,严重的增生不良结节也表现为明显强化。比较特异的征象是,增强后 2 min 肿瘤信号快速降低,低于正常肝脏的信号,并可在晚期显示增强的假包膜。有研究者报道,肝硬化的实质中出现结节内结节征象提示早期肝癌,表现为结节外周低信号的铁沉积和等信号的含铁少的中心。

肝癌多血供丰富。对比剂注射早期的影像观察有助于了解肿瘤的血管结构,由于 MRI 对针剂比 CT 图像对碘剂更加敏感,所以 MRI 有助于显示肝癌,尤其是直径小于 1.5 cm 的肿瘤。奥伊(Oi)等比较了多期螺旋 CT 和动态针剂增强的 MRI,结果显示,早期针剂增强影像检出 140 个结节,而早期螺旋 CT 发现 106 个结节。在动态增强的 MRI 检查中,肝细胞特异性对比剂的应用改善了病变的显示情况。如泰乐影(Mn-DPDP)的增强程度与肝癌的组织分化程度相关,分化好的病变比分化差的病变强化明显,良性的再生结节也明显强化。而在运用单核吞噬细胞系统特异性对比剂超顺磁性氧化铁(SPIO)时,肝实质的信号强度明显降低,肝癌组织由于缺乏库普弗(Kupffer)细胞,在 T_2 加权像上不出现信号降低,相对表现为高信号。

(4)肝癌的数字减影血管造影(DSA)表现:我国原发性肝癌多为 HCC,多数有乙肝病史,并合并肝硬化。肝癌组织大多为富血管性的肿块,少数为乏血管性的肿块。全国肝癌病理协作组依据尸检大体病理表现,将肝癌分为三型:①巨块型,为有完整包膜的巨大瘤灶,或是由多个结节融合成巨块,直径多在 5 cm 以上,占 74%。②结节型,单个小结节或是多个孤立的大小不等的结节,直径小于 3 cm 者称为小肝癌,约占 22%。③弥漫型,病灶占据全肝或某一叶,肝癌常发生门静脉及肝静脉内瘤栓,分别占 65% 和 23%,也可长入肝胆管内。

肝脏 DSA 检查可以确定肿块的形态、大小和分布,显示肝血管的解剖和供血状态,为外科切除或介入治疗提供可靠的资料。由于肝癌的供血主要来自肝动脉,故首选肝动脉 DSA,对已疑为结节小病变者,可应用慢注射法肝动脉 DSA,疑有门静脉瘤栓者确诊需门静脉造影。

肝癌的主要 DSA 表现如下。①异常的肿瘤血管和肿块染色:肝癌的特征性表现,肿瘤血管表现为粗细不等、排列紊乱、形态异常密集,主要分布在肿瘤的周边。造影剂滞留在肿瘤毛细血管内和间质中,则可见肿块"染色",密度明显高于周边的肝组织。肿瘤较大时,由于瘤体中心坏死和中央部分的血流较少,肿瘤中心"染色"程度可减低。②动脉分支的推压移位:瘤体较大时可对邻近的肝动脉及其分支造成推移,或形成"握球状"包绕,瘤体巨大时甚至造成胃十二指肠动脉、肝总动脉或腹腔动脉的推移。弥漫型肝癌则见血管僵直、间距拉大。③"血管湖"样改变:其形成与异常小血管内的造影剂充盈有关,显示为肿瘤区域内的点状、斑片状造影剂聚积、排空延迟,多见于弥漫型肝癌。④动-静脉瘘形成:主要是肝动脉-门静脉瘘,其次是肝动脉-肝静脉瘘,前者发生率很高,有研究者统计,其发生率高达 50%,其发生机制在于肝动脉及分支与门静脉相伴紧邻,而肿瘤导致二者沟通,DSA 可检出两种类型,一种为中央型,即动脉期见门脉主干或主支早期显影;另一种为外周型,即肝动脉分支显影时见与其伴行的门脉分支显影,出现"双轨征"。下腔静脉的早期显影提示肝动-静脉瘘形成。⑤门静脉瘤栓:依瘤栓的大小和门静脉阻塞程度出现不同的征象,如腔内局限性的充盈缺损、门脉分支缺如、门脉不显影等。

上述造影征象的出现随肿瘤的病理分型而不同。结节型肿瘤以肿瘤血管和肿瘤染色为主要表现,肿块型肿瘤则还有动脉的推移,而弥漫型肿瘤则多可见到血管湖和动-静脉瘘等征象。

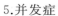

5.并发症

(1)上消化道出血:原发性肝癌多合并有肝硬化,当肝硬化或门静脉内癌栓引起门静脉高压时,常可导致曲张的食管胃底静脉破裂出血。在手术应激状态或化疗药物作用下,门静脉高压性胃黏膜病变可表现为大面积的黏膜糜烂及溃疡出血。上消化道出血往往加重患者的肝性脑病,成为肝癌患者死亡的原因之一。经保守治疗,可有一部分上消化道出血患者症状缓解,出血得到控制。

(2)肝癌破裂出血:为肿瘤迅速增大或肿瘤坏死所致,部分为外伤或挤压所致肿瘤破裂出血,常出现肝区突发剧痛。肝被膜下破裂可出现肝脏迅速增大、肝区触痛及局部腹膜炎体征,B超或CT可证实。肝脏完全破裂则出现急腹症,可引起休克,出现移动性浊音,腹穿结合B超、CT检查可证实。肝癌破裂出血是一种危险的并发症,多数患者可在短时间内死亡。

(3)肝性脑病:常为终末期表现,多由肝硬化或肝癌多发引起的门静脉高压、肝功能失代偿所致,也可因上消化道出血、感染或电解质紊乱引起的肝功能失代偿所致,常反复发作。

(4)旁癌综合征:原发性肝癌患者由于肿瘤本身代谢异常而产生或分泌的激素或生物活性物质引起的一组症候群称为旁癌综合征。了解这些症候群,对于肝癌的早期发现有一定现实意义。治疗这些症候群,有利于缓解患者痛苦,延长患者生存期。当肝癌得到有效治疗后,这些症候群可恢复正常或减轻。

(5)低血糖症:原发性肝癌并发低血糖的发生率为8%~30%,按其临床表现和组织学特征大致分为A、B两型。A型发生于生长快、分化差的原发性肝癌病程的晚期,患者有晚期肝癌的典型临床表现,血糖呈轻中度下降,低血糖易控制;B型见于生长缓慢、分化良好的原发性肝癌早期,患者无消瘦、全身衰竭等恶病质表现,但有严重的低血糖,而且难以控制,临床上需长期静脉滴注葡萄糖。发生低血糖的机制尚未完全明确,可能包括:①葡萄糖利用率增加,如肿瘤释放一些体液性因素,具有类似胰岛素样作用,或肿瘤摄取过多的葡萄糖;②肝脏葡萄糖产生率降低,如肿瘤置换大部分正常肝组织或肝癌组织,葡萄糖代谢改变,并产生抑制正常肝脏代谢活性的物质。

(6)红细胞增多症:原发性肝癌伴红细胞增多症,发生率为2%~12%,肝硬化患者出现红细胞生成素增多症被认为是发生癌变的较敏感指标,其与真性红细胞增多症的区别在于白细胞与血小板正常、骨髓仅红系增生、动脉血氧饱和度降低。红细胞增多症患者,外周血常规红细胞(男性高于6.5×10^{12}/L,女性高于6.0×10^{12}/L)、血红蛋白浓度(男性高于175 g/L,女性高于160 g/L)、血细胞比容(男性超过54%,女性超过50%)明显高于正常人。少数肝硬化伴晚期肝癌患者红细胞数不高,但血红蛋白及血细胞比容相对增高,可能与后期血清红细胞生成素浓度增高,反馈抑制红细胞生成有关,患者预后较差。原发性肝癌伴发红细胞增多症的机制不明,可能的解释:①肝癌细胞合成胚源性红细胞或红细胞生成素样活性物质;②肝癌导致促红细胞生成素原的产生增多,并释放某种酶,把促红细胞生成素转变为有生物活性的红细胞生成素。

(7)高钙血症:肝癌伴高血钙时,血钙浓度大多超过2.75 mmol/L,表现为虚弱、乏力、口渴、多尿、厌食、恶心,当血钙超过3.8 mmol/L时,可出现高血钙危象,造成昏迷或突然死亡。此时的高血钙与肿瘤骨转移时的高血钙不同,后者伴有高血磷,临床上有骨转移征象。高血钙症被认为是原发性肝癌综合征中最为严重的一种。高血钙产生的可能原因:①肿瘤分泌甲状旁腺激素或甲状旁腺激素样多肽,它通过刺激成骨细胞功能,诱导骨吸收增强,使骨钙进入血流;它能使肾排泄钙减少而尿磷增加,因此出现高血钙与低磷血症;②肿瘤和免疫炎症细胞产生的许多细胞活素具有骨吸收活性;③肿瘤可能制造过多的活性维生素 D 样物质,它们促进肠道钙的吸收而导致血钙增高。

(8)高纤维蛋白原血症:高纤维蛋白原血症可能与肝癌有异常蛋白合成有关,约有 1/4 可发生在 AFP 阴性的肝癌患者中,当肿瘤被彻底切除后,纤维蛋白原可恢复正常血清水平,故可以作为肿瘤治疗彻底与否的标志。

(9)血小板增多症:血小板增多症的产生机制可能与促血小板生成素增加有关,它和原发性血小板增多症的区别在于血栓栓塞、出血不多见,无脾肿大,红细胞计数正常。

(10)高脂血症:高脂血症可能与肝癌细胞自主合成胆固醇有关。伴有高脂血症的肝癌患者,血清胆固醇水平与 AFP 水平平行,当肿瘤得到有效治疗后,血清胆固醇与 AFP 可平行下降,当肿瘤复发时,可再度升高。

(11)降钙素增高:肝癌患者血清及肿瘤中降钙素含量可增高,可能与肿瘤异位合成降钙素有关。当切除肿瘤后,血清降钙素可恢复至正常水平。肿瘤分化越差,血清降钙素水平越高。伴高血清降钙素水平的肝癌患者,生存期较短,预后较差。

(12)性激素紊乱综合征:肝癌组织产生的绒毛膜促性腺激素,导致部分患者血清绒毛膜促性腺激素水平增高。原发性肝癌合并的性激素紊乱综合征主要有肿瘤性青春期早熟、女性化和男性乳房发育。性早熟可见于儿童患者,几乎均发生于男性,其血清及尿中绒毛膜促性腺激素活性增高。癌组织中可检出绒毛膜促性腺激素,血中睾酮达到成人水平,睾丸大小正常或轻度增大,间质(Leydig)细胞增生,但无精子形成。女性化及乳房发育的男性患者,血中催乳素及雌激素水平可增高,这与垂体反馈调节机制失常有关。当彻底切除肿瘤后,患者所有的女性特征均消失,血清中性激素水平恢复正常。

三、治疗

(一)治疗原则
原发性肝癌的治疗方式是以手术为主的综合治疗。

(二)具体治疗方法

1.手术切除

手术切除是目前治疗肝癌最有效的方法。

(1)适应证:肝功能无显著异常,肝硬化不严重,病变局限,一般情况尚好,无重要器官严重病变。

(2)禁忌证:黄疸、腹水、明显低蛋白血症和肝门静脉或肝静脉内癌栓的晚期肝癌患者。

(3)手术方式:局限于一叶,瘤体直径小于 5 cm,行超越癌边缘 2 cm、非规则的肝切除与解剖性肝切除,可获得同样的治疗效果。伴有肝硬化时,应避免肝 3 叶的广泛切除术。全肝切除原位肝移植术不能提高生存率,非手术综合治疗后再行二期切除或部分切除,可以获得姑息性效果。

2.肝动脉插管局部化疗和栓塞术

目前多采用单次插管介入性治疗方法。

(1)适应证及禁忌证:癌灶巨大或弥散不能切除,术后复发的肝癌,肝功能尚可,以上为最佳适应证,还可以作为可切除肝癌的术后辅助治疗。对不可切除的肝癌,先行局部化疗及栓塞术,肿瘤缩小后再争取二期手术切除,亦适用于肝癌破裂出血的患者。严重黄疸、腹水和肝功能严重不良应视为禁忌证。

（2）插管方法：经股动脉，选择性肝动脉内置管。

（3）联合用药：顺铂（80 mg/m²）、多柔比星（50 mg/m²）、丝裂霉素（10 mg/m²）、替加氟（500 mg/m²）等。

（4）栓塞剂：采用碘油或吸收性明胶海绵，并可携带抗癌药物，或用药微球作栓塞剂。

（5）局部效应：治疗后肿瘤可萎缩50%～70%。癌细胞坏死，癌灶有假包膜形成，瘤体可能变为可切除瘤体，术后患者可有全身性反应，伴有低热，肝区隐痛和肝功能轻度异常，一周内均可恢复。

3.放射治疗（以下简称放疗）

放疗适用于不宜切除、肝功能尚好的患者，有一定姑息疗效，或可结合化学治疗（以下简称化疗）提高疗效，对无转移的局限性肿瘤也有根治的可能，亦可作为转移灶的对症治疗。

4.微波、射频、冷冻及乙醇注射治疗

这些方法适用于肿瘤较小而又不宜手术切除的患者，在超声引导下进行，优点是安全、简便、创伤小。

5.生物学治疗

生物学治疗主要是免疫治疗，方法很多，疗效均不确定，可作为综合治疗中的一种辅助疗法。

（三）治疗注意事项

（1）肝癌术后是否给予预防性介入治疗，存在争议。

（2）目前，手术是公认的治疗肝癌最有效的方法，要积极争取手术机会，可以和其他治疗方法配合应用。

（3）肝癌的治疗要遵循适应患者病情的个体化治疗原则。

（4）要严格掌握各种治疗方法的适应证，综合应用以上治疗方法可以取得更好的疗效。

（5）要坚持随访，定期行 AFP 检测及超声检查，以早期发现复发转移病灶。

（高成生）

第五节　继发性肝癌

继发性肝癌是指身体其他部位的恶性肿瘤转移到肝脏而形成的肿瘤。由于肝脏特殊的肝动脉、门静脉双重供血特点，肝脏成为肿瘤转移最常见的器官，人体近50%的其他脏器的恶性肿瘤可发生肝转移。在我国继发性肝癌的发病率与原发性肝癌发病率相近；而在欧美发达国家则远较原发性肝癌多见，约为后者的20倍。恶性肿瘤发生肝转移者预后差，但随着外科技术的进步和治疗观念的改变，肝转移性肿瘤的预后有了改善，尤其是结直肠癌肝转移者术后5年生存率可为20%～40%。

全身各脏器的肿瘤均可转移到肝脏，最常见的转移途径是经门静脉和肝动脉。凡静脉血汇入门静脉系统的脏器如胃、肠、胰、胆囊、食管等的恶性肿瘤多循门静脉转移入肝，占继发性肝癌的30%～50%。而肺、乳腺、肾脏、甲状腺、鼻咽等脏器的恶性肿瘤多经肝动脉转移入肝。另外，尚有少部分恶性肿瘤可直接浸润蔓延到肝脏或经淋巴道转移入肝，如胆囊癌、胃癌、胰腺癌、肠癌等。

一、临床表现

继发性肝癌的临床表现与原发性肝癌相似,但因无肝硬化,常较后者发展缓慢,症状也较轻。早期主要为原发灶的症状,肝脏本身的症状并不明显,大多在原发癌术前检查、术后随访或剖腹探查时发现。随着病情发展,肿瘤增大,肝脏的症状才逐渐表现出来,如肝区痛、闷胀不适、乏力、消瘦、发热、食欲缺乏及上腹肿块等。晚期则出现黄疸、腹水、恶病质。也有少数患者(主要是来源于胃肠、胰腺等)肝转移癌的症状明显,而原发病灶隐匿不现。

二、辅助检查

(一)实验室检查

肝功能检查大多正常,肝炎病毒标志常阴性,血清碱性磷酸酶、乳酸脱氢酶、γ-谷氨酰转肽酶常升高,但无特异性。AFP 检查常阴性,少数胃肠肿瘤肝转移 AFP 可阳性,但浓度常较低,大多不超过 200 mg/mL。消化道肿瘤特别是结直肠癌肝转移者,CEA 被公认具有一定特异性诊断价值,阳性率为 60%～70%。对结直肠癌术后定期随访和早发现肝转移具有重要意义。

(二)影像学检查

1.超声检查

最常用者为超声显像,2 cm 以上肿瘤的检出率可达 90% 以上,但 1 cm 以下肿瘤的检出率则较低,不超过 25%;且容易漏诊、误诊,有时假阴性率超过 50%。继发性肝癌在超声图像上表现为类圆形病灶,常多发。肿块较小时低回声多见,肿块大时则多为强回声,中心为低回声("牛眼症")。有时伴声影(钙化)。术中 B 超可发现直径为 3～4 mm 的极微小病灶,为目前最敏感的检查手段;并能帮助准确判断肿瘤与肝内主要管道(门静脉、肝静脉及肝管)的关系。

2.CT 检查

CT 检查敏感性高于超声,达 80%～90%。特别是肝动脉造影 CT(CTAP)被公认是目前最敏感的检查手段之一,能检出直径仅 5 mm 的病灶。表现为类圆形或不规则低密度病灶。注射造影剂后,病灶增强远不如原发性肝癌明显,仅病灶周围少许增强。

3.MRI 检查

MRI 的敏感性为 64%～90%,对 <1 cm 微小病灶的检出率高于 CT 和 B 超检查。用 AMI-25、钆等增强 MRI 检查,可将敏感性提高到 96% 甚至 99%,并能检出直径为 5 mm 病灶,几乎可与 CTAP 媲美,而无侵入性。

三、诊断和鉴别诊断

(一)诊断

(1)有肝外原发癌病史或证据。

(2)有肝肿瘤的临床表现,血清学检查 CEA 升高,而 AFP 阴性,HBsAg 阴性,影像学检查(B 超、CT、MRI 等检查)发现肝内实质占位(常散在、多发),呈继发性肝癌征象。

(3)原发癌术中或腹腔镜检查发现肝实质占位并经活检证实。亚临床继发性肝癌的诊断则较困难。原发癌术中仔细探查肝脏,必要时术中 B 超,术后定期复查血清 CEA 等并结合 B 超、CT 等检查,有助于亚临床继发性肝癌的及早发现。

(二)鉴别诊断

1.原发性肝癌

原发性肝癌多有肝炎、肝硬化背景，AFP、乙肝或丙肝标志物常阳性，影像学检查肝内实质占位病灶常单发，有时合并门静脉癌栓。

2.肝海绵状血管瘤

肝海绵状血管瘤发展慢，病程长，临床表现轻。CEA、AFP均阴性，乙肝与丙肝标志物常阴性，B超为强回声光团，内有网状结构，CT延迟像仍为高密度，肝血池扫描阳性。

3.肝脓肿

肝脓肿常有肝外(尤其胆道)感染病史，有寒战、高热、肝区痛、血白细胞计数总数及中性粒细胞计数增多，超声、CT检查可见液平，穿刺有脓液，细菌培养多阳性。

4.肝脏上皮样血管内皮细胞瘤

肝脏上皮样血管内皮细胞瘤是一种非常罕见的肝脏恶性肿瘤。其临床表现、血清学检查及B超、CT等影像学检查表现都与继发性肝癌相似，临床上鉴别非常困难。尤其是原发癌隐匿的继发性肝癌，只能靠穿刺活检鉴别。穿刺组织第Ⅷ因子相关抗原阳性是其特征，为鉴别诊断要点。

四、治疗

近年来随着诊断水平的提高，肝外科技术的进步及肝动脉栓塞化疗、冷冻、微波、放射治疗、生物免疫治疗等多种治疗方法的综合应用，继发性肝癌的预后有了较大的改观。继发性肝癌的治疗主要有以下几种。

(一)手术切除

1.适应证

(1)原发癌可以切除或已经切除。

(2)肝转移灶单发或局限一叶，或虽侵犯二叶但肿瘤数目不超过3个。

(3)术前详细检查无肝外转移灶。

(4)患者全身情况尚可，无严重心、肺、脑疾病，肝肾功能正常。

2.手术切除方式

继发性肝癌的切除方式与原发性肝癌相似，主要根据肿瘤大小、数目、位置及患者全身情况而定。因继发性肝癌患者多无肝硬化，可以耐受较大范围的肝脏切除，术中肝门阻断时间可以延长，必要时可达30～45 min而无大碍。但单发小肿瘤，只需行局部或肝段切除，并保持切缘（>1 cm）足够。因为扩大切除范围并不能改善预后，反而可能增加并发症甚至死亡的发生率。若肿瘤较大或局限性多发，局部或肝段切除不能保证一定切缘时，则行次肝叶或规则性肝叶切除。对身体条件好的年轻患者，若肿瘤巨大，必要时可行扩大肝叶切除。对根治性手术而言，术前详细的B超、CT检查，必要时行CTAP或术中B超检查以明确肿瘤大小、数目、位置、与肝门及肝内主要管道的关系，从而决定手术方式，力争做到安全、彻底。

3.手术时机

继发性肝癌的手术是同期还是分期进行，意见不一。有的学者认为，一旦发现肝转移即应立即手术，否则可能延误治疗；有的则认为，继发性肝癌的预后主要与肿瘤的生物学特性有关，主张行分期手术。

4.复发再切除

继发性肝癌术后复发是导致手术治疗失败、影响患者术后长期生存的重要因素。有 50%~70%的结直肠癌肝转移患者术后 2 年内复发,有 20%~30%的患者复发局限在肝内。复发后,手术切除仍是唯一可根治的手段。复发再切除的并发症、病死率与第一次手术相似,1 年、3 年、5 年生存率可达 91%、55%及 40%;而复发后未再手术者则极少长期生存。复发再切除的指征与第 1 次肝手术相同。据统计,有 10%~15%的复发患者适合再切除。继发性肝癌复发再切除的逐步推广应用是近年继发性肝癌疗效进一步提高的重要原因之一。

5.手术切除的疗效

近年来随着诊断及外科技术水平的不断提高,继发性肝癌的手术切除率由过去的 5%提高到 20%~25%,手术病死率则由过去的 10%~20%降到 5%甚或 2%以下,生存期也明显延长。近年来围术期处理水平的提高、影像学技术(包括术中 B 超)的发展、肝外科技术的进步及复发再切除比例的增多是继发性肝癌手术效果提高的关键因素。

(二)切除以外的局部治疗

虽然外科手术治疗是继发性肝癌的首选治疗方法,但适合手术治疗的只占一小部分,大部分患者发现时已无手术指征。近年肝动脉化疗栓塞、无水乙醇注射、冷冻、微波、生物治疗及中医中药等非手术治疗的发展和进步,特别是多种治疗方法的综合应用,延长了继发性肝癌患者的生存期,改善了他们的症状,也提高了他们的生活质量。

1.肝动脉化疗栓塞

肝动脉化疗栓塞适用于肿瘤巨大、多发而不能切除或肿瘤能切除但患者不能耐受手术,或作为术后辅助治疗。可延缓肿瘤发展,延长生存期,但远期疗效仍不尽如人意。鉴于肝转移性肿瘤尤其周边主要由门静脉供血,单纯肝动脉化疗栓塞难以使肿瘤完全坏死,经肝动脉、门静脉双重化疗并选择性肝叶段栓塞有可能提高其疗效。常用的化疗栓塞药有氟尿嘧啶(5-FU)、丝裂霉素(MMC)、顺铂(DDP)、表柔比星(ADM)及碘化油、吸收性明胶海绵等。

2.瘤内无水乙醇注射

瘤内无水乙醇注射简便易行,对患者损伤小,有一定的疗效。国外有人用此法治疗 40 例继发性肝癌,56%肿瘤完全坏死,3 年生存率达 39%。主要适用于直径<5 cm(最好<3 cm)、数目不超过 4 个的肿瘤。

3.冷冻、微波、激光

冷冻、微波、激光在临床上也取得了一定的疗效。如 Steele 等用冷冻治疗 25 例继发性肝癌患者,中位生存期 20 个月,7 例无复发。

4.放射治疗

放射治疗能改善患者症状,延长生存期。国内有报道放射治疗继发性肝癌 36 例,1、2、3 年生存率为 55.6%、28.1%及 9.7%。中位生存期 12 个月,且多属晚期病例。Sherman 等报道55 例继发性肝癌放射治疗后中位生存期 9 个月。

5.生物治疗及中医中药治疗

细胞因子如白介素-2(IL-2)、干扰素(IFN)、肿瘤坏死因子(TNF)及过继细胞免疫治疗如LAK 细胞、TIL 细胞等均有增强机体免疫力,杀伤肿瘤细胞的效应。中医中药有调理机体抗病能力,扶正祛邪,改善症状,延缓生命的作用。

（高成生）

第六节　急性胆囊炎

急性胆囊炎是胆囊发生的急性炎症性疾病,在我国腹部外科急症中位居第二,仅次于急性阑尾炎。

一、病因

多种因素可导致急性胆囊炎,如胆囊结石、缺血、胃肠道功能紊乱、化学损伤、微生物感染、寄生虫、结缔组织病、过敏性反应等。急性胆囊炎中,90%～95%为结石性胆囊炎,5%～10%为非结石性胆囊炎。

二、病理生理

胆囊结石阻塞胆囊颈或胆囊管是大部分急性结石性胆囊炎的病因,其病变过程与阻塞程度及时间密切相关。结石阻塞不完全且时间较短者,仅表现为胆绞痛,阻塞完全且时间较长者,则发展为急性胆囊炎,按病理特点可分为四期:①水肿期为发病初始2～4 d,由于黏膜下毛细血管及淋巴管扩张,液体外渗,胆囊壁出现水肿;②坏死期为发病后3～5 d,随着胆囊内压力逐步升高,胆囊黏膜下小血管内形成血栓,堵塞血流,黏膜可见散在的小出血点及坏死灶;③化脓期为发病后7～10 d,除局部胆囊壁坏死和化脓外,病变常波及胆囊壁全层,形成壁间脓肿甚至胆囊周围脓肿,镜下见大量中性粒细胞浸润和纤维增生。如果胆囊内压力持续升高,胆囊壁血管因压迫导致血供障碍,出现缺血坏疽,则发展为坏疽性胆囊炎,此时常并发胆囊穿孔;④慢性期主要指中度胆囊炎反复发作以后的阶段,镜下特点是黏膜萎缩和胆囊壁纤维化。

严重创伤、重症疾病和大手术后发生的急性非结石性胆囊炎由胆囊的低血流量灌注引起,胆囊黏膜因缺血缺氧损害和高浓度胆汁酸盐的共同作用而发生坏死,继而发生胆囊化脓、坏疽甚至穿孔,病情发展迅速,并发症率和死亡率均高。

三、临床表现

(一)症状

急性结石性胆囊炎患者以女性多见,起病前常有高脂饮食的诱因。也有研究者认为,急性胆囊炎与劳累、精神因素有关。其首发症状多为右上腹阵发性绞痛,可向右肩背部放射,伴恶心、呕吐、低热。当胆囊炎病变发展时,疼痛转为持续性并有阵发性加重;出现化脓性胆囊炎时,可有寒战、高热;在胆囊周围形成脓肿或发展为坏疽性胆囊炎时,腹痛程度加剧,范围扩大,呼吸活动及体位改变均可诱发腹痛加重,并伴有全身感染症状。约有1/3的患者可出现轻度黄疸,多与胆囊黏膜受损导致胆色素进入血液循环有关,或因炎症波及肝外胆管阻碍胆汁排出所致。

(二)体征

体检可见腹式呼吸受限,右上腹有触痛,局部肌紧张,墨菲征阳性,大部分患者可在右肋缘下扪及肿大且触痛的胆囊。当胆囊与大网膜形成炎症粘连,可在右上腹触及边界欠清、固定压痛的炎症包块。严重时胆囊发生坏疽穿孔,可以出现弥漫性腹膜炎体征。

(三)实验室检查

实验室检查主要有白细胞计数和中性粒细胞比值升高,程度与病情严重程度有一定的相关性。当炎症波及肝组织时,可引起肝细胞功能受损,血清谷丙转氨酶、谷草转氨酶和碱性磷酸酶(AKP)升高,当血总胆红素升高时,常提示肝功能损害较严重。

(四)超声检查

超声检查是目前诊断肝胆道疾病最常用的一线检查方法,对急性结石性胆囊炎诊断的准确率高达85%～90%。超声检查可显示胆囊肿大,囊壁增厚,呈现"双边征",胆囊内可见结石,胆囊腔内充盈密度不均的回声斑点,胆囊周边可见局限性液性暗区。

(五)CT

CT可见胆囊增大,直径大于5 cm;胆囊壁弥漫性增厚,厚度大于3 mm;增强扫描动脉期明显强化;胆囊内有结石和胆汁沉积物;胆囊四周可见低密度水肿带或积液区(图4-5)。可根据肝内外胆管有无扩张、结石影鉴别是否合并肝内外胆管结石。

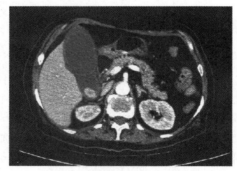

图4-5　胆囊结石伴急性胆囊炎

(六)核素扫描检查

核素扫描检查可应用于急性胆囊炎的鉴别诊断。经静脉注入[99m]锝-依替菲宁注射液(^{99m}Tc-EHIDA),被肝细胞摄取并随胆汁从胆道排泄清除。因急性胆囊炎时多有胆囊管梗阻,故核素扫描时一般显示胆总管而胆囊不显影,若造影能够显示胆囊,可基本排除急性胆囊炎。

四、诊断

结合临床表现、实验室检查和影像学检查,即可诊断,应注意与上消化道溃疡穿孔、急性胰腺炎、急性阑尾炎、右侧肺炎等疾病相鉴别。当合并黄疸时,应注意排除继发性胆总管结石。

五、治疗

(一)非手术治疗

非手术治疗为入院后的急诊处理措施,也为随时可能进行的急诊手术做准备。包括禁食、液体支持、解痉止痛,使用覆盖革兰阴性菌和厌氧菌的抗生素,纠正水电解质平衡紊乱,严密观察病情,同时处理糖尿病、心血管疾病等并发症。有60%～80%的急性结石性胆囊炎患者可经非手术治疗获得缓解而转入择期手术治疗。而急性非结石性胆囊炎多病情危重,并发症率高,倾向于早期手术治疗。

(二)手术治疗

急性结石性胆囊炎最终需要切除病变的胆囊,但应根据患者情况决定择期手术、早期手术或紧急手术。手术方法首选腹腔镜胆囊切除术,其他还包括开腹手术、胆囊穿刺造瘘术。

1.择期手术

对初次发病且症状较轻的年轻患者,或发病已超过 72 h 但无紧急手术指征者,可选择先行非手术治疗,治疗期间密切观察患者病情变化,尤其是老年患者,还应注意其他器官的并存疾病,如病情加重,需及时手术。通过非手术治疗,大部分患者病情可获得缓解,再行择期手术治疗。

2.早期手术

对发病在 72 h 内的急性结石性胆囊炎,经非手术治疗病情无缓解,并出现寒战、高热、腹膜刺激征明显、白细胞计数进行性升高者,应尽早实施手术治疗,以防止胆囊坏疽穿孔及感染扩散。对于 60 岁以上的老年患者,症状较重者也应早期手术。

3.紧急手术

对急性结石性胆囊炎并发穿孔者,应进行紧急手术。术前应尽量纠正低血压、酸中毒、严重低钾血症等急性生理紊乱,对老年患者,还应注意处理高血压、糖尿病等并发症,以降低手术死亡率。

(三)手术方法

1.腹腔镜胆囊切除术

腹腔镜胆囊切除术(laparoscopic cholecystectomy,LC)为首选术式。术前留置胃管、尿管,采用气管插管全身麻醉。患者取头高脚低位,左倾 15°,切开脐部皮肤 1.5 cm,用气腹针穿刺腹腔建立气腹,CO_2 气腹压力 1.6～1.9 kPa(12～14 mmHg)。经脐部切口放置 10 mm 套管及腹腔镜,先全面探查腹腔。手术采用三孔或四孔法,四孔法除脐部套管外,再分别于剑突下 5 cm 置入 10 mm 套管,右锁骨中线脐水平和腋前线肋缘下 5 cm 各置入 5 mm 套管,三孔法则于右锁骨中线和腋前线套管任选其一(图 4-6 和图 4-7)。

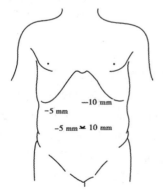

图 4-6　四孔法 LC 套管位置

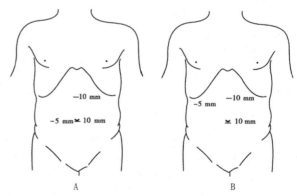

图 4-7　三孔法 LC 套管位置

探查胆囊,急性胆囊炎常见胆囊肿大,呈高张力状态。结石嵌顿于胆囊颈部,胆囊壁炎症水肿,甚至化脓、坏疽,与网膜和周围脏器形成粘连。先用吸引器结合电钩分离胆囊周围粘连,使用电钩时一定要使其位于手术视野中央。

胆囊减压,于胆囊底部做一小切口,吸出胆汁减压,尽可能地取出颈部嵌顿的结石。

处理胆囊动脉,用电钩切开胆囊浆膜,大部分急性胆囊炎的胆囊动脉已经栓塞并被纤维束包裹,不需刻意骨骼化显露,在钝性分离中碰到索条状结构,紧贴壶腹部以上部位,夹闭切断即可。

处理胆囊管,沿外侧用吸引器钝性剥离寻找胆囊管,尽量远离胆总管,确认颈部与胆囊管连接部后,不必行骨骼化处理,确认"唯一管径"后,靠近胆囊,用钛夹或结扎锁夹闭胆囊管后离断。对于增粗的胆囊管,可用阶梯施夹法或圈套器处理。若胆囊管里有结石嵌顿,则需将胆囊管骨骼化,当结石位于胆囊管近、中段时,可在结石远端靠近胆总管侧胆囊管施夹后离断;当结石嵌顿于胆囊管汇入胆总管部时,需剪开胆囊管大半周,用无创伤钳向切口方向挤压,尝试将结石挤出,不能直接钳夹结石,以避免结石碎裂进入胆总管。确认完整挤出结石后,夹闭胆囊管远端。处理胆囊壶腹内侧,若急性炎症早期组织水肿不严重,壶腹内侧一般容易剥离,但一些肿大的胆囊壶腹会延伸至胆总管或肝总管后壁,形成致密粘连无法分离,此时不能强行剥离,可试行胆囊大部分或次全切除,切除的起始部位应选择壶腹-胆囊管交接稍上方,要保持内侧与后壁的完整,切除胆囊体和底部。残留的壶腹部黏膜仍保留分泌功能,需化学烧灼或电灼毁损,防止术后胆漏,电灼时间宜短。

剥离胆囊,胆囊炎症可波及肝脏,损伤肝脏易出现难以控制的出血,应"宁破胆囊,勿损肝脏",可允许部分胆囊黏膜残留于胆囊床,予电凝烧灼即可。剥离胆囊后,胆囊床渗血广泛,可用纱块压迫稍许,然后电凝止血。若单极电凝无效,可改用双极电凝。

取出胆囊,将胆囊及结石装入标本袋,由剑突下或脐部套管孔取出,亦可放置引流管后再取出胆囊。遇到巨大结石时,可使用扩张套管。

放置引流管,冲洗手术创面,检查术野无出血、胆漏,于温斯洛(Winslow)孔放置引流管,由腋前线套管孔引出并固定。解除气腹并缝合脐部套管孔。

若术中遇到下列情况,应中转开腹:①胆囊组织质地偏硬,不排除癌变可能;②胆囊三角呈冰冻状,组织致密难以分离,或稍作分离即出现难以控制的出血;③胆囊壶腹内侧粘连紧密,分离后出现胆汁漏,怀疑肝总管、左右肝管损伤;④胆囊管-肝总管汇合部有巨大结石嵌顿,有米里齐(Mirrizi)综合征可能;⑤胆肠内瘘;⑥胆管解剖变异,异常副肝管等。

术后处理包括继续抗生素治疗,外科营养支持,治疗并存疾病等,经 24~48 h 观察无活动性出血、胆漏、肠漏等情况后拔除引流管。

2.其他手术方法

(1)部分胆囊切除术:术中胆囊床分离困难或可能出现大出血者,可采用胆囊部分切除法,残留的胆囊黏膜应彻底电凝烧灼或化学损毁,防止残留上皮恶变、形成胆漏或包裹性脓肿等。

(2)超声或 CT 引导下经皮经肝胆囊穿刺引流术(percutaneous transhepatic gallbladder drainage,PTGD):适用于心肺疾病严重,无法接受胆囊切除术的急性胆囊炎患者,可迅速有效地降低胆囊压力,引流胆囊腔内积液或积脓,待急性期过后再择期手术。禁忌证包括急性非结石性胆囊炎、胆囊周围积液(穿孔可能)和弥漫性腹膜炎。穿刺后应严密观察患者,警惕导管脱落、胆汁性腹膜炎、败血症、胸腔积液、肺不张、急性呼吸窘迫等并发症。

六、几种特殊类型急性胆囊炎

(一)急性非结石性胆囊炎

急性非结石性胆囊炎指胆囊有明显的急性炎症,但其内无结石,多见于男性及老年患者。病因及发病机制尚未完全清楚,有研究者推测,可能是由于发病早期,胆囊缺血及胆汁淤积,胆囊黏膜因炎症、血供减少而受损,随后细菌经胆道、血液或淋巴途径进入胆囊内繁殖,发生感染。急性非结石性胆囊炎往往出现在严重创伤、烧伤、腹部大手术后、重症急性胰腺炎、脑血管意外等危重患者中,患者常有动脉粥样硬化基础。

由于并存其他严重疾病,急性非结石性胆囊炎容易发生漏诊。在危重患者,特别是老年男性,出现右上腹痛和/或发热时,应警惕本病发生。及时行 B 超或 CT 检查有助于早期诊断。B 超影像特点:胆囊肿大,内无结石,胆汁淤积,胆囊壁增厚大于 3 mm,胆囊周围有积液。当存在肠道积气时,CT 更具诊断价值。

本病病理过程与急性结石性胆囊炎相似,但病情发展更快,易出现胆囊坏疽和穿孔。一经确诊,应尽快手术治疗,手术以简单有效为原则。在无绝对禁忌证时,首选腹腔镜胆囊切除术。若病情不允许,在排除胆囊坏疽、穿孔情况下,可考虑局麻行胆囊造瘘术,术后严密观察炎症消退情况,必要时仍需行胆囊切除术。术后给予抗休克,纠正水、电解质及酸碱平衡紊乱等支持治疗,选用广谱抗生素或联合用药,同时予以心肺功能支持,治疗重要脏器功能不全等。

(二)急性气肿性胆囊炎

急性气肿性胆囊炎临床上不多见,指急性胆囊炎时,胆囊内及周围组织内有产气细菌大量滋生产生气体积聚,与胆囊侧支循环少、易发生局部组织氧分压低下有关。发病早期,气体主要积聚在胆囊内,随后进入黏膜下层,致使黏膜层剥离,随病情加重,气体可扩散至胆囊周围组织,并发败血症。本病易发于老年糖尿病患者,临床表现为重症急性胆囊炎,腹部 X 线检查及 CT 有助于诊断,可发现胆囊内外有积气。注意与胆肠内瘘、十二指肠括约肌功能紊乱引起的胆囊积气,以及上消化道穿孔等疾病相鉴别。气肿性胆囊炎患者病情危重,可并发坏疽、穿孔、肝脓肿、败血症等,死亡率较高,为 15%~25%,应尽早手术治疗,手术治疗原则与急性胆囊炎相同。注意围术期选用对产气杆菌有效的抗生素,如头孢哌酮与甲硝唑联用。

(三)胆囊扭转

胆囊扭转指胆囊体以胆囊颈或邻近组织器官为支点发生扭转。胆囊一般由腹膜和结缔组织固定于胆囊床,当胆囊完全游离或系膜较长时,可因胃肠道蠕动、体位突然改变或腹部创伤而发生顺时针或逆时针扭转。病理上主要以血管及胆囊管受压嵌闭为特征,病变严重性与扭转程度及时间密切相关。扭转 180°时,胆囊管即扭闭,胆汁淤积,胆囊肿大,超过 180°为完全扭转,胆囊静脉受压回流受阻,表现为胆囊肿大,胆囊壁水肿增厚,继而动脉受累,胆囊壁出现坏疽、穿孔。当扭转达 360°时,胆囊急性缺血,胆囊肿大,呈暗红甚至黑色,可有急性坏疽,但穿孔发生率较低。

本病临床罕见,误诊率高,扭转三联征有助提示本病:①瘦高的老年患者,特别是老年女性,或者合并脊柱畸形;②典型的右上腹痛,伴恶心、呕吐,病程进展迅速;③查体可扪及右上腹肿块,但无全身中毒症状和黄疸,可有体温脉搏分离现象。扭转胆囊在 B 超下有特殊影像:胆囊锥形肿大,呈异位漂浮状,胆囊壁增厚。由于胆囊管、胆囊动静脉及胆囊系膜扭转和过度伸展,在胆囊颈的锥形低回声区混杂有多条凌乱的纤细光带,但后方无声影。CT 检查见胆囊肿大积液,与肝脏分离。磁共振胆胰管成像(MRCP)可清晰显示肝外胆管因胆囊管扭转牵拉呈"V"形。

高度怀疑或确诊胆囊扭转均应及时手术,首选腹腔镜胆囊切除术,因胆囊扭转造成胆囊三角解剖关系扭曲,可先复原正常胆囊位置,以利于保护胆总管。

（高成生）

第七节　急性梗阻性化脓性胆管炎

急性梗阻性化脓性胆管炎(acute obstructive suppurative cholangitis,AOSC)为急性胆管炎的严重阶段,病程进展迅速,是良性胆管疾病患者死亡的主要原因。

一、病因

许多疾病可导致 AOSC,如肝内外胆管结石、胆道肿瘤、胆道蛔虫、急性胰腺炎、胆管炎性狭窄、胆肠或肝肠吻合口狭窄、医源性因素等,临床以肝内外胆管结石为最常见。近年来,随着内腔镜和介入技术的普及,经皮穿刺肝胆道成像(PTC)、经皮穿刺肝胆道成像引流(PTCD)、经内镜逆行胰胆管造影(ERCP)、经 T 管胆道镜取石等操作所致的医源性 AOSC 发生率有所上升。

二、病理生理

AOSC 的发生和发展与多个因素相关,其中起主要作用的是胆道梗阻和感染,两者互为因果、互相促进。当胆道存在梗阻因素时,胆汁淤积,细菌易于繁殖,引起的感染常为需氧菌和厌氧菌混合感染,需氧菌多为大肠埃希菌、克雷伯菌、肠球菌等。胆汁呈脓性,胆管壁充血水肿,甚至糜烂。如果梗阻因素不解除,胆道压力将持续上升,当压力超过 3.0 kPa(30 cmH$_2$O)时,肝细胞停止分泌胆汁,脓性胆汁可经毛细胆管-肝窦返流进肝静脉。此外,脓性胆汁还可经胆管糜烂创面进入相邻的门静脉分支,或经淋巴管途径进入体循环。进入血循环的胆汁含有大量细菌和毒素,可引起败血症、全身炎症反应、感染性休克。病情进一步发展,将出现肝肾综合征、弥散性血管内凝血、多器官功能障碍综合征而死亡。

因梗阻位置不同,其病理特点也不一致。当梗阻位于胆总管时,整个胆道系统易形成胆道高压,梗阻性黄疸出现早;当梗阻位于肝内胆管时,局部胆管出现胆道高压并扩张,虽然局部胆血屏障遭受破坏,内毒素也会进入血内,但发生败血症、黄疸的概率较小。

三、临床表现

根据梗阻部位的不同,可分为肝外型 AOSC 和肝内型 AOSC。

(一)肝外型 AOSC

根据致病原因不同,临床表现有所差别。胆总管结石所致的 AOSC,表现为腹痛、寒战高热、黄疸、休克、神经中枢受抑制(Reynold 五联征),常伴有恶心、呕吐等消化道症状。胆道肿瘤所致的 AOSC,表现为无痛、进行性加重的黄疸,伴寒战高热。医源性 AOSC 常常没有明显腹痛,而以寒战、高热为主,体检可见患者烦躁不安,体温高达 39 ℃～40 ℃,脉率快,巩膜皮肤黄染,剑突下或右上腹有压痛,可伴腹膜刺激征,多可触及肿大胆囊,肝区有叩击痛。

(二)肝内型 AOSC

梗阻位于一级肝内胆管所致的 AOSC 与肝外型相类似,位于二级胆管以上的 AOSC 常仅表现为寒战发热,可无腹痛及黄疸,或较轻,早期可出现休克,伴有精神症状。体检见患者神情淡漠或神志不清,体温呈弛张热,脉搏细速,黄疸程度较轻或无,肝脏呈不对称性肿大,患侧叩击痛明显。

四、辅助检查

(一)实验室检查

外周静脉血白细胞计数和中性粒细胞比值明显升高,血小板数量减少,血小板聚集率明显下降;有不同程度的肝功能受损;可伴水电解质紊乱及酸碱平衡失调;糖类抗原(CA)19-9可升高。

(二)影像学检查

B超、CT、磁共振胰胆管造影(MRCP)检查对明确胆道梗阻的原因、部位及性质有帮助,可酌情选用。

五、诊断

AOSC诊断标准:在胆道梗阻的基础上,患者出现休克,或有以下症状中的2项。①精神症状;②脉搏大于120次/分钟;③白细胞计数大于20×10^9/L;④体温大于39 ℃;⑤血培养阳性。结合影像学检查确定分型及梗阻原因,注意了解全身重要脏器功能状况。

六、治疗

AOSC治疗的关键是及时胆道引流,降低胆管内压力。

(一)支持治疗

及时改善全身状况,为进一步诊治创造条件。主要措施:①监测生命体征,禁食、水,吸氧,对高热者予物理或药物降温;②纠正休克,包括快速输液,有效扩容,积极纠正水电解质紊乱及酸碱平衡失调,必要时可应用血管活性药物;③联合使用针对需氧菌和厌氧菌的抗生素;④维护重要脏器功能。

(二)胆道引流减压

只有及时引流胆道、降低胆管内压力,才能终止脓性胆汁向血液的反流,阻断病情进一步恶化,减少严重并发症发生。根据不同分型,可选择内镜、介入或手术等方法,以简便有效为原则。

1.肝外型 AOSC

对于肝外型 AOSC,可选择内镜或手术治疗。

(1)经内镜鼻胆管引流术(ENBD):内镜治疗 AOSC 具有创伤小、迅速有效的优点,对病情危重者,可于急诊病床边进行。在纤维十二指肠镜下找到十二指肠乳头,在导丝引导下行目标管腔插管,回抽见脓性胆汁,证实导管已进入胆总管后,内置鼻胆管引流即可。如病情允许,可行常规 ERCP,根据造影情况行内镜下括约肌切开术(EST),或用网篮取出结石或蛔虫,去除梗阻病因,术后常规留置鼻胆管引流。ERCP 主要并发症有出血、十二指肠穿孔及急性胰腺炎等,合并食管胃底静脉曲张者不宜应用 ERCP。

(2)手术治疗:注意把握手术时机,应在发病72 h内行急诊手术治疗,如已行 ENBD 但病情无改善者也应及时手术。已出现休克的患者,应在抗休克同时进行急诊手术治疗,手术以紧急减压为目的,不需强求对病因做彻底治疗。手术方法为胆总管切开并结合 T 管引流。若胆囊炎症较轻,则切除胆囊,若胆囊炎症严重,与四周组织粘连严重,则行胆囊造瘘术。单纯行胆囊造瘘术不宜采用,因其不能达到有效引流目的。术后常见的并发症有胆道出血、胆瘘、伤口感染、肺部感染、应激性溃疡、低蛋白血症等。

2.肝内型 AOSC

对于肝内型 AOSC,可选用介入或手术治疗。

(1)PTCD:对非结石性梗阻导致的肝内型 AOSC 效果较好,适用于老年、病情危重难以耐受手术,或恶性梗阻、无手术条件的患者。PTCD 可急诊进行,能及时减压并缓解病情,主要并发症包括导管脱离或堵塞、胆瘘、出血、败血症等。凝血功能严重障碍者禁用。

(2)手术治疗:手术目的是对梗阻以上胆道进行迅速有效的减压引流。梗阻在一级胆管,可经胆总管切开疏通,并 T 管引流;梗阻在一级胆管以上,根据情况选用肝管切开减压和经肝 U 管引流、肝部分切除＋断面引流或经肝穿刺置管引流术等(图 4-8)。

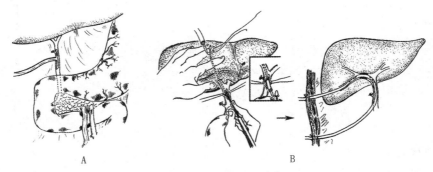

A   B

图 4-8 胆总管 T 管引流和经肝 U 管引流

A.胆总管 T 管引流;B.经肝 U 管引流图

(三)后续治疗

待患者病情稳定,一般情况恢复 3 个月后,再针对病因进行彻底治疗。

（高成生）

第八节 胆 囊 结 石

一、发病情况

胆囊结石是世界范围的常见病、多发病,其发病总体呈上升趋势,而且近些年的研究提示,胆囊结石与胆囊癌的关系密切,因而研究者对胆囊结石发病的研究越来越重视,目的是找出与其发病相关的因素,以便更好地预防其发生,同时减少并发症,也可能对降低胆囊癌的发病率起到一定作用。我国胆石症的平均发病率为 8％左右,个别城市普查可高达 10％,而且胆石症患者中,80％以上为胆囊结石。

胆囊结石的发病与年龄、性别、肥胖、生育、种族和饮食等因素有关,也受用药史、手术史和其他疾病的影响。

(一)发病年龄

大多的流行病学研究表明,胆囊结石的发病率随着年龄的增长而增加。本病在儿童期少见,其发生可能与溶血或先天性胆管疾病有关。一项调查表明,年龄为 40～69 岁患者的 5 年发病率

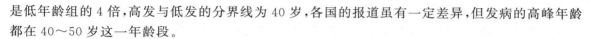

是低年龄组的 4 倍,高发与低发的分界线为 40 岁,各国的报道虽有一定差异,但发病的高峰年龄都在 40～50 岁这一年龄段。

(二)发病性别差异

近年来,超声诊断研究结果男女发病之比约为 1：2,性别比例的差异主要体现在胆固醇结石发病方面,胆囊的胆色素结石发病率无明显性别差异。女性胆固醇结石高发可能与雌激素降低胆流、增加胆汁中胆固醇分泌、降低总胆汁酸量和活性,以及孕酮影响胆囊动力、使胆汁淤滞有关。

(三)发病与肥胖的关系

临床和流行病学研究显示,肥胖是胆囊胆固醇结石发病的一个重要危险因素,肥胖人群发病率为正常体重人群的 3 倍。肥胖人更易患胆囊结石的原因在于,其体内的胆固醇合成量绝对增加,或者比较胆汁酸和磷脂相对增加,使胆固醇过饱和。

(四)发病与生育的关系

妊娠可促进胆囊结石的形成,并且,妊娠次数与胆囊结石的发病率呈正相关,这种观点已经临床和流行病学研究所证明。妊娠易发生结石的原因:①孕期的雌激素增加,使胆汁成分发生变化,可增加胆汁中胆固醇的饱和度;②妊娠期的胆囊排空滞缓,B 超显示,孕妇空腹时,胆囊体积增大,收缩后残留体积增大,胆囊收缩速率减小;③孕期和产后的体重变化也影响胆汁成分,改变了胆汁酸的肠肝循环,促进了胆固醇结晶的形成。

(五)发病的地区差异

不同国家和地区的胆囊结石发病率存在一定差别,西欧、北美和澳大利亚人胆石症患病率高,而非洲的许多地方罕见胆石症;我国以北京、上海、西北和华北地区胆囊结石发病率较高。国家和地区间的胆石类型亦有不同,瑞典、德国等国家以胆固醇结石为主,而英国的碳酸钙结石比其他国家发病率高。

(六)发病与饮食因素

饮食习惯是影响胆石形成的主要因素,进食精制食物、高胆固醇食物者,胆囊结石的发病率明显增高。因为精制碳水化合物增加胆汁胆固醇饱和度。随着生活水平提高,我国胆囊结石发病已占胆石症的主要地位,且以胆固醇结石为主。

(七)发病与遗传因素

胆囊结石发病在种族之间的差异亦提示遗传因素是胆石症的发病机制之一,即凡有印第安族基因的人群,其胆石发病率就高。以单卵双胎为对象的研究证明,胆石症患者的亲属发生胆石的危险性亦高,而胆石症家族内的发病率,其发病年龄亦提前,故胆石症可能具有遗传倾向。

(八)其他因素

胆囊结石的发病亦与肝硬化、糖尿病、高脂血症、胃肠外营养、手术创伤和应用某些药物有关,如肝硬化患者胆石症的发病率为无肝硬化患者的 3 倍,而糖尿病患者胆石症的发病率是非糖尿病患者的 2 倍。

二、病因及发病机制

胆囊结石成分主要以胆固醇为主,而胆囊结石的形成原因至今尚未完全清楚,目前,研究者推测,可能与脂类代谢、成核时间、胆囊运动功能、细菌基因片段等多种因素密切相关。

人类对于胆囊结石形成机制的研究已有近百年历史,并且在很长的一段时间内一直处于假说的水平。20 世纪 60 年代,斯莫尔(Small)等人提出胆囊结石中胆固醇的主要成分是单水结晶,胆囊结石的形成实际上是单水结晶形成、生长、凝固和固化的结果。他们对胆汁中胆固醇的溶解过程进行了详细的研究,最终发现,胆固醇与胆盐、磷脂酰胆碱三者以微胶粒的形式溶解于胆汁中,并且于 1968 年提出了著名的"阿德里安-斯莫尔"("Admriand-Small")三角理论。1979 年,霍兰(Holan)等在实验中将人体胆汁进行超速离心,用偏光显微镜观察胆汁中出现单水结晶所需的时间即成核时间,发现胆囊结石患者胆汁的成核时间要明显短于正常胆汁成核时间,正常胆囊胆汁的成核时间平均长达 15 d,因而胆汁中的胆固醇成分可通过胆管系统而不致被析出;相反,胆囊结石患者的胆汁,其成核时间可能缩短至 2.9 d。目前的研究显示,胆汁中的黏液糖蛋白、免疫球蛋白等均有促成核的作用。至于抑制成核时间的物质可能与蛋白质成分有关,多为小分子蛋白质,但具体性质尚未确定。因而,初步研究发现胆囊结石的形成与胆汁中胆固醇过饱和的程度无关。其实验结果明显与 Small 等的研究结果相矛盾,这使胆石成因的研究工作一度处于停顿状态。

在以后的胆石成因探讨中,人们发现胆囊结石的形成不仅与胆固醇有关,而且与细菌感染存在一定的联系,细菌在胆石形成中的作用开始被重视。过去的结果显示,细菌在棕色结石的病因中具有至关重要的作用,较典型的证据是细菌多在胆总管而非胆囊中发生。然而形成鲜明对照的是,进行胆囊结石手术的患者,有 10%~25%可得到胆汁阳性细菌培养结果,并发胆囊炎时则更高。但由于过去人们把研究目标集中到了胆囊结石中的主要成分,即胆固醇上,细菌在其发生中的作用被忽略了。维埃塔(Vitetta)终于注意到了这一点,并在胆囊结石相关胆汁中发现了胆色素沉积,他通过进一步研究发现,尽管近半数胆囊结石的主要成分是胆固醇,但在其核心都存在着类似胆色素样的沉积,这其中一部分甚至是胆汁细菌培养阴性的患者。斯图尔特(Stewart)用扫描电镜也发现细菌不仅存在于色素型胆囊结石中,而且也存在于混合型胆囊结石中。在这诸多探讨中,古德哈特(Goodhart)的研究应当是最为接近的,在他的实验中,约半数无症状胆囊结石患者的胆石、胆汁及胆囊壁可培养出丙酸杆菌长,但最为可惜的是,由于当时培养出的细菌浓度较低且缺乏应有的生物学性状,最终把实验结果归结于细菌污染,而没有进行更深入的探讨。

无论前人的研究如何接近真相,由于受研究方法的限制,一直没有从胆囊结石中可靠地繁殖到大量细菌,而且用传统方法所培养出来的细菌往往不能代表原始的菌群,因此只有改进方法才能使这一研究得以深入。现代分子生物学的飞速发展为胆囊结石成因的探讨提供了新途径,尤其是具有细菌"活化石"之称的 16S rRNA 的发现,为分析胆囊结石形成中的细菌序列同源性提供了有力手段。斯威辛斯克(Swidsinsk)通过对 20 例胆汁培养阴性患者的胆囊结石标本行聚合酶链式反应(PCR)扩增,结果在胆固醇含量 70%~80%的 17 例患者中发现 16 例患者有细菌基因片段存在,而胆固醇含量在 90%以上的 3 例患者则未发现细菌 DNA。此后,细菌在胆囊结石形成中的作用才真正被人们所关注,有关该方面的报道日渐增多。由此认为,细菌是胆石症患者结石中一个极其重要的分离物,初步揭示了细菌在胆囊结石的形成初期具有重要作用。然而,由于 16S rRNA 的同源性分析仅适用于属及属以上细菌菌群的亲缘关系,因此,该方法并不能彻底确定细菌的具体种类,也就无法确定不同细菌在胆囊结石形成中的不同作用。因此,确定胆囊结石形成中细菌的种类为胆石成因研究中的关键问题。而目前只有在改良传统培养方法的基础上,确定常见的胆囊结石核心细菌菌种,才能设计不同的引物,进行更深入的研究。

国内研究者通过对胆固醇结石与载脂蛋白 B 基因多态性的关系进行研究,发现胆固醇组

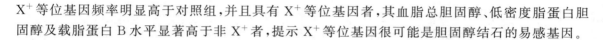

X^+ 等位基因频率明显高于对照组,并且具有 X^+ 等位基因者,其血脂总胆固醇、低密度脂蛋白胆固醇及载脂蛋白 B 水平显著高于非 X^+ 者,提示 X^+ 等位基因很可能是胆固醇结石的易感基因。

三、临床表现

约有 60% 的胆囊结石患者无明显临床表现,于查体或行上腹部其他手术时被发现。当结石嵌顿引起胆囊管梗阻时,常表现为右上腹胀闷不适,类似于胃炎症状,但服用治疗胃炎药物无效,患者多厌油腻食物;有的患者于夜间卧床变换体位时,结石堵塞于胆囊管处,引起暂时梗阻,而发生右上腹和上腹疼痛,因此,部分胆囊结石患者常有夜间腹痛。

因胆囊结石多伴有轻重不等的慢性胆囊炎,疼痛可加剧而不缓解,可引起化脓性胆囊炎或胆囊坏疽、穿孔,而出现相应的症状与体征。胆囊结石可排入胆总管而形成继发性胆总管结石、胆管炎。

当胆囊结石嵌顿于胆囊颈或胆囊管压迫肝总管和胆总管时,可引起胆管炎症、狭窄、胆囊胆管瘘,也可引起继发性胆总管结石及急性重症胆管炎,这是一种少见的肝外梗阻性黄疸,据国外报道,其发生率为 0.7%～1.8%,国内报道为 0.5%～0.8%。

四、鉴别诊断

(一)慢性胃炎

慢性胃炎主要症状为上腹闷胀疼痛、嗳气、食欲减退及消化不良史。纤维胃镜检查对慢性胃炎的诊断极为重要,可发现胃黏膜水肿、充血、黏膜色泽变为黄白或灰黄色、黏膜萎缩。肥厚性胃炎可见黏膜皱襞肥大,或有结节并可见糜烂及表浅溃疡。

(二)消化性溃疡

有溃疡病史,上腹痛与饮食规律性有关,而胆囊结石及慢性胆囊炎往往于进食后疼痛加重,特别进高脂肪食物后。溃疡病常于春秋季节急性发作,而胆石性慢性胆囊炎多于夜间发病。钡餐检查及纤维胃镜检查有明显鉴别价值。

(三)胃神经症

本病患者虽有长期反复发作病史,但与进食油腻无明显关系,往往与情绪波动关系密切。患者常有神经性呕吐,每于进食后突然发生呕吐,一般无恶心,呕吐量不多且不费力,吐后即可进食,不影响食欲及食量。本病常伴有全身性神经官能症状,用暗示疗法可使症状缓解,不难鉴别。

(四)胃下垂

本病可有肝、肾等其他脏器下垂。上腹不适于饭后加重,卧位时症状减轻,立位检查可见中下腹部胀满,而上腹部空虚,有时可见胃型并可有振水音,钡餐检查可明确诊断。

(五)肾下垂

肾下垂患者常有食欲不佳、恶心呕吐等症状,并以右侧多见,但其右侧上腹及腰部疼痛于站立及行走时加重,可出现绞痛,并向下腹部放射。进行体格检查时,分别于卧位、坐位及立位触诊,如发现右上腹肿物因体位改变而移位,则对鉴别有意义,卧位及立位肾 X 线平片及静脉尿路造影有助于诊断。

(六)迁延性肝炎及慢性肝炎

本病有急性肝炎病史,尚有慢性消化不良及右上腹不适等症状,可有肝大及肝功不良,慢性肝炎者可出现脾肿大,蜘蛛痣及肝掌,B 超检查示胆囊功能良好。

(七)慢性胰腺炎

慢性胰腺炎常为急性胰腺炎的后遗症,其上腹痛向左肩背部放射,X线平片有时可见胰腺钙化影或胰腺结石,纤维十二指肠镜检查及逆行胆胰管造影对诊断慢性胰腺炎有一定价值。

(八)胆囊癌

本病可合并胆囊结石。本病病史短,病情发展快,很快出现肝门淋巴结转移及直接侵及附近肝组织,故多出现持续性黄疸。右上腹痛为持续性,症状明显时多数患者于右上腹肋缘下可触及硬性肿块,B超及CT检查可帮助诊断。

(九)肝癌

原发性肝癌患者如出现右上腹或上腹痛,病程多已较晚,此时常可触及肿大并有结节的肝脏。B超检查,放射性核素扫描及CT检查分别可发现肝脏有肿瘤图像及放射缺损或密度减低区,甲胎蛋白阳性。

五、治疗

胆囊结石的治疗方法很多,自1882年兰根布奇(Langenbuch)在德国实行了第一例胆囊切除术治疗胆囊结石以来,胆囊切除术已沿用了100多年,目前仍不失为一种安全有效的治疗方法。但对患者和医生来讲,手术毕竟不是最理想的方案,因此这一百多年来,医务工作者不断探讨非手术治疗胆囊结石的方法,如溶石、碎石、排石等,但均有其局限性和不利因素。

(一)非手术治疗

1.溶石治疗

自1891年沃克(Walker)首创乙醚溶石治疗以来,医务工作者不断探讨溶石药物,如辛酸甘油三酯、甲基叔丁醚等。它们在体外溶石试验具有一定的疗效,但体内效果不佳且具有一定的毒性,而这种灌注溶石的药物在临床适用术后由T管灌注治疗胆管残余结石,而对胆囊结石进行溶解则需要穿刺插管再灌注的方法,其复杂性不亚于手术,且溶石后易再复发。

1972年美国的丹青格(Danzinger)等用鹅去氧胆酸溶解胆囊结石取得成功以来,鹅去氧胆酸、熊去氧胆酸作为口服溶石方法一直被人们沿用,其机制是通过降低胆固醇合成限速酶、还原酶的活性,降低内源性胆固醇的合成,扩大胆酸池,减少胆固醇吸收与分泌,因而使胆固醇结晶在不饱和胆汁中得以溶解,达到溶石目的,但溶石率较低且用药时间长,费用高。1983年全美胆石协作组报道,连续服药2年患者的完全溶石率只达5%~13%,停药后复发率达50%且多在1~2年内复发。此二药对肝脏具有一定的毒性,可导致鸟苷三磷酸(GTP)升高、腹泻、肝脏和血浆胆固醇的蓄积。

2.体外冲击波碎石术

自20世纪70年代中期,慕尼黑大学医学院首先采用体外冲击波碎石方法治疗肾结石以来,此方法得到广泛应用。在此基础上,1984年医务工作者采用体外冲击波碎石的方法治疗胆囊结石,但实验和临床结果表明,其与肾结石碎后排石截然不同,胆结石不易排出体外。其原因包括:胆汁量明显少于尿量而较黏稠;胆囊管较细,一般内径为0.3 cm左右,内有多数螺旋瓣,而且多数有一定的迂曲,阻碍了破碎结石的排出;体外震波碎石后,胆囊壁多半受到冲击导致水肿充血,影响胆囊的收缩,进而导致胆囊炎发作,所以部分患者在碎石后常因同时发生急性胆囊炎而行急诊胆囊切除术,所以目前已较少应用体外震波碎石术胆囊结石治疗,本术对肝内结石、胆总管单发结石尚有一定疗效。

(二)手术治疗

鉴于上述非手术治疗未获满意的效果,所以100多年来,胆囊切除术治疗胆囊结石一直是公认的有效措施。

1.胆囊切开取石术

在简化手术方法的同时治疗外科疾病,一直是外科医生努力奋斗的目标。胆囊切开取石与胆囊切除相比确实创伤小、简便,但对于胆囊结石的治疗是一个不可取的方法。因为胆囊结石的形成是多因素作用的结果:一是胆汁成分的改变;二是胆囊运动功能的障碍;三是感染因素。另外,胆囊本身分泌的黏蛋白等多种因素导致胆石的形成,胆囊切开取石术后,胆囊周围的粘连无疑增加了胆囊运动功能的障碍,影响胆囊的排空,同时增加了感染因素,所以切开取石术后,胆石复发率较高。因此,有研究者认为,胆囊切开取石只适用于严重的急性胆囊结石,胆囊壁的炎症和周围粘连,导致手术时大量渗血,胆囊三角解剖关系不清,易造成胆管损伤。这种患者可采用切开取石胆囊造瘘,待手术3个月到半年后再次行胆囊切除术。目前随着影像学的发展,有人采用硬质胆管镜在B超定位下经皮肝胆囊穿刺取石,虽然手术创伤进一步缩小,但仍存在着上述缺点且操作难度大,故不易推广,适应证与胆囊切开取石相同。

2.开腹胆囊切除术

(1)适应证:胆囊结石根据临床症状可大致分为三类。第一类为无症状胆囊结石;第二类具有消化不良表现,如食后腹胀、剑下及右季肋隐痛等症状的胆囊结石;第三类是具有典型胆绞痛的胆囊结石。从临床角度上讲,除第一类无症状的胆囊结石外,第二、第三类患者均为手术适应证,所谓无症状胆囊结石是指无任何上腹不适的症状,由正常查体或其他疾病检查时发现胆囊结石的存在,这一类胆囊结石的患者是否可行切除术具有一定的争议。无症状胆石可以不采用任何治疗,包括非手术疗法,但是随着胆囊结石病程的延长,多数患者的无症状胆石会向有症状发展,加之近年来胆囊结石致胆囊癌的发病率有增高趋势,故无症状胆囊结石是否需要手术治疗是一值得探讨的问题。胆囊结石并发症随着年龄增长而升高,故所谓“静止”的胆囊结石终生静止者很少,70%以上的患者会发生一种或数种并发症而不再静止且随着年龄的增长,癌变的风险增加。胆囊结石并发胆囊炎很少有自行痊愈的可能,因此,现在比较一致的意见是有条件地施行胆囊切除术,即选择性预防性的胆囊切除术。综合国内外的研究,以下胆石患者应行预防性胆囊切除术:年龄大于50岁的女性患者;病程有5年以上者;B超提示胆囊壁局限性增厚;结石直径在2cm以上者;胆囊颈部嵌顿结石者;胆囊萎缩或囊壁明显增厚者;瓷器样胆囊者;以往曾行胆囊造瘘术者。

(2)手术方法:有顺行胆囊切除术、逆行胆囊切除术、顺逆结合胆囊切除术之分。对胆囊三角(Calot三角)粘连过多、解剖不明者,多采用顺逆结合法进行胆囊切除,既能防止胆囊管未处理而导致胆囊内的小结石挤压至胆总管,又能减少解剖不清造成的胆管或血管损伤。下面以顺逆结合法为例介绍胆囊切除术。

麻醉和体位:常用持续硬膜外腔阻滞麻醉,对高龄、危重及精神过于紧张者,近年来选择全身麻醉为妥。患者一般取仰卧位,不需背后加垫或使用腰桥。

切口:可采用右上腹直或斜切口,多选用右侧肋缘下斜切口,此种切口对术野暴露较满意、术后疼痛轻,而且很少发生切口裂开、切口疝或肠粘连梗阻等并发症。切口起自上腹部中线,距肋缘下3~4cm,与肋弓平行向右下,切口长度可根据患者的肥胖程度、肝脏高度等具体选择。

显露胆囊和肝十二指肠韧带。

游离胆囊管：将胆囊向右侧牵引，在 Calot 三角表面切开肝十二指肠韧带腹膜，沿胆囊管方向解剖分离，明确胆囊管、肝总管和胆总管三者的关系。穿过 4 号丝线，靠近胆囊壁结扎胆囊管并牵引，胆囊管暂不离断。

游离胆囊动脉：在胆囊管后上方的 Calot 三角内解剖分离，找到胆囊动脉，亦应在靠近胆囊壁处结扎。若局部炎性粘连严重，不要勉强解剖胆囊动脉，以防不慎离断回缩后出血难止或损伤肝右动脉。

游离胆囊：自胆囊底部开始，距肝脏约 1 cm 处切开胆囊浆膜层，向体部用钝性结合锐性法从肝床上分离胆囊壁，直至胆囊全部由胆囊窝游离。此时再明确胆囊动脉的位置、走行，贴近胆囊壁离断胆囊动脉，双重结扎近心端；另外，在距胆总管约 0.5 cm 处双重结扎或缝扎仅剩的胆囊管。

对于胆囊结石合并严重慢性炎症及肥胖的患者，胆囊壁明显水肿、萎缩或坏死，Calot 三角处脂肪厚、解剖关系难辨，胆囊从肝床上分离困难，可做逆行切除或胆囊大部切除术。逆行切除游离胆囊至颈部时不必勉强分离暴露胆囊动脉，在靠近胆囊壁处钳夹、切断、结扎胆囊系膜即可，只留下胆囊管，与胆囊和胆总管相连时较容易寻找其走行，便于在适当部位切断结扎。有时，胆囊炎症反复发作后，Calot 三角发生明显的纤维化，或胆囊壁萎缩纤维化与肝脏紧密粘连，不适宜勉强行常规的胆囊切除术，可行胆囊大部切除术，保留小部分后壁，用电刀或用石炭酸烧灼使黏膜坏死。在胆囊管距胆总管适当长度处予以结扎，留存的胆囊壁可缝合亦可敞开。

胆囊床的处理：慢性胆囊炎的胆囊浆膜层往往较脆，切除后缝合胆囊床困难，是否缝合存在争议。主张缝合的理由是防止出血和预防术后粗糙的胆囊床创面引起粘连性肠梗阻，但是依研究者的经验，胆囊去除后对胆囊窝创面认真地结扎或电凝止血、大网膜填塞创面，数百例不缝合胆囊床的患者无一例发生此类并发症。

放置引流管：在网膜孔（Winslow）孔处常规放置双套管引流，自右侧肋缘下腋中线处引出体外。对于病变较复杂的胆囊切除术，应常规放置引流，这样可减少渗出液吸收，减轻局部和全身并发症。另外，胆囊切除术后仍有发生大量渗胆和胆外瘘的报道，引流在其诊治方面可起重要作用。

部分胆囊结石患者同时合并胆管结石，当有下列指征时，应在胆囊切除术后行胆总管探查术：既往有梗阻性黄疸病史；有典型的胆绞痛病史，特别是有寒战和高热病史；B 超、MRCP、PTC 检查发现胆总管扩张或胆总管结石；手术中扪及胆总管内有结石、蛔虫或肿瘤；手术中发现胆总管扩张大于 1.5 cm，胆管壁炎性增厚；术中行胆管穿刺抽出脓性胆汁、血性胆汁，或胆汁内有泥沙样胆色素颗粒；胰腺呈慢性炎症而无法排除胆管内有病变者。

3.腹腔镜胆囊切除术

自 1987 年法国穆雷（Mouret）实行了第一例腹腔镜胆囊切除术，短短的十余年间，腹腔镜胆囊切除术迅速风靡全世界，同时也促进了微创外科的发展。腹腔镜胆囊切除术有创伤小、恢复快、方法容易掌握等优点，其手术适应证基本与开腹胆囊切除术相同。但是，必须清楚地认识到，腹腔镜不能完全代替开腹胆囊切除术，有些报道称，腹腔镜胆囊切除术合并胆管损伤率明显高于开腹手术，所以腹腔镜胆囊切除术是具有一定适应证的，特别是对于初研究者，应选择胆囊结石病程短、B 超提示胆囊壁无明显增厚的胆囊结石患者。腹腔镜探查时若发现胆囊周围粘连较重，胆囊三角解剖不清，应及时转为开腹手术。即使是手术熟练者，对于年龄大、病程长、胆囊壁明显增厚、不排除早期癌变的患者，最好不要采用腹腔镜手术，以免延误治疗。

（高成生）

第九节 胆总管结石

一、病因

(一)继发性胆总管结石

继发性胆总管结石的形状、大小、性状基本上与同存的胆囊结石相同或相似,数量多少不一,可为单发或多发,若胆囊内多发结石的直径较小,并有胆囊管明显扩张,结石可以大量进入胆总管、肝总管或左右肝管。

(二)原发性胆总管结石

原发性胆总管结石是发生在胆总管的原发性胆管结石,外观多呈棕黑色、质软、易碎、形状各异、大小及数目不一,有的状如细沙或不成形的泥样,故有"泥沙样结石"之称。这种结石是以胆红素钙为主的色素性结石,经分析,其主要成分为胆红素,胆绿素,少量胆固醇,钙、钠、钾、磷、镁等矿物质和多种微量元素。在矿物质中,以钙离子的含量最高,并易与胆红素结合成胆红素钙。此外,尚有多种蛋白质及黏蛋白构成网状支架,有的在显微镜下可见寄生虫的壳皮、虫卵和细菌聚集等。

原发性胆管结石的病因和形成机制尚未完全明了,目前研究结果认为,这种结石的生成与胆管感染、胆汁淤滞、胆管寄生虫病有密切关系。

胆总管结石患者,绝大多数都有急性或慢性胆管感染病史。胆汁细菌培养的阳性率为80%～90%,细菌谱以肠道细菌为主。其中,85%为大肠埃希菌,绝大多数源于上行感染,带有大量肠道细菌的肠道寄生虫进入胆管是引起胆管感染的重要原因,这是我国农民易发胆管结石的主要因素。此外,奥迪括约肌功能不全,肠内容物向胆管反流,乳头旁憩室等都是易发胆管感染的因素。胆管炎症水肿,特别是胆总管末端炎症水肿,容易发生胆汁淤滞。感染细菌和炎症脱落的上皮可以成为形成结石的核心。

肠道寄生虫进入胆管,一方面引起感染炎症,另一方面,虫卵和死亡的虫体或残片可以成为形成结石的核心。青岛市市立医院先后报告的胆石解剖结果,以蛔虫为核心者占69.86%～84.00%。

胆汁淤滞是结石生成、增大、增多的必需条件。如果胆流正常通畅,没有足够时间的淤滞积聚,即使胆管内存在感染、寄生虫等成石因素,胆管内的胆红素或胆红素钙等颗粒可随胆流排出,不至增大形成结石病。反复胆管感染、胆总管下段或乳头慢性炎症、管壁纤维组织增生管腔狭窄、胆管和奥迪括约肌功能障碍等因素都可影响胆流通畅,导致胆总管胆汁淤滞,利于结石形成,但临床常可遇见胆总管结石患者经胆管造影或手术探查,虽有胆总管扩张而无胆总管下段明显狭窄,有的患者奥迪括约肌呈松弛状态,通畅无阻甚至可以宽松通过直径1 cm以上的胆管探子。此种情况可能与奥迪括约肌功能紊乱,经常处于痉挛状态有关,胆管结石形成之后又容易成为胆管梗阻的因素。因此,梗阻-结石-梗阻,互为因果,致使结石增大、增多甚至形成铸形结石或成串堆积。

二、临床表现

胆总管结石的临床表现比较复杂，其临床症状和体征主要表现为胆管梗阻和炎症并存。由于结石的生成、增大和增多为缓慢过程，其病史往往长达数年、数十年之久，在长期的病理过程中，多为急、慢性的梗阻、炎症反复发生，病情和表现的轻、重、缓、急均取决于胆管梗阻是否完全和细菌感染的严重程度。

胆总管结石患者的典型临床表现多为反复发生胆绞痛、梗阻性黄疸和胆管感染的症状，常为餐后无原因的、突然发生的剧烈胆绞痛，疼痛以右上腹为主，可向右侧腰背部放散，多伴恶心呕吐，常需口服或注射解痉止痛类药物才能缓解。绞痛发作之后，往往伴随出现四肢冰冷、寒战、高热等感染症状，体温可达 39 ℃～41 ℃。持续数小时后，患者全身大汗，体温逐渐降低。一般是在绞痛发作后 12～24 h 出现黄疸、尿色深黄或浓茶样，如不及时给予有力的抗感染等措施，则可每天出现寒战、高热，甚至高热不退、黄疸加深、疼痛不止，有的很快发展成急性梗阻化脓性重症胆管炎、胆源性休克、肝脓肿、器官衰竭等严重并发症，预后凶险。

结石引起胆总管梗阻，除非结石嵌顿，则多属不完全性。梗阻发生后，胆管内压力增高，胆总管多有不同程度扩张，随着炎症消退或结石移动，胆流通畅，疼痛减轻，黄疸很快消退，症状缓解，病情好转。

继发性胆总管结石的临床表现特点一般为较小的胆囊结石通过胆囊管进入胆总管下端，突然发生梗阻和奥迪括约肌痉挛，故多为突然发生胆绞痛和轻中度黄疸，较少并发明显胆管炎。行解痉挛、止痛等对症处理，多可在 2～3 d 缓解。结石嵌顿于胆总管下端或壶腹部而未并发胆管感染的患者，疼痛可以逐渐减轻，但黄疸加深。若长时间梗阻，多数患者将会继发胆管感染。

原发性胆总管结石由于胆管感染因素长期存在，一旦急性发作，多表现为典型的疼痛、寒战高热和黄疸等急性胆管炎的症状。急性发作缓解后，可呈程度不同的慢性胆管炎的表现，常为反复出现右上腹不适、隐痛、不规则低热、消化紊乱，时轻时重，并可在受冷、疲劳时症状明显，颇似"感冒"，有的患者无胆管炎的病史，在体检或首次发作胆管炎时发现胆总管多发结石并胆管扩张，或已明确诊断后数年无症状。这种情况可能是因为奥迪括约肌功能良好，结石虽多但间有空隙、胆管随之扩张，没有发生明显梗阻和感染。这说明，胆总管虽有结石存在，若不发生梗阻或感染，可以不出现临床症状。

在胆总管梗阻、感染期，多可触及右上腹压痛、肌紧张或反跳痛等局限性腹膜刺激征，有时可打到肿大的胆囊或肝脏边缘或肝区叩击痛。胆管炎恢复后的缓解期或慢性期，可有右上腹深部压痛或无明显的腹部体征。

急性梗阻性胆管炎主要表现为白细胞数增多和中性粒细胞增加等急性炎症的血液像，血胆红素增高和转氨酶增高等梗阻性黄疸和肝功能受损的表现。较长时间的胆管梗阻、黄疸或短期内反复发作胆管炎肝功明显受损，可出现低蛋白血症和贫血征象。

三、治疗

胆总管结石患者多因出现疼痛、发热或黄疸等急性胆管炎发作而就诊。急性炎症期手术难以明确结石位置、数量和胆管系统的病理改变，不宜进行复杂的手术处理，需要再手术的机会较多。但若梗阻和炎症严重，保守治疗常难以奏效。因此，急诊情况下，恰当掌握手术与非手术治疗的关系，具有重要性。

一般情况下,应尽量避免急诊手术,采用非手术措施,控制急性炎症期,待症状缓解后,以择期手术为宜。行强有力的抗炎、抗休克、静脉输液保持水、电解质和酸碱平衡,营养支持和对症治疗,PTCD 或经内镜乳头切开取石,放置鼻胆管引流减压,多能奏效。若经非手术保守治疗 12～24 h,不见好转或继续加重,如持续典型的夏科氏(Charcot's)三联征或出现休克、神志障碍等严重急性梗阻性化脓性重症胆管炎表现者,应及时行胆管探查减压。

胆总管结石外科治疗的原则和目的主要是取净结石、解除梗阻、胆流通畅、防止感染。

(一)经内镜奥迪括约肌切开术或经内镜乳头切开术

经内镜奥迪括约肌切开术(endoscopic sphincterotomy,EST)或经内镜乳头切开术(endoscopic papillectomy,EPT)适用于数量较少和直径较小的胆总管下段结石,特别是继发性结石,多因结石小、数量少,容易嵌顿于胆总管下段、壶腹或乳头部。直径为 1 cm 以内的结石可经 EPT 或 EST 取出,此法创伤小,见效快,更适用于年老体弱或已做过胆管手术的患者。

经纤维内镜用胆管子母镜取石,需先行 EST,然后放入子母镜,用取石网篮取石,若结石较大,应先行碎石才能取出。此法可以取出较高位的胆管结石,但操作比较复杂。

(二)开腹胆总管探查取石

目前,开腹胆总管探查取石仍然是治疗胆总管结石的主要手段,采用右上腹经腹直肌切口或右肋缘下斜切口都能满意显露胆总管。开腹后应常规探查肝、胆、胰、胃和十二指肠等相关脏器。对于择期手术,有条件者在切开胆总管之前最好先行术中胆管造影或术中 B 超检查,进一步明确结石和胆管系统的病理状况。尤其是原发性胆总管结石,多数伴有肝内胆管结石或胆管狭窄等改变,需要在术中同时解决。

切开胆总管取出结石后,最好常规用纤维胆管镜放入肝内外胆管检查和取石,直视下观察肝胆管系统有无遗留结石、狭窄等病变,并尽可能取净结石。然后用 F10～F12 号导尿管,若导尿管能顺利通过乳头进入十二指肠并注入 10 mL 左右的生理盐水,表明乳头无明显狭窄。如果 F10 导尿管不能进入十二指肠,可用直径为 2～3 mm 的巴克斯(Bakes)胆管扩张器试探。正常奥狄乳头可通过直径为 4 mm 以上的扩张器,应从直径为 2～3 mm 的小号金属胆管扩张器开始使用,能顺利通过后,逐渐增大扩张器。根据胆总管的弯度,轻柔缓慢放入扩张器,不可猛力强行插入,以免穿破胆总管下端形成假道,发生严重后果。胆总管明显扩张者可将手指伸入胆总管探查。有时质软、泥样的结石可以黏附在扩张胆管一侧的管壁或壶腹部,不阻碍胆管探子和导尿管通过,此时手感更为准确。还应再次强调,无论采用导尿管、Bakes 扩张器或手指伸入探查,都不能准确了解有无胆管残留结石或狭窄,特别是肝内胆管的状况。而术中胆管镜观察和取石,可以弥补这一不足,有效减少或避免残留结石。北京大学第三医院手术治疗 1 589 例原发性肝胆管结石患者,单纯外科手术未使用胆管镜检查取石的 683 例患者中,残留结石者达 42.8%。术中术后联合使用胆管镜检查碎石取石的 906 例患者中,残留结石者仅占 2.1%。因此,择期胆管探查手术,常规进行胆管镜检查取石具有重要意义。

胆总管切开探查后,对于是否放置胆管引流,研究者意见不一致。目前认为,不放置胆管引流,仅适用于单纯性胆总管内结石(主要是继发结石),胆管系统基本正常者。确切证明无残留结石、无胆管狭窄(特别是无胆总管下段或乳头狭窄)、无明显胆管炎等少数情况可以缩短住院时间,避免胆管引流的相关并发症。在严格掌握适应证的情况下,可以即期缝合胆总管。在缝合技术上,最好使用无创伤的带针细线,准确、精细、严密缝合胆总管切口,预防胆汁溢出。但应放置肝下腹腔引流,以便了解和引出可能发生的胆汁溢出。

胆总管探查取石放置T形管引流是传统的方法,可以有效防止胆汁外渗,避免术后胆汁性腹膜炎和局部淤胆感染,安全可靠,并可在术后通过T管了解和处理胆管残留结石等复杂问题。特别是我国原发性胆管结石发病率高,并存肝内胆管结石和肝内外胆管扩张狭窄等复杂病变者较多,很难保证胆总管探查术中都能完善处理。因此,大多数情况下仍应放置T形管引流为妥。T形管材料应选择乳胶管,容易引起组织反应,一般在2～3周可因周围粘连形成窦道。硅胶或聚乙烯材料的T形管,组织反应轻,不易形成窦道,拔管后发生胆汁性腹膜炎的机会较多,不宜采用。T形管的粗细应与胆总管内腔相适应,经修剪后放入胆总管的短臂直径不宜超过胆管内径,以免缝合胆管时有张力。因为张力过大、过紧可导致胆管壁血供不足或裂开、胆汁溢出和日后发生胆管狭窄。对于有一定程度的胆总管扩张者,最好选用22～24 F的T管,以便术后用纤维胆管镜经窦道取石。缝合胆总管切口,以00号或000号的可吸收线为好。因为丝线等不吸收线的线结有可能进入胆总管内,成为结石再发的核心。胆总管缝合完成后可经T管长臂轻轻缓慢注入适量生理盐水,检查是否缝合严密,若有漏水,应加针严密缝合,以免术后发生胆汁渗漏。关腹前将T管长臂和肝下腹腔引流管另戳孔引出体外,以免影响腹壁切口一期愈合。

(三)腹腔镜胆总管探查取石

腹腔镜胆总管探查取石主要适用于单纯性胆总管结石并经术前或术中胆管造影证明确无胆管系统狭窄和肝内胆管多发结石者。因此,这一方法多数为继发性胆总管结石行腹腔镜胆囊切除术时探查胆总管。切开胆总管后,多数患者需要经腹壁戳孔放入纤维胆管镜,用取石网篮套取结石,难度较大,需要术者有熟练的腹腔镜手术基础。取出结石后,可根据具体情况决定是否直接缝合胆总管切口或放置T形管引流。

(四)胆总管下段狭窄、梗阻的处理

无论原发性或继发性胆总管结石并胆总管明显扩张者,常有并存胆总管下端狭窄梗阻的可能。术中探查证实,胆总管下端明显狭窄、梗阻者,应同时行胆肠内引流术,建立通畅的胆肠通道。

1.胆总管十二指肠吻合术

手术比较简单、方便、易行,早期效果较好,过去常被采用。但因这一术式会导致患者不可避免地发生胆管反流或反流性胆管炎,反复炎症容易导致吻合口狭窄,复发结石,远期效果欠佳,特别是吻合口上端胆管存在狭窄或肝内胆管残留结石未取净者,往往反复发生严重胆管炎或胆源性肝脓肿。研究者总结72例胆总管十二指肠吻合术后患者平均随访5年半的效果,优良率仅占70.8%,死于重症胆管炎或肝脓肿者占6.3%。分析研究远期效果不良的原因:吻合口上端胆管存在不同程度的狭窄或残留结石占52.7%,吻合口狭窄占21%,单纯反流性胆管炎占26.3%。因此,胆总管十二指肠吻合术今已较少应用。目前,多主张仅将此术式应用于年老体弱、难以耐受较复杂的手术并已明确吻合口以上胆管无残留结石、无狭窄梗阻者。吻合口径应在3 cm以上,防止日后回缩狭窄。

2.胆总管十二指肠间置空肠吻合术

将一段长为20～30 cm带血管的游离空肠两端分别与胆总管和十二指肠吻合,形成胆总管与十二指肠间用空肠架桥式的吻合通道。虽然于十二指肠吻合处做成人工乳头或延长空肠段达50～60 cm,仍难以有效防止胆管反流,并易引起胆汁在间置空肠段内滞留、增加感染因素。手术过程也比较复杂,远期效果和手术操作并不优于胆总管空肠吻合术。目前较少应用。

3.鲁氏Y形（Roux-en-Y anastomosis）

利用空肠与胆总管吻合，容易实现5cm以上的宽大吻合口，有利于防止吻合口狭窄。空肠的游离度大、操作方便、灵活，尤其对于并存肝总管、肝门以上肝胆管狭窄或肝内胆管结石者，可以连续切开狭窄的肝门及左右肝管，乃至Ⅲ级肝胆管，解除狭窄，取出肝内结石，建立宽畅的大口吻合。L本术式适应范围广、引流效果好，辅以各种形式的防反流措施，可防止胆管反流和反流性胆管炎，是目前最常用的胆肠内引流术式。

4.奥迪括约肌切开成形术

奥迪括约肌切开成形术早年较多被应用于胆总管末端和乳头狭窄患者，切开十二指肠行奥迪括约肌切开、成形。实际上，本术式类似于低位胆总管十二指肠吻合，而且操作较十二指肠吻合复杂、较易发生再狭窄，远期效果并不优于胆总管十二指肠吻合术。特别是近年来内镜下乳头括约肌切开术（EST）被成功用于临床，逐渐普及，不开腹、创伤小、受欢迎，适用于奥迪括约肌切开的患者，几乎均可采用EST，并能获得同样效果，因此，开腹奥迪括约肌切开成形术已极少被采用。

（高成生）

第十节　胆　囊　癌

胆囊癌为胆系原发性恶性肿瘤中最常见的疾病，占全部胃肠道腺癌中的20％。其发病率占全部尸检中的0.5％，占胆囊手术的2％。主要发生在50岁以上的中老年人，发病率为5％～9％，而50岁以下发病率为0.3％～0.7％。女性多见，男、女性之比为1∶3。胆囊癌的病因并不清楚，一般认为与胆囊结石引起的慢性感染所造成的长期刺激有关。本病属于中医学黄疸、胁痛、腹痛、积聚等范畴，其主要病因病机为肝气郁结，疏泄不利，脾气虚弱，水湿不化，致痰湿互结，湿热交蒸，瘀毒内阻，日久而形成。

一、诊断

（一）诊断要点

1.病史

上腹部疼痛不适或有胆囊结石。胆囊炎病史。

2.症状

主要表现为中上腹及右上腹疼痛不适，进行性加重，在后期可见持续性钝痛，腹痛可放射至右肩、背、胸等处。可有乏力、低热、食欲缺乏、嗳气、恶心、腹胀、体重减轻等，晚期可伴有恶病质表现。当癌肿侵犯十二指肠时可出现幽门梗阻症状。

3.体征

（1）腹胀：50％以上有右上腹压痛。当胆囊管阻塞或癌肿转移至肝脏或邻近器官时，有时可在右上腹扪及坚硬肿块。

（2）黄疸：晚期可见巩膜、皮肤黄染等。

4.并发症

（1）急性胆囊炎：因癌肿阻塞胆囊管引起的继发感染。

（2）阻塞性黄疸：约有 50％ 的患者癌肿侵犯胆总管可引起阻塞性黄疸。

5.实验室检查

化验检查对早期诊断意义不大。口服胆囊造影剂 85％ 以上不显影，仅 1％～2％ 可有阳性征象，个别情况下 X 线平片发现"瓷胆囊"，则有诊断意义。

（1）生化检查。①血常规：可呈白细胞计数增高，中性粒细胞计数增高，有些病例红细胞计数及血红蛋白含量下降。②血沉增快。③血生化计数：部分患者胆红素增高，胆固醇增高，碱性磷酸酶增高。④腹水常规可呈血性。

（2）影像学检查。①胆囊造影：可通过口服法、静脉法或逆行胰胆管造影或经皮肝穿胆管造影法显示胆囊。如胆囊显影，则呈现胆囊阴影不完整，腔内可有充盈缺损，或有结石阴影，对诊断有一定价值。②B超检查：诊断率达 50％～90％，可发现胆囊内有实质性光团、无身影，或胆囊壁有增厚和弥漫性不规则低回声区，有时能发现肝脏有转移病灶，B超是早期发现胆囊癌的较好方法。③CT 检查：可显示胆囊有无肿大及占位性病变影。诊断准确率为 70％～80％。④PET、PET-CT 检查：适用于胆囊肿块良、恶性的鉴别诊断、分期、分级及全身状况的评估；治疗前后疗效评估；为指导组织学定位诊断及选择正确的治疗方案提供可靠依据。

（3）纤维腹腔镜检查：可见胆囊表面高低不平，或有结石，浆膜失去正常光泽，胆囊肿大或周围粘连，肝门区可有转移淋巴结肿大，但因胆囊区不宜做活检，同时周围粘连往往观察不够满意。所以此方法有一定局限性。

（4）病理学检查：手术探察中标本经病理切片，或腹腔穿刺活检以进行病理学诊断，证实胆囊癌。经腹穿胆囊壁取活组织做细胞学检查，对胆囊癌诊断正确率为 85％ 左右。

（二）鉴别诊断

本病需与慢性胆囊炎、胆囊结石鉴别。

胆囊癌早期表现不明显或表现为右上隐痛、食欲缺乏等，与慢性胆囊炎和胆囊结石相似，可通过B超、CT 检查明确诊断，必要时行腹腔镜检查、PET-CT 检查，均有助于诊断。

二、综合治疗

胆囊癌的治疗方法有手术、化疗、放疗、介入治疗等。对 Nevin Ⅰ、Ⅱ、Ⅲ、Ⅳ 期的胆囊癌患者，手术是主要手段。即使是 Nevin Ⅴ 期患者，只要没有腹水、低蛋白血症、凝血障碍和心、肺、肝、肾的严重器质性病变，也不应放弃手术探查的机会。

（一）手术治疗

1.纯胆囊切除术

纯胆囊切除术仅适用于术后病理报告胆囊壁癌灶局限于黏膜者或虽然累及肌层，但癌灶处于胆囊底、体部游离缘者。对位于胆囊颈、胆囊管的早期胆囊癌，或累及肌层而位于胆囊床部位者，应再次手术，将胆囊床上残留的胆囊壁、纤维脂肪组织清除，同时施行胆囊三角区和肝十二指肠韧带周围淋巴清除术。

2.根治性胆囊切除术

根治性胆囊切除术适用于 Nevin Ⅱ、Ⅲ 期胆囊癌患者。切除范围包括完整的胆囊切除；胆囊三角区和肝十二指肠韧带骨骼化清除；楔形切除胆囊床深度达 2 cm 的肝组织。

3.胆囊癌扩大根治性切除术

胆囊癌扩大根治性切除术适用于 Nevin Ⅴ 期胆囊癌患者，手术方式视癌肿累及的脏器不同而异。

4.胆囊癌姑息性手术

为解除梗阻性黄疸,可切开肝外胆管,于左、右肝管内植入记忆合金胆管内支架,或术中穿刺胆管置管外引流。为解除十二指肠梗阻,可施行胃空肠吻合术。

(二)放疗

为防止和减少局部复发,一些欧美国家积极主张将放疗作为胆囊癌的辅助治疗。国内已有少数报道,认为术前放疗可略提高手术切除率,且不会增加组织脆性和术中出血,术中放疗具有定位准确,减少或避免正常组织器官受放射损伤的优点,该方法对不能切除的晚期患者有一定的疗效,放疗被认为是最有希望的辅助治疗手段,放、化疗结合使用不仅可以控制全身转移,且放疗疗效可因一些放射增敏剂,如氟尿嘧啶的使用而改善。

(三)化疗

1.单药化疗

胆囊癌对多种传统的化疗药物均不敏感。如氟尿嘧啶(5-FU)、丝裂霉素(MMC)、卡莫司汀(BCNU)和顺铂(DDP)等单药疗效都比较低,尚无公认的好的化疗药物,而新一代细胞毒性化疗药的相继问世正在改变这一局面。

鉴于吉西他滨(GEM)与胰腺和胆管组织具有亲和性及多篇报道 GEM 治疗胆囊癌或胆管癌有效,已经开展了多项Ⅱ期临床研究。一般采用常规剂量,即 $800\sim1\,200$ mg/m^2,静脉滴注 30 min,第 1、第 8、第 15 d,每 4 周重复;药物耐受性好,Ⅳ度血液学毒性≤5%,非血液学毒性不常见,相当比例的有症状患者症状减轻和/或体重增加。

临床前研究显示伊立替康(CPT-11)对胆系肿瘤具有活性。因此,Alberts 等设计了一项Ⅱ期临床试验,以评估其临床价值。总共 39 例患者入选,36 例可以评价,均经病理组织学或细胞学检查确诊为局部晚期或转移的胆管癌或胆囊癌。CPT-11 125 mg/m^2,静脉滴注,每周 1 次,连续应用 4 周,间隔 2 周。结果:获得 CR 1 例,PR 2 例,ORR 8%。提示 CPT-11 单药对胆系肿瘤疗效欠佳。毒副作用发生率高,但无特殊和不可预期的毒副作用发生。

2.联合化疗

如上所述,Ⅱ期临床试验提示 GEM 单药对于胆系肿瘤安全有效,已经有报道 GEM 与 DDP、奥沙利铂(L-OHP)、多西他赛(DCT)、CPT-11、Cap、MMC 或 5-FU 静脉持续滴注等组成联合方案,可以提高疗效,尚需进行随机研究证实联合化疗在疗效和生存上的优势。常用方案有 GP 方案和 MF 方案。

(四)介入胆道引流术

胆囊癌胆囊切除术后出现的阻塞性黄疸是难以手术治疗的,因为往往已有肝门的侵犯。通过内窥镜括约肌切开术放置引流管和金属支架管于胆总管的狭窄处可缓解胆道阻塞的症状。PTCD 方法也可缓解胆道阻塞的症状。施行肝内扩张胆管或胆总管与空肠吻合及做 U 管引流也是有效的减黄手术方法。

(高成生)

第五章

骨外科疾病

第一节　肱骨近端骨折

一、解剖特点

肱骨近端包括肱骨头、小结节、大结节以及外科颈。肱骨头关节面呈半圆形,朝向上、内、后方。在肱骨头关节面边缘与大小结节上方连线之间为解剖颈,骨折少见,但骨折后对肱骨头血运破坏明显,极易发生坏死;大、小结节下方的外科颈,相当于圆形的骨干与两结节交接处,此处骨皮质突然变薄,骨折好发于此处。大结节位于肱骨近端外上后方,为冈上肌、冈下肌和小圆肌提供止点,向下移行为大结节嵴,有胸大肌附着。小结节居前,相当于肱骨头的中心,有肩胛下肌附着,向下移行为小结节嵴,有背阔肌及大圆肌附着。结节间沟内有肱二头肌长头腱经过(图 5-1,图 5-2)。

二、损伤机制

肱骨近端骨折多为间接暴力所致。对于老年患者,与骨质疏松有一定关系,轻或中度暴力即可造成骨折。常见于在站立位摔伤,即患肢外展时身体向患侧摔倒,患肢远端着地,暴力向上传导,导致肱骨近端骨折。对于年轻患者,其受伤暴力较大,多为直接暴力。

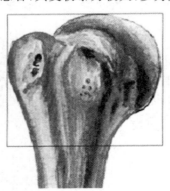

图 5-1　肱骨近端

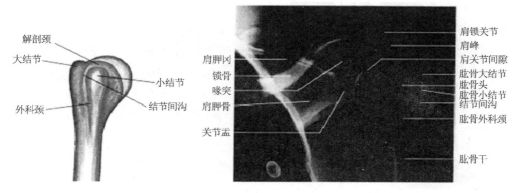

图 5-2 肱骨近端解剖特点

大结节骨折时,在冈上肌、冈下肌和小圆肌的牵拉下向后上方移位;小结节骨折时,在肩胛下肌的牵拉下向内侧移位。外科颈骨折时三角肌牵拉使骨折端短缩移位,胸大肌使远折端向内侧移位。

三、骨折分类

(一)骨折分类法的发展

肱骨近端骨折的分类不但能充分区别和体现肱骨近端骨折的特点,并能对临床治疗有指导意义。1986 年,Koher 根据骨折线的位置进行了骨折的解剖分类,分为解剖颈、结节部和外科颈,但没有考虑骨折的移位,对临床治疗的意义不大。Watson-Jones 根据受伤机制将肱骨近端骨折分为内收型和外展型,有向前成角的肱骨近端骨折,肩内旋时表现为外展型,而肩外旋时表现为内收型损伤。所以临床诊断有时会引起混乱。1934 年,Codman 描述了肱骨近端的 4 个解剖部分,即以骺线为基础,将肱骨近端分为肱骨头、大结节、小结节和干骺端四个部分。1970 年 Neer 发展 Codman 理念,基于肱骨近端的四个解剖部分,将骨折分为一、二、三、四部分骨折。4 个解剖部分之间,如骨折块分离超过 1 cm 或两骨折块成角大于 45°,均称为移位骨折。如果两部分之间发生移位,即称为两部分骨折;三个部分之间或四个部分之间发生骨折移位,分别称为三部分或四部分骨折(图 5-3)。任何达不到此标准的骨折,即使是粉碎性骨折也被称为一部分骨折。Neer 分类法对临床骨折有指导意义,所以至今广为使用。肱骨近端骨折除 Neer 分类法外,AO 分类法在临床应用也较多。

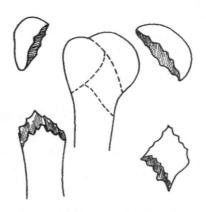

图 5-3 肱骨近端四个解剖结构

（二）Neer 分类

Neer(1970)在 Codman 的四部分骨块分类基础上提出的 Neer 分类（图 5-4）包括因不同创伤机制引起的骨折的解剖位置、移位程度、不同骨折类型的肱骨血运的影响及因为不同肌肉的牵拉而造成的骨折的移位方向,对临床治疗方法的选择提供可靠的参考。

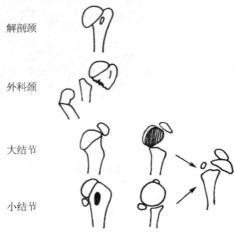

图 5-4　肱骨近端骨折 Neer 分型

Neer 分类法骨折移位的标准:相邻骨折块彼此移位大于 1 cm 或成角大于 45°。

1.一部分骨折（包括无移位和轻度移位骨折）

轻度移位骨折是指未达到骨折分类标准的骨折,无移位和轻度移位骨折占肱骨近端骨折的85％左右,又常见于 60 岁以上老年人。骨折块因有软组织相连,骨折稳定,常采用非手术治疗,前臂三角巾悬吊或石膏托悬吊治疗即可。

2.二部分骨折

二部分骨折是指肱骨近端四部分中,某一部分移位,临床常见外科颈骨折和大结节撕脱骨折,为二部分骨折。小结节撕脱或单纯解剖颈骨折少见。

（1）大结节骨折:多种暴力可引起大结节骨折,如肩猛烈外展、直接暴力和肩关节脱位等。骨折后,主要由于冈上肌的牵拉可出现大结节向上、向后移位,骨折后往往合并肩袖肌腱或肩袖间隙的纵向撕裂。大结节撕脱骨折可以被认为是特殊类型的肩袖撕裂。

（2）外科颈骨折:发生于肱骨干骺端、大结节与小结节基底部。多见,占肩部骨折的 11％,外科颈骨折由于远端胸大肌和近端肩袖牵拉而向前成角。临床根据移位情况而分为内收型和外展型骨折。

（3）解剖颈骨折:单纯解剖颈骨折临床少见,此种骨折由于肱骨头血运破坏,造成骨折愈合困难、肱骨头坏死率高的特点。

（4）小结节骨折:单纯小结节骨折少见,多数与外科颈骨折同时发生。

3.三部分骨折

三个主要结构骨折和移位,常见为外科颈骨折合并大结节骨折并移位,肱骨头可因肩胛下肌的牵引而有内旋移位。CT 扫描及三维成像时可清楚显示。三部分骨折时,肱骨头仍保留较好的血运供给,故主张切开复位内固定。

4.四部分骨折

四个解剖部位均有骨折和移位,是肱骨近端骨折中最严重的一种,约占肱骨近端骨折的3％,软组织损伤严重,肱骨头的解剖颈骨折使肱骨头血供系统破坏,肱骨头坏死率高。若行内固定手术,应尽可能保留附着的软组织结构。四部分骨折因内固定手术后并发症多,功能恢复缓慢,对60岁以上老年人,人工肱骨头置换是手术适应证。

5.骨折脱位

在严重暴力时,肱骨近端骨折可合并肱骨头的脱位,脱位方向依暴力性质和方向而定,可出现前后上下甚至胸腔内的脱位,临床二部分骨折合并脱位常见,如大结节骨折并脱位。

6.肱骨头劈裂骨折

严重暴力时,除引起肱骨近端骨折、移位和肱骨头脱位外,还可造成肱骨头骨折或肩盂关节面的塌陷。肱骨头关节面塌陷骨折如达到或超过关节面的40％,应考虑人工肱骨头置换;肱骨头劈裂伴肩盂关节面塌陷时,应考虑盂肱关节置换术。

（三）AO 分类法

A 型骨折是关节外的一处骨折。肱骨头血循环正常,因此不会发生头缺血性坏死。B 型骨折是更为严重的关节外骨折。骨折发生在两处,波及肱骨上端的三个部分。一部分骨折线可延及到关节内。肱骨头血循环部分受到影响,有一定的肱骨头缺血性坏死发生率。B_2 型骨折是干骺端骨折无嵌插,骨折不稳定,难以复位,常需手术复位内固定。C 型骨折是关节内骨折,波及肱骨解剖颈,肱骨头血液供应常受损伤,易造成肱骨头缺血性坏死。

AO 分类较复杂,临床使用显得烦琐,但分类法包括了骨折的位置和移位的方向,还注重了骨折块的形态结构,同时各亚型间有相互比较和参照,对临床治疗更有指导意义。而 Neer 分类法容易操作,但同一类型骨折中缺少进一步的分类。对同一骨折不同的影像照片,不同医师的诊断会有不同的结果。

四、临床表现及诊断

肩部的直接暴力和肱骨的传导暴力均可造成肱骨近端骨折,骨折患者肩部疼痛明显,主、被动活动均受限,肩部肿胀、压痛、活动上肢时有骨擦感。患肢紧贴胸壁,需用健手托住肘部,且怕别人接触伤部。诊断时还需注意有无病理性骨折的存在。肱骨近端骨折可能合并肩关节脱位,此时局部症状很明显,肩部损伤后,由于关节内积血和积液,压力增高,可能会造成盂肱关节半脱位,待消肿后半脱位能自行恢复。单纯肱骨近端骨折合并神经、血管损伤的机会较少,如合并肩关节脱位,在检查时应注意有无合并神经血管损伤。

骨折的确诊和准确分型依赖于影像学检查,而影像学检查的质量直接影响对骨折的判断。虽然投照中骨折患者伤肢摆放位置上不方便,会增加痛苦,但应尽可能帮助患者将伤肢摆放在标准体位上。肱骨近端骨折检查通常采用创伤系列投照方法。包括肩胛骨标准前后位,肩胛骨标准侧位及腋位等体位。通过三种体位投照,可以从不同角度显示骨折移位情况。

肩胛骨平面与胸廓的冠状面之间有一夹角,通常肩胛骨向前倾斜35°～40°,因此盂肱关节面既不在冠状面,也不在矢状面上。通常的肩关节正位片实际是盂肱关节的轻度斜位片,肱骨头与肩盂有一定的重叠,不利于对骨折线的观察,拍摄肩胛骨标准正位片,需把患侧肩胛骨平面贴向胶片盒,对侧肩向前旋转40°,X 线球管垂直于胶片(图 5-5)。正位片上颈干角平均为143°,是垂直于解剖颈的轴线与平行肱骨干纵轴轴线的交角,此角随肱骨外旋而减少,随内旋而增大,可有

30°的变化范围。肩胛骨侧位片也称肩胛骨切线位或 Y 形位片。所拍得的照片影像类似英文大写字母 Y(图 5-6)。其垂直一竖是肩胛体的切线位投影,上方两个分叉分别为喙突和肩峰的投影,三者相交处为肩盂所在,影像片上如果肱骨头没有与肩盂重叠,需考虑肩关节脱位的可能性。腋位 X 线片上能确定盂肱关节的前后脱位,为确定肱骨近端骨折的前后移位及成角畸形,提供诊断依据(图 5-7,图 5-8)。

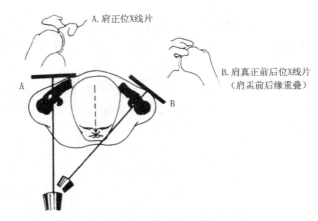

图 5-5　肩真正前后位 X 线片拍摄法及其投影

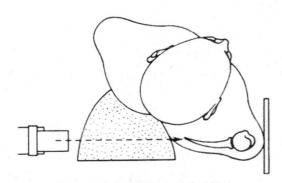

图 5-6　肩真正侧位 X 线片拍摄法

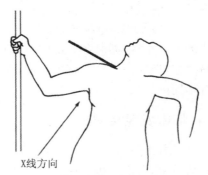

图 5-7　标准腋位投照

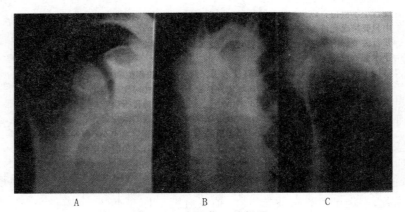

图 5-8　肩关节 X 线投照
A.正位;B.侧位;C.腋位

对新鲜创伤患者,由于疼痛往往难于获得满意的各种照相,此时 CT 扫描及三维重建具有很大的帮助,通过 CT 扫描可以了解肱骨近端各骨性结构的形态,骨块移位及旋转的大小及游离移位骨块的直径。CT 扫描三维重建更能提供肱骨近端骨折的立体形态,为诊断提供可靠的依据(图 5-9)。MRI 对急性损伤后骨折及软组织损伤程度的判断帮助不大。

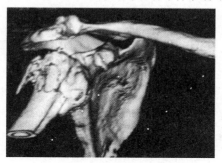

图 5-9　肱骨近端骨折三维重建图

五、治疗

肱骨近端骨折的治疗效果直接影响肩关节的功能,治疗原则是争取骨折早期解剖复位,保留肱骨头血运,合理可靠的骨折固定,早期功能锻炼,减少关节僵硬和肱骨头坏死的发生。肩关节是全身活动最大的关节,关节一定程度的僵硬或畸形愈合,由于代偿的功能,一般不会造成明显的关节功能障碍。治疗骨折方法的选择需综合考虑骨折类型、骨质量条件、患者的年龄、功能要求和自身的医疗条件。肱骨近端骨折中有 80%～85% 为轻度移位骨折,Neer 分型中为一部分骨折,常采取保守治疗;二部分骨折中,部分外科颈骨折可以保守治疗,大结节骨折明显移位者尽可能行手术复位,以免骨折愈合后,引起肩峰下撞击和影响肩袖功能。而三、四部分骨折中只要情况允许,应尽可能行手术治疗。肩关节脱位的患者,无论有无骨折,有学者主张行关节镜内清理,撕脱盂唇缝合修复,以免引起肩关节的再脱位;肱骨头劈裂多需要手术探查或固定或切除。

(一)一部分骨折

肱骨近端虽有骨折线,但骨折块的移位和成角均不明显。骨折的软组织合页均有保留,肱骨头的血运也保持良好。骨折相对比较稳定,一般不需再闭合复位或切开复位,尽可能采取非手术治疗。通过制动维持骨折稳定,减少局部疼痛和骨折再移位的可能,早期功能锻炼,一般可以取得较为满意的治疗效果。

常用颈腕吊带或三角巾悬吊,可把患肢固定于胸前,肘关节 90° 屈曲位,腋窝垫一棉垫,保护皮肤,如上肢未与胸壁固定,患者仰卧休息时避免肘部支撑。固定 3 周左右即可开始做上臂摆动和小角度的上举锻炼,定期照 X 线片观察是否有继发性的移位,4 周后可以练习爬墙,3 个月后可以部分持重。

(二)二部分骨折

1.外科颈骨折

原则上首选闭合复位,克氏针固定或用外固定治疗。闭合复位需在麻醉下进行。全麻效果好,肌间沟麻醉不完全。肌肉松弛有利于操作,复位操作手法应轻柔,复位前认真阅片和分析暴力机制,根据受伤机制及骨折移位方向,按一定的手法程度复位,切忌粗暴盲目地反复复位。这样不但难以成功,反而增加损伤,复位时尽可能以 X 线透视辅助。骨折断端间成角大于 45° 时,不论有无嵌插均应矫正,外科颈骨折侧位片上多有向前成角畸形,正位有内收畸形。整复时,先行牵引以松开断端间的嵌插,然后前屈和轻度外展骨干,以矫正成角畸形,整复时牵引力不要过大,避免骨折端间的嵌插完全解脱,以免影响骨折间的稳定。复位后三角巾悬吊固定或石膏托固定。

　　骨折端间完全移位的骨折,近骨折块因大、小结节完整,旋转肌力平衡,因此肱骨头没有旋转移位。远骨折端因胸大肌的牵拉向前,故有内侧移位,整复时上臂向远侧牵引,当骨折近端达到同一水平时,轻度内收上臂以中和胸大肌牵拉的力量,同时逐渐屈曲上臂,以使骨折复位,正位片呈轻度外展关系。整复时助手需在腋部行反牵引,并以手指固定近骨折块,同时帮助推挤骨折远端配合术者进行复位,复位后适当活动肩关节,可以感觉到骨折的稳定性,如果稳定,可用三角巾悬吊或石膏固定。如果骨折复位后不稳定,可行经皮克氏针固定。克氏针固定一般需 3 根克氏针。自三角肌点处向肱骨头打入两枚克氏针,再从大结节向内下干骺端打入第 3 枚克氏针。克氏针需在透视下打入,注意不要损伤内侧的旋肱血管。旋转上臂观察克氏针位置满意、固定牢固,再处理克氏针尾端,可以埋于皮下,也可留在皮外,三角巾悬吊,早期锻炼,6 周左右拔除克氏针。

　　如骨折端有软组织嵌入,影响骨折的复位,二头肌长头腱卡于骨折块之间是常见的原因。此时需采取切开复位内固定治疗。手术操作应减少软组织的剥离,可以依据具体情况选择松质骨螺钉、克氏针、细线缝合固定或以钢板螺钉固定。

　　总之,外科颈骨折时,不管移位及粉碎程度如何,断端间血运比较丰富,只要复位比较满意,内、外固定适当,骨折基本能按时愈合。

　　2.大结节骨折

　　移位大于 1 cm 的结节骨折,由于肩袖的牵拉,骨块常向上方移位,此时会产生肩峰下撞击和卡压,影响肩关节上举活动,且肩袖肌肉松弛、肌力减弱,往往需切开复位内固定。

　　肩关节前脱位合并大结节撕脱骨折。一般先行复位肱骨头,然后观察大结节的复位情况,如无明显移位可用三角巾悬吊,如有移位＞1 cm,则手术切开内固定为宜。现有学者主张肱骨头脱位时,应当修复损伤的盂唇和关节囊,以免关节脱位复发。

　　3.解剖颈骨折

　　单纯解剖颈骨折少见。由于骨折时肱骨头血运遭到破坏,因此肱骨头易发生缺血性坏死,对于年轻患者,如有肱骨头移位建议早期行切开复位内固定。术中操作应力求减少软组织的剥离,减少进一步损伤肱骨头的血运。尤其是头的边缘如有干骺端骨质相连或软组织连接时,肱骨头有可能由后内侧动脉得到部分供血而免于坏死,内固定方式可用简单的克氏针张力带固定,也可用螺钉或可吸收钉固定。

　　4.小结节骨折

　　单独小结节骨折极少见,常合并肩关节后脱位。骨块较小不影响肩关节内旋时,可行悬吊保守治疗。如骨块较大,且有明显移位时,会影响肩关节的内旋,则应切开复位螺丝钉内固定术。

(三)三部分骨折

　　三部分骨折中常见类型是外科颈骨折合并大结节骨折,由于损伤严重,骨折块数量较多,手法复位常难以成功,原则上需手术切开复位;三部分同时骨折时由于肱骨头血运常受到破坏,肱骨头坏死有一定的发生率,有报告为 3%～25% 不等。手术治疗的目的是将移位骨折复位,重新建立血供系统,尽量减少软组织剥离,可用钢丝克氏针张力带固定,临床也常用解剖型钢板螺钉内固定,这样可以早期功能锻炼。对有骨质疏松的老年患者,临床使用 AO 的 LCP 系统锁定型钢板取得了较好的效果,对骨缺损患者可以同时植骨,但对骨质疏松非常严重,估计内固定可能失败的患者,可一期行人工肱骨头置换术。

(四)四部分骨折

四部分骨折常发生于老年人,骨质疏松患者。比三部分骨折有更高的肱骨头坏死发生率,有的报告高达 34%,目前一般均行人工肱骨头置换术(图 5-10)。对有些患者,由于各种原因,不能行人工肱骨头置换术,也可切开复位,克氏针张力带内固定术,基本能保证骨折愈合,但关节功能较差,肩关节评分不高。但这些患者,对无痛的肩关节也很满足。但年轻患者,四部分骨折,一般主张切开复位内固定术。

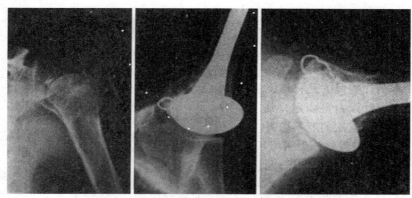

图 5-10　肱骨上端粉碎骨折,人工关节置换

人工肱骨头置换术首先由 Neer 在 1953 年报告,在此之前,肱骨近端的严重粉碎骨折只能采用肱骨头切除术或肩关节融合术治疗。人工关节的应用为肱骨近端骨折的治疗提供了更多的选择,对某些特殊骨折患者有着内固定无法达到的效果。1973 年 Neer 重新设计出新型人工肱骨头(Neet Ⅱ)型,经过几十年的应用和改进,目前人工肱骨头置换术治疗肱骨近端骨折已达到 83% 以上的优良效果。

(五)骨折合并脱位

1.二部分骨折合并脱位

此类以大结节骨折最常见,此时应先急诊复位,复位后大结节骨折往往达到同时复位,如大结节仍有明显移位,则应切开复位内固定。

肱骨头脱位合并解剖颈骨折时,此时肱骨头血管破坏严重,宜考虑行人工肱骨头置换术。肱骨头脱位合并外科颈骨折时,可先试行闭合复位脱位的肱骨头,然后再行外科颈骨折复位。如闭合复位不能成功,则需手术切开复位,同时复位和固定骨折的外科颈。

2.三部分骨折脱位

一般均需切开复位肱骨头及移位的骨折,选择克氏针、钢板螺钉均可,尽可能减少软组织的剥离。

3.四部分骨折脱位

由于肱骨头解剖颈骨折失去血循环,应首先考虑人工肱骨置换术。手术复位肱骨头时,应常规探查关节囊及盂唇,应缝合修补因脱位引起的盂唇撕裂,可用锚钉或直接用丝线缝合,防止肱骨头再次脱位。

(1)肱骨头压缩骨折:肱骨头压缩骨折一般是关节脱位的合并损伤,肱骨头压缩面积小于20％的新鲜损伤,可进行保守治疗;后脱位常发生较大面积的骨折,如肱骨头压缩面积达20％～45％时,可造成肩关节不稳定,引起复发性肩关节脱位,需将肩胛下肌及小结节移位于骨缺损处,以螺钉固定;压缩面积大于40％时,需行人工肱骨头置换术。

(2)肱骨头劈裂骨折或粉碎骨折:临床不多见,此种骨折因肱骨头关节面破坏,血运破坏严重,加之关节面内固定困难,所以一般需行人工肱骨头置换术。年轻患者尽可能行切开复位内固定,尽可能保留肱骨头。

(李海洋)

第二节　肱骨干骨折

一、解剖特点

自胸大肌附着处上缘至肱骨髁上为肱骨骨干。近端肱骨干横断面呈圆周形,远端在前后径上呈狭窄状。内、外侧肌间隔将上臂分成前间隔和后间隔。前间隔包括肱二头肌、喙肱肌和肱肌。肱动、静脉及正中神经、肌皮神经及尺神经沿肱二头肌内侧走行。后间隔包含肱三头肌和桡神经。桡神经穿过肱三头肌在后方骨干中段走行于桡神经沟内,在臂中下 1/3 处穿过外侧肌间隔至臂前侧,骨折移位时易受到损伤。

二、损伤机制

(一)直接暴力

直接暴力是造成肱骨干骨折的常见原因,如打击伤、机械挤压伤、火器伤等,可呈横断骨折、粉碎骨折或开放骨折。

(二)间接暴力

如摔倒时手或肘部着地,由于身体多伴有旋转或因附着肌肉的不对称收缩,发生斜形或螺旋形骨折。

(三)旋转暴力

旋转暴力以军事或体育训练的投掷骨折,以及掰手腕所引起的骨折最为典型,多发生于肱骨干的中下 1/3 处,主要由于肌肉突然收缩,引起肱骨轴向受力,导致螺旋形骨折。

由于肱骨干上的肌肉作用,骨折后常呈典型的畸形。当骨折线在胸大肌止点近端时,由于肩袖的作用,骨折近端呈外展和内旋畸形,远端由于胸大肌的作用向内侧移位;当骨折线位于胸大肌以远、三角肌止点以近时,骨折远端由于三角肌的牵拉向外侧移位,近端则由于胸大肌、背阔肌及大圆肌的牵拉作用向内侧移位;当骨折线位于三角肌止点以远时,骨折近端外展、屈曲,远端则向近端移位。

三、骨折的分类

同其他骨折的分类一样,肱骨干骨折可依据不同的分类因素构成多种分类方式。根据骨折

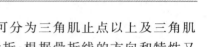

是否与外环境相通,可分为开放和闭合骨折;因骨折部位不同,可分为三角肌止点以上及三角肌止点以下骨折;由于骨折程度不同,可分为完全骨折和不完全骨折;根据骨折线的方向和特性又可分为纵、横、斜、螺旋、多段和粉碎型骨折;根据骨的内在因素是否存在异常而分为正常和病理骨折等。

四、肱骨干骨折的临床症状和体征

同其他骨折一样,肱骨干骨折后可出现疼痛、肿胀、局部压疼、畸形、反常活动及骨擦音等,骨科医师不应为证实骨折的存在而刻意检查骨擦音,以免增加伤者的痛苦和桡神经损伤。对于不完全或无移位的骨折,单凭临床体检很难判断,所以对可疑骨折的患者必须拍 X 线片。拍片范围包括:肱骨的两端、肩关节和肘关节。对于高度怀疑有骨折的患者,即使在急诊拍片时未能发现骨折也不要轻易下无骨折的结论,可用石膏托暂时固定两周后再拍片复查,若有不全的裂纹骨折此时因骨折线的吸收而显现出来。若骨折合并桡神经损伤,可出现垂腕、手部掌指关节不能伸直、拇指不能伸展和手背虎口区感觉减退或消失。肱骨干骨折的患者应当常规检查患肢远端血运的情况,包括对比两侧桡动脉搏动、甲床充盈、皮肤温度等,必要时可行血管造影,以确定有无肱动脉损伤。

五、治疗方法

近年来,骨折固定技术有了极大的提高,治疗手段远比过去丰富,在具体实施何种治疗方案时必须考虑如下因素:骨折的类型和水平、骨折的移位程度,患者的年龄、全身健康情况、与医师的配合能力、合并伤的情况,患者的职业及对治疗的要求等,此外经治医师还应考虑本身所具备的客观设备条件,掌握各种操作技术的水平、经验等。经过全面分析比较后再确定一最佳治疗方案。根本原则是有利于骨折尽早愈合,有利于患肢的功能恢复,尽可能减少并发症。

(一)闭合治疗

近几十年来的骨科著作中,均强调绝大多数的肱骨干骨折可经非手术治疗而痊愈,国外的文献报道中其成功的比例甚至可高达 94%。但在临床实际工作中能否达到如此高的比例仍值得商榷。此外,现代的就医人群已对骨科医师提出了更高的要求,即不仅要获得良好的最终治疗结果,而且希望治疗过程中尽量减少痛苦,在骨折愈合期间有相对高的生活质量,甚至仍能够从事一些工作。那种令患者在石膏加外展架上苦撑苦熬数个月,夜间无法平卧的传统治疗方式很难为多数患者所接受。依现代的治疗观点,闭合治疗的适应证应结合患者的具体情况认真审视后而定。

1.适应证

可供参考的适应证如下。

(1)移位不明显的简单骨折(AO 分类:A_1、A_2、A_3)。

(2)有移位的中、下 1/3 骨折(AO 分类:A_1、A_2、A_3 或 B_1、B_2)经手法整复可以达到功能复位标准的。

2.闭合治疗的复位标准

肱骨属非负重骨,轻度的畸形愈合可由肩胛骨代偿,其复位标准在四肢长骨中最低,其功能复位的标准如下:2 cm 以内的短缩、1/3 以内的侧方移位、20°以内的向前、30°以内的外翻成角以及 15°以内的旋转畸形。

3.常用的闭合治疗方法

(1)悬垂石膏：应用悬垂石膏法治疗肱骨干骨折已有半个多世纪的历史，目前在国内外仍有相当多的骨科医师在继续沿用。此法比较适合于有移位并伴有短缩的骨折或者斜形、螺旋形的骨折。悬垂石膏应具有适当的重量，避免过重或过轻，其上缘至少应超过骨折断端2.5 cm，下缘可达腕部，屈肘90°，前臂中立位，在腕部有三个固定调整环。在石膏固定期间，前臂需始终维持下垂，以便提供一向下的牵引力。患者夜间不宜平卧，而采取坐睡或半卧位（这是使用悬垂石膏的不便之处）。吊带需可靠地固定在腕部石膏固定环上，向内成角畸形可通过将吊带移至掌侧调整，反之向外成角则通过背侧的固定环调整。后成角和前成角，可利用吊带的长短来调整，后成角时加长吊带，而前成角则缩短吊带。使用悬垂石膏治疗应经常复查拍X线片，开始时为1～2周，以后可改为2～3周或更长的间隔时间。石膏固定期间应注意功能锻炼，如握拳、肩关节活动等，减少石膏固定引起的不良反应。对某些患者，如肥胖或女性，可在内侧加一衬垫，以免由于过多的皮下组织或乳房造成的成角畸形。当骨折的短缩已经克服、骨折已达到纤维性连接时，可更换为U形石膏。

悬垂石膏曾成功地治愈过许多患者，但也不乏骨折不愈合或延迟愈合的例子。故治疗期间应注意密切观察，若固定超过3个月仍无骨折愈合迹象，已出现失用性骨质疏松时，应考虑改用其他方法，如切开复位内固定加自体植骨，不要一味地坚持下去，以避免最后因严重的失用性骨质疏松导致连内固定的条件都不具备，丧失有利的治疗时机，对中老年患者更应注意这点。

(2)U形或O形石膏：多用于稳定的中下1/3骨折复位后，或应用其他方法治疗肱骨干骨折后的继续固定手段。所谓U形即石膏绷带由腋窝处开始，向下绕过肘部，再向上至三头肌以上。若石膏绷带再延长一些，使两端在肩部重叠则成为O形石膏。U形石膏有利于肩、腕和手部的关节功能锻炼（图5-11），而O形石膏的固定稳定性更好一些。

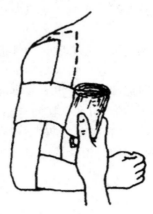

图 5-11　U形石膏

(3)小夹板固定：对内外成角不大者，可采用二点直接加压方法（利用纸垫）；对侧方移位较多，成角显著者，常可用三点纸垫挤压原理，以使骨折达到复位。不同水平的骨折需用不同类型的小夹板，如上1/3骨折用超肩关节小夹板，中1/3骨折用单纯上臂小夹板，而下1/3骨折需用超肘关节小夹板固定。其中尤以中1/3骨折的固定效果最为理想（图5-12）。

利用小夹板治疗肱骨干骨折时，经治医师需密切随诊，观察病情的变化，根据肢体肿胀的程度随时调整夹板的松紧度，避免因固定不当而引起并发症，同时鼓励患者在固定期间积极锻炼患肢功能。

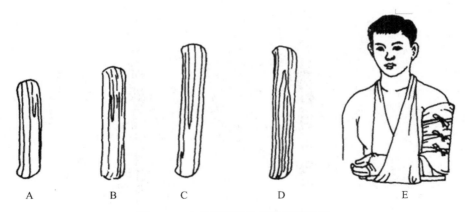

图 5-12　小夹板固定治疗肱骨干骨折
A.内侧小夹板;B.前侧小夹板;C.后侧小夹板;D.外侧小夹板;E.小夹板固定后的外形

(4)其他治疗方法:采用肩人字石膏、外展架加牵引或鹰嘴骨牵引等治疗肱骨干骨,但多数情况下已经较少使用。

(二)手术治疗

如果能够正确掌握手术指征并配合以高质量手术操作,绝大多数的肱骨干骨折可以正常愈合。同时可以减少因长期石膏或小夹板等外固定带来的邻近关节僵硬、肌肉萎缩和失用性骨质疏松等不利影响,甚至可在固定期间从事某些非负重性工作,治疗期的生活质量相对较高。不利的方面是,所花费用较多,需二次手术取出内固定物,手术本身具有一定的风险等。

1.手术治疗的适应证

(1)绝对适应证:①保守治疗无法达到或维持功能复位的。②合并其他部位损伤,如同侧前臂骨折、肘关节骨折、肩关节骨折,伤肢需早期活动的。③多段骨折或粉碎性骨折(AO 分型,B_3、C_1、C_2、C_3)。④骨折不愈合。⑤合并有肱动脉、桡神经损伤需行探查手术的。⑥合并有其他系统特殊疾病而无法坚持保守治疗的,如严重的帕金森病。⑦经过 2～3 个月保守治疗已出现骨折延迟愈合现象,开始有失用性骨质疏松的(如继续坚持保守治疗,严重的失用性骨质疏松可导致失去切开复位内固定治疗的机会)。⑧病理性骨折。

(2)相对适应证:①从事某些职业对肢体外形有特殊要求,不接受功能复位而需要解剖复位的。②因工作或学习需要,不能坚持较长时间的石膏、夹板或支具牵引固定的。

2.手术治疗的方法

(1)拉力螺丝钉固定:单纯的拉力螺钉固定只能够用于长螺旋形骨折,而且术后常需要外固定保护一段时间,优点是骨折段软组织剥离较少,骨折断端的血运影响小,正确使用可缩短骨折愈合时间。

(2)接骨钢板固定:尽管带锁髓内钉的使用趋于增多,但现阶段接骨钢板仍在较广的范围内继续应用,缘于其操作简单,易于掌握,无须 C 形臂 X 线透视等较高档辅助设备。钢板应有足够长度,螺钉孔数目不得少于 6 孔,最好选用较宽的 4.5 mm 动力加压钢板(DCP 或 LC-DCP),远近骨折段至少各由 3 枚螺钉固定,以获得足够的固定强度。对于短斜形骨折尽量使用 1 枚跨越骨折线的拉力螺钉,而粉碎性骨折最好同时植入自体松质骨(图 5-13)。AO 推荐的手术入路是后侧切口(Henry,1966),将钢板置于肱骨干的后侧,而且在骨折愈合后不再取出。但国内多数骨科医师愿意采用上臂前外侧入路,将钢板放置在骨干的前外侧,在骨折愈合后取出内固定物也相对比较容易。

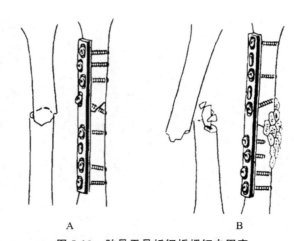

图 5-13　肱骨干骨折钢板螺钉内固定

A.横形骨折的固定方法;B.如为粉碎性骨折应Ⅰ期自体松质骨植骨

　　(3)带锁髓内针固定:随着带锁髓内针的普及应用,以往的 Rush 针或 V 形针、矩形针已较少使用。使用带锁髓内针的优点:软组织剥离少,术后可以适当负重,用于粉碎性骨折时其优点更为突出。由于是带锁髓内针,其尾端部分基本与肱骨大结节在同一平面,对肩关节功能影响不大(近期可能有一定影响)。使用时刻采用顺行或逆行穿针方法,与股骨或胫骨不同的是,其近端锁钉一般不穿过对侧皮质(避免损伤腋神经),而远端锁钉最好采用前后方向(避免损伤桡神经)(图 5-14)。

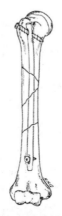

图 5-14　髓内针治疗肱骨干骨折(顺行穿针)

　　(4)外固定架固定:从严格意义上讲,外固定架固定是一种介于内固定和传统外固定之间的一种固定方式,其有创、有固定针进入组织内穿过两侧皮质,必要时可切开直视下复位。优点:创伤小,固定相对可靠,愈合周期比较短,不需二次手术取出内固定物,对邻近关节干扰小。缺点:针道可能发生感染,尽管其固定物已经比其他外固定方式轻便了许多,但仍有不便,用于中上1/3骨折时可能影响肩关节活动。肱骨干骨折多用单边固定方式,有多种比较成熟的外固定架可供选择,治疗成功的关键在于熟悉和正确使用,而不在于外固定架本身。

　　(5)Ender 针固定:采用多根可屈件的髓内针——Ender 针固定,现国内少数医院的医师仍在应用。利用不同方向插针和三点固定原理,可较好地控制骨折端的旋转,成角。操作比较简单,既可顺行也可逆行打入。术前需要准备比较齐全的规格、型号,包括不同长度和直径的Ender针。切忌强行打入,否则可造成骨质劈裂和髓内针穿出髓腔。

（宋　磊）

第三节　肱骨髁上骨折

肱骨髁上骨折又名臑骨下端骨折,系指肱骨远端内外髁上方的骨折,以儿童（5～8 岁）最常见。据统计约占儿童全身骨折的 26.7%,肘部损伤的 72%。

与肱骨干相比较,髁上部处于骨疏松与骨致密交界处,后有鹰嘴窝,前有冠状窝,两窝间仅有一层极薄的骨片,承受载荷的能力较差,因此,不如肱骨干坚固,是易于发生骨折的解剖学基础。肱骨内、外两髁稍前屈,并与肱骨干纵轴形成向前 30°～50°的前倾角,骨折移位可使此角发生改变（图 5-15）。肱骨滑车关节面略低于肱骨小头关节面,前臂伸直、完全旋后时,上臂与前臂纵轴呈 10°～15°外翻的携带角,骨折移位可使携带角改变而成肘内翻或肘外翻畸形（图 5-16）。

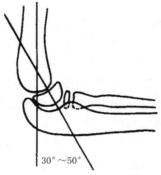

30°～50°

图 5-15　肱骨下端的前倾角

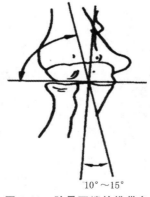

10°～15°

图 5-16　肱骨下端的携带角

肱动、静脉和正中神经从上臂的下段内侧逐渐转向肘窝部前侧,由肱二头肌腱膜下通过而进入前臂。桡神经通过肘窝前外方并分成深、浅两支进入前臂,深支与肱骨外髁部较接近。尺神经紧贴肱骨内上髁后方的尺神经沟进入前臂。肱骨髁上部为接近骨松质的部位,血液供应较丰富,骨折多能按期愈合(图 5-17)。

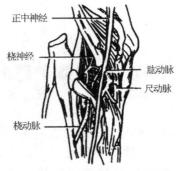

图 5-17　肘窝部的神经和血管

一、病因病机

肱骨髁上骨折多由于间接暴力所致。根据受伤机制不同,肱骨髁上骨折可分为伸直型和屈曲型两种。

(一)伸直型

该型约占 95%,受伤机制为跌倒时手部着地,同时肘关节过伸及前臂旋前,地面的反作用力经前臂传导至肱骨下端,致肱骨髁上部骨折。骨折线方向由后上方至前下方斜行经过。骨折的近侧端向前移位,远侧端向后移位(图 5-18),并可表现为尺偏移位,或桡偏移位,或旋转移位。尺偏移位为骨折远段向后、内方向移位。暴力作用除造成伸直型骨折外,还同时使两骨折端的内侧产生一定的压缩,或形成碎骨片,骨折近段的内侧有骨膜剥离。此类骨折内移和内翻的倾斜性大,易发生肘内翻畸形(图 5-19)。桡偏移位为骨折远端向后、外侧方移位,患肢除受上述暴力作用而致伸直型骨折外,还造成两骨折断端的外侧部分产生一定程度的压缩,骨折近段端的外侧骨膜剥离(图 5-20)。伸直型肱骨髁上骨折移位严重者,骨折近侧端常损伤肱前肌并对正中神经和肱动脉造成压迫和损伤。

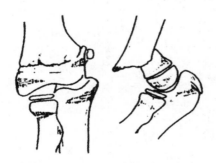

图 5-18　肱骨髁上骨折伸直型

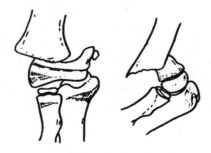

图 5-19　肱骨髁上伸直尺偏型骨折

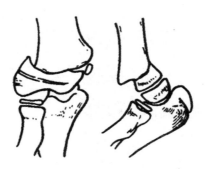

图 5-20　肱骨髁上伸直桡偏型骨折

(二)屈曲型

该型约占 5%，受伤机制系跌倒时肘关节处于屈曲位，肘后着地，外力自下向上，尺骨鹰嘴由后向前撞击肱骨髁部，使之髁上部骨折。骨折线自前上方斜向后下方，骨折远侧段向前移位，近侧段向后移位（图 5-21）。骨折远端还同时向内侧或外侧移位而形成尺偏型骨折或桡偏型骨折。

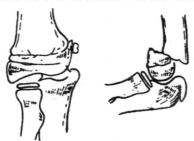

图 5-21　肱骨髁上屈曲型骨折

若上述暴力较小，可发生青枝骨折或移位不大的裂纹骨折，或呈轻度伸直型、屈曲型骨折。

二、诊断

伤后肘部弥漫性肿胀，肱骨干骺端明显压痛，或有异常活动，患肢抬举与肘关节活动因痛受限。偶见肘前皮肤有局限性紫斑。尺偏型骨折或桡偏型骨折可造成肘内翻或肘外翻畸形。骨折移位大时可使神经血管挫伤或受压，伸直型骨折容易挫伤桡神经与正中神经，屈曲型骨折易损伤尺神经。

损伤严重患者延误治疗或处理不当可出现前臂缺血症状，表现为肢痛难忍、桡动脉搏动消失、皮肤苍白、感觉异常和肌肉无力或瘫痪，即所谓"5P"征。手指伸直引起剧烈疼痛为前臂屈肌缺血早期症状，很有参考价值，但若神经缺血同时存在则此征可为阴性。急性前臂屈肌缺血常因患肢严重创伤出血，或外固定包扎过紧使筋膜间室压力升高而致组织微循环障碍所致，又称筋膜间室综合征。

肱骨髁上骨折一般通过临床检查多能作出初步诊断，肘部正侧位 X 线检查有利于了解骨折类型和移位情况。裂纹骨折有时需照斜位片才能看清楚骨折线，如果两骨折端不等宽或有侧方移位而两侧错位的距离不等，则说明骨折远端有旋转移位。

有移位的肱骨髁上骨折，特别是低位伸直型肱骨髁上骨折，骨折远端向后上方移位，肘后突起，前臂相对变短，畸形类似肘关节后脱位，二者需鉴别（表 5-1）。

表 5-1　伸直型肱骨髁上骨折与肘关节后脱位的鉴别

鉴别要点	伸直型肱骨髁上骨折	肘关节后脱位
肿胀	严重	较轻
肘后三角	关系正常	关系紊乱
弹性固定	无	有
触诊	肘窝可触及不平的近折端	可触及光滑的肱骨下端
瘀斑及水疱	有	无
疼痛	严重	轻

三、治疗

肱骨髁上骨折的复位要求较高,必须获得正确的复位。儿童的塑形能力虽然较强,但肱骨髁上骨折的侧方移位和旋转移位不能完全依靠塑形来纠正,故侧方移位和旋转移位必须矫正。若骨折远端旋前或旋后,应首先矫正旋转移位。尺偏型骨折容易后遗肘内翻畸形,多由尺偏移位或尺侧骨皮质遭受挤压而产生塌陷嵌插,或内旋移位未获矫正所致。因此,复位时应特别注意矫正尺偏移位,尺侧倾斜嵌插,以及内旋移位,矫正尺偏移位时甚至宁可有轻度桡偏,不可有尺偏,同时使远折端呈外旋位,以防止发生肘内翻。不同类型的骨折可按下列方法进行治疗。

(一)整复固定方法

1.手法整复夹板固定

无移位的青枝骨折、裂纹骨折或有轻度前后成角移位而无侧方移位的骨折,不必整复,可选用超肘关节夹板固定2~3周即可;对新鲜有移位骨折,应力争在肿胀发生之前,一般伤后4~6 h进行早期的手法整复和小夹板外固定;对严重肿胀,皮肤出现张力性水疱或溃烂者,一般不主张手法整复,宜给予临时固定,卧床休息,抬高患肢,待肿胀消退后,争取在1周内进行手法整复;对有血管、神经损伤或有缺血性肌挛缩早期症状者,在严密观察下,可行手法整复,整复后用一块后托板作临时固定,待血运好转后,再改用小夹板固定或采用牵引治疗。

(1)整复方法:患者仰卧,前臂置于中立位。采用局部麻醉或臂丛神经阻滞麻醉。两助手分别握住上臂和前臂在肘关节伸直位(伸直型)或屈曲位(屈曲型)沿者上肢的纵轴方向进行拔伸,即可矫正重叠短缩移位及成角移位。

若骨折远端旋前(或旋后),应首先矫正旋转移位,助手在拔伸下使前臂旋后(或旋前)。然后术者一手握骨折近段,另一手握骨折远段,相对横向挤压,矫正侧方移位。

最后再矫正骨折远端前、后移位。如为伸直型骨折,术者以两拇指在患肢肘后顶住骨折远段的后方,用力向前推按。其余两手第2~5指放于骨折近端的前方,并向后方按压,与此同时,助手将患肢肘关节屈曲至90°即可复位;如为屈曲型骨折,术者以两拇指在肘前方顶住骨折远段前方向后按压,两手第2~5指置于骨折近端的后方,并向前方端提,同时助手将患肢肘关节伸展到60°左右即可复位。

尺偏型骨折复位后,术者一手固定骨折部,另一手握住前臂,略伸直肘关节,并将前臂向桡侧伸展,使骨折端桡侧骨皮质嵌插并稍有桡倾,以防肘内翻发生。桡偏型骨折轻度桡偏可不予整复,以免发生肘内翻。两型骨折复位后,均应用合骨法,即在患肢远端纵轴叩击、加压,使两骨折断端嵌插,以稳定骨折端。髁上骨折有重叠、短缩移位时,复位手法以拔伸法和两点按正法为主,不宜用折顶法,以防尖锐的骨折端刺伤血管神经。

(2)固定方法:肱骨髁上骨折采用超肘夹板固定。夹板长度应上达三角肌水平,内、外侧夹板下超肘关节,前侧夹板下至肘横纹,后侧夹板至鹰嘴下。夹板固定前应根据骨折类型放置固定垫。伸直型骨折,在骨折近端前侧放一平垫,骨折远端后侧放一梯形垫。兼有尺偏型的把一塔形垫放在外髁上方,另一梯形垫放在内髁部(图5-22)。兼有桡偏型的把一塔形垫放在内髁上方,另一梯形垫放在外髁部。屈曲型骨折,在骨折近端的后方放一个梯形垫,因骨折远端的前方有肱动、静脉和正中神经经过,故只能在小夹板的末端加厚一层棉花以代替前方的平垫(图5-23),内外侧固定垫的放置方法与伸直型骨折相同。

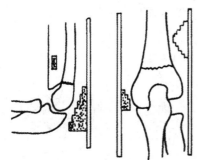 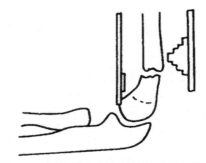

图 5-22　肱骨髁上伸直型骨折固定垫安放示意　　　图 5-23　肱骨髁上屈曲型骨折前后加垫法

放置固定垫后,依次放好四块夹板,由助手扶持,术者扎缚固定。伸直型骨折应固定肘关节于屈曲 90°～110°位 3～4 周。屈曲型骨折应固定肘关节于屈曲 40°～60°位 2 周,而后再换夹板将肘关节改屈肘 90°位固定 1～2 周。

2.骨牵引复位固定

(1)适应证:对新鲜的有严重移位的骨折,因肿胀严重、疼痛剧烈或合并有血管、神经损伤,不宜立即进行手法整复者;或经临时固定,抬高患肢等治疗后,局部情况仍不宜施行手法复位者;或低位不稳定的肱骨髁上骨折,经手法复位失败者。

(2)方法:行患肢尺骨鹰嘴持续牵引(图5-24)。2～3 d 时肿胀可大部分消退,做 X 线检查,若骨折复位即可行小夹板外固定或上肢石膏外展架固定(图5-25)。

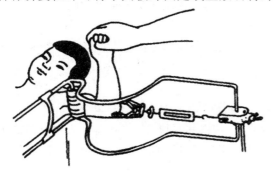 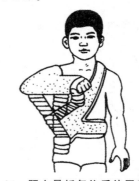

图 5-24　上肢尺骨鹰嘴牵引固定　　　图 5-25　髁上骨折复位后外展架固定

3.闭合穿针内固定

(1)适应证:尺偏型或桡偏型不稳定性骨折。若合并血管神经损伤,或肿胀严重、有前臂高压症者则不宜使用。

（2）方法：手术操作在带影像 X 线监视下进行，常规无菌操作。仰卧患肢外展位，臂丛神经阻滞麻醉或全麻，两助手对抗牵引、纠正重叠畸形，术者根据错位情况，先纠正旋转、侧方移位，再纠正前后移位，而后给予穿针内固定。常用的穿针固定方法有 4 种。①经内、外髁交叉固定：用直径为 2 mm 左右的克氏针于外髁的外后下经皮刺入抵住骨皮质，取 1 枚同样的克氏针从内髁的最高点（不可后滑伤及尺神经）向外上成 45°左右进针，与第 1 枚针交叉固定（图 5-26）。②经外髁交叉固定：第 1 枚针进针及固定方法同上，第 2 枚针进针点选在距第 1 枚针周围 0.5～1 cm 处，进针后与第 1 枚针交叉穿出近折端内侧骨皮质（图 5-27）。③经髁间、外髁交叉固定：第 1 枚针从鹰嘴外缘或正对鹰嘴由下向上经髁间及远、近折段而进入近折端髓腔，维持大体对位；第 2 枚针从肱骨外髁向内上，经折端与第 1 枚针交叉固定（图 5-28）。④经髁间、内髁交叉固定：髁间之针同上，另取 1 枚针从内髁的最高点向外上呈 45°左右进针，交叉固定（图 5-29）。

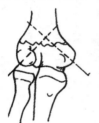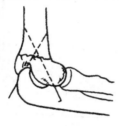

图 5-26　经内、外髁交叉固定

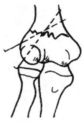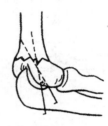

图 5-27　经外髁交叉固定

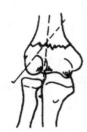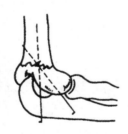

图 5-28　经髁间、外髁交叉固定

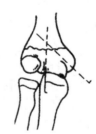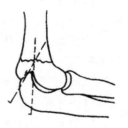

图 5-29　经髁间、内髁交叉固定

固定满意后，将针尾弯曲埋于皮下，针孔用无菌敷料包扎。外用小夹板辅助固定，屈肘悬吊前臂。术后注意观察患肢血液循环情况，3 周后拔钢针。对复位后较稳定者，可选择经内、外髁交叉固定。对严重桡偏型骨折，可选用经外髁交叉固定，或经髁间、外髁交叉固定。对严重尺偏移位者，可选用经髁间、内髁交叉固定。

4.切开复位内固定

（1）适应证：经手法复位失败者，可施行切开复位内固定。

（2）手术方法：臂丛麻醉，手术取外侧切口，暴露骨折端，将其复位，应用克氏针从内外侧髁进针贯穿骨折远端和近端，交叉固定，针尾埋于皮下，上肢石膏功能位固定，3～4 周拆除石膏，拔钢针后进行功能锻炼。

（二）药物治疗

骨折初期肿胀、疼痛较甚，治宜活血祛瘀、消肿止痛，可内服和营止痛汤加减。肿胀严重，血运障碍者加三七，丹参；并重用祛瘀、利水、消肿药物，如茅根、泽兰之类。外敷跌打万花油或双柏散。如局部有水疱，可在刺破或穿刺抽液后，再外敷跌打万花油。中期宜和营生新、接骨续损，可

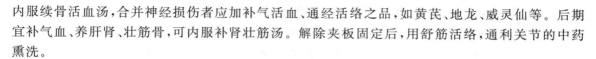

内服续骨活血汤,合并神经损伤者应加补气活血、通经活络之品,如黄芪、地龙、威灵仙等。后期宜补气血、养肝肾、壮筋骨,可内服补肾壮筋汤。解除夹板固定后,用舒筋活络,通利关节的中药熏洗。

(三)功能康复

肱骨髁上骨折一经整复与小夹板固定后,即可进行功能锻炼。早期多做握拳、腕关节屈伸活动,在 7~10 d 间不做肘关节的屈伸活动。中期(2 周后)除做早期锻炼外,可加做肘关节的屈伸活动和前臂的旋转活动;如为上臂超肘小夹板固定,可截除前、后侧夹板的肘关节以下部分,便于练功。但须注意,屈曲型骨折肘关节不能做过度屈曲活动,伸直型骨折不能做肘关节过度伸展活动,以防止骨折端承受不利的剪力,影响骨折愈合。后期骨折临床愈合后,解除外固定,并积极主动锻炼肘关节屈伸活动,严禁暴力被动活动,以免发生损伤性骨化,影响肘关节活动功能。

四、并发症的处理

(一)肘内翻

肘内翻是常见的并发症,肘内翻发生的原因有如下几种:①骨折时损伤了肘部骨骺,生长不平衡,认为是外上髁和肱骨小头骨骺受到刺激所致,外髁生长速度增加而产生畸形;在生长发育过程中,无移位的骨折亦会导致携带角改变;②尺偏移位致两骨折端的内侧被挤压塌陷或形成碎骨片而缺损,虽经整复固定,而尺偏移位倾向存在,从而导致迟发性尺偏移位;③骨折远端沿上臂纵轴内旋,导致骨折远端骑跨于骨折近端,再加骨折远端的肢体重力,肌肉牵拉和患肢悬吊于胸前时的内旋影响,使骨折的远端产生内倾内旋运动而导致肘内翻的发生;④正位 X 线片示骨折线由内上斜向外下,复位时常易将骨折远段推向尺侧,导致尺偏移位。

肘内翻畸形以尺偏移位者发生率高,多发生在骨折后 3 个月内,可采取下列预防措施:①力争一次复位成功,注意保持两骨折端内外侧骨皮质的完整;②闭合复位后肢体应固定于有利骨折稳定位置,伸直尺偏型骨折应固定在前臂充分旋后和锐角屈肘位;③通过手法过度复位使内侧骨膜断裂,消除不利复位因素;④不稳定骨折或肢肿严重不容许锐角屈肘固定者,骨折复位后应经皮穿针固定,否则牵引治疗;⑤切开复位务必恢复骨折正常对线,携带角宁可过大,莫取不足,内固定要稳固可靠。

轻度肘内翻无须处理,肘内翻>15°畸形明显者可行髁上截骨矫正。通常用闭合式楔形截骨方法,从外侧切除一楔形骨块。

手术取外侧入路,在肱三头肌外缘切开骨膜,向前后适当剥离显露干骺端,按设计截骨。保留内侧楔尖皮质及皮质下薄层骨松质并修理使具有适度可塑性,缓缓闭合截骨间隙使远近截骨面对合,检查携带角是否符合要求,肘有无过伸或屈曲畸形,然后用两枚克氏针固定,闭合切口前拍正侧位片观察。术后长臂前后石膏托固定,卧床休息 1~2 周,然后下地活动,以免石膏下滑使携带角减小。

(二)Volkmanns 缺血挛缩

该病为髁上骨折最严重的并发症,可原发于骨折或并发血管损伤病例,发病常与处理不当有关。出血和组织肿胀可使筋膜间室压力升高,外固定包扎过紧和屈肘角度太大使间室容积减小或无法扩张是诱发本病至关因素,由于间室内压过高直接阻断组织微循环,或刺激压力感受器引起反射性血管痉挛而出现肌肉神经缺血症状,故又称间室综合征。

前臂屈肌缺血症状多在伤后或骨折复位固定后 24~48 h 出现,此期间宜住院密切观察,尤其骨折严重移位病例。门诊患者应常规交代注意事项,预 6～12 h 返诊复查血运。

间室综合征出现是肌肉缺血挛缩的先兆,主要表现肢痛难忍,皮温低,前臂掌侧间室严重压痛和高张力感,继而手指感觉减退,屈肌力量减弱,脉搏可存在。一旦出现以上症状应紧急处理:去除所有外固定,伸直肘关节,观察 30～60 min 无好转。使用带灯芯导管测量间室压力,临界压力为 4.0 kPa(30 mmHg),压力高于此值或高于健侧应考虑手术减压。无条件测压者亦可根据临床症状作出减压决定,同时探查血管,为争取时间术前不必常规造影,有必要时可在术中进行。

单纯脉搏消失而肢体无缺血症状者,可能已有充足的侧支循环代偿,无须手术处理,只需密切观察。大多数患者脉搏可逐渐恢复。

(三)神经损伤

肱骨髁上骨折并发神经损伤比较常见,发生率为 5%～19%。大多数损伤为神经传导功能障碍或轴索中断,数天或数月内可自然恢复,神经断裂很少见。移位严重的骨折闭合复位有误伤神经血管危险,或使原有神经损伤加重,恢复时间延长和因瘢痕增生而致失去自然恢复机会。因此,许多学者对合并神经损伤的肱骨髁上骨折主张切开复位治疗。

神经损伤的早期处理主要为支持疗法,被动活动关节并保持功能位置。伤后经 2～3 个月临床与肌电图检查皆无恢复迹象应考虑手术探查松解。

(宋　磊)

第四节　尺骨鹰嘴骨折

尺骨近端后方位于皮下的突起称为鹰嘴,其与前方的尺骨冠状突构成半月切迹,此切迹恰与肱骨滑车形成关节。这个关节提供了肘关节屈伸运动,其内在结构增加了肘关节的稳定性。除少数尺骨鹰嘴撕脱骨折外,大多数病例是波及半月切迹的关节内骨折。

一、损伤机制

尺骨鹰嘴位于皮下,容易受到损伤。造成骨折的损伤可为间接暴力。当跌倒后手掌着地时,肘关节呈半屈状,肱三头肌猛烈收缩,即可造成尺骨鹰嘴撕脱骨折;或在肘部着地时,肱骨下端直接撞击尺骨半月切迹关节面,加上肱三头肌向相反方向牵拉,导致鹰嘴骨折,甚者可造成肘关节前脱位。直接暴力打击可能导致尺骨鹰嘴粉碎性骨折。只要在骨折发生的瞬间,肌肉收缩力量不是很强烈,骨折移位就不会很明显。

二、骨折分类

尺骨鹰嘴骨折属关节内骨折,可由直接暴力或间接暴力引起,可分为以下 3 型。

(1)Ⅰ型骨折:影响关节面的近侧 1/3。

(2)Ⅱ型骨折:影响关节面的中 1/3。

(3)Ⅲ型骨折:影响关节面的远侧 1/3。

此外,Ⅲ型骨折可伴有桡骨近端向前移位。

三、临床表现及诊断

尺骨鹰嘴骨折属于关节内骨折,常发生关节内出血和渗出,导致肿胀和疼痛。压痛比较局限,骨折端可触及凹陷,并伴有疼痛。肘关节呈半屈状,伸屈功能障碍。不能抗重力伸肘是可以引出的最重要体征,表明肱三头肌的伸肘功能丧失,伸肌装置的连续性中断,此体征的出现与否对确定治疗方案非常重要。有时合并尺神经损伤。

X线片可以显示骨折、骨折类型和移位程度。应尽可能拍摄一个真正的侧位片,以准确掌握骨折的特点。正位X线片也很重要,它可呈现骨折线在矢状面上的走向。

四、治疗

在治疗尺骨鹰嘴骨折时,须强调3个问题:①要求准确复位,恢复光滑的关节面。如错位愈合,关节面变得高低不平,则会引起活动受限、延迟康复和并发创伤性关节炎;但若能早期开始活动,骨痂可能在生长中塑形,成为光滑的关节面,则不一定会发生创伤性关节炎。②固定应有足够的强度,以容许在X线片上尚未证明有完全愈合之前,就能主动开始功能锻炼。③鹰嘴突是肱三头肌的止点,治疗的另一目的是恢复正常的伸肘功能。

(一)手法复位

1.无移位骨折

骨折不完全,无须复位,确诊后即用屈肘45°~90°长臂石膏托固定,2~3周后拆除石膏。

2.轻度移位骨折

在无麻醉下将肘关节置于130°~140°位,使肱三头肌放松。术者握紧伤肢的上臂,一手用鱼际抵于鹰嘴尖部,用力推按,使骨折对合复位。复位后肘部伸130°,石膏托固定3周后拆除,开始功能锻炼。

(二)手术治疗

骨折移位明显,经手法复位失败或不宜手法复位者均应采用手术切开复位内固定治疗。移位鹰嘴骨折的治疗目的如下:①维持肘关节的伸肘力量;②避免关节面不平;③恢复肘关节的稳定性;④防止肘关节僵硬。

1.克氏针张力带钢丝固定

此法适用于冠状突近端的非粉碎性鹰嘴骨折,尤其适用于撕脱骨折和横形骨折。张力带钢丝固定的手术方法:切口起于鹰嘴近端2.5 cm,与鹰嘴外缘平行,紧贴尺骨骨干的外侧缘向远端延长7.5 cm。显露尺骨鹰嘴骨折两断端,整复骨折块。此时关节面应做到对合平整不留台阶,以免远期发生创伤性关节炎。在尺骨远侧骨块距骨折线2.5~3 cm处,从一侧向另一侧钻孔,通过肱三头肌腱膜预置18号不锈钢钢丝一段并绕过鹰嘴顶端。再由尺骨鹰嘴近端向骨折远端平行打入2 mm克氏针2枚,与关节面平行,针尾在骨表面留有约0.5 cm。远端可穿透尺骨掌侧皮质少许,针尾折弯。再将预置的钢丝绕过2个针尾,助手用复位钳维持骨折复位,术者将钢丝在尺骨鹰嘴表面环形绑扎,并收紧钢丝,剪去多余钢丝残端。透视检查,并被动活动肘关节不受影响,缝合切口。传统的"8"字张力带固定法将2枚克氏针打入尺骨骨髓腔内,这样随着时间的延长克氏针容易松动,露于骨折近端的针尾易刺激局部滑膜形成滑囊炎,甚至进一步退出,刺破皮肤造成局部感染。因此推荐将克氏针穿透尺骨掌侧皮质少许,这样可将克氏针牢固固定于两侧皮质,不易松动。克氏针张力带钢丝固定术后可不用外固定,术后7~10 d即可开始轻度主动和辅助被动活动。

2.髓内固定

此法适用于鹰嘴粉碎性骨折及远端骨块和桡骨头向前脱位者,牢固的固定可防止脱位复发。尺骨鹰嘴粉碎性骨折者必须避免鹰嘴的弓形关节面减少。此外,若合并尺骨干骨折也可使用髓内钉固定两骨折。需要指出的是,若使用髓内螺钉固定尺骨鹰嘴骨折,所应用的螺钉必须有足够的长度以获得对尺骨远端髓腔的牢固把持,而且只使用 1 枚长螺钉可能阻止不了肱三头肌牵拉所致的鹰嘴骨折分离。宜选用两枚螺钉垂直于骨折线平行打入,或联合使用 8 字形张力带钢丝联合固定。

髓内钉可不切开骨折部,采取闭合法插入或采用切开显露骨折部法插入(伸直肘关节,切口从鹰嘴突的近侧 2 cm 处开始,沿桡侧缘向远侧延伸 5~6 cm)。如用闭合法,只需在鹰嘴尖端做一 0.3~0.5 cm 的小切口,用一根直径与尺骨髓腔相符的细斯氏钉,从鹰嘴突尖端钻入,方向对准髓腔。待钉尖到达骨折处,暂停钻入,利用骨外的钉尾,控制骨折片,进行闭合复位。X 线透视确认复位和钉的位置,如复位和钉的方向准确,继续将钉钻入,直至仅有 2~3 cm 长的钉尾露在骨外为止,缝合切口。如屈肘后,骨折片有分离趋势,则需切开显露骨折部,加用"8"字形钢丝固定。若鹰嘴骨折伴有尺骨干骨折,髓内钉采用逆行法钉入,钉入时由助手保持已复位的鹰嘴位置。

3.钢板内固定

粉碎性骨折伴有骨缺损时,使用张力带固定加压可能造成尺骨鹰嘴短缩,可应用 1/3 管型钢板、重建钢板或 3.5 mm LCP 达到坚强固定。切口从鹰嘴突的近侧 2 cm 处开始,沿其桡侧缘向远侧延伸 7~8 cm,切开骨膜,显露骨折部。将骨折准确复位,用巾钳维持复位。将钢板充分塑形以适合尺骨鹰嘴的形状,先用 2 枚螺钉将钢板固定于近端尺骨鹰嘴上,再应用牵开器对骨折进行加压,完成固定后,再用拉力螺钉固定骨折。术后石膏托外固定肘关节于屈曲 90°、前臂中立位 2~3 周。去除外固定后,行肘关节功能活动练习。

4.尺骨鹰嘴切除术

切口以鹰嘴为中心纵行切开,长约 10 cm。为了保护尺神经,可先从尺神经沟中将其游离,用橡皮条牵开。在肱三头肌腱膜和鹰嘴后侧筋膜上做一"U"字形切口,使腱膜瓣的远侧端位于骨折的远侧约 0.5 cm 处。将 U 形腱膜瓣向远侧翻转,用巾钳钳住骨折片,用刀切除它。修齐骨折远折片的断面。使肘伸直,将腱膜瓣缝回原处,先缝两侧,然后重叠缝合腱膜瓣的远端及骨膜与深筋膜。通常屈肘 90°位时,腱膜的张力不致很大。将尺神经移至肘关节前面。此手术过程需注意:①切除鹰嘴的范围不能超过冠状突的水平,并须保留半月切迹的远侧垂直;②由于切除鹰嘴后容易损伤尺神经,因此须将其移至肘前。

五、预后及并发症

鹰嘴主要由松质骨组成,鹰嘴骨折经过良好的复位及坚强的固定后,骨折断端间获得了紧密的接触,愈合较快,预后良好。但对于关节面损伤超过 60% 或术后关节面仍有移位超过 2 mm 者预后较差。术后,患者的主要不适是肘部活动受限,特别是伸肘受限。

(宋 磊)

第五节　尺桡骨双骨折

尺桡骨双骨折占全部骨折的 10%～14%，在前臂骨折中居第 2 位，仅次于桡骨远端骨折。

一、损伤机制

最常见的致伤原因为运动损伤和前臂遭受直接打击，这些类型的骨折多见于年轻患者。老年人前臂骨干骨折多因摔倒撑地所致。尺桡骨双骨折可由直接暴力、间接暴力、扭转暴力引起，有时导致骨折的暴力因素复杂，难以分析其确切的暴力因素。

(一)直接暴力

多数是被击伤，或机器绞伤，软组织损伤比较重，骨折线常在同一平面，而且多数是横断或粉碎性(图 5-30A)。

(二)间接暴力

跌倒时，手掌着地，地面冲力由下而上，使桡骨干中部或上部发生骨折，残余的暴力，通过骨间膜传到尺骨，使尺骨下端发生骨折。因此，骨折线不在同一平面上，桡骨骨折线较高且多数是横断或锯齿状；尺骨骨折线较低，短斜面型；骨折移位较多，但软组织损伤比较轻(图 5-30B)。

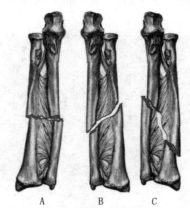

图 5-30　尺桡骨双骨折损伤机制示意

A.直接暴力；B.间接暴力；C.扭转暴力

(三)扭转暴力

跌倒时，手掌着地，躯干过分向一侧倾斜，使前臂过度旋前或旋后扭转，造成尺、桡骨螺旋形骨折。尺、桡骨骨折线方向一致，多数是由内上方斜向外下方，但骨折线的平面不同，尺骨干骨折线在上，桡骨干骨折线在下(图 5-30C)。

二、分型

一般采用 AO 分型，尺桡骨双骨折对应于该分型的 22-A3、22-B3 和 22-C1.2、C1.3、C2.2、C2.3、C3.2、C3.3 型。

三、诊断

(一)外伤史

较明确。

(二)临床表现

主要表现为急性疼痛,局部肿胀、压痛明显,可有骨擦音及异常活动,前臂可有短缩、成角和旋转畸形,前臂活动受限。闭合性骨折合并血管神经损伤罕见,但临床上也要注意检查,不要漏诊。

(三)影像学检查

通常需要包括前臂全长的正侧位 X 线片确诊,X 线片要包括肘腕两个关节。注意有无合并下尺桡关节或桡骨头脱位等情况。

四、治疗

儿童的尺桡骨骨干骨折很少需要手术治疗。

对成人有移位的尺桡骨骨干骨折,虽然用闭合复位有可能取得成功,但一般认为切开复位和内固定是最好的治疗方法。而且,对前臂骨折的治疗,不应作为一般骨干骨折来处理,而应像对待关节内骨折一样来加以处理治疗。

目前治疗成人前臂双骨干骨折的"金标准"为 AO 所推崇的切开复位钢板螺钉内固定(图 5-31)。钢板通常选用 3.5 mm 动力加压钢板(DCP)或是有限接触加压钢板(LC-DCP),重建钢板和部分管型钢板强度不足以固定这类骨折。

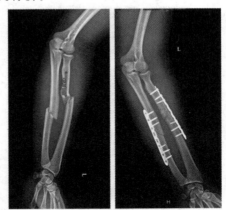

图 5-31　尺桡骨双骨折切开复位钢板内固定,术前(左)和术后(右)X 线片

有些学者建议使用髓内钉固定。因为髓内钉固定切口小、不破坏骨膜、内固定取出后再骨折的风险很小,内植物相关并发症也很少。但早年髓内钉如克氏/斯氏针或 Rush 棒,由于缺乏轴向和旋转稳定性,髓内固定后骨不愈合的发生率很高。近年来随着交锁髓内钉的出现,髓内钉固定又重新受人关注,并且取得了一定的临床效果。

五、并发症

(一)前臂骨干骨不愈合

多个大样本临床试验报道,前臂骨折经过有效固定后,骨不愈合的发生率低于 5%。骨不连的危险因素包括严重粉碎性骨折、开放骨折及医源性因素（如术中软组织剥离过大）；单纯尺骨干或桡骨干骨折容易发生骨不连（图 5-32）。

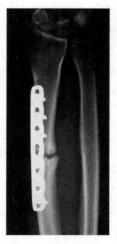

图 5-32　单纯桡骨干骨折钢板固定后骨不连接

骨不连多需再次手术治疗。肥大性骨不连的骨端血运通常没有问题，不需要植骨，治疗的中心是增加固定的稳定性。萎缩性骨不连的骨端血供不足成骨能力下降，通常在重建稳定性的同时需要植骨，合并骨缺损者尤甚，主张首选自体骨移植。缺损长度超过 6 cm 的甚至需要进行吻合血管的游离骨移植来修复缺损。

（二）畸形愈合

前臂骨干骨折畸形愈合包括旋转畸形、成角畸形，或者两者兼而有之。其结果是，骨间膜张力增加，旋转时尺桡骨发生撞击，使前臂旋前-旋后功能受限甚至丧失；远侧尺桡关节不稳以及疼痛；影响外观。

畸形愈合影响功能者需要截骨矫正，闭合楔形截骨或斜形截骨均可，取决于畸形的方式和部位。

（三）前臂急性骨筋膜间室综合征

遇前臂高能量损伤，尤其是年轻患者，需高度警惕骨筋膜室综合征的发生。诊断主要靠体检，重要的症状和体征包括与影像学不符的严重疼痛、手指严重的被动牵拉痛，以及手部感觉减退和异常。早期症状可能不明显，应密切观察，多做检查，以便早期确诊，及时采取治疗措施。

筋膜切开减压术是骨筋膜室综合征唯一的防治手段，应在肌肉缺血性改变尚可逆转之前给予实施（图 5-33）。

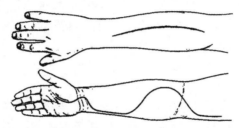

图 5-33　前臂深筋膜切开减压的经典的手术切口示意

（四）再骨折

钢板取出后前臂骨干有发生再骨折的风险。再骨折可发生在原来骨折的部位或螺钉钉道部位。危险因素包括原有高能量损伤、挤压伤或开放性损伤、使用过粗的螺钉、复位不佳、术后不到1年就取钢板，以及骨折部位存在持续的透亮线。为预防再骨折的发生，建议不常规取出前臂钢板，只有钢板位于皮下出现症状才考虑取出；即使需要，钢板最好等到术后2年之后再取，因为取的时间越晚，再骨折的机会越少；钢板取出后，须用石膏托保护前臂6周，告诫患者6个月之内别用力挤压和扭转前臂，因为发生再骨折的危险犹存。

（五）尺桡骨骨性连接

前臂双骨折，尤其是骨折位置处于同一水平或位于前臂近侧1/3者，无论保守还是手术治疗都可能发生尺桡骨骨性连接。手术切除尺桡骨骨性连接部是唯一有效的治疗方法。术前CT检查确定骨性连接的位置和范围，术中切除骨块后要彻底止血，在骨间膜植入脂肪垫，术后镇痛鼓励患者早期功能锻炼，预防性使用吲哚美辛，采取综合措施防止术后再发生骨性连接。

（六）感染

感染一旦发生，建议实施充分的病灶清除和创面灌洗，辅以合适的抗感染治疗（基于细菌药敏结果）。是否取出内植物存有争议，一般认为，只要骨折块血供良好，固定确切无松动迹象，不建议常规取出钢板。因为内植物有助于创面护理、维持力线、促进骨愈合和允许患者早期功能康复。

（七）血管神经损伤

前臂血供丰富，单一桡动脉或尺动脉损伤不会造成肢体血液灌注障碍。只有在严重挤压伤合并多发血管损伤，前臂离断的情况下才需要修复血管。修复血管应该在骨折得以稳定后（钢板或外固定支架）才能进行。

前臂骨折可引起正中神经、尺神经和桡神经损伤，累及桡神经深支，即前臂骨间背神经者居多，尤其在 Monteggia 骨折-脱位。损伤多为神经挫伤，可望自然恢复，不主张早期进行神经探查。

（宋　磊）

第六节　桡骨干骨折

桡骨干单骨折比较少见，患者多为青少年。桡骨的主要功能是参与前臂的旋转活动和支持前臂。桡骨干上1/3骨质较坚固，具有丰厚的肌肉包裹，不易发生骨折，中、下1/3段肌肉逐渐变为肌腱，容易受直接暴力打击而骨折。在桡骨中、下1/3交界处，为桡骨生理弯曲最大之处，是应力上的弱点，故骨折多发生于此处。

一、病因病理

直接暴力和间接暴力均可造成桡骨干骨折，但多由间接暴力所致。直接暴力多为重物打击于前臂桡侧所造成，以横断或粉碎性骨折较常见。间接暴力多为跌倒时手掌撑地，因暴力向上冲击，作用于桡骨干所致，以横断或短斜形骨折较常见。桡骨干骨折因有尺骨支持，骨折端重叠移位不多,而主要是肌肉造成的旋转移位。在幼儿多为不全或青枝骨折。成人桡骨干上1/3骨折时,附着于桡骨结节的肱二头肌及附着于桡骨上1/3的旋后肌,拉骨折近段向后旋移位;而附着于桡骨中部及下部的旋前圆肌和旋前方肌,拉骨折远段向前旋转移位。桡骨干中1/3或中下1/3骨折时,骨折位于旋前圆肌终止点以下,因肱二头肌与旋后肌的旋后倾向,被旋前圆肌的旋前力量相抵消,骨折近段就处于中立位,而骨折远段被附着于桡骨下端的旋前方肌的影响而向前旋转移位。

二、临床表现与诊断

骨折后局部疼痛、肿胀、压痛和纵向叩击痛。完全性骨折时,可有骨擦音,较表浅的骨段骨折可触及骨折端。不完全性骨折症状较轻,尚有部分旋转功能。前臂X线正侧位片可明确骨折部位和移位情况,拍摄X线片时,应包括上、下尺桡关节,注意检查是否有尺桡关节脱位。

三、治疗

无移位的骨折,先将肘关节屈曲至90°,矫正成角畸形,再将前臂置于中立位,用前臂夹板或长臂管型石膏固定4~6周。对有移位的骨折应以手法整复夹板固定为主。

(一)手法复位夹板固定法

1.手法复位

患者平卧,麻醉下,患肩外展,屈肘90°。一助手握住肘上部,另一助手握住腕部。两助手做对抗牵引,骨折在中或下1/3时,前臂置中立位,在上1/3置稍旋后位,牵引3~5min,待骨折重叠移位矫正后,进行夹挤分骨。在牵引分骨下,术者一手固定近侧断端,另一手的拇指及示、中、环三指,捏住向尺侧倾斜移位远侧断端,并向桡侧提拉,矫正向尺侧移位。若有掌背侧移位可用折顶提按法,加大骨折断端的成角。术者一手将向掌侧移位的骨折端向背侧提拉,另一手拇指将向背侧移位的骨折端向掌侧按捺,一般都可复位成功。

手法整复要领:桡骨骨折后可出现重叠、成角、旋转、侧方移位等4种畸形,其中断端的短缩、成角和侧方移位是在暴力作用时发生,而旋转移位则是在骨折以后发生的。由于前臂的主要功能是旋转活动,故如何纠正旋转移位就成为整个治疗的关键。由于有尺骨的支撑,桡骨骨折的短缩重叠移位甚少,但常有桡骨骨折端之间的旋转畸形存在。因此,在整复时,只有恰当地处理好这个主要移位,才能为纠正其他移位创造条件。如上1/3骨折,为旋前圆肌止点以上的骨折,则骨折端是介于两旋转肌群之间,近侧断端只有旋后肌附着,则近折端处于旋后位,远折端只有旋前肌附着,则远折端相对旋前,按照骨折远端对近端的原则,首先应将前臂牵引纠正至稍旋后位,以纠正远折端的旋前移位。如桡骨中、下1/3骨折,近折端有旋后肌与旋前肌附着,其拮抗作用的结果使近折段仍处于中立位,远折端则受旋前方肌的作用而相对旋前,故应首先纠正远折端的旋前移位至中立位。对于桡骨中、下1/3骨折整复侧方移位较容易,而桡骨上1/3骨折因局部肌肉丰满则较难整复,但如果能以前臂创伤解剖为基础,使用推挤旋转复位亦较易成功。即整复时将肘关节屈曲纵行牵引,前臂由中立位渐至旋后位,术者两手分别握远近骨折端,将旋后而向桡背侧移位的骨折近端向尺掌侧推挤,同时将旋前而向尺掌侧移位的骨折远端向桡背侧推,使骨折断端相互接触,握远端的助手在牵引下小幅度向后旋转并做轻微的摇晃,使骨折完全对位。

2.固定方法

骨折复位后,用前臂夹板固定,尺侧夹板和桡侧夹板等长,不超过腕关节。在维持牵引下,先放置掌、背侧分骨垫各一个,再放置其他压垫。桡骨上 1/3 骨折须在骨折近端的桡侧再放一个小压垫,以防向桡侧移位。然后放置掌、背侧夹板,用手捏住,再放桡、尺侧夹板。桡骨中 1/3 骨折及下 1/3 骨折,桡侧夹板下端超腕关节,将腕部固定于尺偏位,借紧张的腕桡侧副韧带限制骨折远端向尺侧偏移。两骨折端如有向掌、背侧移位,可用两点加压法放置压垫。夹板用 4 条布带缚扎固定,患肢屈肘 90°。桡骨上 1/3 骨折者,前臂固定于稍旋后位;中、下 1/3 骨折者,应将前臂固定于中立位。用三角带悬吊前臂于胸前,一般固定4~6周。

固定要领:无论是手法复位或夹板固定,均应注意恢复和保持桡骨旋转弓的形态,复和保持骨间隙的正常宽度。桡骨旋前弓、旋后弓的减少或消失,骨间隙的变窄,不仅影响前臂旋转力量,也将影响前臂的旋转范围。为了保持桡骨旋转弓的形态和骨间隙的正常宽度,在选择前臂夹板固定时,掌背侧夹板应有足够的宽度,使扎带的约束力主要作用于掌背侧夹板上,尺桡侧夹板宜窄,尺侧夹板下端不宜超过腕关节,强调腕关节应固定于尺偏位以抵消拇长肌及伸拇短肌对骨折端的挤压。

3.医疗练功

初期应鼓励患者做握拳锻炼,待肿胀基本消退后,开始做肩、肘关节活动,如小云手等,但应避免做前臂旋转活动。解除固定后,可做前臂旋转锻炼。

4.药物治疗

按骨折三期辨证用药。

(二)切开复位内固定

不稳定骨折和骨折断端间嵌有软组织手法整复困难者,应行切开复位,以钢板螺丝钉固定,必要时同时植以松质骨干于骨折周围。手术途径在桡骨中下段以采用前臂前外侧切口为宜,经桡侧腕伸肌、肱桡肌与指浅屈肌之间进入,此部位桡骨掌面较平坦,宜将钢板置入掌面。桡骨上 1/3 则宜选用背侧切口,经伸指总肌与桡侧腕短伸肌之间进入,钢板置于背侧。术后仍以长臂石膏固定较稳妥。

(宋 磊)

第七节 桡骨远端骨折

桡骨远端骨折是指距桡骨远端关节面 3 cm 以内的骨折,这个部分是松质骨和密质骨交界处,是解剖薄弱的区,较易发生骨折,桡骨远端骨折常见,约占全身骨折总数的 1/6。骨折无人种差异,双峰分布:5~14 岁关节内骨折,60~69 岁关节外骨折,老年男性与女性之比为 1:4。

尺桡骨远端三柱理论认为桡侧柱为桡骨远端外侧半,包括舟骨窝和桡骨茎突,对于桡侧的腕骨具有支撑作用,一些稳定腕关节的韧带也起于此。中柱为桡骨远端的内侧半,包括关节面的月状窝(与月骨相关节)和乙状切迹(与尺骨远端相关节)。通常情况下,来自月骨的负荷经由月骨窝传递到桡骨。尺侧柱包括尺骨远端、三角纤维软骨和下尺桡关节,承载来自尺侧腕骨及下尺桡关节的负荷,具有稳定作用。

一、致伤机制

多为间接暴力引起。跌倒时,手部着地,暴力向上传导,发生桡骨远端骨折。多发生于中、老年人,与骨质量下降因素有关。而年龄大于 60 岁的老年人常合并骨质疏松,因此桡骨远端骨折多继发于摔伤等低能量损伤,年轻患者则多继发于交通事故、运动损伤等高能量损伤。

二、临床表现

(1)外伤史明确。

(2)患者伤后出现腕关节疼痛、活动受限。骨折移位明显时,桡骨远端骨折可出现典型的"餐叉手""枪刺手"畸形。

(3)检查腕部肿胀,有明显压痛,腕关节活动明显受限,皮下可出现瘀斑,尺桡骨茎突关系异常,则提示桡骨远端骨折。如果腕部有骨擦音、异常活动,不要反复尝试诱发骨擦音,以免引起神经和血管损伤。

(4)腕部神经、血管肌腱损伤发生率不高,但需充分重视。骨折向掌侧移位可能导致正中神经、桡动脉等损伤。骨折向背侧移位可能导致伸肌腱卡压。

(5)注意患者的全身情况及其他合并伤。

三、检查

(一)X 线表现

评估桡骨远端损伤的首选检查。多数骨折、脱位、力线不良、静态不稳定等,都很容易从标准的 X 线检查鉴别。标准的前后位及侧位 X 线可测量出桡骨远端的掌倾角、尺偏角和桡骨高度等重要参数。

(二)CT 平扫及三维成像

可以明确骨折块的移位方向、角度,明确关节面的塌陷程度,发现隐蔽的腕骨骨折,特别是普通 X 线难以诊断的涉及舟骨窝、月骨窝的桡骨远端骨折,对于桡骨远端骨折的诊断起着重要作用,可以提高诊断的准确率。而且 CT 检查对于桡骨远端三柱理论的应用,尤其是传统 X 线检查容易疏漏的中间柱损伤,包括月骨关节面损伤的诊断具有重要意义。

(三)MRI

MRI 在桡骨远端骨折的应用中也不可替代。MRI 检查是评估桡腕骨间韧带撕裂、三角纤维软骨(TFCC)损伤、软骨损伤及肌腱损伤的最准确评估手段。此外,MRI 还对腕关节创伤性或非创伤性疼痛、炎症性疾病、腕骨骨折、缺血性坏死等伤病的诊断起着至关重要的作用。

四、骨折诊断与分类

(一)Melone 分类法(按冲模损伤机制)

Melone 认为与 Neer 的肱骨近端骨折分型相似,根据桡骨远端的骨干、桡骨茎突、背侧中部关节面及掌侧中部关节面这四个部分的损伤情况,将桡骨远端骨折分为 5 型;这一分型较好体现了桡骨远端关节面的月骨窝完整状态。

(1)Ⅰ型:关节内骨折,无移位或轻度粉碎性,复位后稳定。

(2)Ⅱ型:内侧复合部呈整体明显移位,伴干骺端粉碎和不稳定(冲模骨折)。①ⅡA型:可复位;②ⅡB型:不可复位(中央嵌入骨折)。

(3)Ⅲ型:同Ⅱ型,伴有桡骨干蝶形骨折。

(4)Ⅳ型:关节面呈横向劈裂伴旋转,常见严重软组织及神经损伤。

(5)Ⅴ型:爆裂骨折,常延伸至桡骨干。

(二)Cooney 分类法

Cooney 按 Gartland 和 Werley 分类法结合骨折发生于关节外或关节内、稳定或不稳定,将桡骨远端骨折分为 4 型。

(1)Ⅰ型:关节外骨折,无移位。

(2)Ⅱ型:关节外骨折,移位。①ⅡA:可整复,稳定;②ⅡB:可整复,不稳定;③ⅡC:不能整复。

(3)Ⅲ型:关节内骨折,无移位。

(4)Ⅳ型:关节内骨折,移位。①ⅣA:可整复,稳定;②ⅣB:可整复,不稳定;③ⅣC:不能整复;④ⅣD:复杂性骨折。

(三)Frykman 分类法

Frykman 根据桡骨远端骨折是关节内还是关节外、是否伴有尺骨茎突骨折将其分为 8 型。

(1)Ⅰ型:关节外骨折。

(2)Ⅱ型:关节外骨折伴尺骨茎突骨折。

(3)Ⅲ型:桡腕关节受累。

(4)Ⅳ型:桡腕关节受累伴尺骨茎突骨折。

(5)Ⅴ型:下尺桡关节受累。

(6)Ⅵ型:下尺桡关节受累伴尺骨茎突骨折。

(7)Ⅶ型:下尺桡、桡腕关节受累。

(8)Ⅷ型:下尺桡、桡腕关节受累伴尺骨茎突骨折。

Frykman 分类将桡腕关节和桡尺关节各自受累情况结合起来分类,其型数越高,骨折越复杂,功能恢复越困难。由于该分型缺乏显示骨折移位程度或方向、背侧粉碎程度及桡骨短缩,对预后并无帮助。

(四)Fernandez 分类法(按损伤机制)

Fernandez 提出基于力学特点的分类系统,以利于发现潜在的韧带损伤。

(1)Ⅰ型:屈曲损伤,张应力引起干骺端屈曲型骨折(Colles 和 Smith 骨折),伴掌倾角丢失和桡骨短缩(DRUJ 损伤)。

(2)Ⅱ型:剪切损伤,引起下尺桡关节面骨折(Barton 骨折、桡骨茎突骨折)。

(3)Ⅲ型:压缩损伤,关节面压缩,不伴有明显的碎裂,包括有明显骨间韧带损伤的可能性。

(4)Ⅳ型:撕脱损伤,由韧带附着引起的骨折(桡骨和尺骨茎突骨折)。

(5)Ⅴ型:高能量所致Ⅰ~Ⅳ型骨折伴明显软组织复合伤。

(五)人名分类法

以人名命名的骨折目前仍在使用,但不能包含桡骨远端的各种骨折类型,且易引起混淆。

(1)Colles 骨折:是最常见的骨折,桡骨远端、距关节面 2.5 cm 以内的骨折,伴远侧骨折断端向背侧移位和向掌倾成角。Abraham Colles 详细描述,因此以他的名字命名为 Colles 骨折。骨折常涉及桡腕关节和下尺桡关节,常合并尺骨茎突骨折。

（2）Smith 骨折：Smith 首先详细描述了与 Colles 骨折不同特点的桡骨下端屈曲型骨折，又称为 Smith 骨折，也称反 Colles 骨折。

（3）Barton 骨折：桡骨远端关节面骨折，常伴有脱位或半脱位，由 Barton 首先描述，又称为 Barton 骨折。

Barton 骨折与 Colles 骨折、Smith 骨折的不同点在于脱位是最多见的。也有学者将 Barton 骨折归入 Colles 骨折，将反 Barton 骨折归入 Smith 骨折中的 Thomas Ⅲ 型。

（六）AO 分类、分型

桡骨远端骨折共分 A、B、C 三类，每类有 3 个组，每组又分 3 个亚组。

（1）关节外骨折 A 型：包括 A1 型，孤立的尺骨远端骨折；A2 型，桡骨远端骨折，无粉碎、无嵌插；A3 型，桡骨远端骨折，粉碎、嵌插。

（2）简单关节内骨折 B 型：包括 B1 型，桡骨远端矢状面骨折；B2 型，桡骨远端背侧缘骨折；B3 型，桡骨远端掌侧缘骨折。

（3）复杂关节内骨折 C 型：包括 C1 型，关节内简单骨折（2 块），无干骺端粉碎；C2 型，关节内简单骨折（2 块），合并干骺端粉碎；C3 型，粉碎的关节内骨折。

五、并发症

桡骨远端骨折可累及位于腕关节周围的正中神经、尺神经和桡神经感觉支，引起相应的症状，有时会引起反射性交感神经营养不良（Sudeck 骨萎缩）。部分患者可出现肌腱的原始或继发损伤，其中以伸拇长肌腱发生率最高。老年患者长时间外固定后可出现肩手综合征。晚期各种原因造成复位不良或复位后再移位未能纠正，常导致腕关节创伤性关节炎。

不稳定的桡骨远端骨折还常出现畸形愈合，如果影响腕关节活动并导致疼痛，则需要手术治疗。手术方法包括桡骨远端截骨楔形植骨矫形术、尺骨小头切除术、尺骨短缩术等。

六、治疗

（一）非手术治疗

手法复位外固定为主要的治疗方法。桡骨远端屈曲型骨折复位手法与伸直型骨折相反。由于复位后维持复位位置较困难，因此宜在前臂旋后位用长臂石膏屈肘 90°固定 5～6 周。复位后若极不稳定，外固定不能维持复位者，则需行切开复位接骨板或钢针内固定。

（二）手术治疗

对于复杂骨折类型且对功能要求较高的患者建议手术治疗。关节镜辅助复位＋外固定或内固定，切开复位内固定术。手术治疗的目的是恢复下尺桡关节的正常解剖关系，恢复桡骨下端关节面的完整性。

（三）手术适应证

严重粉碎性骨折，移位明显，桡骨远端关节面破坏；不稳定骨折：手法复位失败，或复位成功，外固定不能维持复位以及嵌插骨折，导致尺、桡骨远端关节面显著不平衡者。

（四）内固定手术方式的选择

钉板系统内固定术，于桡骨掌侧置入单接骨板或掌背两侧置入双板或三板（附加桡骨茎突的单独板钉固定）固定骨折，尤其对于 C3.2 型复杂的粉碎性骨折，单板虽然能固定干骺端的骨折，但缺少对关节骨块的有效把持，骨块易发生向板对侧的移位，掌背侧联合固定，通过对板加强了对关节骨块的固定。

有限切开、克氏针联合外固定支架固定术的指征：①开放的桡骨远端骨折。②极度粉碎，内固定无法达到稳定固定的骨折。③临时固定。

七、康复治疗

无论手法复位或切开复位，术后均应早期进行手指屈伸活动。保守治疗者外固定后，每1～2周需复查X线片了解骨折是否再发生移位。如果未再移位，则继续石膏外固定；如果出现移位，则需要再次手法复位或进行手术复位。经4～6周可去除外固定后再复查X线片，逐渐开始腕关节活动。手术内固定稳妥者术后可不必再行外固定，早期进行腕关节的主动屈伸活动训练。骨折愈合后，桡骨远端因骨痂生长，或由于骨折对位不良，使桡骨背侧面变得不平滑，拇长伸肌腱在不平滑的骨面反复摩擦，导致慢性损伤，可发生自发性肌腱断裂，需做肌腱转移术修复。若骨折短缩畸形未能纠正，使尺骨长度相对增加，尺、桡下端关节面不平衡，常是后期腕关节疼痛及旋转障碍的原因，可做尺骨短缩术。

八、预后

功能评定四个90°（旋前、旋后、伸腕、屈腕各达90°）。一般病例预后较好，少数损伤较重且治疗不当而引起骨骺早期闭合者，数年后可出现尺骨长、桡骨短，手腕桡偏的曼德隆样畸形。此种畸形给患者带来不便和痛苦，可行尺骨茎突切除术矫正。

（宋　磊）

第八节　骨盆骨折

一、骨盆的生物力学

骨盆为一个纯环形结构。很明显，如果环在一处骨折并且有移位，在环的另一侧肯定存在骨折或脱位。前方骨盆骨折可以是耻骨联合和单侧或双侧耻骨支骨折。

（一）骨盆的稳定

骨盆的稳定可以被定义为在生理条件下的力作用于骨盆上而无明显的移位。很明显，骨盆的稳定不仅依赖于骨结构，而且也依赖于坚强的韧带结构将3块骨盆骨连接在一起，即2块无名骨、1块骶骨。如果切除这些韧带结构，骨盆会分为3部分。

骨盆环的稳定依赖于后骶髂负重复合的完整（图5-34）。后部主要的韧带是骶髂韧带、骶结节韧带和骶棘韧带。

复杂的骶髂后韧带复合是非常巧妙的生物力学结构，它可承受从脊柱到下肢的负重力的传导。韧带在骨盆后部稳定中扮演了重要的角色，因为骶骨在拱形中并不形成拱顶石的形状，它的形状恰恰相反。因此，骶髂后骨间韧带为人体中最坚固的韧带以维持骶骨在骨盆环中的正常位置。同样，髂腰韧带连接 L_5 的横突到髂棘和骶髂骨间韧带的纤维横形交织在一起，进一步加强了悬吊机制。骶髂后复合韧带如同一个吊桥的绳索稳定骶骨。

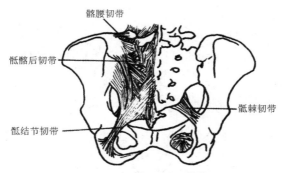

图 5-34　骨盆环后方主要稳定结构(张力带)

　　粗大的骶棘韧带从骶骨的外缘横形止于坐骨棘,控制骨盆环的外旋。骶结节韧带大部分起于骶髂后复合到骶棘韧带和延伸至坐骨结节。这个粗大韧带在垂直面走行,控制作用于半骨盆的垂直剪力。因此,骶棘韧带和骶结节韧带相互成 90°,很好地控制了作用于骨盆上的 2 种主要外力,即外旋外力和垂直外力,并以此种方式加强骶髂后韧带。

　　骶髂前韧带扁平、粗大,虽然没有骶髂后韧带强大,但可控制骨盆环外旋与剪力。

(二)致伤外力作用在骨盆上的类型

　　作用在骨盆上的大部分暴力为:外旋、内旋(侧方挤压)和在垂直水平上的剪力。

　　1.外旋

　　外旋暴力常常由于暴力直接作用在髂后上棘致单髋或双髋强力外旋造成,并引起"开书型"损伤,即耻骨联合分离。如外力进一步延伸,骶棘韧带与骶髂关节前韧带可以损伤(图 5-35、图 5-36)。

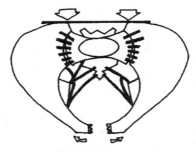

图 5-35　骨盆受到由后向前的暴力造成耻骨联合分离的"开书"样损伤

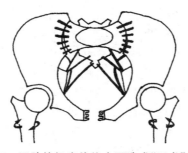

图 5-36　下肢的极度外旋也可造成"开书"样损伤

2.内旋（侧方挤压）

内旋外力或外侧挤压力可由暴力直接作用在髂嵴上而产生，常常造成半骨盆向上旋转或所谓"桶柄"骨折，或外力通过股骨头，产生同侧损伤（图5-37、图5-38）。

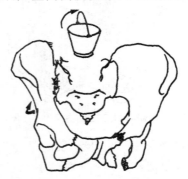

图 5-37　骨盆骨折"桶柄"样损伤

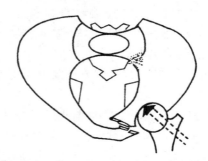

图 5-38　侧方暴力作用在大转子造成髋臼前柱骨折，同侧骶髂后复合也受到损伤

3.在垂直水平上的剪力

在垂直平面上的剪力通过后骶髂复合骨小梁，而侧方挤压力引起松质骨嵌压，通常韧带结构保持完整，此种情况在侧方挤压型骨折中由于注重耻骨支的骨折，较易使骶骨压缩性骨折漏诊（图5-39）。剪式应力可造成骨的明显移位和广泛软组织结构移位（图5-40）。这个力持续作用于骨盆，超出了软组织的屈服强度，可产生前后移位的骨盆环不稳定。

二、骨盆骨折分类

骨盆骨折可分为3种类型：稳定型、不稳定型和其他型。其他型又分为复杂类型骨折、合并髋臼骨折以及前弓完整的骶髂关节脱位。

不稳定的定义为骶髂关节和耻骨联合的活动超出了生理的活动范围，即后骶髂复合由于骨和韧带的移位所造成的不稳定。不稳定损伤有2种：其一为外旋外力造成的开书型或前后挤压型损伤；其二为内旋外力造成的侧方挤压型损伤。应牢记外旋外力造成的开书型损伤在外旋位是不稳定的，而侧方挤压型损伤在内旋时是不稳定的。但两者在垂直平面上是稳定的，除非存在剪式应力将后侧韧带结构撕裂。同样，任何超过软组织屈服强度的外力都会造成骨盆的不稳定。

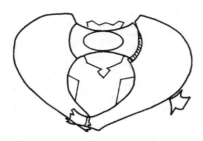

图 5-39　侧方暴力作用在髂嵴造成患侧半骨盆内旋,使骶骨压缩骨折和耻骨支骨折

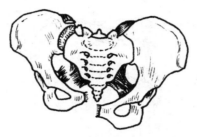

图 5-40　垂直剪力造成的半骨盆移位

Tile 骨盆骨折分型如下。

(一)骨盆环稳定型骨折

此种骨折多为低能量骨折。例如髂前上棘和坐骨结节撕脱骨折,因骨盆环完整,称为骨盆环稳定型骨折。

(二)骨盆环部分稳定型骨折

1.开书型骨折(前后挤压型骨折)

外旋外力作用于骨盆造成耻骨联合分离,但是前部损伤亦可使耻骨联合附近的撕脱骨折或者通过耻骨支的骨折。它们分为 3 个阶段。

(1)第一阶段:耻骨联合分离<2.5 cm,可保持骨盆环的稳定。这种情况与妇女生产时不同,骶棘韧带和骶髂前韧带完整(图 5-41)。因此,CT 扫描无骶髂关节前侧张开。

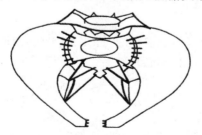

图 5-41　第一阶段开书型骨折

(2)第二阶段:外旋外力到达极限,后部髂骨棘顶在骶骨上。在这种特殊情况下,骶棘韧带和骶髂前韧带断裂,骶髂后韧带完整(图 5-42)。因此,外旋时此种损伤是不稳定的,但只要外力不持续下去而不超过骶髂后韧带的屈服强度,通过内旋可使稳定性恢复。要充分认识到持续的外旋外力超过骶髂后韧带的屈服强度可导致完全的半骨盆分离。这不再是开书型损伤而是最不稳定的骨折(图 5-43)。

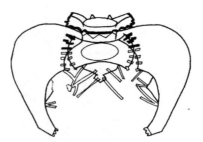

图 5-42　第二阶段开书型骨折

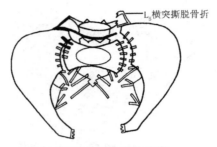

图 5-43　半骨盆分离

如果暴力继续加大,骶髂后韧带断裂,整个半骨盆
失去稳定,此时在 X 线上可见 L_5 横突骨折

（3）第三阶段:耻骨联合分离并波及骨盆内软组织损伤,如阴道、尿道、膀胱和直肠。

2.侧方挤压骨折

根据损伤位置的前和后,侧方挤压损伤有几种类型。前或后部损伤可以在同侧（Ⅰ型）,或者对侧,产生所谓"桶柄"型损伤（Ⅱ型）。"桶柄"型损伤有 2 种类型:前后相对的损伤或四柱或骑跨骨折,即双耻坐骨支均骨折。

（1）Ⅰ型:同侧损伤,包括双支骨折、耻骨联合交锁、不典型类型。

双支骨折:内旋暴力作用在髂骨或直接外力撞击大转子可造成典型的半骨盆外侧挤压或内旋骨折。上下支均骨折在骶髂关节前可造成挤压,通常骶骨后部韧带结构完整。在暴力的作用下,整个半骨盆可挤压到对侧,造成骨盆内膀胱和血管撕裂。组织的回弹可使检查者误诊,因为在 X 线上骨折无明显移位。

耻骨联合交锁:这种少见的损伤是同侧侧方挤压类型的一种形式。当半骨盆内旋时,耻骨联合分离和交锁,使复位极为困难（图 5-44）。

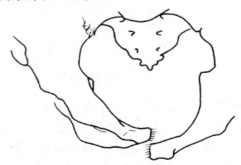

图 5-44　耻骨联合交锁

在侧方挤压暴力下发生少见的耻骨联合交锁伴后方挤压,复位困难

不典型类型:在年轻妇女中常常可见到不典型的外侧挤压型损伤。当半骨盆向内移动发生耻骨联合分离和耻骨支骨折,常常波及髋臼前柱的近端。暴力继续使半骨盆内旋,耻骨上支可向下内移位进入会阴(图 5-45)。此种损伤实际上是骨盆的开放性损伤,临床上极易漏诊。

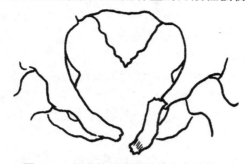

图 5-45　侧方挤压造成耻骨上支的骨折

年轻妇女常见,有时耻骨支刺破阴道造成骨盆开放骨折,临床上较易漏诊

(2)Ⅱ型:桶柄型损伤。桶柄型损伤通常由直接暴力作用在骨盆上造成。前部骨折后常常伴对侧后部损伤或全部前侧四支骨折,亦可存在耻骨联合分离伴两支骨折。这种损伤有其特殊的特征,患侧半骨盆向前上旋转,如同桶柄一样。因此,即使后部结构相对完整,患者会存在双腿长度的差异。通常后侧结构嵌插,在查体时很易察觉畸形。在复位这种骨折时需要纠正旋转而不是单纯在垂直面上的牵引。

随着持续内旋,后侧结构受损,产生某些不稳定。但前方的骶髂嵌插通常很稳定,使复位极为困难。

3.完全不稳定型骨折

不稳定型骨折意味着骨盆床的断裂,其中包括后侧结构以及骶棘韧带和骶结节韧带。此种损伤可为单侧,波及一侧后骶髂复合或可为双侧都受累。X 线显示 L_5 椎体横突撕脱骨折或骶棘韧带附着点撕脱骨折。CT 可进一步证实这种损伤。为明确诊断,建议所有病例都应用 CT 检查。

三、临床表现

骨盆环损伤的物理检查是非常重要的,无论是在急诊室或手术室,其基本判断是相同的。视诊可了解出血的情况,例如腹股沟和臀部的挫伤及肿胀说明存在非常严重的损伤,其下方有出血。阴囊出血常伴前环的损伤。骨盆的触诊可揭示较大的出血或骨折脱位区域的损伤。骨盆骨折的潜行剥脱,Morel-Lavallee 损伤(大转子部软组织损伤)在损伤初期并不明确,但随时间延长可变明显。骨盆前环损伤要高度怀疑尿道损伤。

在潜在骨盆环损伤患者的初诊,首先要证实潜在的不稳定和畸形。诊断骨性的稳定要用双手按两侧髂棘给予内旋、外旋、向上及向下的应力,任何超量的活动均视为异常。患者清醒时由于疼痛检查时非常困难,最好在麻醉下或镇静剂下检查。一旦检查证实骨盆环存在不稳定,禁忌重复检查,因为反复检查可造成进一步出血。存在半骨盆不稳定而有活动性出血的患者,需尽快手术使其达到稳定,对清醒患者耻骨联合与骶髂关节的触诊可证实其真实损伤。同时还要检查畸形情况,包括肢体的长度差异和双侧髋关节旋转不对称。

不要漏诊开放的骨盆骨折。重视会阴及直肠部的软组织检查以及骨盆后部的软组织缺损。

对不稳定型损伤推荐使用肛镜,对妇女有移位的前环损伤有必要使用阴道镜检查。骨盆的开放骨折有很高的致残率和死亡率,早期积极治疗,即刻清创,稳定骨盆及开腹探查是治疗的基本原则。

APC-Ⅲ型损伤、垂直剪力、LC-Ⅲ型损伤为高能量损伤,常伴有其他脏器的损伤,75%的患者存在潜在出血,腹部损伤发生率达25%,腰丛损伤达8%~10%,并且60%~80%的患者合并其他骨折。因此对这些骨折要给予充分的重视。

波及骨盆带结构的骨折通常由交通事故或高处坠落伤所致。尽管这些损伤较少见,但其致残率和死亡率很高。由于骨盆骨折的临床体征不明显,所以X线诊断相当重要。X线诊断包括平片和CT,其他辅助技术如血管造影、膀胱造影、骨扫描及MRI等可用于判断伴随的软组织损伤及骨盆内器官的损伤。

作为全面了解骨盆损伤的正位X线片在急诊复苏时常用。然而单独依靠正位X线片可造成错误判断,因为骨盆的前后移位不能从正位X线片上识别。一个重要的解剖特点是在仰卧位骨盆与身体纵轴成40°~60°角倾斜。因此骨盆的正位片对骨盆缘来讲实际上是斜位。为了多方位了解骨盆的移位情况Pennal建议采用入口位及出口位X线片。

骨盆骨折标准的X线评估包括正位、入口位、出口位、Judet位和轴向CT。

（一）正位

正位的解剖标志为耻骨联合、耻坐骨支、髂前上、下棘、髂骨嵴、骶骨棘、S_1关节、骶骨岬、骶前孔及L_5横突。前弓主要诊断耻坐骨支骨折,耻骨联合分离或两者并存。后弓则存在骶骨骨折,髂骨骨折及骶髂关节脱位,其骨折移位的程度可作为判断骨折稳定与否的指标。其他骨折不稳定的情况也应注意,如L_5横突骨折常伴有骨盆垂直不稳定。如存在移位的坐骨棘撕脱骨折,说明骶棘韧带将其撕脱,骨盆存在旋转不稳定。正位相可评价双侧肢体长度是否一致,这可通过测量骶骨纵轴的垂线至股骨头的距离来判断。除此之外,亦可见骨盆的其他骨性标志,如髂耻线、髂坐线、泪滴、髋臼顶及髋臼前后缘。

（二）出口位

患者仰卧位,X线球管从足侧指向耻骨联合并与垂线成40°角。这种投射有助于显示骨盆在水平面的上移,也可观察矢状面的旋转。此位置可判断后半骨盆环无移位时存在前半骨盆环向上移位的情况。出口位是真正的骶骨正位,骶骨孔在此位置为一个完整的圆,如存在骶骨孔骨折则可清楚地看到。通过骶骨的横形骨折,L_5横突撕脱骨折及骶骨外缘的撕脱骨折亦可在此位置观察到。

球管向头侧倾斜45°,可很好显示闭孔、骶孔、L_5横突等骨性结构。

（三）入口位

患者仰卧位,X线球管从头侧指向骨盆部并与垂直线成40°角。为了充分了解入口位,认识S_1前方的骶骨岬(即隆起)非常重要。在真正的入口位,X线束与S_2、S_3的骶骨体前方在同一条线上。在此条线上S_2、S_3的前侧皮质重叠,在骶骨体的前方形成一条单独的线,此线在骶骨岬后方几毫米代表骶髂螺钉的最前限。

入口位显示骨盆的前后移位优于其他投射位置。近年来研究表明,后骨盆环的最大移位总是出现在入口位中。外侧挤压型损伤造成的髂骨翼内旋、前后挤压造成的髂骨翼外旋以及剪式损伤都可以在入口位中显示。同时入口位对判断骶骨压缩骨折或骶骨翼骨折也有帮助。沿着骶骨翼交叉线细致观察并与对侧比较,可发现骶骨的挤压伤及坐骨棘撕脱骨折。

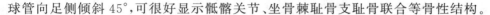

球管向足侧倾斜 45°,可很好显示骶髂关节、坐骨棘耻骨支耻骨联合等骨性结构。

(四)骨盆骨折的 CT 检查

CT 可增加诊断价值。例如 CT 诊断后侧骨间韧带结构非常准确,这对于判断骨盆是否稳定非常有意义。CT 对判断旋转畸形和半骨盆的平移也很重要。例如骶骨分离、骶孔骨折及 $L_5 \sim S_1$ 区域损伤等只有在轴位 CT 上才能发现。骶髂关节前后皆分离的损伤可通过平片证实,但对于开书型骨折骶髂关节前方损伤而后方完整的情况,只能通过 CT 来诊断。CT 检查亦可诊断伴随的髋臼骨折,如耻骨支骨折可影响髋臼下面的完整性。最后,CT 检查对于识别骶骨翼骨折及嵌插骨折也有非常重要的意义。

四、骨盆骨折的治疗

对多发创伤患者的总体评估的详细讨论不在本部分的讨论范围之内。由于多发创伤合并骨盆骨折患者的死亡率为 $10\% \sim 25\%$,故而其治疗对于骨科医师来说具有很大挑战性的说法是不为过的。由此,对多发创伤患者制定治疗计划必要性的强调从来不会有过度的时候。患者从损伤初始直到骨折固定的治疗必须始终在适当的监护病房中进行。系统治疗计划的执行应在复苏抢救的同时而不是序列进行。

在基本内容里涉及气道、出血和中枢神经系统的问题应优先得到处理。迅速地复苏抢救应同时针对保持气道通畅和纠正休克。在骨盆创伤中,休克会因后腹膜动静脉出血而难以纠正。

基本复苏处理之后的进一步处理包括对气道、出血、中枢神经系统、消化系统、内分泌系统以及骨折的进一步检查。

(一)急救

由于后腹膜出血和骨盆后出血是骨盆创伤的主要并发症,下面把讨论重点放在这个问题上。

伴发此并发症的患者需要大量液体输注。休克的早期处理应包括抗休克充气衣(PSAG)。PSAG 的优点大于缺点,唯一较显著的缺点是无法进行腹部操作。充气衣不能立即放气。在逐步放气的同时应仔细监测血压。收缩压下降 > 1.3 kPa(10 mmHg)以上是进一步放气的禁忌证。其他重要指示包括充气时先充腿部后充腹部而放气时顺序相反。

骨折固定属急诊复苏期处理范畴之内。越来越多的证据表明应用简单的前方外固定架即可实现其他介入性疗法很少达到的减少骨盆后静脉出血及骨质出血的作用。因此应早期进行骨盆骨折的固定。目前有一种可在急诊室应用的,不论是否进行骨盆直接固定的骨盆钳。希望此器械能通过使骨盆恢复正常容积从而发挥骨性骨盆的压塞效应以帮助停止静脉出血来减低死亡率。对于骨盆骨折早期固定的详细方法将在下面讨论。

Tile 发现对此类患者的治疗方法中骨盆血管栓塞的价值很小。在他的创伤中心只限于出血主要来源于诸如闭孔动脉或臀上动脉等小口径动脉的患者应用此方法。该方法对于那些存在髂内血管系统中主要血管大量出血的血流动力学不稳定的患者无甚价值,因为血管栓塞并不能控制此种类型的出血并且患者可能在施行过程中死亡。同样,它对静脉性及骨性出血亦无价值。

当患者在应用上述措施如输液,抗休克充气衣和早期骨盆骨折固定后休克得以很好的控制,但当输液量减少时又重新回到休克状态时应考虑小口径动脉出血的可能。在这种情况下,当患者达到血流动力学稳定后将患者转移至血管中心进行动脉造影,若发现小口径动脉存在破裂则用栓塞材料栓塞。

直接手术方法控制出血一般很少应用并且常不成功。手术的主要适应证是开放骨盆骨折合并主要血管损伤而导致低血容量休克的极危重患者。

开放骨盆骨折的死亡率很高,但是开放骨盆骨折的类型,是后侧还是外侧对于预后的判断十分重要。由此开放骨盆骨折并不能如此笼统地放在一起讨论。必须看到一些骨盆骨折实际上相当于创伤性半骨盆切除,并且在极少数情况下完成此半骨盆切除可能挽救生命。

若患者处于重度休克状态[即血压低于 8.0 kPa(60 mmHg]并对输液无反应),必须采取紧急措施以节省时间。若排除了胸腔、腹腔出血则应怀疑后腹膜出血。腹腔镜探查及镜下主动脉结扎可为进行正确方法的止血和血管修复争取时间。

(二)临时固定

临时固定只用于潜在增加骨盆容积的骨折,即宽开书型损伤或不稳定型骨盆骨折。对于占骨盆骨折总数 60% 的 LC 型损伤则很少需要临时固定。

可在急诊室应用骨盆钳(Ganz 钳)以解决无法立即应用外固定架的问题。否则必须急诊应用前方外固定架以获取临时固定。应用前方外固定架可减少骨盆容积从而减少了静脉性和骨性出血。另一个优点是显著缓解疼痛并能使患者处于直立位而保持良好的肺部通气。鉴于这些患者的一般状况极差,简单的外固定架构型即足够经皮在每侧髂骨内置入 2 根互相成 45°的外固定针,1 根置于髂前上棘另 1 根置于髂结节内,在前方以直角四边形构型连接。

生物力学研究表明应用简单构型外固定架即可对开书型骨折提供可靠的稳定性。但是对于不稳定型骨盆骨折,若要使患者能够行走则不论应用多么复杂的外固定架也不能完全地固定骨盆环。复杂的外固定架需要对髂前下棘做过多的解剖显露,而这与急诊期处理原则相抵触。它们在生物力学上有一些优点,但不足以抵消由于手术操作而带来的风险而不值一用。

(三)最终固定

对肌肉骨骼损伤的最终固定依靠对骨折构型的准确诊断。对于稳定的和无移位或微小移位的骨盆骨折,不论骨折类型如何只需对症治疗。此型损伤患者可短期内恢复行走功能,骨盆骨折的影响可以忽略。但有移位的骨盆骨折则需要仔细检查和考虑,如下述。

1.稳定型骨折

(1)开书型(前后挤压型)骨折。Ⅰ型:开书型骨折Ⅰ型中耻骨联合增宽<2.5 cm 时不需特殊治疗。一般此型损伤患者无后方破坏并且骶棘韧带保持完整。因此这种情况与怀孕时耻骨联合所发生的变化相似。在诸如卧床休息等对症治疗后骨折常能彻底愈合并且极少残留任何症状。Ⅱ型:当耻骨联合增宽>2.5 cm 时,医师面临以下几种选择。

1)外固定:如上文所述推荐应用简单的前方外固定架固定骨盆。保持外固定针 6～8 周;然后松开外固定架摄骨盆应力相以判断耻骨联合是否愈合及其稳定性。若已完全愈合,则在此阶段去除外固定针。若未愈合则再应用外固定架固定 4 周。若不合并垂向移位则患者可很快恢复行走。可通过在侧卧位或仰卧位时令双下肢充分内旋以达到复位。

2)内固定:若患者合并内脏损伤而需进行经正中旁或 Pfannenstiel 切口(耻骨上腹部横形半月状切口)行手术时,应用 4.5 mm 钢板即可维持稳定性。这一步骤需在结束腹部手术后关腹之前进行。在这种情况下,应用被推荐用于在不稳定骨折中固定耻骨联合的双钢板并非必需,因为开书型损伤存在与生俱来的稳定性。

3)髋人字石膏或骨盆吊带:开书型损伤患者亦可通过应用双腿内旋状态下的髋人字石膏或骨盆吊带来治疗。这 2 种方法较适用于儿童及青少年,Tile 主张应用外固定架作为最终治疗方法来治疗此型骨折。

（2）外侧挤压型骨折（LC 型骨折）：外侧挤压型骨折一般较为稳定，故一般不需手术切开固定，而只应用于需要纠正复位不佳或纠正下肢不等长的情况。由于此型损伤常导致后方结构的压缩以及一个相对稳定的骨盆，只有在患者的临床情况允许的情况下才能进行去压缩和复位。这会因患者的年龄，总体情况，半骨盆旋转的程度以及下肢长度变化的多少的不同而各不相同。对于年轻患者，下肢长度不等＞2.5 cm 可作为外侧挤压型损伤复位的适应证。这尤其适用于桶柄状损伤。但是必须再次强调大部分外侧挤压型损伤可通过单纯卧床治疗而不需任何外固定或内固定治疗。

如果由于上述原因而需要复位，则可通过用手或借助置入半骨盆内的外固定针使半骨盆外旋来完成。通过安装在连接杆上的把手施与外旋外力，可使桶柄状骨折通过向外侧和后方的去旋转而使后方结构去压缩，从而使骨折得以复位。在一些情况下无法获得满意复位，医师必须决定是否需要选择切开复位这个唯一可选择的手段。

如果在外固定针的帮助下获得复位，则应该在复位后应用一个简单的直方形前方外固定架来维持半骨盆的外旋位置。

内固定方法极少用于治疗外侧挤压型损伤，但在骨折突入会阴部（尤其见于女性）的非典型类型的情况下除外。在此特殊情况下，应用一个小的 Pfannenstiel 切口即可实现上耻骨支的去旋转，并能通过应用带螺纹针而达到充分的固定。在稳定型损伤中此针可于 6 周后拔除。

注意：外侧挤压型和垂向剪式不稳定损伤是应用骨盆吊带的禁忌证，因为它会导致进一步的骨折移位。

2.不稳定型骨折

应用简单的前方外固定架作为治疗不稳定剪式骨折的最终固定方法是不够的，因为这会在试图使患者行走时导致再次移位。因此有 2 种选择摆在医师面前：一是附加股骨髁上牵引；二是内固定。

（1）骨牵引加外固定：单纯的不稳定型剪式损伤可通过应用前方外固定架固定骨盆并附加股骨髁上牵引的方法而得到安全而充分的治疗。通过临床回顾调查发现，对患者特别是那些存在骶骨骨折，骶髂关节骨折脱位或髂骨骨折的患者应用此方法治疗得到了满意的长期随访结果。即使发生骨折再移位也是很微小并常无临床意义。由于对后方骨盆结构采用内固定的治疗方法会导致很多并发症，所以对于骨科医师处理骨盆创伤特别是单纯骨盆创伤应用此方法要比设计错误的切开复位手术方法安全得多。

牵引必须维持 8～12 周并应用前后位平片和入口相以及必要时的 CT 扫描来监测患者骨折情况。过去主要的问题是过早的活动，这类患者需要更长时间的卧床以获得坚固的骨性愈合。

（2）切开复位内固定：实际上在 1980 年以前没有对骨盆骨折尤其是后方骶髂结构应用内固定方面的报道，并且除了零星的个例报道外几乎没有有关这方面的论著。曾有应用钢板和钢丝固定前耻骨联合的报道，但对后方结构的处理方面的报道几乎没有。过去的十几年中骨盆骨折切开复位内固定的方法风行一时，因此必须检查其是否合理。从自然病史来看占病例总数 60％～65％的稳定型骨折几乎没有应用内固定治疗的适应证。对于不稳定型骨折，很多患者可通过外固定和牵引的方法得到安全而充分的治疗。由此可见，骨盆后方内固定的方法不应如此频繁应用，而只在显示出明显适应证的病例中应用。从另一角度看，骨盆骨折多为高能量损伤，除四肢多发伤外往往合并内脏损伤。在急诊病情不稳定的情况下很难完成内固定手术，而病情稳定后因时间过长或腹部造瘘管的污染又很难实施二期手术。因此，骨盆骨折的内固定的前提是必须具备高素质、高水平的急救队伍。

1)骨盆骨折内固定治疗的优点有：①解剖复位与坚固固定可维持良好的骨盆环稳定性，从而使多发创伤患者的无痛护理更容易进行；②现代内固定技术（尤其是加压技术）应用于骨盆大面积松质骨面上可帮助防止畸形愈合和不愈合。

2)骨盆骨折内固定治疗的缺点包括如下。①压塞作用丧失和大出血可能：骨盆创伤常伤及臀上动脉（其也可能在手术探查时再次损伤），但由于动脉内血凝块形成而未被发现。由于此类患者需大量输血，因此术后第5天至第10天时会出现凝血机制缺陷。术中探查骨折时若再次伤及此动脉，到时会导致大出血。②急性创伤期采用后侧切口常导致不能接受的皮肤坏死高发生率，尽管未采取后侧切口，亦在很多严重的垂向剪式不稳定损伤患者中发现皮肤坏死。由于手术中将臀大肌由其附着点上剥离，从而破坏了皮肤下方筋膜等营养皮肤的组织。尽管采取精细的手术操作，供给患者充足的营养以及术前抗生素应用，皮肤坏死的发生率仍很高。③神经损伤：固定骶髂关节的螺钉可能误入骶孔造成神经损伤。因此后方跨越骶髂关节的螺钉的置入一定要十分精确以防止此类并发症的出现。

3)前方内固定适应证。①耻骨联合分离：如果一个合并耻骨联合损伤的患者先由普外，泌尿科或创伤科医师进行了腹腔镜手术或膀胱探查术，此时应用钢板固定已复位的耻骨联合将大大简化处理过程。对于稳定型的开书型骨折，在耻骨联合上方平面应用短2孔或4孔钢板固定即可获得稳定。如果耻骨联合损伤是不稳定骨盆骨折的一个组成部分，应用双钢板固定以避免垂向与矢状面上移位的方法是可取的。当其与外固定架固定结合则可保持骨折的稳定性。但是在有粪便污染或有耻骨联合上管置入的情况下不宜应用钢板固定，此时采取外固定。②会阴区的有移位骨折：对于在外侧挤压型损伤的非典型类型中那些上耻骨支旋转经耻骨联合进入会阴区的损伤，经一个局限的Pfannenstiel切口进入将骨折块去旋转复位并用带螺纹固定针固定骨折直至骨折愈合。也可采用长3.5 mm系列螺钉从耻骨结节逆行向前柱方向固定，但操作要在透视下进行，以免螺钉进入关节。③合并前柱的髋臼骨折：如果合并髋臼前柱骨折或横形骨折合并耻骨联合破坏，骶髂关节脱位或髂骨骨折，则可采取髂腹股沟入路以固定骨折的各个组成部分。

4)后方骨折内固定适应证。①后骶髂结构复位不良：有时对后方骶髂结构（尤其是单纯骶髂关节脱位的病例）的闭合复位不能达到满意而常会导致后期慢性骶髂关节疼痛。但是其中有些病例是由于骨折特点而无法闭合复位，因此需要切开复位。②多发创伤：现代外科治疗要求对多发创伤患者的护理在直立体位进行以便改善肺部通气。如果骨盆骨折的不稳定性使之无法满足此要求，切开复位可作为创伤后处理的辅助治疗手段。由于应用前方外固定架固定骨盆可以在最初的几天满足直立体位护理的要求，此适应证应为相对性而并非绝对性。③开放的后方骨盆骨折：对于那些后骶髂结构破坏并且后方皮肤由内向外撕裂的少见损伤类型，适用于其他开放性骨折的处理方法亦在此适用。对于已存在开放伤口的损伤，医师应选择时机按本部分后面所描述的方法固定后方结构。有时根据情况可开放伤口等待二期闭合。但是如果伤口位于会阴区，则是所有类型内固定的禁忌证。必须仔细检查直肠和阴道有无皮肤裂伤以排除潜在的开放骨盆骨折。涉及会阴区的开放骨盆骨折是非常危险的损伤并且死亡率很高。开放骨盆骨折的治疗应包括彻底仔细的清创以及开放伤口换药。骨折应首先应用外固定架固定。实施结肠造瘘、膀胱造口以进行肠道、膀胱分流亦是基本的治疗方法。④骨盆骨折合并后柱的髋臼骨折：切开复位固定骨盆后方结构及髋臼对于一部分骨盆骨折合并横形或后方髋臼骨折的病例来说是适应证。这要求谨慎的决定和周密的术前计划。只有在骨盆骨折复位后才能将髋臼骨折解剖复位。⑤手术时机:一般来讲应等待患者的一般情况改善后,即伤后第 5 天与第 7 天之间予行骨盆切开复位。在这个初始阶段应用外固定架来维持骨盆的相对稳定性。例外的情况是已经进行了腹腔镜或膀胱探查术而显露了耻骨联合;此时应进行一期内固定。另外,在骨盆骨折合并股动脉损伤需要进行修补的少见病例,骨科医师应与血管科医师协作仔细商讨切口的选择使之能在修补血管的同时亦能进行前方耻骨支的固定。正如上文所提及的,后方的开放骨盆骨折可能是切开复位内固定的一个不常见的适应证。⑥抗生素应用:对这些手术患者因手术较大常规术前预防性应用抗生素是必要的。一般在术前静脉注射头孢菌素并持续 48 h 或根据需要持续更长时间。

(3)内固定物的应用。

1)钢板:由于普通钢板很难被预弯成满足骨折固定所需的各个方向上的形态,推荐3.5 mm 和4.5 mm 的重建钢板进行骨盆骨折固定。这种钢板可在 2 个平面上塑型并且是最常用的。一般对大多数女性和体格较小的男性应用 3.5 mm 钢板而对体格较大的男性应用 4.5 mm 钢板。对于前柱骨折可应用预定形重建钢板。

2)螺钉:与 2 种型号的标准拉力螺钉(4.0 mm 和 6.5 mm)一样,3.5 mm 和 6.5 mm 全螺纹松质骨螺钉亦是骨盆骨折固定系统的基本组成部分。骨折固定过程中还需要超过 120 mm 的特长螺钉。

3)器械:手术中最困难的部分就是骨盆骨折块的复位,因此需要特殊的骨盆固定钳。这些包括骨折复位巾钳和作用于两螺钉间的骨折复位巾钳。还有一些其他特殊类型的骨盆复位巾钳,可弯曲电钻和丝攻以及万向螺丝刀在骨盆骨折切开复位内固定手术中也是必需的。这些器械扩大了操作范围,尤其方便了对肥胖患者的耻骨联合作前方固定时的操作。需要强调的是如果没有骨盆骨折内固定的特殊器械,手术必须慎重。

(4)前方骨盆固定。

1)耻骨联合固定。①手术入路:如果已进行了经正中线或旁正中线切口的腹部手术,则可简单地通过此切口对耻骨联合进行固定。如果在进行耻骨联合固定手术之前未进行其他手术,采用横形的 Pfannenstiel 切口可得到良好的显露。在急诊病例中腹直肌常被撕脱而很容易分离。医师必须保持在骨骼平面上进行操作以避免损伤膀胱及输尿管。②复位:急诊病例的耻骨联合复位常较容易。应显露闭孔内侧面而后将复位钳插入闭孔内以达到解剖复位。夹紧复位钳时要小心避免将膀胱或输尿管卡在耻骨联合间。③内固定:对于稳定的开书型骨折,在耻骨联合上方平面应用两孔或四孔 3.5 mm 或 4.5 mm 的重建钢板即可得到良好的稳定性。对此类型损伤不需应用外固定架。

对于耻骨联合损伤合并不稳定型的骨盆损伤推荐应用双钢板固定技术。通常用 4.5 mm 的 2 孔钢板置于耻骨联合上方平面,在靠近耻骨联合两侧用 2 个 6.5 mm 松质骨螺钉固定耻骨联合。为防止垂向移位的发生,常在耻骨联合前方应用钢板(在女性应用 3.5 mm 重建钢板,在男性应用 4.5 mm 重建钢板)以及相应的螺钉固定会增强稳定性。保持这个前方的张力带,当夹紧复位钳时外旋半骨盆可使原先应用的前方外固定架对后方结构产生加压作用。由此可获得良好的稳定性并使患者能够采取直立体位。

2)耻骨支骨折:尽管存在技术上的可行性,但不提倡对耻骨支骨折的直接固定。如果骨折位于外侧,固定此骨折常需采用双侧髂腹股沟入路进行分离显露。假如耻骨支骨折合并了后方骨盆损伤有学者认为采用后侧入路更为恰当,固定此部位骨折的水平要比前方固定的水平高。因此在这种情况下很少进行耻骨支骨折的固定。

(5)后方骨盆固定：后骶髂结构可通过经骶髂关节前方或后方的入路得以显露。目前选择哪种入路仍存在很多争论，但以下几项原则可供参考。第一，采取后方切口的患者在创伤后阶段并发症的发生率很高。在处理的患者中尤其是挤压伤的患者，伤口皮肤坏死的发生率是不能接受的。后方部位的皮肤常处于易损状态下，即使未行手术也可因为下方臀大肌筋膜的撕脱而导致皮肤坏死。因此目前有对骶髂结构进行前方固定的趋势。从前方应用钢板固定可以维持骨盆的稳定性。目前这一更为生理性的入路被越来越多的医师所采用。

因此推荐对于骶髂关节脱位和其他一些骨折脱位采用前侧入路进行内固定，对于一些髂骨骨折和骶骨压缩采用后侧入路进行固定。

(6)前方固定骶髂关节：手术入路由髂嵴后部至髂前上棘上方作一长切口。显露髂嵴后沿骨膜向后剥离髂肌以显露包括骶骨翼在内的骶髂关节。若要进行进一步的显露，可将切口沿髋关节手术的髂股切口或 Smith-Peterson 切口扩展。为保护坐骨神经必须清晰地显露坐骨大切迹。

L_5 神经根由 L_5 和 S_1 之间的椎间孔内穿出并跨越 $L_5 \sim S_1$ 间盘到达骶骨翼，与由 S_1 椎间孔穿出的 S_1 神经根汇合。手术过程中易伤及这些神经，因此在应用复位巾钳或骶骨部分所用钢板超过两孔时要特别小心。

由于此部位十分靠近神经因此该手术方法不适于骶骨骨折，而只用于治疗骶髂关节脱位或髂骨骨折。复位可能十分困难，可在纵轴方向上牵引以及用复位巾钳夹住髂前上棘而将髂骨拉向前方的帮助下进行。应在坐骨大切迹处由前方检查复位情况。

应用 2 孔或 3 孔 4.5 mm 钢板及 6.5 mm 全螺纹松质骨螺钉固定即可获得良好的稳定性。轻度的钢板过度塑形会对复位有帮助，因为外侧螺钉的紧张有使髂骨向前复位的趋势。在耻骨联合未做内固定时可应用直方形外固定架作为后方结构固定的辅助。关闭伤口并作引流。

如果患者较年轻且骨折固定的稳定性良好，则可采取直立体位但在骨折愈合之前避免负重，大约需6周时间。

(7)后方固定骶髂关节：如前所述，骶髂关节的后侧入路较为安全和直观但易出现诸如伤口皮肤坏死及神经损伤等并发症，因此在操作时应十分小心。其指征包括未复位的骶骨压缩，骶髂关节脱位和骨折脱位。鉴于目前对采用骶髂关节前侧还是后侧入路并无明确的适应证，医师可根据个人喜好做出选择。

手术入路：在髂后上棘外侧跨越臀大肌肌腹作纵向切口。医师在选择切口时应避开骨骼的皮下边缘，尤其是在这个区域。经切口显露髂后上棘及髂嵴区。臀大肌常存在撕脱，沿骨膜下剥离之显露臀上切迹。必须保护经此切迹穿出的坐骨神经。在不稳定型骨折中应用此切口时可用手指经此切迹探查骶骨前部。只有通过此方法才能证实是否获得解剖复位。C 形臂机的作用非常重要，尤其对使用跨骶髂关节螺钉时和避免螺钉误入骶孔方面帮助很大。

(8)髂骨骨折：髂骨后部骨折或骶髂关节的骨折脱位适于应用切开复位一期内固定的标准手术操作，即在骨折块间使用拉力螺钉固定后再应用作为中和钢板的 4.5 mm 或 3.5 mm 的重建钢板固定骨折。通常应用 2 块钢板固定以防止发生移位。

(9)骶髂关节脱位：应用螺钉作跨越骶髂关节的固定可获得可靠的固定。螺钉可单独使用亦可经过充当垫片作用的小钢板使用（尤其适用于老年患者）。应用螺钉固定骨折的操作必须十分精细，否则因误入脊髓腔或 S_1 孔而损伤马尾神经的情况十分常见。此方法应在 C 形臂机两平面成像的辅助下进行。

上方的螺钉应置入骶骨翼内并进入 S_1 椎体内。先用 1 根 2 mm 克氏针暂时固定并在 C 形臂机下检查复位情况。当需要做跨越骶髂关节的固定时应使用 6.5 mm 松质骨拉力螺钉固定。

对于骶髂关节脱位，螺钉长度为 40～45 mm 即足够。但对于骶骨骨折或骶骨骨折不愈合来说，螺钉长度必须足以跨越骨折线并进入 S_1 椎体。在这种情况下必须应用 60～70 mm 的长螺钉，因此螺钉的位置变得至关重要。术者必须将手指跨越髂棘顶部并置于骶骨翼上作为指导，电钻和导针的方向、位置必须在 C 形臂机透视下得以明确。

第 2 枚螺钉在 C 形臂机指导下应在 S_1 孔远端置入。为避免损伤孔内的神经结构，尽管因骨质较薄而致操作极为困难，最后这枚螺钉仍需置于 S_1 孔远端。此孔可通过 C 形臂机下显影或可因后方结构破坏和解剖显露而能直接观察到。常用的方法是近端 2 枚螺钉远端 1 枚螺钉。

（10）骶骨压缩骶骨棒固定：对于急性骶骨压缩需要经后侧入路行切开复位时，应用骶骨棒可获得既安全又充分的固定。由于固定物并不穿越骶骨而不会导致神经结构的损伤。应用 2 根骶骨棒固定后方结构可维持良好的稳定性。附加应用前方外固定架会使固定更充分。

切口的选择如上文所述在髂后上棘的外侧。显露一侧后嵴后在其上钻滑动孔，将带螺纹的骶骨棒穿入直至抵到对侧髂后上棘。利用骶骨棒的尖端插入后嵴直至透过髂嵴外板。安装好垫圈和螺帽后将骶骨棒尾部齐螺帽切断。在远端置入第 2 根骶骨棒。该方法的绝对禁忌证是髂后上棘区域存在骨折。若不存在此损伤，则通过固定可对骶骨压缩产生加压作用而无损伤神经结构的危险。对于需要治疗的骶骨压缩推荐应用此方法。

双侧骶髂关节损伤：对于双侧骶髂关节损伤不能应用骶骨棒固定，除非用螺钉固定至少一侧骶髂关节以防止后方移位的发生。

五、术后处理与康复

术后处理完全依骨质情况和骨折固定情况而定。假如骨质良好并且骨折固定稳定，在双拐帮助下行走是可能的。但是从大多数病例来看，术后一定时期的牵引是明智的并且能防止晚期骨折移位的发生。

骨折不愈合与畸形愈合骨盆骨折不愈合并不罕见，发生率约为 3%，因此对这一难题运用上述方法来处理可能是有效的。医师在治疗骨折不愈合之前尤其是那些骨折复位不良的患者，应熟悉上述所有方法。处理这些复杂的问题需要因人而异，而且应认真制定术前方案。纠正垂向移位可能需要行后方髂骨截骨术。若所需矫正的畸形很大（超过 2.5 cm），可分步进行。第一步治疗包括清理不愈合的骨折端及前方或后方的矫正性截骨。而后予患者重量为 14～18 kg 的股骨髁上牵引。在患者清醒的状态下运用放射学方法监测矫正进程。在清醒状态下亦检查有无坐骨神经的问题。在第一次手术后的 2～3 周行第二次手术固定骨盆。

Matta 采用一次手术三阶段方法治疗骨折畸形愈合。首先仰卧位松解骨盆前环的耻骨联合，然后俯卧位使骶髂关节复位固定之，再使患者仰卧位固定耻骨联合，达到较好的效果。

骨盆骨折是一种死亡率很高的严重损伤。其早期处理按多发创伤的处理原则进行。此损伤的并发症很多，包括大出血，空腔脏器破裂尤其是膀胱、输尿管和小肠，以及会阴区的开放伤口。在损伤处理的过程中不应抛开肌肉骨骼系统损伤的处理，而应与其他损伤的处理同时进行。创伤科或骨科医师应认真制定包括骨盆骨折固定在内的早期治疗计划。了解骨盆骨折的各种类型是作出合理决定的基础。

骨折外固定在不稳定骨盆骨折时作为临时固定方法是挽救生命的手段。应迅速而简单地运用之。外固定亦可作为稳定型开书型骨折（前后方向挤压）和外侧挤压损伤中需要通过外旋复位的骨折类型的最终固定方法,并可与股骨髁上牵引或切开复位内固定联合应用。

由于大多数骨盆骨折应用简单牵引的方法即可得到良好的结果,所以内固定的作用并不十分明确。但是的确存在经前侧或后侧入路对前方的耻骨联合及后方的骶髂关节结构应用内固定的适应证。对于骶髂关节脱位和髂骨骨折可采用前侧入路显露骶髂关节,而对髂骨骨折和其他一些骶髂关节的骨折脱位采用后侧入路。应用两根位于后方的骶骨棒固定骶骨骨折,在前方应用钢板固定治疗骶髂关节脱位,应用拉力螺钉和钢板固定的标准操作技术固定髂骨骨折。

最重要的是合并这些骨折的患者多为非常严重的多发创伤患者,并且骨折情况极为复杂。因此不应教条地处理问题而应因人而异。

(宋 磊)

第九节 髋 臼 骨 折

一、概述

髋臼由 3 块骨骼组成:髂骨在上,耻骨在前下,坐骨在后下,至青春期以后三骨的体部才融合为髋臼。从临床诊治的角度出发,Judet 和 Letournel 将髋臼视为包含于半盆前、后两个骨柱内的一个凹窝。前柱又称髂耻柱,由髂骨前半和耻骨组成,包括髋臼前唇、前壁和部分臼顶。后柱又称髂坐柱,由髂骨的坐骨切迹前下部分和坐骨组成,包括髋臼后唇、后壁和部分臼顶。

二、病因、病理

髋臼骨折多由间接暴力造成,因臀部肌肉丰富故直接暴力造成骨折少见。由于遭受暴力时股骨的位置不同,股骨头撞击髋臼的部位即有所不同,因而造成不同类型的髋臼骨折。当髋关节屈曲、内收位时受力,常伤及后柱,并可发生髋关节后脱位;若在外展、外旋位时受力,可造成前柱骨折和前脱位;若暴力沿股骨颈方向传递,即可造成涉及前后柱的横形或粉碎性骨折。严重移位的髋臼骨折,股骨头大部或全部突入骨盆壁内,出现股骨头中心脱位。传达暴力的髋臼骨折,髋臼的月状软骨面和股骨头软骨均有不同程度的损伤,重者股骨头亦可发生骨折。

三、诊断

(一)病史
确切的外伤史。

(二)体征
患侧臀部或大腿根部疼痛、肿胀及皮下青紫瘀斑,髋关节活动障碍。局部有压痛,有时可在伤处扪到骨折块或触及骨擦音。

(三)合并症
若合并有髋关节脱位,后脱位者在臀部可摸到脱出的股骨头,患肢呈黏膝状;前脱位者在大腿前侧可摸到脱出的股骨头,患肢呈不黏膝状;中心型脱位者,患肢呈短缩外展畸形。

(四)X 线或 CT 检查可明确诊断

为了正确评估髋臼骨折,检查时应摄不同体位的 X 线片,以便了解骨折的准确部位和移位情况。Letoumel对髋臼骨折在 Judet 3 个角度 X 线片上的表现进行分类。该方法包括摄患髋正位、髂骨斜位片(IOV)和闭孔斜位片(OOV),它们是诊断髋臼骨折和分类的依据。

正位片显示髂耻线为前柱内缘线,前柱骨折时此线中断;髂坐线为后柱的后外缘,后柱骨折时此线中断;后唇线为臼后壁的游离缘,臼后缘或后壁骨折时后唇线中断或缺如;前唇线为臼前壁的游离缘,前缘或前壁骨折时此线中断或缺如;臼顶和臼内壁的线状影表示其完整性,臼顶线中断为臼顶骨折,说明骨折累及负重区,臼底线中断为臼中心骨折泪滴线可用来判断髂坐线是否内移。为了显示前柱或后柱骨折,尚需摄骨盆 45°斜位片。①向患侧旋转 45°的髂骨斜位片:可清晰显示从坐骨切迹到坐骨结节的整个后柱,尤其是后柱的后外侧缘。因此,该片可以鉴别后柱和后壁骨折,如为后壁骨折,髂坐线尚完整,如为后柱骨折,则该线中断或错位。②向健侧旋转 45°的闭孔斜位片:能清楚地显示自耻骨联合到髂前下棘的整个前柱,特别是前内缘和前唇。应当指出的是,骨折错位不一定在每张 X 线片上显示,只要有一张 X 线片显示骨折,诊断明确。髋关节正位、髂骨和闭孔位 X 线片虽可显示髋臼损伤的全貌,但有时难以显示复杂的情况。CT 可显示骨折线的位置、骨折块移位情况、髋臼骨折的范围、粉碎程度、股骨头和臼的弧线是否吻合以及股骨头、骨盆环和骶骨损伤,因此对于髋臼骨折的诊断和分类,CT 是 X 线片的重要补充。特别是对平片难以确定骨折类型和拟切开复位内固定治疗者,以及非手术治疗后髋臼与股骨头弧线呈非同心圆位置或髋关节不稳定者均应作 CT 检查。

四、治疗

髋臼骨折后关节软骨损伤,关节面凹凸不平,甚至失去弧度,致使股骨头与髋臼不相吻合。势必影响髋关节的活动。长期磨损则出现骨关节炎造成疼痛和功能障碍。因此,髋臼骨折的治疗原则与关节内骨折相同,即解剖复位、牢固固定和早期主动和被动活动。

(一)手法复位

手法复位适应于单纯的髋臼骨折。根据骨折的移位情况采取相应的复位手法。患者仰卧位,一助手双手按住骨盆,术者可将移位的骨折块向髋臼部位推挤,一面推挤,一面摇晃下肢使之复位,复位后采用皮牵引固定患肢 3～4 周。

(二)牵引疗法

牵引疗法适应于髋臼内壁骨折、骨折块较小的后壁骨折及髋关节中心性骨折脱位。或虽有骨折移位但大部分髋臼尤其是臼顶完整且与股骨头吻合,以及中度双柱骨折头臼吻合者。方法是:于股骨髁上或胫骨结节行患肢纵轴牵引,必要时(如严重粉碎,有移位和中心脱位的髋臼骨折,难以实现手术复位内固定者)在股骨大转子部加用侧方牵引,并使这两个方面牵引的合力与股骨颈方向一致。其纵轴牵引力量为 7～15 kg,侧方牵引力量为 5～8 kg,经 1～2 d 摄 X 线片复查,酌情调整重量,并强调在维持牵引下早期活动髋关节。经 6～8 周或经 8～12 周去牵引,扶双拐下地活动并逐渐负重,直至完全承重去拐行走。

(三)手术治疗

(1)对后壁骨折片大于 3.5 cm×1.5 cm 并且与髋臼分离达 5～10 mm 者行切开复位螺丝钉内固定术。

(2)移位明显的髋臼前柱骨折,采用改良式 Smith-Peterson 切口或经髂腹股沟切口,显露髋臼前柱,骨折复位后用钢板或自动加压钢板内固定。

(3)对髋臼后柱和后唇骨折采用后切口。其骨折复位后用钢板或自动加压钢板内固定,其远端螺丝钉应旋入坐骨结节。如有移位骨折片,需行骨片间固定时,可用拉力螺钉内固定。

(四)功能锻炼

对髋臼骨折应在维持牵引下早期活动髋关节,不仅可防止关节内粘连,而且可产生关节内的研磨动作,使关节重新塑形。

（宋　磊）

第十节　股骨颈骨折

股骨颈骨折占股骨近端骨折的 53%,其中无移位(包括嵌插性骨折)骨折占 33%,有移位骨折占 67%。股骨颈骨折存在的问题:①骨折不愈合;②股骨头缺血性坏死。近年来由于内固定技术的进步,骨折不愈合率大大降低,但股骨头缺血性坏死率仍无改善。

一、股骨颈骨折分型

股骨颈骨折分型可归纳为 4 类:①根据骨折的解剖部位分型;②根据骨折线的方向(Pauwels 分型);③根据骨折移位的程度(Garden 分型);④AO 分型。

(一)解剖部位分型

将股骨颈骨折分为头下型、经颈型和基底型三型。骨折位置越接近股骨头,缺血性坏死发生率越高。但各型的 X 线表现受投照角度影响很大,影响临床实际的准确评估。目前此类分型已很少应用。

(二)骨折线方向分型

Pauwels 根据骨折线走行提出 Pauwels 分型(图 5-46),认为 Pauwels 夹角度数越大,即骨折线越垂直,骨折端所受到的剪式应力越大,骨折越不稳定,不愈合率随之增加。

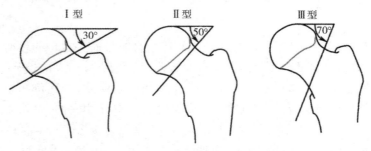

图 5-46　Pauwels 分型

但该分型存在两个问题,第一,投照 X 线时股骨颈与 X 线片必须平行,这在临床上难以做到。第二,Pauwels 分型与股骨颈骨折不愈合及股骨头缺血性坏死无明显对应关系。

(三)骨折移位程度分型

Garden 分型是目前应用最广泛的股骨颈骨折分型,根据骨折移位程度分为Ⅰ~Ⅳ型(图 5-47)。

Ⅰ型:不全骨折。Ⅱ型:完全骨折无移位。Ⅲ型:完全骨折有移位。Ⅳ型:完全骨折完全移位。Garden 发现随着股骨颈骨折移位程度递增,不愈合率与股骨头缺血性坏死率随之增加。

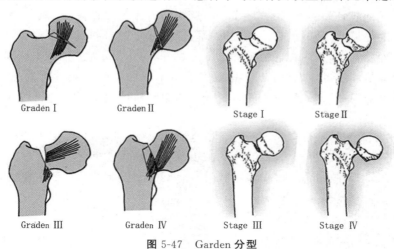

Graden Ⅰ   Graden Ⅱ   Stage Ⅰ   Stage Ⅱ

Graden Ⅲ   Graden Ⅳ   Stage Ⅲ   Stage Ⅳ

图 5-47   Garden 分型

(四)AO 分型

将股骨颈骨折归类为股骨近端骨折中的 B 型(图 5-48)。

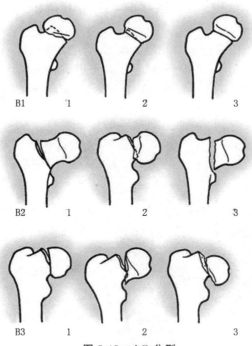

B1   1   2   3

B2   1   2   3

B3   1   2   3

图 5-48   AO 分型

B1 型:头下型,轻度移位。1.嵌插,外翻≥15°;2.嵌插,外翻<15°;3.无嵌插

B2 型:经颈型。1.经颈部基底;2.颈中部,内收;3.颈中部,剪切

B3 型:头下型,移位。1.中度移位,内收外旋;2.中度移位,垂直外旋;3.明显移位

二、股骨颈骨折的治疗原则

无移位及嵌插型股骨颈骨折(Garden Ⅰ、Ⅱ型)占所有股骨颈骨折的15%～33%。无移位的股骨颈骨折虽然对位关系正常,但稳定性较差。嵌插型股骨颈骨折端相互嵌插,常有轻度内翻。由于骨折端嵌入松质骨中,其内在的稳定性也不可靠。Lowell认为嵌插型股骨颈骨折只要存在内翻畸形或股骨头后倾超过30°便失去了稳定性。由于嵌插型股骨颈骨折的患者症状轻微,肢体外旋、内收、短缩等畸形不明显,骨折端具有一定的稳定性,因此对此是采取保守治疗还是手术治疗存在争议。

目前认为,对于无移位或嵌插型股骨颈骨折,除非患者有明显的手术禁忌证,均应考虑手术治疗,防止骨折再移位,并减少患者卧床时间,减少骨折并发症发生。

移位型股骨颈骨折(Garden Ⅲ、Ⅳ型)的治疗原则:①解剖复位;②骨折端加压;③稳定的内固定。

移位型股骨颈骨折,如患者无手术禁忌证均应采取手术治疗。

手术时机:由于股骨颈骨折的患者多为老年人,尽快手术可以大大减少骨折并发症发生及原有心肺疾病的恶化。目前,多数学者主张应在6～12 h行急症手术。

术前牵引:对于手术之前是否需要牵引争议较大。对于移位型股骨颈骨折,首先应尽早施行手术(6～12 h)。如由于某种原有无法急症手术,并非需要常规牵引。如行术前皮肤或骨骼牵引,一定要保持肢体处于中立位或轻度屈曲外旋位,以免肢体处于伸直内旋位对于血运的继续损害。

股骨颈骨折的复位:骨折的解剖复位是股骨颈骨折治疗的关键因素。直接影响骨折愈合及股骨头缺血性坏死的发生。Moore指出,X线显示复位不满意者,实际上股骨颈骨折端接触面积只有1/2。由于骨折端接触面积减少,自股骨颈基底向近端生长的骨内血管减少或生长受阻,因而降低了股骨头颈血运。

复位的方法有两种,闭合复位和切开复位。应尽可能采取闭合复位,只有在闭合复位失败,无法达到解剖复位时才考虑切开复位。

(一)闭合复位

1.McElvenny法

将患者置于牵引床上,对双下肢一同施行牵引;患肢外旋并加大牵引;助手将足把持住后与术者把持住膝部一同内旋;肢体内旋后将髋关节内收。McElvenny认为解剖复位及外展复位均不稳定,主张使股骨颈骨折远端内侧骨皮质略内移,使其位于股骨头下方,以使其稳定性增加。因此提出在复位完成以后自大转子向内侧用力推骨折远端,至远端内移(图5-49)。

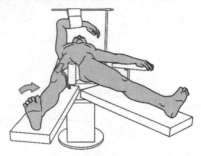

图5-49　McElvenny法

2.Leadbetter 法

Leadbetter 采用髋关节屈曲位复位方法:首先,屈髋90°后行轴向牵引,髋关节内旋并内收。然后,轻轻将肢体置于床上,髋关节逐渐伸直。放松牵引,如肢体无外旋畸形即达到复位(图 5-50)。

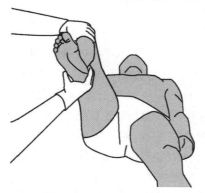

图 5-50　Leadbetter 法

(二)复位的评价

X 线评价:闭合复位后,应用高质量的 X 线影像对复位的满意程度进行认定。Simon 和 Wyman 曾在股骨颈骨折闭合复位之后进行不同角度 X 线拍片,发现仅正侧位 X 线片显示解剖复位并未真正达到解剖复位。Lowell 提出:股骨头的凸面与股骨颈的凹面在正常解剖情况下可以连成一条"S"形曲线,一旦在 X 线正侧位任何位置上"S"形曲线不平滑甚至相切,都提示未达到解剖复位。

Garden 提出利用"对位指数"(后被称为 Garden Index)对股骨颈骨折复位进行评价。Garden lndex 有两个角度数值:在正位 X 线片上,股骨颈内侧骨小梁束与股骨干内侧骨皮质延长线的夹角正常为160°,在侧位 X 线片上股骨头中心线与股骨颈中心线为一条直线,其夹角为180°(图 5-51)。Garden 研究了大量病例后发现股骨颈骨折复位后,在正侧位 X 线片上 Garden lndex<155°病例组中,股骨头缺血性坏死率近7%,而 Garden lndex>180°病例组中,股骨头缺血性坏死率达53.8%。Garden 认为,如果复位后 Garden lndex 在155°~180°即可认为复位满意。

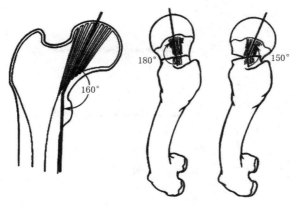

图 5-51　Garden Index

尽管有些学者认为外展位复位可以增加骨折端的稳定性,但目前大多数学者均提出应力求达到解剖复位。只有解剖复位,才可以最大限度地获得股骨头颈血运重建的可能性。

(三)复位后的稳定性

股骨颈骨折复位后稳定与否很大程度上取决于股骨颈后外侧是否存在粉碎。如果后外侧粉碎则失于后外侧有效的骨性支撑,随后常发生复位失败以致骨折不愈合。因此,对于伴有后外侧粉碎的股骨颈骨折,可考虑一期植骨。

(四)切开复位

一旦闭合复位失败,应该考虑切开复位,即直视下解剖复位。以往认为切开复位会进一步损害。近年来,许多学者都证实切开复位对血运影响不大。Banks 的结论甚至认为切开复位后不愈合率及股骨头缺血性坏死率均有下降。其理由是,首先切开复位时关节囊切口很小,而解剖复位对血运恢复起到了良好的作用。切开复位可采用前侧切口或前外侧切口(Watson-Jones 切口)。有人提出,如存在股骨颈后外侧粉碎,则应选择后方切口以便同时植骨。但大多数学者认为后方切口有可能损害股骨颈后外侧残留的血运,故应尽量避免。

(五)股骨颈骨折的内固定手术方法

应用于股骨颈骨折治疗的内固定物种类很多。内固定的原则是坚强内固定和骨折端加压。但必须强调解剖复位在治疗中至关重要。各种内固定材料均有自身的特点和不足。医师应该对其技术问题及适应证非常熟悉以选择应用。

三翼钉作为治疗股骨颈骨折的代表性内固定物曾被应用多年,由于其本身存在许多问题而无法满足内固定原则的要求,在国际上早已弃用。目前经常应用的内固定材料可分为多针、螺钉、钩钉、滑动螺钉加侧方钢板等。

1.多针

多针固定股骨颈骨折为许多学者所提倡(图 5-52)。多针的种类很多,主要有 Moore、Knowles、Neufeld 等。多针固定的优点主要是可在局部麻醉下经皮操作,从而减少出血、手术死亡及感染的危险。其缺点:①固定强度不足。②在老年骨质疏松的患者中,有在股骨转子下进针入点处造成骨折的报道。③存在固定针穿出股骨头的可能。多针固定总的牢固强度较弱,因此主要试用于年轻患者中无移位的股骨颈骨折(Garden Ⅰ、Ⅱ型)。

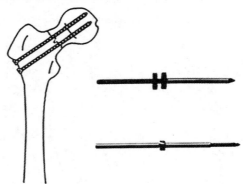

图 5-52　多针固定

2.钩钉

Stromgqvist 及 Hansen 等设计了一种钩钉治疗股骨颈骨折。该钉插入预先钻孔的孔道后在其顶端伸出一个小钩,可以有效地防止钉杆穿出股骨头及向外退出,手术操作简便,损伤小(图 5-53)。

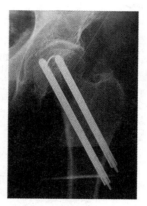

图 5-53　Hansen 钉

3.加压螺钉

多根加压螺钉固定股骨颈骨折是目前主要提倡的方法,其中常用的有 AO 中空加压螺钉、Asnis 钉等(图 5-54)。中空加压螺钉的优点有骨折端可获得良好的加压力;3 枚螺钉固定具有很高的强度及抗扭转能力;手术操作简便,手术创伤小等。由于骨折端获得加压及坚强固定,骨折愈合率提高。但对于严重粉碎性骨折,单纯螺钉固定的支持作用较差,有继发骨折移位及髋内翻的可能。

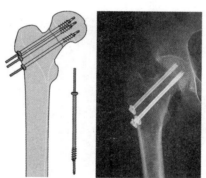

图 5-54　中空加压螺钉

4.滑动螺钉加侧方钢板

滑动螺钉加侧方钢板主要有 AO 的 DHS 及 Richards 钉(图 5-55)。其特点是对于股骨颈后外侧粉碎,骨折端缺乏复位后骨性支持者提供可靠的支持。其头钉可沿套管滑动,对于骨折端产生加压作用,许多学者指出,单独应用时抗扭转能力较差,因此常在头钉的上方再拧入一颗加压螺钉以防止旋转。

5.内固定物在股骨头中的位置

对于内固定物在股骨头中的合理位置存在较大的争议。Cleceland、Bailey、McElvenny 等人均主张在正侧位 X 线片上,内固定物都应位于股骨头中心。任何偏心位置的固定在打入时有可能造成股骨头旋转。另外股骨头中心为关节下,致密的骨质较多,有利于稳定固定。Fielding、Pugh、Hunter 等人则主张内固定物在 X 线片正位上偏下,侧位上略偏后置放,主要是为了避免髋关节内收,外旋时内固定物切割股骨头。Lindequist 等人认为远端内固定物应尽量靠近股骨颈内侧,以利用致密的股骨距来增加其稳定性。尽管存在争议,目前一致的看法是由于血运的原因,内固定物不应置于股骨头上方。关于内固定物进入股骨头的深度,应距离股骨头关节面大约 5 mm 为宜。

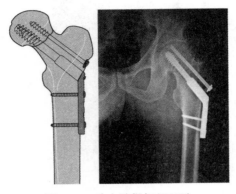

图 5-55　动力髋螺钉(DHS)

（李海洋）

第十一节　股骨粗隆间骨折

股骨粗隆部为股骨颈囊外至小粗隆下 5 cm 的部位。粗隆间骨折是老年人的常见骨折,与脊柱压缩性骨折和桡骨远端骨折并列为三大骨质疏松性骨折。文献报道老年髋部骨折约占所有骨折的 41%,其中粗隆间骨折占 21%。粗隆间骨折的发生率与股骨颈骨折大致相同,但发病年龄较股骨颈骨折平均高 5～6 岁且以女性多见,男、女性比例约为 1∶3。随着人类平均寿命的延长和人口老龄化的发展,粗隆间骨折的发生率呈逐年上升的趋势。美国每年大约发生 25 万例粗隆间骨折,死亡率为 15%～20%。有学者预测,到 2050 年粗隆间骨折的发病率将为目前的 2 倍,绝大多数为 70 岁以上的老年人。

一、解剖概要

股骨颈基底与股骨干近端交界处,有两个隆起:上方外侧为大转子,臀肌附着,大转子内后有一深凹为转子窝,闭孔肌附着;颈体交界处内侧锥形突起为小转子,有腰大肌附着,基底及内侧面为髂肌附着,形成粗隆部。承受着身体的重量,保持身体平衡。一旦遭受外力及扭转力控制失调,负重力及肌群的牵拉,而造成该部骨折,即股骨粗隆间骨折。

股骨颈与股骨干两长轴相互形成一个内倾角,称为颈干角。正常值为 110°～140°,平均为 127°～132°,大于 140°称为髋外翻,小于 110°称为髋内翻。股骨颈的纵轴线与股骨两髁中点的连线形成一个夹角,称为前倾角或扭转角。新生儿为 20°～40°,成人为 12°～15°。

粗隆间部骨小梁系统的排列:一部分从内侧骨皮质开始延伸至大粗隆,即张力骨小梁;另一部分从外侧骨皮质与内侧骨小梁系统交叉垂直抵止于内侧骨小梁,即压力骨小梁。压应力与张应力相结合形成股骨距。小粗隆上下结合部骨小梁系统,皮质较厚,其弯曲部即内侧弓。该部位反映了有弯曲外力的粗隆间线处承受压力最大。该部位内侧弓一旦破坏,由于过早负重或超负荷负重，或内侧支撑力不足，容易引起髋内翻。治疗时必须改变其负重线或加强负重应力，才能得以控制，减少髋内翻的发生（图 5-56）。

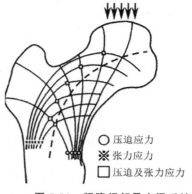

○ 压迫应力
※ 张力应力
□ 压迫及张力应力

图 5-56 粗隆间部骨小梁系统

二、致伤原因

约 90％的粗隆间骨折为低能量损伤，高能量损伤多发生于年轻人，仅占 10％左右。导致老年粗隆间骨折的直接原因是跌倒，根本原因是骨质疏松。老年人的认知能力下降，大脑应急反应降低，在跌倒时，不能反应性的伸出前臂以维持身体平衡，应力高度集中于髋部，再加上骨质疏松，因此极易导致粗隆间骨折。一些因素可增加跌倒的危险，如老年人的视力减弱，听觉、触觉及前庭功能的减退，合并中枢神经系统疾病（如帕金森病、脑卒中等）等，都也是增加跌倒的风险因素。Ramnemerk 等曾报道，脑血管意外的患者髋部骨折的发生率较正常人高 4 倍。偏瘫的老年患者，户外运动少，阳光照射不足，会进一步加重骨质疏松。

粗隆间骨折与骨质疏松密切相关，一些学者甚至将老年粗隆间骨折归属于病理性骨折。骨质疏松将致使骨质量下降，骨结构改变，因此导致骨强度下降、骨脆性增加，易发生骨折。环境等外在因素也是造成粗隆间骨折的重要危险因素，光滑的地面、不平的地板、昏暗的灯光、松动或起皱的地毯、不牢固的家具，以及地板上的物体等都可能造成老年人跌倒。特别是在老年人起坐、下床与上卫生间的过程中，如果出现跌倒，则易发生粗隆间骨折。此外，泥泞或冰雪的路面，从事有一定危险的活动，如爬凳子、搬动重物等，也是跌倒风险增加的重要因素。

三、临床表现

患者多为老年人，表现为伤后髋部出现疼痛，下肢不能活动，无法站立或行走。检查时可见下肢短缩和外旋畸形，有时外旋畸形可达到 90°。患侧大粗隆部可出现肿胀或瘀斑，压痛明显，轴向叩击足跟部可引起髋部剧烈疼痛。无移位或移位较小的骨折，上述症状或体征比较轻微。X 线拍片可确定诊断，并明确移位程度和骨折类型。

四、骨折分型

粗隆间骨折的分型很多，曾被推广和应用的分类主要有以下十种：Evans 分型（1949），Boyd 和 Griffin 分型（1949），Ramadier 分型（1956），Decoul×-Lavarde 分型（1969），Ender 分型（1970），Tronzo 分型（1973），Jensen 分型（1975），Deburge 分型（1976），Briot 分型（1980），AO 分

型(1981)。这些分类的依据主要是解剖学的描述(Evans,Ramadier,Decoul×-Lavarde)和预后的判定(Tronzo,Ender,Jensen,AO)。多数分类方法简单、实用,能准确判定骨折的稳定性及复位难度,并能判断其预后,因此对指导临床工作具有实际意义。目前应用最广泛的有 Evans 分型和 AO 分型。

(一)Evans 分型

Evans 分型是目前广泛采用的分型系统,根据骨折的稳定性和骨折线的方向分型。该分类系统将股骨粗隆间骨折分为两型。其中Ⅰ型中Ⅰa、Ⅰb 型为稳定型骨折,其余为不稳定型。不稳定型骨折又分为经解剖或近乎解剖复位后可获得稳定和很难重建稳定性的两种。

Ⅰ型骨折:骨折线由小粗隆向上和向外延伸。Ⅰ型骨折又分为四个亚型。

Ⅰa 型:骨折无移位,小粗隆无骨折。

Ⅰb 型:骨折有移位,小粗隆有骨折,但复位后内侧皮质能附着,骨折稳定。

Ⅰc 型:骨折有移位,小粗隆有骨折,但复位后内侧骨皮质不能附着,骨折仍不稳定。

Ⅰd 型:粉碎性骨折至少包括大小粗隆 4 部分骨折块,骨折不稳定。

Ⅱ型骨折:为反斜行骨折,骨折线与Ⅰ型相反,由小粗隆向外向下延伸,骨折不稳定,该型骨折由于内收肌的牵拉,股骨干有向内侧移位的倾向。

Evans 分型强调修复股骨转子区后内侧皮质的连续性是复位后获得稳定的关键。该分类方式简单、实用,有助于判断骨折的稳定性,对手术方案的制定和内固定物的选择均具有一定指导意义。

(二)AO 分型(图 5-57)

AO 将粗隆间骨折归为股骨近端骨折中的 31-A 类型,分为 A1、A2、A3 三种类型,每型中根据骨折形态又分为 3 个亚型。

A1 型骨折:简单的两部分骨折,骨折线从大粗隆到远端内侧皮质,而内侧皮质只在一处断开。其中 A1.1 型骨折表现为内侧皮质骨折恰位于小粗隆上;A1.2 型骨折表现为骨折内侧与骨折远端有嵌插;A1.3 型骨折为骨折通过粗隆-干部的两部分骨折。

A2 型骨折:为经粗隆多块骨折,骨折线方向相同,但是内侧皮质至少两处断开。根据骨折块的数目和后侧粉碎的程度进一步分型。A2.1 为有一个中间骨折块;A2.2 为有两个中间骨折块;A2.3 为有 2 个以上的中间骨折块。

A3 型骨折:骨折线通过股骨外侧皮质骨的骨折,当骨折平面近于水平面时称为粗隆间骨折。小粗隆与骨干部分连为一体。如果骨折线从外侧远端向着小粗隆并终止于内侧小粗隆以上,这种骨折称为逆粗隆骨折。A3 骨折难以复位和固定。A3.1 为反向骨折,简单骨折;A3.2 为横行骨折,简单骨折;A3.3 伴有内侧皮质以外的骨折。

AO 分型既强调粗隆间骨折内侧和后侧皮质的粉碎程度,同时也强调骨折是否累及外侧皮质的重要性。AO 分型便于进行统计学分析,其将骨折形态学特点的描述和实际固定可能性的预后评价结合起来,同时对内固定物的选择能提出合理的建议。

五、治疗

粗隆间骨折多发生于老年人,这些老年患者通常患有多种内科慢性疾病。必须准确进行术前评估和适当的内科治疗,才能使患者相对安全地度过围术期。

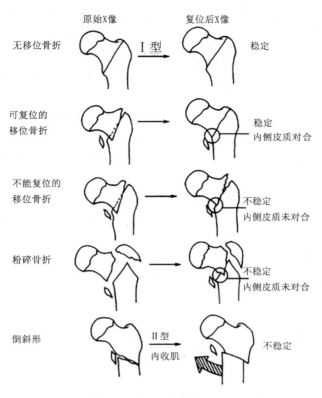

原始X像　　复位后X像

无移位骨折　Ⅰ型　稳定

可复位的移位骨折　稳定 内侧皮质对合

不能复位的移位骨折　不稳定 内侧皮质未对合

粉碎骨折　不稳定 内侧皮质未对合

倒斜形　Ⅱ型 内收肌　不稳定

图 5-57　粗隆间骨折的 AO 分型

（一）注意事项

（1）心血管疾病的处理有心肌梗死心病史的患者要高度注意。心肌梗死发作在 3 个月内者原则上禁忌手术，必须进行准确评估和制定详细的手术预案，才能实施手术；心肌梗死病史已超过 3 个月处于稳定期的患者，应适当给予扩张冠状动脉药物进行保护性治疗。心力衰竭者病情稳定至少 6 个月。高血压患者手术前应适当控制，使血压保持在相对稳定的水平，血压≤20.0/12.0 kPa（150/90 mmHg）。对于严重心律失常、房颤与传导阻滞患者术前应安装临时心脏起搏器。冠状动脉造影及置管扩张者 3 个月内慎行手术。高龄患者几乎都不同程度地伴随高血压病、冠心病及心律失常等，需在内科医师的具体指导下进行药物治疗，如降压药、扩血管药、调节心律药物等。许多老年患者长期应用阿司匹林等抗凝药，应在术前一周停用，减少术中出血。因心律失常而安装了心脏起搏器者，术中禁用电刀，可采用双极电凝止血。

（2）呼吸系统疾病的处理：呼吸系统慢性炎症、肺气肿、肺间质纤维化等是高龄患者的常见病。术前应预防及控制肺部感染，可用雾化吸入，净化呼吸道，清除呼吸道分泌物。应该无气促、无哮喘，动脉血气 $PO_2 \geq 8.0$ kPa（60 mmHg），$PCO_2 \leq 6.0$ kPa（45 mmHg），$FVT_1 \leq 70\%$。高龄髋部骨折患者卧床后最易发生肺部感染，尤其是在原有肺部疾病的基础上，伤后卧床咳痰无力，极易发生坠积性肺炎，处理不当或病情较重者可导致呼吸衰竭甚至致命。呼吸系统的护理非常重要，包括定时将体位改为坐位或半坐位、叩背、嘱患者做深呼吸、鼓励患者用力咳痰等。

（3）糖尿病的治疗：高龄股骨转子间骨折合并糖尿病患者并非绝对手术禁忌，但术前应请内分泌科医师协助诊治，空腹血糖应控制在 10 mmol/L 以下，对于血糖过高难以控制患者，可考虑用胰岛素泵,使胰岛素在血中的浓度相对稳定。手术前血糖过高的危险在于酮症酸中毒的发生,因为手术创伤又可使血糖更进一步增高。重症糖尿病患者易造成手术伤口的感染及对各脏器功能的损害,尤其对糖尿病合并心脏疾病时,术中易造成心肌梗死及心搏骤停。围术期应在内分泌科医师的指导下,及时调整医嘱,每天应用血糖测试仪监测患者餐前及餐后血糖,使血糖控制相对稳定。

(4)精神及神经系统并存病的处理:高龄股骨转子间患者常因脑血管病后遗症而遗留偏瘫,而且骨折肢体绝大部分为瘫痪侧下肢。对于骨折合并偏瘫侧的肢体,护理十分重要,要将患肢放在一个舒适的位置,避免骨突部位受压,将足踝部置于 90°～95°位,并定时对患肢进行按摩,防止血栓性深静脉炎的发生。对阿尔茨海默病患者及老年性外伤后精神障碍者,要及时观察患者的病情变化,因为该类患者缺乏表达能力,可能躁动不配合治疗或者是白天昏昏欲睡,在夜晚吵闹,出现"颠倒黑白"的现象。对该类患者应请神经内科医师协助治疗,对于外伤后老年反应性精神障碍,症状轻者不需特殊治疗,对躁动严重者,可采用氟哌啶醇 5～10 mg,肌内注射,每晚一次,稳定后改为口服。

(5)慢性肝肾功能不全的处理:慢性肝肾功能不全,主要表现在血浆白蛋白降低、胆红素升高、转氨酶类升高、尿素氮升高、肌酐升高或不同程度的蛋白尿等。对较轻的慢性肝肾功能不全,在不影响手术的情况下,不需特殊治疗,但在用药时应注意,避免应用对肝肾功能有明显影响的药物。在专科医师指导下进行对症治疗,比如应用保肝药物如葡栓内酯、注射用谷胱甘肽等,补充血浆、人血白蛋白等。要求高龄患者的肝肾功能和青壮年相同是不可能的,以不影响手术治疗为原则。

(6)泌尿系统疾病的处理:老年髋部骨折患者伤后常不能自主排尿或有不同程度的排尿困难,尤其是老年男性患者并存前列腺肥大常引起尿潴留或尿失禁,为细菌繁殖创造了条件,容易引起泌尿系统感染。入院后应在严格消毒下,行留置导尿,定时冲洗膀胱,预防泌尿系统感染。老年女性要定时清洗会阴。嘱患者应多饮水,保持足够的尿量以降低感染的机会。

(7)抗生素的应用:对于高龄股骨转子间骨折患者围术期预防肺部及切口感染,均需预防性地应用抗生素。推荐选用对肝肾功能影响较小的头孢类抗生素,用量为成人的 1/4～1/3,时间 5～7 d,术前 1 天及术中均采用静脉给药。但切记高龄老人勿超量用药,以免引起菌群失调,轻者造成脏器受损,严重者可致命。

(8)入院后即进行患肢皮牵引以减轻疼痛和肌肉痉挛。

(9)麻醉方式可采用全麻或硬膜外麻醉,建议采用神经阻滞麻醉。股骨粗隆部血运丰富,修复能力极强,骨折极少发生不愈合;愈合后也很少发生股骨头坏死等并发症。青壮年患者的治疗方法选择相对容易,但对老年患者,伤前往往已经存在的各种内科疾病,加上骨折创伤的影响,无论采用何种治疗方法,对老年患者本身都是一种风险。粗隆间骨折的非手术治疗基本已放弃使用。在 60 年代,Horowitz 报告粗隆骨折采用牵引治疗的死亡率高达 34.6%,而采用手术内固定治疗的死亡率仅为 17.5%。手术治疗可以使患者早期开展功能锻炼,极大的降低长期卧床的并发症,并显著降低了病死率。对于那些一般状况太差,不能耐受麻醉和手术打击的患者,才考虑保守治疗。

(二)手术治疗

手术治疗的目的是骨折复位、坚强固定、早期离床活动,减少因长期卧床带来的各种并发症。不同骨科医师在治疗原则方面并无太大差别,但在内固定的选择和临床经验的丰富程度等方面却存在着很大的差别。老年股骨转子间骨折的手术治疗主要有三类。

第Ⅰ类：股骨近端髓外固定。包括动力髋螺钉 DHS、动力髁螺钉 DCS、角接骨板等。

第Ⅱ类：股骨近端髓内固定。包括 PFN、PFNA、重建钉、Gamma 钉等。

第Ⅲ类：人工关节置换。包括人工股骨头置换和人工全髋关节置换。

1.股骨近端髓外固定系统

髓外固定系统包括角接骨板、解剖接骨板、麦氏鹅头钉、动力髋螺钉 DHS、动力髁螺钉 DCS 等。

DHS 的手术效果与骨折类型、头颈螺钉的位置，以及骨质疏松的程度等情况相关。Henrik 等报道了 214 例 DHS 患者，后内侧骨皮质完整者仅 3％需要再手术，不完整者的再手术率为 22％。后内侧骨皮质是否完整可以作为再手术的判断指标之一。综合文献报道，DHS 的手术并发症率为 10％～20％，包括切割、断裂、退钉与移位分离等，其中切割是最常见的并发症。骨折的不稳定性、严重骨质疏松、复位欠佳、拉力螺钉位置不合适等是发生螺钉切割的主要原因。通常认为拉力螺钉的位置和深度至关重要，但关于拉力螺钉置放何处更合理，尚存在不同观点。有人主张拉力螺钉应该打到股骨头关节下软骨 1 cm 以内，正位片在股骨颈中下 1/3，侧位应在股骨颈的中央或稍偏后的位置，位于张力骨小梁和压力骨小梁的交叉部位。应避免拉力螺钉在股骨头颈上方固定。其原因：①股骨头内上方骨质薄弱，内固定难以牢固，切割发生率较高；②外侧骺动脉位于股骨头上方偏后，该动脉供应股骨头大部分血运，拉力螺钉内上方置放极易损伤外侧骺动脉而引起股骨头缺血性坏死。Baumgaertner 等研究了 118 例滑动加压螺钉加侧方接骨板固定的股骨转子间骨折，TAD 值（TAD 是指在矫正放大率后，正侧位 X 线片上所测得的拉力钉尖端到股骨头顶点的距离的总和）＜20 mm 组无一例发生切割，而 TAD 值＞50 mm 组切割率高达 60％，因此他们认为 TAD 值＞25 mm 时，更易出现股骨头切割。

大量的文献报道认为，DHS 尽管可以在骨折端产生动力加压，促进骨的愈合，但其抗旋转能力不足。对于粉碎性后内侧皮质不完整者，压应力难以通过股骨距传导，内植物上应力增大，过早负重行走易形成髋内翻。另外它不能有效抗旋转，早期负重易发生旋转移位，因此更适合于稳定型粗隆间骨折的内固定。对逆粗隆间骨折或粗隆下骨折而言，因内收肌的牵拉作用致使骨折远端向内侧移位，臀中小肌等的牵拉作用，致使骨折近端屈曲、外旋、外展移位，骨折端产生较大的剪力，内固定很容易失效或折断。Haidukewych 等报道，逆粗隆骨折应用 DHS 后，其失败率 24％～56％，应视为 DHS 的禁忌证。

（1）DHS 手术操作要点。

1）体位：患者仰卧于骨折复位床，两腿之间于会阴部放置带衬垫、可透 X 线的对抗牵引柱。健肢髋关节屈曲外展置于大腿支架上，用衬垫保护健肢的腓总神经；或者将健肢足部固定在骨折床一侧下肢牵引臂的足托上，使之处于较大的外展位，同样将患肢足部固定在骨折手术床的另一下肢牵引臂上，牵引患肢。这两种体位都允许使用 C 型臂 X 线机在患者的两腿之间定位，以获取前后位或侧位像，同时应将 C 型臂置于垂直的透明隔离单的有菌侧。术前应核实前后位和真正的侧位像是否合适。

患侧髋部常规消毒液消毒。髋部外侧髂嵴至大腿远端铺单，术区呈四方形。要注意巾钳的放置，术中透视时其影像不能与骨折重叠。可用皮肤钉或缝线将手术铺单固定于患者身体上，且不影响术中透视图像。用一个垂直的布单隔离 C 型臂透视机，而不单独铺单。在预计的切口皮肤处直接贴一块透明的手术贴膜，允许术者在术中更方便地调节 X 线透视机的位置。

2）复位方法：通常为闭合复位。通常粗隆间骨折可在中立位或稍内旋位复位。仔细调节牵引即可获得复位，避免过度牵引以防止外翻。摄 X 线片或用影像增强 C 型臂 X 线机检查前后位、侧位骨折复位,应特别注意内侧及后侧骨皮质的接触情况。此时可估测股骨颈相对地面的前倾角。

3)手术入路:做股骨近端外侧入路,切口自股骨大粗隆向远方延伸。切口长度根据所使用的内固定器长度而定。从外侧肌间隔上分离股外侧肌时,应仔细电凝股深动脉穿支。

4)插入导针:所用接骨板角度不同,导针插入点也不同。臀大肌骨性止点的近端与小粗隆尖(股外侧肌附着点以下约 2 cm 处)能帮助判定 135°接骨板的导针进针点。如果选用角度更大的接骨板,套筒角度每增加 5°,进针点应向远端移动 5 mm。将尖端为 3.2 mm 的螺纹导针与电钻连接。如果在插入导针以前已确定接骨板角度,于股骨外侧皮质中间放置合适的固定角度导向器,使导针从指定进针点插入。导向器务必与外侧皮质平行紧贴,以保证角度的准确(图 5-58A)。导针朝向股骨头的顶点,即位于股骨颈中心并与之平行的直线和股骨头软骨下骨的交叉点。侧位像上导针亦位于中心位置。应避免导针向周边任何方位偏斜。因为只有当导针在正侧位上均位于中心位时,拉力螺钉才能安全地拧入到距关节面下 10 mm 的位置,而没有穿入关节的危险。如果未用导向器而徒手插入导针,可先在外侧皮质上以孔钻开窗。确认导针尖端在前后位、侧位像上位置均正确后,应用可调节角度的导向器确定接骨板的合适角度(图 5-58B)。

如螺钉处于中央且深部足够,可在骨质最佳处获得可靠的把持力,还可使螺钉能有最大程度的塌陷而不产生螺纹与套筒的碰撞,这二种因素可减少内固定力学失败的危险。应在前位、后位、侧位透视像上细心检查导针的位置与股骨头顶点的关系。如果观察到哪个影像上出现导针偏斜或过浅,应调整导针方向。导针满意就位后,确定所需拉力螺钉的长度和扩孔的深度(图 5-58C)。一般体型的成人使用 135°接骨板,导针进入股骨内的长度通常为 95 mm。

可使用导针定位器在第一根导针的近端 3 mm 处另外插入一根平行的 3.2 mm 导针(图 5-58D)。借此临时固定不稳定性骨折及股骨颈基底部骨折,前者扩孔后如果导针退出会出现复位丢失,后者在拧入螺钉时股骨头可能旋转。如要使用 6.5 mm 空芯钉作为最终的防旋转固定,此定位器也可使用 2.4 mm 导针。

5)股骨扩孔:个别情况下,扩孔器退出,可将导针带出。为减少其退出,不应在导针的螺纹部位扩孔。插入导针并测量出拉力螺钉的长度后,可将导针再向软骨下骨前进 5 mm。严格按测量好的拉力螺钉长度进行扩孔,并按此长度选择拉力螺钉。另外,也可先将导针插入软骨下骨,再测量长度,设定扩孔器较此长度短 5 mm,按扩孔深度选择拉力螺钉。

按照拉力螺钉的长度,设置电动扩孔钻的深度,然后开始扩孔,直到自动阻挡器的远侧缘抵住外侧皮质时停止(图 5-59A)。扩孔时,应保持与导针在同一轴心,以免折弯导针,在扩孔结束时应行透视检查,确定导针未进入至盆腔内或随扩孔器退出。如果导针无意中退出,则需倒转导针定位器插入股骨,重新打入导针(图 5-59B)。

如果选择短套筒的 Riehards 加压髋螺钉,应按拉力螺钉的长度再加上 5 mm 来设置电动扩孔器深度。为避免钻头穿出,当套筒扩孔器上的短套筒凹槽标志抵达外侧骨皮质时,应注意停止钻孔(图 5-59C)。

如愿意,可用接骨板试模、试模手柄来确认接骨板的合适角度(图 5-59D)。在徒手打入导针时,试模更加有用,因为徒手操作的角度通常介于两个标准角度之间,用试模可确定接骨板的最佳角度。

6)股骨头攻丝:一般说来,插入疏松骨质的螺钉不需要攻丝,但对于年轻的患者或异常硬化的骨质应进行攻丝,这既可避免扳手扭力过大,也可降低在最后拧入螺钉时股骨头骨折块无意中旋转错位的危险性。将拉力螺钉的攻丝锥与便捷 T 形手柄连接,按拉力螺钉的长度设定攻丝深度。将攻丝锥插入钉道的扩孔部分,将皮质导向器滑入股骨外侧皮质内。当攻丝锥自动阻挡器的前部与皮质导向器相抵时即停止攻丝。

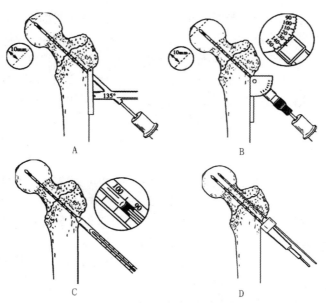

图 5-58　粗隆间骨折加压滑动髋螺钉内固定

A.导向器平行紧贴于外侧皮质骨以确保角度的准确;B.由量角器量出合适的接骨板角度;C.测定拉力螺钉长度;D.插入平行的导针

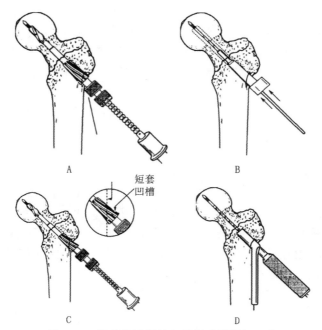

图 5-59　粗隆间骨折的加压滑动髋螺钉固定

A.用电动联合扩孔钻对股骨扩孔;B.如果无意中退出导针,则倒转导针定位器,重新插入导针;C.使用短套筒接骨板时,电动联合扩孔钻的设置;D.用接骨板、手柄模件确定合适的接骨板角度

7)选择拉力螺钉:按直接测量尺所测长度选取的拉力螺钉完全拧入后,使用加压螺钉可允许拉力螺钉有 5 mm 的加压移位,或在拉力螺钉杆退出套筒之前允许骨折处塌陷 5 mm。如期望

5 mm以上的加压移位（或者希望内植物有明显的望远镜效应），则使用一个较短的拉力螺钉；拉力螺钉每缩短 5 mm 将增加 5 mm 的加压移位。当使用比直接测量尺所测长度短的拉力螺钉时，一定要将螺钉钻入直接测量所得的深度。如果使用较短的拉力螺钉，可使用加压螺钉将其穿入套筒，或者松开牵引后手法压紧骨折。不可使用比量长度短 10 mm 以上的拉力螺钉，否则套筒无法充分包容此拉力螺钉。这样可能会妨碍拉力螺钉在套筒内的滑移，或者是，如果加压螺钉未在位，可增加拉力螺钉杆从套筒脱出的可能。同样道理，当使用短套筒的接骨板时，也不要使用短于所测长度的拉力螺钉。如果骨质严重疏松，可使用一种螺纹较宽的螺钉，在疏松骨质内能够提供更大的把持力。

8）植入接骨板和拉力螺钉：将合适的 Classic 接骨板和拉力螺钉装配到 Classic 扳手上。将拉力螺钉连接杆拧入拉力螺钉尾端，直到连接牢固。将 AMB1/Classic 中央套筒套至 Classic 扳手上。将整个装置套进导针，插入已扩好的骨孔内。不可将扳手当杠杆使用。将拉力螺钉拧入，直到预定的深度，用影像增强 C 型 X 线臂机透视检查其位置。

作为标志，使用 135°接骨板时，拧入拉力螺钉直至扳手上的环与中央套筒的 135°标记平齐；如果使用 150°接骨板，同样应拧入拉力螺钉直至扳手上的环与中央套筒的 150°标记平齐。其他角度的接骨板应于标记之间的相应位置停止螺钉的拧入。

拉力螺钉每旋转 180°，则前进 1.5 mm。前后位、侧位透视核实拉力螺钉在股骨头内的位置和深度。在螺钉拧入到位后，扳手的手柄必须垂直于股骨干轴线，这样拉力螺钉才能正确地套入接骨板套筒。移去中央套筒，将侧方接骨板套在拉力螺钉的杆上，用接骨板打入器将接骨板安放合适。从拉力螺钉尾部拧下拉力螺钉连接杆并移除扳手，最后移除 3.2 尖端的螺纹导针。

9）固定接骨板：用持板钳将接骨板固定在骨干上。此时可松开牵引，手法撤压骨折块，尤其是对线良好但又不稳定的骨折。这样能使内侧皮质有一定的初始载荷，在此过程中应再次调整持板钳的位置。

使用 3.4 mm 钻头在联合钻头导向器绿色端（中立位）导引下在骨上钻孔，用测深器量取所需皮质骨螺钉的长度，用自持型的六角起子拧入螺钉。可以将六角起子直接连接到动力源，或连接至任一个便捷把手上，快速拧入螺钉，但最后需要用六角起子手动操作拧紧。可以使用 4.5 mm丝锥进行攻丝，但仅在皮质骨特别硬时才有必要。

植入并拧紧所有的螺钉、松开所有的牵引，使用长 19 mm 的加压螺钉进行骨折的加压。如果拉力螺钉拧入的位置较深允许更多的加压，可先使用长为 28.5 mm 的加压螺钉，然后换用长为 19 mm 的标准加压螺钉加压，加压螺钉拧入时使用六角起子。使用加压螺钉进行加压时必须小心，加压力量一定不要超过骨质允许的范围。如果使用短套筒侧方接骨板，必须安装加压螺钉，以防止拉力螺钉杆从套筒脱出。

（2）术中注意事项：髋拉力螺钉进入股骨头的深度是获得对近端骨折块最大把持力至为重要的因素，股骨头内拉力钉应该打到关节下软骨 1 cm 以内且位于股骨头中央，同时尖顶距 TAD 应该小于 25 mm。髋拉力螺钉套筒与侧方接骨板的最佳角度一直存在争议。许多学者认为，接骨板角度为 150°时最好，因为此时拉力螺钉的角度与股骨颈内的压力骨小梁更为平行。理论上讲，此时螺钉在接骨板套筒内承受的弯曲应力更小，内植物因折弯而断裂的概率更低。但临床上并未发现 135°的髋加压螺钉与 150°的在加压能力方面有差异。在真正的粗隆间骨折治疗中，接骨板因折弯而出现断裂的报告也极为罕见。150°拉力螺钉植入时其位置容易偏向股骨头上方，要将其准确置于股骨头中心有一定难度，这样会造成螺钉切割股骨头脱出的概率增加。而 135°

的装置安放容易,且临床效果与 150°的类似,因此应用更为广泛。更大角度的接骨板目前仅适用于有严重股骨颈外翻及骨折更靠近远端的患者。

(李海洋)

第十二节 股骨干骨折

一、分型

(一)根据骨折的形状分为五种类型

(1)斜形骨折:大多数由间接暴力引起,骨折线为斜形。

(2)螺旋形骨折:多由强大的旋转暴力引起,骨折线呈螺旋状。

(3)横断骨折:大多数由直接暴力引起,骨折线为横形。

(4)粉碎性骨折:骨折片在 3 块以上者,如砸压伤。

(5)青枝骨折:断端没有完全断离,多见于儿童。

(二)根据骨折部位分为 3 种类型

(1)股骨干上 1/3 骨折。

(2)股骨干中 1/3 骨折。

(3)股骨干下 1/3 骨折。

二、治疗

(一)非手术治疗

1.小夹板固定

(1)适应证:无移位或移位较少的新生儿产伤骨折。

(2)操作方法:将患肢用小夹板固定 2～3 周。对移位较大或成角较大的骨折,可行牵引配合夹板固定。因新生儿骨折愈合快,自行矫正能力强,轻度移位或成角可自行矫正。

2.悬吊皮牵引法

(1)适应证:3 岁以下儿童。

(2)操作方法:将患儿的两下肢用皮肤牵引,两腿同时垂直向上悬吊,其重量以患儿臀部稍稍离床为度。牵开后可采用对挤、叩合、端提捺正手法使骨折复位,然后行夹板外固定,一般牵引 4 周左右。

3.水平皮牵引法

(1)适应证:4～8 岁的患儿。

(2)操作方法:用胶布贴于患肢骨折远端内、外两侧,用绷带缠绕患肢放于垫枕或托马架上,牵引重量 2～3 kg。上 1/3 骨折屈髋 50°～60°,屈膝 45°,外展 30°位牵引,必要时配合钢针撬压法进行复位固定;中 1/3 骨折轻度屈髋屈膝位牵引;下 1/3 骨折行屈髋屈膝各 45°牵引,以使膝后关节囊、腓肠肌松弛,必要时行一针双向牵引,即在牵引针上再挂一牵引弓向前牵引复位,减少骨折远端向后移位的倾向。4～6 周 X 线复查视骨折愈合情况决定是否去除牵引。

4.骨牵引法

(1)适应证:8～12岁的儿童及成年患者。

(2)操作方法:中1/3骨折及远侧骨折端向后移位的下1/3骨折,用股骨髁上牵引;骨折位置很低且远端向后移位的下1/3骨折,用股骨髁间牵引;上1/3骨折及骨折远端向前移位的下1/3骨折,用胫骨结节牵引。儿童因骨骺未闭,可在髌骨上缘2～3横指或胫骨结节下2～3横指处的骨皮质上穿针牵引。儿童牵引重量约为1/6体重,时间约3周;成人牵引重量约为1/7体重,时间8～10周。上1/3骨折应置于屈髋外展位,中1/3骨折置于外展中立位,下1/3骨折远端向后移位时应置于屈髋屈膝中立位,同时用小夹板固定,第一周床边X线照片复查对位良好,即可将牵引重量逐渐减轻至维持重量(一般成人用5 kg,儿童用3 kg)。若复位不良,应调整牵引的重量和方向,检查牵引装置和夹板松紧,保持牵引效能和良好固定,但要防止过度牵引。对于斜形、螺旋形、粉碎性及蝶形骨折,于牵引中自行复位,横断骨折的复位可待骨折重叠纠正后施行,须注意发生"背对背"错位者,应辅以手法复位。牵引期间应注意患肢功能锻炼。

(二)手术治疗

1.闭合髓内针内固定

(1)适应证:股骨上及中1/3的横、短斜骨折,有蝶形骨折片或轻度粉碎性骨折及多发骨折。

(2)操作方法:术前先行骨牵引,重量为体重的1/6,以维持骨折的力线及长度,根据患者全身情况,在伤后3～10 d手术。在大转子顶向上作短纵形切口,长为3～4 cm,显露大转子顶部。在大转子顶内侧凹陷的外缘,在X线电视监视下插入导针,进入骨髓腔达骨折线处,复位后,沿导针打入髓内针通过骨折线进入远折端。

2.切开复位,加压钢板内固定

(1)适应证:股骨干上、中、下1/3段横形、短斜形骨折。

(2)操作方法:手术在平卧位进行,大腿外侧切口,在外侧肌间隔前显露股骨干外侧面,推开骨膜后,钢板置于股骨干外侧。

3.角翼接骨板内固定

(1)适应证:对髓内针不能牢固固定的股骨下1/3骨折。

(2)操作方法:同切开复位加压钢板内固定,此接骨板有角翼,可同时在两个平面进行固定,此钢板应置于股骨干的外侧及前外侧。

4.带锁髓内针内固定

(1)适应证:所有类型的股骨干骨折,尤其适用于股骨中下1/3骨折及各段粉碎性骨折。

(2)操作方法:术前实施骨牵引1周,患者平卧或侧卧位,在牵引及G形或C形臂X线机监视下进行,手法复位后从大转子内侧插入导针,经骨折部达骨髓腔远端。借助瞄准器于大转子下向小转子方向经髓内针近侧横孔穿入1～2枚螺丝钉,锁住髓内钉。在髁上横孔经髓内针穿入1～2枚螺丝钉锁住远端。术后即可在床上活动,4～5 d依据骨折类型可适当扶拐下地活动。

(林师伟)

第六章

肛肠外科疾病

第一节 肛门瘙痒

一、概述

肛门瘙痒症是以肛门瘙痒、皮肤肥厚或角化,色素沉着为主要表现的肛门疾病,属于中医学"肛痒风"范畴。其临床特点是反复发作。临床上以肛门瘙痒、皮肤肥厚或角化,色素沉着为主要特点。

二、病因病机

肛门瘙痒病因病机详见图 6-1。

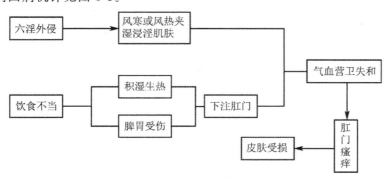

图 6-1 肛门瘙痒病因病机

三、诊断要点

(1)自觉肛周瘙痒,如虫爬、蚁走、虫叮、火灼,夜间加重,或遇到高温、食辛辣、刺激性食物后加重,心烦不安,精神萎靡。

(2)肛周皮肤散在干性抓痕、血痂、皲裂,或肛周皮肤潮湿渗出、浸渍、水肿、肥厚。

(3)长期不愈可见肛周皮肤增厚、粗糙,皮纹加深,色素减退及呈苔藓样变。

四、鉴别诊断

本病应当与肛周佩吉特病、表浅真菌感染、肛周 Bowen 病等相鉴别。

五、治疗

(一)内治

1.肝经风热证

(1)证候:肛门瘙痒,搔抓过度,有散在干性抓痕、血痂、皲裂,灼热如烤;焦躁易怒,口苦咽干,胁胀烦闷,夜寐多梦,便秘溲赤;舌边尖红,脉弦数。

(2)治法:疏风泻肝,清热通腑。

(3)代表方:龙胆泻肝汤加减。

(4)加减法:气滞甚者,加枳实、厚朴行气通便;若肝胆实火较盛,可去木通、车前子,加黄连以助泻火之力;若湿盛热轻,可去黄芩、生地,加滑石、薏苡仁以增强利湿之功。

2.风湿夹热证

(1)证候:肛门瘙痒,经活动、摩擦、虫扰、搔抓而肛门皮肤潮湿渗出、浸渍、水肿、肥厚;困倦身重,食少纳呆,口淡无味,夜卧不安;舌胖,苔腻,脉濡。

(2)治法:疏风清热,健脾除湿。

(3)代表方:萆薢渗湿汤加减。

(4)加减法:皮损苔藓化者,加生地、白芍;痒甚失眠者,加夜交藤、珍珠母、生牡蛎。

3.血虚风燥证

(1)证候:肛门奇痒,肛周皮肤干燥,增厚、粗糙,皮纹加深,色素减退,散在性抓痕、血痂、皲裂;形体消瘦,面色无华,口舌干燥,夜不能寐;舌质红,苔薄白,脉细。

(2)治法:滋阴清热,养血熄风。

(3)代表方:当归饮子加减。

(4)加减法:便秘者,加火麻仁、桃仁;痒甚失眠者,加夜交藤、珍珠母、生牡蛎。

(二)外治

1.熏洗

可用清热除湿止痒中药煎汤熏洗,方如苦参汤。

2.外敷

青黛散麻油调敷。

(三)其他疗法

肛周局部封闭法,适用于顽固性肛门痒痛者。

六、注意事项

(1)本病多反复发作,难以治愈。

(2)避免各种外界刺激,如热水烫洗、过度洗拭、暴力搔抓等。忌用对自己过敏的生活用品,如各种毛、化纤衣物、化妆品等。

(3)避免食用刺激性食物,如腥味、辛辣之物及咖啡等,戒烟酒。

(4)积极参加体育锻炼,增强体质,保持心情舒畅,对本病治疗和预防有积极作用。

(李海峰)

第二节　肛窦炎与肛乳头炎

一、肛窦炎与肛乳头炎的病因病理

中医认为本病的形成,多因饮食不节,过食肥甘厚味和辛辣等刺激性食品,所致湿热下注,浊气内生;或湿热与气血相互搏结,经络阻塞而发病。或由脾虚中气不足,或肺、肾阴虚,湿热乘虚下注,郁久酝酿而成。

现代医学认为由于肛门局部的解剖关系,肛窦开口向上,平时肛腺分泌黏液,润滑肛管部、以助排便,对肛门有保护作用。如患肠炎、痢疾、腹泻或干硬粪便损伤肛瓣致肛窦内存积粪便和分泌物堵塞,细菌感染(图 6-2)。因发炎的肛窦常发生于肛管后方的一侧,炎性变化在肛管表层下扩散,使局部发生水肿、发硬而增厚。至于肛窦附近的肛乳头,同样也有炎症变化,乳头增大,但大小不定,形状也不一,有的只简单增长,有的乳头顶端较锐,有的相当肥大,有的其直径可达1~7 cm,长为 2~3 cm。

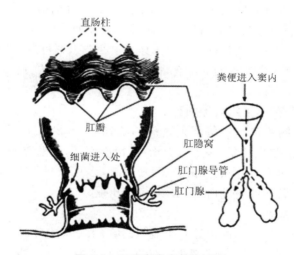

图 6-2　肛隐窝发炎感染过程

二、肛窦炎与肛乳头炎的分期

肛窦炎和肛乳头炎可分为急性期和慢性期。急性期即急性发炎阶段,肛内刺激,肛管灼热,肛门发胀,下坠,排便时疼痛加重,肛窦分泌物增多,渗出少量脓性或脓血性黏液,肛瓣、肛乳头红肿,触痛加重。慢性期肛窦炎和肛乳头炎无明显症状,排便后有肛门短暂时间的微痛或不适,病史多较久。

肛窦炎和肛乳头炎中医学分为实证和虚证。实证者,肛窦周围及肛瓣肿胀,灼热,触痛敏感,肛窦溢出分泌物稠厚而黏,味臭,肛乳头潮红、充血、胀痛,大便秘结,小便短赤,舌红苔黄,脉弦滑数。虚证者,肛窦色淡红或白,窦内溢出分泌物稀薄,周身倦怠,疲乏无力,面色苍白,肛乳头肥大,色淡红或乳白,大便稀软,小便清长,舌淡,苔薄白,脉细或濡数。

三、肛窦炎与肛乳头炎的临床表现

(一)肛窦炎

急性期患者主诉肛门部刺激,肛管灼热,肛门发胀,下坠感,排便时因局部刺激疼痛加重,常向臀部及下肢后侧放射,并有少许黏液或血性分泌物,可伴有肛瓣及肛乳头红肿,触痛明显。慢性期肛窦炎无明显症状,仅有排便时肛门短暂的轻微痛或不适。

(二)肛乳头炎

自觉肛门内有异物感,初期仅有米粒或黄豆大小,单发或多发,随着乳头增生肥大,排便时乳头可脱出肛门外,并引起疼痛,肿大乳头被刺激或破溃后,可使肛腺分泌增加,引起肛门部潮湿和发痒。病久可致肛乳头纤维增生,肥大,有学者临床所见最大肛乳头瘤约为 5 cm×5 cm。个别乳头瘤出现分叶状,巨大肛乳头瘤长期在肛外,可引起缺血性坏死,但要注意和直肠黑色素瘤的鉴别,黑色素瘤外观呈黑紫色,质坚韧,脆弱易出血,表面光滑有点状溃疡,恶性程度较高,应引起重视。

四、肛窦炎与肛乳头炎的诊断和鉴别诊断

肛窦炎结合体征并在指诊和肛门镜检查下诊断不难。患者排便时肛门疼痛数分钟,以肛门灼痛感为主,以后有短暂的阵发性刺痛。有时见少许黏液从肛内溢出。肛门指诊:肛门部紧缩,在齿线附近可摸到稍硬的隆起和凹陷,有压疼,或摸到发硬的肥大乳头。用肛门镜检查,可发现病变的肛隐窝充血或色泽发白,黏膜触之容易出血。肛窦与肛瓣红肿、充血、水肿,轻按肛窦即有脓血水流出。如用铜探针探查发炎的肛隐窝,探针可顺利探入其内,感觉疼痛,肥大乳头常为褐色,表面质硬,不光滑,头大有蒂。

肛乳头炎和肛窦炎需与以下疾病鉴别。

(一)肛乳头炎与直肠息肉和肛管黑色素瘤的鉴别

直肠息肉生在齿线上的直肠黏膜,多见于儿童,蒂小而长,覆盖黏膜,质软,不痛,易出血;肛管黑色素瘤多呈灰褐色,表面分叶状,光滑有蒂,质坚韧,多见于成年人;乳头炎则增生在齿线附近,呈锥形,表面为上皮,色淡或呈乳白色,质硬,不易出血。

(二)与肛瘘内口的鉴别

肛瘘的内口基本在齿线部位,内口处有明显的凹陷,未感染发作时,一般没有脓性分泌物,也没有肛门下坠的感觉,仔细检查时,自肛窦内口有所条状物通向肛门外。

五、肛窦炎与肛乳头炎的治疗

(一)非手术治疗

临床中,肛窦炎与肛乳头炎运用中药口服及灌肠即可获得很好效果,如为急性发作期,需配合补液抗感染治疗才能更好地配合。

1.内服药

根据中医学理论,我们在临床多以湿热下注,大肠热毒或气滞血瘀或虚火上炎或兼有气虚进行辨证治疗。湿热表现为肛窦鲜红,乳头水肿,以五味消毒饮和黄连解毒化裁;气滞血瘀表现为肛窦暗红,胀痛明显,肛乳头肥大色暗,刺痛,以复元活血汤化裁;虚火型表现为肛窦暗红或肛乳头暗红,伴大便干燥,给予增液汤加减治疗;如兼有气虚表现者,可配合补中益气中药如补中益气

汤化裁治疗。

2.外用药

用安氏熏洗剂坐浴熏洗,肛门内可用痔疮宁栓,炎症明显者用红霉素栓,也可用氨基甙类药物灌肠,如庆大霉素 8 万单位,每天 2 支灌肠。或用中药灌肠。湿热下注者灌肠方:大黄、黄檗、地丁、黄连;气滞血瘀前方加元胡、威灵仙,水煎 50 mL,早晚两次保留灌肠,效果显著。

(二)手术疗法

在药物治疗无效,局部炎症不减轻,而逐渐发展,或已成脓或伴有隐性瘘管者,可考虑手术治疗。

1.肛窦切开术

患者取侧卧位,病侧在下,局部常规消毒,局部麻醉。扩肛,消毒肛内。在充分麻醉下,用肛门镜寻找到病灶后,用有钩切开刀,从肛窦探至肛门缘切开。注意操作时不可暴力,修剪创缘,有出血者可从两侧结扎,或用棒状探针弯成钩状探针至病灶再行切开也可。如其他处肛窦充血,可酌情给予切开,以防遗漏,创面用油条压迫止血固定。术后每天坐浴,局部换药(图 6-3)。

2.肛乳头切除术

患者取截石位或侧卧位,局部消毒,麻醉下,扩肛,暴露病灶,用止血钳将肛乳头基底部夹住,贯穿结扎后切除,然后用油条压入创面内,术后每天坐浴,局部换药(图 6-4)。

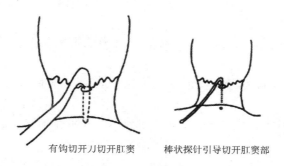

有钩切开刀切开肛窦　　棒状探针引导切开肛窦部

图 6-3　肛窦切开术

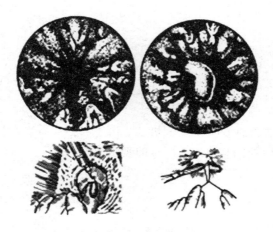

图 6-4　肥大乳头切除术

(李海峰)

第三节　肛门周围神经性皮炎

肛门周围神经性皮炎是一种以阵发性剧痒及皮肤苔藓样变为特征的慢性炎症性皮肤病。相当于中医学的"牛皮癣"。本病以中、青年男性患者居多,好发于肛门骶尾部及会阴。本病的发生与大脑皮质兴奋与抑制功能失调有明显关系。其特点为病程较长,时轻时重,易复发,没有渗出倾向。

中医文献中本病属于"顽癣"范畴。

一、病因病理

(一)中医病因病机

中医学认为本病的发生主要为情志内伤使肝气郁结致肝经火热,久病耗伤阴血而致内风;外感风、热之邪。肛门周围神经性皮炎是由于内、外因素互相作用而致,肝郁化火与血虚风燥是本病的基本病机。

1.肝郁化火

发病初期,由于肝经火热与外感风热之邪相结,表现为肝郁化火之证。

2.血虚风燥

火热之邪耗伤阴血,及病久阴血不足,血虚生风生燥,表现为血虚风燥之证。

(二)西医病因病理

西医学认为肛门周围神经性皮炎的发病原因尚不十分明确,但与以下因素有关。

1.内因

(1)与神经精神因素有明显的关系。多数患者伴有头晕、失眠、烦躁易怒、焦虑不安等症状,且随前述症状的改善,肛门周围神经性皮炎的症状也可能好转。

(2)胃肠功能障碍。

(3)内分泌紊乱。

(4)感染病灶。

2.外因

(1)搔抓与摩擦。

(2)饮食辛辣食物及酒等。

一般认为,肛门周围神经性皮炎的发病机制是由于大脑皮质兴奋与抑制功能失调,不能调节大脑皮质与皮肤间的关系,加之其他致病因素的刺激而发病。

二、临床表现

(一)病史

中青年男性患者多见,病程较长,时轻时重,易于复发。

(二)症状与体征

初期表现为局部皮肤阵发性瘙痒,继而出现成群粟米至米粒大小的扁平丘疹,呈红色或淡红色,上覆细薄鳞屑。随着病情发展,丘疹逐渐融合,皮肤肥厚干燥,呈皮纹加深、皮嵴隆起的苔藓样变,伴有抓痕、血痂及色素沉着。整个病程无渗出倾向。患者自觉阵发性剧烈瘙痒,夜间加剧,甚至可致失眠。

三、诊断与鉴别诊断

(一)诊断要点

(1)病程较长,易复发。

(2)皮损以苔藓样变及色素沉着为主,无渗出;多见于会阴及骶尾部。

(二)鉴别诊断

1.肛门慢性湿疹

肛门慢性湿疹患者多有肛门湿疹病史,皮损为局限性浸润肥厚,少数呈苔藓样变,且有丘疱疹、渗液及点状糜烂等,对刺激性药物敏感,反复发作。

2.肛门瘙痒症

肛门瘙痒症患者以肛门瘙痒为主,无原发性皮肤损害,搔抓后继发血痂、渗出、糜烂等。

四、治疗

(一)治疗原则

积极寻找并去除可能的致病因素,解除或控制患者的紧张情绪,药物封闭阻断局部皮下末梢神经的传导。

(二)非手术疗法

1.内治

(1)辨证论治。

肝郁化火证。①证候:皮疹色红,瘙痒剧烈;伴心烦易怒,失眠多梦,口苦咽干,小便色黄,大便干结;舌质红,苔黄,脉弦数。②治法:清热泻火,疏风止痒。③方药:当归龙荟丸合消风散加减。

血虚风燥证。①证候:皮损暗褐无光,肥厚粗糙,状如牛皮;伴心悸怔忡,失眠健忘;舌质淡,苔薄,脉细濡。②治法:养血祛风,润燥止痒。③方药:四物消风饮加减。④头昏失眠多梦,舌质淡红者,可加珍珠母(先煎)、生牡蛎(先煎)、龙骨、五味子、夜交藤等。

(2)西药治疗:伴有神经衰弱及瘙痒剧烈者,可口服抗组胺药物及镇静剂,配合应用谷维素、复合维生素 B。

2.外治

肝郁化火证者用三黄洗剂外搽,每天 3～4 次;血虚风燥证者用疯油膏局部外搽,热烘 10～20 min,烘后将油膏擦去,每天 1 次,4 周为 1 个疗程;外用糖皮质激素软膏、霜剂、溶液、涂膜剂;皮损苔藓样变显著者可用糖皮质激素软膏、霜剂封包;根据皮损情况,分别外用不同浓度的黑豆馏油软膏以及煤焦油、糠馏油、松馏油软膏、酊剂或乳剂,或 1% 达克罗宁、5% 苯唑卡因、1% 冰片乳剂等;含各种消炎、止痒成分的贴膏,如肤疾宁、丁苯羟酸等亦可选用。

(三)其他疗法

1.局部封闭疗法

(1)苯海拉明 25 mg,加 0.5% 普鲁卡因溶液至 25 mL,皮疹处皮下浸润注射,隔天 1 次。

（2）泼尼松龙 25 mg,加入适量普鲁卡因,局部皮下封闭,每周 2 次。

（3）用 0.2％亚甲蓝注射液、3％盐酸普鲁卡因麻油、维生素 B_{12} 等进行局部封闭治疗本病。

2.物理疗法

物理疗法酌情选用磁疗、紫外线、氦氖激光照射、二氧化碳激光扩束照射或烧灼治疗,以及液氮冷冻治疗,放射性同位素 ^{32}P 或 ^{90}Sr 治疗,或浅层 X 线照射。

五、预防与调护

（1）保持心情舒畅,解除精神紧张。

（2）积极寻找并去除可能的致病因素。

（3）避免搔抓、摩擦、热水烫洗,忌用碱性过强的肥皂洗涤。

（4）忌食海鲜及辛辣刺激性食物。

（李海峰）

第四节　肛门周围化脓性汗腺炎

肛门周围化脓性汗腺炎是一种肛门周围顶泌汗腺慢性感染化脓的炎性疾病。可在会阴、肛门、臀部皮下造成脓肿及窦道,极易误诊为复杂性化脓性肛瘘。

肛周化脓性汗腺炎分为急性期与慢性期。急性期患者在肛门周围皮肤表面,可见与汗腺、毛囊一致的小硬结,发红、肿胀、化脓,多自然破溃,流出糊状有臭味的脓性分泌物。慢性期患者炎症时轻时重,逐渐发展成皮下窦道和瘘管,蔓延至会阴和臀部。由于炎症的发作,皮肤变硬、肥厚、呈褐色。一部分形成瘢痕,另一部分形成窦道和瘘管。

一、病因病机

（一）中医认为肛门周围化脓性汗腺炎的病因

中医认为,该病是由于正气虚弱,卫表不固,湿毒蕴结于肌肤而致热盛肉腐成脓而致。

（二）现代医学认为肛门周围化脓性汗腺炎的病因

现代医学认为汗腺有大小两种。小汗腺是单管腺,分布于全身皮内,分泌汗液,与毛囊无关。而顶泌汗腺即顶质分泌腺,有较大复杂的腺管,在真皮深部,腺管开口于毛囊,分泌物很黏稠,内有细胞成分,有臭味。凡腺管内有感染和阻塞,即可引起化脓性汗腺炎。一般多见于葡萄球菌、链球菌、类杆菌等感染,严重感染则可化脓,自然破溃或切开,可形成很多窦道及瘘管。由于在肛门周围的皮下毛囊与汗腺之间有导管相通,和淋巴管相连,炎症沿淋巴管向会阴、臀部蔓延,形成脓肿或蜂窝织炎,反复感染造成慢性化脓性汗腺炎,在皮下形成复杂性窦道和瘘管。该病好发于青壮年,尤其是有吸烟、糖尿病、痤疮和肥胖者易患此病。可能与内分泌的失调有关。此病经久不愈者有癌变倾向。

二、临床表现及危害

(一)临床表现

发病初期,在肛门周围皮肤表面,可见与汗腺、毛囊一致的小硬结,发红、肿胀、化脓,多自然破溃,流出糊状有臭味的脓性分泌物。炎症时轻时重,逐渐发展成皮下窦道和瘘管,蔓延至会阴和臀部。由于炎症的发作,皮肤变硬、肥厚、呈褐色。一部分形成瘢痕,另一部分形成窦道和瘘管。

(二)危害

本病常伴有急性化脓性炎症,反复发作急性炎症时,有发热、头痛。全身不适、平时呈慢性病容表现。若炎症侵犯肛门括约肌时,可造成括约肌纤维化,影响肛门的功能。

三、辅助检查

(一)实验室检查

一般应进行血常规的检查,在急性感染期血常规白细胞计数升高,体温升高,其他实验室检查结果可正常。

(二)局部超声检查有助于本病的确诊

化脓性炎症如果在皮下可以进行超声检查,确定病变部位、面积、深度、皮下瘘管感染的位置,确定走向。

四、诊断与鉴别诊断

(一)诊断

根据疾病的临床表现结合实验室检查不难诊断,发病初期,在肛门周围皮肤表面,可见与汗腺、毛囊一致的小硬结,发红、肿胀、化脓,多自然破溃,流出糊状有臭味的脓性分泌物。炎症时轻时重,逐渐发展成皮下窦道和瘘管,蔓延至会阴和臀部。由于炎症的发作,皮肤变硬、肥厚、呈褐色。一部分形成瘢痕,另一部分形成窦道和瘘管。血常规检查白细胞计数可以升高。可发热、疼痛等。

(二)鉴别诊断

本病根据临床表现诊断并不困难。主要注意与肛旁脓肿、复杂肛瘘相鉴别。因此病的窦道处脓液很少,切开窦道时无脓液和瘘管,亦无肛瘘的内口,即可与肛旁脓肿、复杂肛瘘相鉴别。

五、治疗

(一)全身治疗方法

全身治疗包括中医治疗和西医结合治疗。

1.中医治疗

口服清热、解毒除湿、活血化瘀的中药,如黄连、黄芩、牡丹皮、赤芍、金银花、连翘、甘草等药物。

2.西医结合治疗

给予抗生素控制感染,可用磺胺、青霉素治疗,可以控制感染或帮助炎症自行消散。

(二)局部治疗方法

对于急性皮疹,用清热解毒类中药坐浴,如苦参、百部、蛇床子、黄连等中草药煎汤坐浴。如已化脓或形成窦道、瘘管的应行手术治疗。成脓者,切开排脓;有瘘管者,则切开瘘管,彻底消除病灶,以防复发。范围小的可一期缝合,范围广泛的,可行游离植皮术。但手术时勿损伤肛管括约肌。

(三)辅助治疗

进行微波等的照射治疗是治疗的主要辅助手段,它可以促进局部炎性反应的吸收,皮肤炎症的消退;另外还可以深入到皮肤表层对皮肤下的感染起到治疗的作用。

六、预防

注意饮食方面节制辛辣食物,少饮酒,多吃水果、蔬菜,注意锻炼身体,增强机体的抵抗能力,提高免疫力。另外,注意避免接触刺激性的物品,不要久坐,适当可以进行臀部的按摩。

(李海峰)

第五节　痔

痔是最常见的肛肠疾病。肛垫的支持结构、静脉丛及动静脉吻合支发生病理性改变或移位称为内痔;齿状线以下静脉丛的病理性扩张或血栓形成称为外痔;内痔通过静脉丛吻合支与相应部位的外痔相互融合称为混合痔。痔确切的发病率很难统计,很多患者已经有了临床症状但并不去就诊,任何年龄都可生痔,随年龄增长,发病率逐渐增高,痔的症状也逐渐加重。据不完全统计,痔手术占肛肠外科手术的50%以上,是肛门手术中最基本的手术。

中医学对于痔的病因病机的认识,最早见于《黄帝内经》,曰"因而饱食,筋脉横解,肠澼为痔"。在此基础上,以后历代医家又不断深入的探索,使其得以逐渐发展和完善。如隋代巢元方著《诸病源候论》认为,"诸痔皆由伤风,房事不慎,醉饱合阴阳,致劳扰血气,而经脉流溢,渗漏肠间,冲发下部"而成;又如朱震亨《丹溪心法》云:"痔者皆因脏腑本虚,外伤风湿,内蕴热毒,醉饱交接……,以故气血下坠,结聚肛门,宿滞不散,而冲突为痔也。"再如清代《医宗金鉴》概括地指出"痔疮形名亦多般,不外风湿燥热源"。另外痔在治疗上的发展,也是一个漫长的过程,除针对病因病机的治法外,还出现了其他的方法。如早期的《五十二病方》和《针灸甲乙经》,分别提出了痔的结扎切除法和针灸疗法;在宋代则开始出现了枯痔散和枯痔钉疗法及蜘蛛丝结扎疗法;明代《外科正宗》又提出分阶段内外痔不同的治疗方法;至明清时期,枯痔法已成为治疗痔的主要方法。

一、病因病机

(一)中医病因病机

(1)饮食不节,过食辛辣肥甘、过饮醇酒,致湿热内生,瘀积于大肠。如《疮疡经验全书》云:"凡痔……多由饮食不节,醉饱无时,恣食肥腻、胡椒辛辣、炙煿醉酒……"。

(2)妇女生产用力或多次生产,以及久泻、久痢、久咳等耗伤气血等使中气亏虚、肺气不足。

如《疮疡经验全书·痔漏症》篇云："肺与大肠相表里,故肺蕴热则肛门闭结,肺脏虚则肛脱出,此至当之论。又有妇人产育过多,力尽血枯,气虚下陷,及小儿久痢,皆能使肛门突出"。

(3)房事不节,精气脱泄,热毒乘虚下注。如《医宗金鉴》云："总不外乎醉饱入房,筋脉横解,精气脱泄,热毒乘虚下注",又如《医方类聚》云:"或醉饱入房,精气脱泄,热毒乘虚下注"。

(4)久坐久站、负重远行,或便秘久蹲、肛门努挣,使肛周气血运行不畅,结聚肛门。如《外科正宗》云："气血纵横,经脉交错,……浊气淤血,流注肛门,俱能发痔"。

(二)西医病因病机

痔的致病原因还未完全清楚,静脉回流障碍、肛垫脱垂、饮食结构和行为因素等均是导致痔症状恶化的因素。

1.静脉回流障碍

在正常应力情况和排便时痔充血,接着就会恢复正常,但如果患者内痔部分承受应力时间延长,如慢性便秘、妊娠、慢性咳嗽、盆腔肿物、盆底功能障碍或腹水状态等,由于腹内压增高,内痔静脉回流受阻,内痔就会持续淤血。也会呈现和慢性便秘相同的状况。门静脉高压症与痔的发生无直接关系。

2.肛垫脱垂

Thomson指出痔由肛垫形成,包含血管、结缔组织、Trietz肌和弹性纤维。Trietz肌起于联合纵肌,对痔起到支撑作用,将痔固定于内括约肌。这些支持组织一旦变弱,痔就会变得越来越有移动性并可以出现脱垂,痔脱垂后,静脉回流受阻,痔体积增大,痔支持组织就会进一步弱化,形成恶性循环。

3.饮食结构和行为因素

饮食结构和行为方式也是产生痔症状的因素。低纤维饮食使得大便干硬、便秘,从而使痔组织承受过多应力,使痔组织脱垂。干硬大便还能损伤局部组织,引起出血。如厕习惯和排便方式被广泛认为可以影响痔症状的进展,长时间坐便使得痔组织承受更长时间的应力。

便秘可以加重痔的临床症状,而腹泻和肠运动增快也会引起相同的结果。区别于其他因素,高龄是一个独立的影响因素,组织学证据表明Trietz肌随着年龄的增长,支持作用逐渐下降。

二、分类

(一)中医分类

1.历代文献所载分类法

中医学历代文献中所记载的痔的分类方法颇多,如在《五十二病方》中,痔被分为牡痔、牝痔、脉痔、血痔四类;又如《诸病源候论》则分为五类,云:"诸痔者,谓牡痔、牝痔、脉痔、肠痔、血痔也"。《备急千金要方》亦将痔分为以上五类,云"牡痔者,肛边生鼠乳,时时溃脓血出;牝痔者,肛肿痛生疮;脉痔者,肛边有疮痒痛;肠痔者,肛边核痛,发寒热;血痔者,大便清血随大便污衣"。再如《医宗金鉴·外科心法要诀》按形态将痔分为二十四类,分别为:翻花痔、蚬肉痔、悬珠痔、盘肠痔、栗子痔、核桃痔、莲子痔、脱肛痔、泊肠痔、鸡心痔、牛奶痔、鼠尾痔、血攻痔、担肠痔、内痔、樱桃痔、珊瑚痔、菱角痔、气痔、子母痔、雌雄痔、鸡冠痔、蜂巢痔、莲花痔。

2.证候分类法

证候分类法指根据内、外痔证候的不同进行分类。

(1)内痔证候分类。①风伤肠络型:大便带血、滴血或喷射状出血,血色鲜红,或有肛门瘙痒。

舌红,苔薄白或薄黄,脉浮数。②湿热下注型:便血色鲜,量较多,肛内肿物外脱,可自行回缩,肛门灼热。舌红,苔黄腻,脉滑数。③气滞血瘀型:肛内肿物脱出,甚或嵌顿,肛管紧缩,坠胀疼痛。甚则肛缘有血栓,水肿,触痛明显。舌质暗红,苔白或黄,脉弦细涩。④脾虚气陷型:肛门坠胀,肛内肿物外脱,需手法复位。便血色鲜或淡,可出现贫血,面色少华,头昏神疲,少气懒言,纳少便溏。舌淡胖,边有齿痕,舌苔薄白,脉弱。

(2)外痔证候分类。①气滞血瘀型:肛缘肿物突起,排便时可增大,有异物感,可有胀痛或坠痛,局部可触及硬性结节。舌紫,苔淡黄,脉弦涩。②湿热下注型:肛缘肿物隆起,灼热疼痛或有滋水,便干或溏。舌红,苔黄腻,脉滑数。③脾虚气陷型:肛缘肿物隆起,肛门坠胀,似有便意,神疲乏力,纳少便溏。舌淡胖,苔薄白,脉细无力。多见于经产妇、老弱体虚者。

(二)西医分类

按痔所在解剖部位分为3类。

1.内痔

内痔发生在齿线上方、被覆直肠黏膜,常位于直肠下端左侧、右前、右后位置。根据痔的脱垂程度将痔分为4度:Ⅰ度——内痔位于肛管内,不脱垂;Ⅱ度——大便时内痔脱出肛门外,可自行还纳;Ⅲ度——内痔脱出,需用手协助还纳;Ⅳ度——内痔脱出无法还纳。

2.外痔

外痔发生在齿线下方,被覆肛管皮肤。外痔分为血栓性外痔、结缔组织性外痔、静脉曲张性外痔和炎性外痔。

3.混合痔

混合痔发生在齿线附近,有内痔和外痔两种特性。当混合痔逐步发展,痔块脱出在肛周呈梅花状时,称为"环形痔"。

三、治疗

(一)治疗原则

消除痔的症状,是治疗痔的根本原则。无症状的痔一般不需要治疗,即使体积较大也不应作为治疗指征;反之,体积小但症状明显的痔,应积极治疗。在治疗有症状的痔时,只有在保守治疗和非手术治疗无效或有严重脱出的情况下,才应考虑手术治疗。

(二)内痔中医治疗

根据内痔证型的不同,分别立法和选方。

1.风伤肠络证

症见大便时出血,可为擦血、滴血或喷血,颜色鲜红,或有肛门瘙痒。舌红,苔薄白或薄黄,脉浮数。治宜清热凉血祛风,方用凉血地黄汤加减。

2.湿热下注证

症见便鲜红色血,量较多,肛内肿物外脱,可自行还纳,痔体可有红肿或糜烂,肛门潮湿灼热。舌红,苔黄腻,脉滑数。治宜清热利湿、化瘀消肿,方用五神汤加减。

3.气滞血瘀证

症见肛内肿物脱出,甚或嵌顿水肿,可隐见紫瘀,触压痛,肛管紧缩,坠胀不适。舌质暗红,苔白或黄,脉弦细涩。治宜活血化瘀、行气止痛,方用桃红四物汤或活血散瘀汤加减。

4.脾虚气陷证

症见肛门坠胀，肛内肿物外脱，需手法复位。便血色鲜或淡，可出现贫血，面色少华，头昏神疲，少气懒言，纳少便溏。舌淡胖，边有齿痕，舌苔薄白，脉弱。治宜益气健脾、升阳举陷，方用补中益气汤加减。

(三)中医局部治疗

包括坐浴法、敷药法、塞药法和枯痔法。

1.坐浴法

该法自古至今一直广泛应用于肛肠疾病的治疗。其中用于治疗内痔者，根据作用可分为清热利湿类、疏风胜湿、活血止血类、消肿止痛类、收敛固涩类等，常用方剂如活血散瘀汤、洗痔枳壳汤、五倍子汤、苦参汤、安氏熏洗剂。

2.敷药法

本法是直接将药物敷于患处，多用在坐浴后。主要作用是缓解肿痛和出血。常用如麝香痔疮膏、九华膏、如意金黄膏、生肌玉红膏、角菜酸酯乳膏等。另外也可将具有相同功效的散剂经蜂蜜或麻油调成膏状后外敷。

3.塞药法

将药物制成栓剂，纳入肛门而达到治疗目的的用药方法。栓剂的药物功效和坐浴法、敷药法类似，但更适于未嵌顿内痔的治疗。常用如化痔栓、角菜酸酯栓等。

4.枯痔法

枯痔法包括枯痔散外敷法、枯痔钉疗法和枯痔注射法，属传统中医学外治法，在《医学纲目》《外科正宗》等古代文献中均有较详细的记载。

(1)枯痔散外敷法：该法是以枯痔散用水或油调成糊状后，涂于内痔表面，使痔核逐渐坏死脱落遗留创面，再逐渐愈合。传统枯痔散主要成分是砒和白矾，佐以雄黄、朱砂、硫黄、黄丹、乳香、冰片、乌梅肉等，其中砒具有较强的毒性，为避免砒中毒的危险，近代又出现了无砒枯痔散，主要成分包括花蕊石、明矾、胆矾、雄黄、雌黄、皮硝、冰片等，但缺少砒的成分，其渗透力弱，对痔体较大者疗效较差。

(2)枯痔钉疗法：又称插钉法、插药法，是一种将药物制成钉剂后插入痔核内而治疗内痔的方法。我国古代文献所记载的枯痔钉均含有砒霜，并借助其腐蚀性，使痔体脱落，达到治疗目的，如宋代《太平圣惠方》记载的枯痔钉是由砒霜、黄蜡制成，明代《外科正宗》记载的"三品一条枪"成分是明矾、砒石、雄黄和乳香。自新中国成立以来，国内学者又对枯痔钉疗法进行了深入研究，提出了枯痔钉是通过自身的异物刺激作用，使痔核产生无菌炎症，并发生纤维化而萎缩的理论，同时还制出了无砒枯痔钉，如如意金黄枯痔钉、二黄枯痔钉等。

适应证：内痔痔体较大者。

禁忌证：内痔嵌顿，黏膜下血栓形成和外痔。

操作方法：患者取侧卧位或截石位，常规消毒铺巾，如肛门紧缩，可行局麻。①暴露痔核，在距齿线 0.2 cm 以上的部位，将药钉与肠壁成 15°～45°插入痔内，注意不可插入过深刺入肌层，也不可过浅或贯穿痔核。②剪除未插入痔内的部分，剩余部分外露 1～2 mm 即可(图 6-5)。③在间距为 0.2～0.5 cm 位置，如继续插钉，最终插钉数量由痔核的大小和多少而定，一般在总数在 20～25 根，并且应使插钉均匀分布。④将痔核送入肛内，术毕。

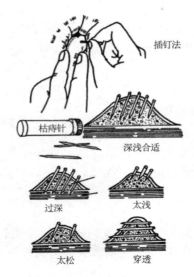

插钉法

枯痔针

深浅合适

过深　太浅

太松　穿透

图 6-5　枯痔钉插法

术后处理:术后当天控制大便,次日起正常饮食排便保持大便通畅,便后冲洗坐浴,一般不需换药。术后 1 周内禁止参加剧烈运动和体力劳动,一般经 10～15 d 可痊愈。

5.结扎法

结扎疗法是我国治疗内痔的传统方法,如《太平圣惠方》载:"用蜘蛛丝系缠鼠痔乳头,不觉自落"。该法目前仍是临床治疗内痔的一种常用方法,其作用机制是通过结扎痔的基底部,机械性阻断痔核的血供,促使其产生缺血性坏死,坏死部位脱落后,创面修复愈合,由此而达到治疗目的。

适应证:Ⅱ期或Ⅱ期以上内痔。

操作方法:患者侧卧位或截石位,局部消毒,局麻松弛肛门。具体步骤:①结扎前消毒肠腔,肛门镜下用组织钳将欲结扎的内痔牵拉出肛门外,肛门镜亦随之退出。②用止血钳钳夹痔体基底部,使止血钳顶端超过痔的范围,并在钳夹部位以下剪开一小口。③用丝线在钳夹痔核的止血钳下方结扎,丝线勒入小切口内,可防止滑脱。术者结扎紧线时,助手放松止血钳并退出,术者继续打结勒紧痔基底(图 6-6)。如被结扎痔核较大,可剪除结扎线以上多余组织,但至少保留残端 0.5 cm。④同法处理其他痔核,凡士林油纱条置入肛内引流,包扎固定,术毕。

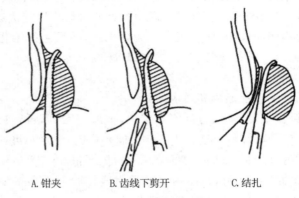

A. 钳夹　　　B. 齿线下剪开　　　C. 结扎

图 6-6　内痔结扎法

术后处理:术后当天限制大便,次日起正常饮食,每次大便后温水坐浴,一般术后7~10 d结扎线可脱落。

结扎疗法目前在临床上较为常用,尤其是对脱出性内痔效果较好。单纯结扎时,不可过深,以避免痔核坏死脱落后出血;如痔核较大、基底部较宽时,应用圆针贯穿基底中点两次,行"8"字贯穿形缝扎(图6-7);如有多个痔核,结扎部位不可在同一截面上,以免造成直肠狭窄;内痔结扎术后,肛门缘静脉和淋巴回流受阻,有时产生淤血或水肿,可做一长为1~2 cm放射状减压切口,使受阻血液和淋巴液得以渗出,减压切口的数目依结扎数目多少而定,一般位于所结扎内痔的相同点位肛缘处。

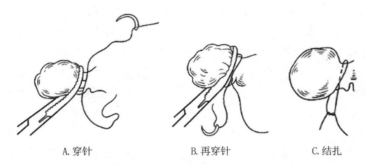

A. 穿针   B. 再穿针   C. 结扎

图6-7   内痔"8"字缝扎法

6.胶圈套扎法

套扎法与结扎法作用机制相同,只是阻断痔核血供的工具由丝线变为胶圈。常用胶圈为特制或由自行车气门芯胶管制成,宽约为0.5 cm。

(1)止血钳套扎法:患者侧卧位或截石位,局部消毒,局麻松弛肛门。步骤:①将1~2个胶圈套在一长弯头止血钳的关节部,暴露内痔,用该止血钳钳夹痔体基底部,并在钳夹部位以下剪开一小口;②用另一直止血钳,夹住并拉长胶圈,绕过痔体上端和弯止血钳顶端,套扎在痔体基底部,并使胶圈勒入小切口,随即退出止血钳;③同法处理其他痔核,术毕。

(2)套扎器套扎法:取侧卧位或截石位,常规消毒,局麻松弛肛门。①肛门镜下查看欲套扎的痔核,助手将肛门镜固定并将其暴露。②术者一手持套有胶圈的套扎器,套扎器口应与痔核体积大小相适。另一手持组织钳,经过套管口和肛镜伸入肛内,钳夹痔核上部,并拉入套扎器的套管,套管前缘抵痔基底部时,握紧按压手柄,将乳胶圈推出,套住痔核底部。③放开组织钳,与结扎器一同取出。同法处理其他痔核,术毕。

(3)负压吸引套扎法:取侧卧位或截石位,常规消毒,局麻松弛肛门。在肛门镜下暴露将要套扎的内痔。①将套扎圆筒插入肛门镜内紧贴在内痔上,开动吸引器使套扎圆筒成负压,透过套扎器玻璃圆筒观察并控制所吸引内痔组织的大小。②扣动手柄,推出胶圈,套在内痔基底部。③同法处理其他痔核,术毕。

套扎注意事项:①牵拉内痔时,勿用力过猛,避免将痔核撕裂出血。②每次套扎痔核最多不超过3个,以母痔区为主。如有子痔,待第一次套扎创面愈合后,再行套扎。如套扎点过多,易造成狭窄。③乳胶圈不宜反复高压消毒,以免丧失弹力和提前撕裂断开。④套扎后的胶圈应距离齿线0.2 cm以上,避免疼痛和坠胀不适。

7.注射疗法

目前国内临床应用的注射药物包括软化萎缩剂、硬化剂和坏死剂3类,根据3类药物对痔组织的不同作用机制,注射疗法可分为收敛化瘀法、硬化萎缩法和坏死枯脱法。

(1)收敛化瘀法:是使用唯一软化萎缩剂"芍倍注射液"注射治疗痔的方法,该法是肛肠病安氏疗法的重要组成部分,因此又被称为"安氏收敛化瘀法"。其中"收敛化瘀"这一治则,是安阿玥教授依据《素问·生气通天论》中"经脉横解,肠澼为痔"这一论述和中医学传统"收敛固涩""化瘀止血"之治法以及痔的隆起、脱垂和出血的基本症状,在国内首次提出的治痔新法则。该法不仅"收敛萎缩""收敛固脱",还强调"化瘀",可避免其他注射法治疗后遗留硬结和肛肠狭窄的弊端。

1)单纯芍倍注射法:Ⅰ、Ⅱ期内痔和其他较大内痔暂不宜手术者。

使用药物:2∶1浓度芍倍注射液(2单位芍倍注射液加1单位0.5%利多卡因)。

注射方法:患者取侧卧位,常规消毒铺巾,行肛管麻醉,麻醉后再次消毒肠腔。①在肛门镜下查看需注射治疗的痔核,先选择其中较小者在镜下充分暴露。②在痔核中心隆起处斜刺进针,进针后尝试注药,如黏膜快速均匀隆起,则说明进针位置适当,可缓慢退针并推注给药。注射药量以注射后痔核均匀饱满充盈、黏膜呈粉红色为佳。③注射完毕后,再依次从小到大注射其他痔核。④棉球置入肠腔内压迫止血,术毕。

术后处理:术后当天少量进食,次日起正常饮食。常规使用抗菌药物3d预防感染。术后24~48h可排便,不需要换药。

操作要点和注意事项:有人提出"见痔进针,先小后大,退针给药,饱满为度"的芍倍注射液注射原则。①在注射部位上"见痔进针",肛门镜下见到痔核时,即可进行注射。解决了操作中定位不准确,在痔动脉区相应部位注射容易导致硬结、坏死、出血的问题。②在给药方法上"退针给药":注药时见黏膜快速均匀隆起后退针注射,防止药物进入肌层。解决了误伤周围组织的问题,可操作性强。③在注射顺序上"先小后大",注射时先选择较小的痔核,再选择较大的,逐个注射。解决了痔核无序注射的问题,避免了注射盲区和遗漏。④在注射药量上,以"饱满为度",每处痔核注射完毕后须有光亮饱满的感觉,呈淡粉色。解决了剂量不易掌握问题,因痔施量,无论痔核大小,均以充盈饱满为度。

另外,女性前侧直肠阴道壁较薄,男性有前列腺存在,注射时注意防止刺穿或刺伤。凡肝肾功能严重异常、放化疗后、凝血功能障碍或伴其他严重内科疾病者,为避免局部刺激和出血不止,禁止注射。使用芍倍注射液原液保留灌肠,亦可起到一定收敛化瘀的作用。

2)芍倍注射加内痔结扎法:Ⅲ、Ⅳ期内痔。

使用药物:2∶1浓度芍倍注射液。

操作方法:患者取侧卧位,常规消毒铺巾,行肛管麻醉。麻醉后使平时脱出的痔核充分暴露,直视或在肛门镜下依次结扎脱出痔核的上1/3~1/2部分,残端较大时可部分切除。在肛门镜下分别注射较小未脱出的痔核,以及已结扎痔核的下半部分和其上方隆起黏膜(多为截石位3、7、11点)。注射方法与单纯注射术相同。

术后处理:术后当天少量进食,次日起正常饮食。常规使用抗菌药物3d预防感染。术后24~48h可排便,不需要换药。

操作要点和注意事项:结扎内痔,提出应遵循"不同平面、不同深浅"的原则。①不同平面:根据痔核位置,错落结扎,使各结扎点不在同一直肠横截面上,以防止多个瘢痕同时挛缩而发生直肠狭窄。②不同深浅:痔核大小不同,结扎的深度也不同。按比例,小痔核应少结扎,但不少于全部的 1/3;大痔核应多结扎,但不需超过痔核全部的 1/2。

(2)硬化萎缩法:该法是将硬化剂注射到痔体内,使痔组织产生无菌性炎症并逐渐纤维化,以萎缩痔核达到治疗的目的。目前临床常用的包括 5%苯酚植物油、5%奎宁尿素、5%~20%苯酚甘油与等量水和消痔灵注射液等。

适应证:Ⅰ、Ⅱ期内痔。

禁忌证:肛裂、内痔血栓形成或嵌顿、曾多次接受硬化剂注射治疗者。

注射方法:患者取侧卧位,常规消毒铺巾,麻醉松弛肛门。①肛门镜顶端压在齿状线上,暴露内痔的上 2/3 部分。②再次消毒拟注射的内痔黏膜,预防感染坏死。在内痔根部上方 0.5 cm 处刺入黏膜下层(刺入后针头若能向左右移动即证明在黏膜下层),抽吸无回血,即可注射。③注入少量药液,如黏膜表面可见清晰血管走行,证明注射部位正确,则可继续注药,注射剂量根据所使用硬化剂不同而异,同法注射其他痔核。注意注射药物不要在同一平面,以免形成环状瘢痕性狭窄;注射后揉压痔核,使药液分布均匀,避免形成局部硬结或缺血性坏死。④棉球置入肠腔内压迫止血,术毕。

术后处理:术后控制大便 48 h,常规使用抗菌药物 3~5 d 预防感染。如有出血、坠胀不适或肛门疼痛,应及时查看处理。

(3)坏死枯脱法:坏死枯脱法是将具有坏死作用的注射剂,注入痔组织内,使痔核坏死脱落,创面重新愈合的治痔方法。代表性坏死剂是硫化钠薄荷脑溶液(痔全息注射液),以下以该药的注射方法为例,介绍坏死枯脱法。

适应证:各期内痔。

注射方法:常规消毒铺巾,麻醉松弛肛门。①肛门镜下或直视下暴露痔核,从痔核最突出点进针,针头斜面向上,浅刺使针头进入黏膜下层。②进针后,轻轻挑起黏膜,缓慢推注,随着药液的进入,被浸润部分逐渐变黑变硬而坏死,待坏死部分距基底部的正常黏膜约 3 mm 时,停止推药。③干棉球按压进针点止血,止血后将痔核推回肛内。④用同法注射其他痔核,包扎固定,术毕。

药物用量:痔核直径为 0.5 cm 以内,注药量不超过 0.3 mL;直径为 1 cm 左右,注药量为 0.5~0.7 mL;直径为 2 cm 左右,注药量为 1.0~1.5 mL;直径为 4 cm 左右,用药量为 3~4 mL。总量一般不宜超过 4 mL。

术后处理:术后最好进食流质少渣食物,至少控制大便 48 h,并减少大便次数,常规使用抗菌药物 3~5 d 预防感染。治疗后 5 d 内不坐浴,从第 6 天起,可用 1∶5 000 高锰酸钾溶液坐浴。术后半月以内尽量减少活动,应充分休息,并保证大便通畅,以防提前脱痂出血,如有出血、坠胀不适或肛门疼痛,应及时查看处理。

8.其他疗法简介

针灸疗法:主要用于缓解痔的出血和坠胀症状,常用穴位有攒竹、燕口、龈交、白环俞、长强、会阳、飞扬、委中、承山等。

(四)外痔的治疗

1.口服药物治疗

外痔的中医证型包括气滞血瘀型、湿热下注型和脾虚气陷型,与内痔的部分证型相同,可选用相同的治法和方药。

2.局部治疗

外痔的局部治疗主要包括中药坐浴法和敷药法。

(1)中药坐浴法:多用于炎性外痔和血栓外痔的治疗,常用如活血散瘀汤、五倍子汤、苦参汤、安氏熏洗剂等,可缓解坠胀、灼痛等症状。

(2)敷药法:适应证与坐浴法相同,多用在坐浴后。常用如活血止痛散、如意金黄膏、九华膏等。

3.注射治疗

收敛化瘀法不仅对内痔有较好的疗效,还可用于静脉曲张性外痔的治疗。

使用药物:1∶2浓度芍倍注射液(1单位芍倍注射液加2单位0.5%利多卡因)。

操作方法:患者取侧卧位,常规消毒铺巾,行局部麻醉松弛肛门。在肛缘选取静脉曲张隆起的远心端作为注射进针位置,通常为截石位3、7、11点。进针时针尖斜面向下,针头与肛缘皮肤呈15°~30°刺入,刺入后向肛缘方向进针至静脉曲张团的近心端(齿线以下),注意进针时勿穿出皮肤或深刺入肌层。进针后退针给药,使痔体均匀隆起,当痔体较宽时,可间隔一定距离后再次进针注射。注射后揉压隆起的痔体,使药液分布均匀。同法处理其他外痔,加压包扎,术毕。

术后处理:术后持续加压3 h,不需要换药。

(五)西医治疗

痔的治疗就是针对痔临床症状的治疗,由于痔组织是正常解剖结构的一部分,没有必要全部去除。痔的治疗措施分为3类:①保守治疗,包括饮食疗法和行为治疗;②门诊治疗;③手术治疗。治疗时应遵循以下3个原则:无症状的痔无须治疗;有症状的痔无须根治;以非手术治疗为主。

1.保守治疗

在痔的初期,增加纤维进食、增加饮水、改变不良排便习惯即可改善症状,不需特殊治疗。坐浴治疗缺乏客观证据支持,然而,许多患者感到坐浴可以缓解痔的症状,考虑到坐浴成本低、风险小,还是应该继续向患者推荐坐浴疗法。

2.注射疗法

注射疗法是一种内痔固定技术,这种门诊治疗技术是应用化学药剂来形成局部纤维化并将痔固定于内括约肌,同时,硬化剂破坏内痔血管,使得痔缩小。临床有多种硬化剂,常见硬化剂包括5%苯酚植物油、5%奎宁尿素水溶液、4%明矾水溶液等。治疗时在齿状线近端1~2 cm处的内痔基底部或接近基底部注入2~3 mL硬化剂。硬化剂应注入黏膜下层,尽量避免注入黏膜层或肌层,后者会引起局部黏膜脱落,从而导致溃疡形成或引起剧烈疼痛。注射疗法的并发症通常是由于将硬化剂注射到了错误的解剖间隙,从而引起严重的炎性反应,形成脓肿,引起尿潴留,甚至阳痿。

3.红外线凝固疗法

该方法适用于Ⅰ度、Ⅱ度内痔,红外线凝固疗法采用红外辐射产生热量,使蛋白凝固,局部纤维化、瘢痕形成,从而将内痔固定。该疗法复发率高且相比套扎疗法昂贵,目前临床应用不多。

4.手术治疗

(1)痔切除术:对于非手术治疗无效、症状进行性加重、不适合非手术治疗或外痔严重需要手术切除的患者以及合并其他肛门直肠疾病的患者,如肛裂、肛瘘或脓肿,此时应行痔切除术。另外,无法忍受门诊治疗或抗凝治疗的患者需要确切止血时也适合手术治疗。外科手术治疗方法主要有痔切除术和吻合器痔上黏膜环切术（PPH术），对于血栓性外痔,采用血栓剥离术。

痔切除术的安全性和有效性经受了数十年的考验,相对于其他治疗方法,仍是手术的标准。痔切除术的方法很多,根据切除痔核后肛管直肠黏膜以及皮肤是否缝合分为开放式和闭合式痔切除术两大类。由于闭合式痔切除术存在伤口愈合不良需要再次敞开的风险,目前国内主要采用开放式痔切除术,具体方法如下:取截石位、折刀位或侧卧位,骶管麻醉或局麻后扩肛至4～6指,充分显露痔块,钳夹提起痔块,取痔块基底部两侧皮肤V形切口切开,将痔核与括约肌剥离,根部钳夹后贯穿缝扎,离断痔核。齿状线以上黏膜用可吸收线缝合,齿状线以下皮肤创面用凡士林纱布填塞,丁字带加压包扎。

（2）PPH术:主要适用于Ⅲ～Ⅳ度内痔、多发混合痔、环状痔及部分合并大出血的Ⅱ度内痔。另外,对于直肠黏膜脱垂、直肠内套叠以及Ⅰ～Ⅱ度直肠前突的患者,也适用于该术式。其方法是通过吻合器环形切除齿状线上2 cm以上的直肠黏膜2～3 cm,从而将下移的肛垫上移并固定。目前该术式已在国内外广泛应用,临床疗效良好。对于不需要完全环形切除直肠黏膜的患者,可采用经该术式改进的选择性痔上黏膜切除术（TST术）。

（3）血栓性外痔剥离术:该术式特异性针对血栓性外痔,于局麻下梭形切开痔表面皮肤,通过挤压或剥除的方式将血栓清除,伤口可一期缝合,但大多数外科医师选择伤口内填塞凡士林纱布后加压包扎。

（4）其他治疗方法:如内痔插钉术、内痔扩肛术、环状切除术（Whitehead术）以及冷冻疗法等由于疗效以及安全性等原因,在临床上已逐步被淘汰。

5.手术后并发症的预防与处理

痔切除术后常见并发症包括尿潴留、出血、粪便嵌塞、肛门狭窄、肛门失禁及感染等。

（1）尿潴留:由于麻醉、术后疼痛、肛管内填塞纱布、前列腺肥大等因素,术后尿潴留发生率较高。手术后限制液体,尽早取出肛管内纱布,会阴部热敷,鼓励患者站立排尿等方式可减少尿潴留,也可皮下注射新斯的明,必要时导尿。

（2）出血:术后严重迟发性出血不到5%,但出血仍是常见的痔切除术后并发症。原发性出血是指手术后48 h内出血,这可能更多和技术因素相关。而迟发性出血主要考虑与感染有关。针对大量出血,需在麻醉下找到出血点,结扎或缝合止血。如弥漫性出血,可采用压迫止血,同时补液及抗感染治疗。

（3）粪便嵌塞:因肛门部疼痛不敢排粪,导致直肠内蓄积粪块。手术后半流质粗纤维饮食,口服液状石蜡,可防止便秘。一旦出现粪便嵌塞时,可采用液状石蜡保留灌肠,然后用盐水灌肠,必要时手辅助排便。

（4）肛门狭窄:多因过多切除肛门部皮肤或结扎过多黏膜引起。术后10 d左右开始扩肛,每周1～2次,直至大便恢复正常。

（5）肛门失禁:多因括约肌损伤过多、大面积损伤黏膜致排便反射器破坏、肛门及周围组织损伤过重至瘢痕形成,肛门闭合功能不全等引起。术中尽量减少组织损伤,避免大范围瘢痕形成,注意保留足够的黏膜皮肤,保留排便感受器,预防术后肛门失禁。对于完全性肛门失禁可行手术治疗,但疗效欠佳。

（刘　涛）

第六节　肛　　裂

一、概述

(一)概念

肛裂是指发生于肛管皮肤的全层纵行裂开并形成感染性溃疡。呈梭形或是椭圆形,长为0.5~1.5 cm。肛裂是一种常见病,发病率在肛门直肠疾病中占20%,仅次于痔疮。

本病青壮年多见,男、女性发病无差别。近年来,婴幼儿肛裂的发生呈上升趋势。临床特点以肛门部周期性疼痛、出血、便秘为主要特点。肛裂的部位一般在肛门前后正中位,尤以后位多见。

中医学文献中没有"肛裂"的病名,认为此病属于"痔"的范畴,故有"痔裂"之称。《外科大成》记有二十四痔,其中对"钩肠痔"的描述:肛"门内外有痔,折缝破裂,便如羊粪、粪后出血,秽臭大痛者……"这是指肛裂的症状。《疮疡经验全书·卷七》记有"担肠痔",其痔横在肛门。《医宗金鉴·痔疮》篇中记载:"肛门围绕折纹破裂,便结者,火燥也。"《诸病源候论脉痔候》记有:"肛边生裂,痒而复痛出血者,脉痔也。"也是指肛裂。总之,中医文献中的"钩肠痔""担肠痔""脉痔""裂肛痔"等描述,均属肛裂。

(二)病因病理

1.中医病因病机

中医学认为本病多是由感受风热邪气,致使血热肠燥或阴虚津亏,导致大便秘结,排便努挣,引起肛门皮肤裂伤,湿毒之邪乘虚而入皮肤经络,局部气血瘀滞,运行不畅,破溃之处缺乏气血营养,经久不敛而发病。

(1)血热肠燥:患者常因饮食不节,恣饮醇酒,过食辛辣厚味,以致燥热内结,耗伤津液,无以下润大肠,则大便干结;临厕努挣,使肛门裂伤而致便血。

(2)阴虚津亏:患者素有血虚,津亏生燥,肠道失于濡润,可致大便燥结,损伤肛门而致肛裂;阴血亏虚则生肌迟缓,疮口不易愈合。

(3)气滞血瘀:气为血之帅,气行则血行,气滞则血瘀。热结肠燥,气机阻滞而运行不畅,气滞则血瘀阻于肛门,使肛门紧缩,便后肛门刺痛明显。

2.西医病因与发病机制

现代医学认为,大便秘结,排便用力过度,引起肛管上皮破裂,并激发感染或因肛管狭窄等造成损伤,是肛裂发生的原因。主要与以下因素密切有关。

(1)肛管局部解剖特点:肛门外括约肌的皮下部为环行肌纤维束,而浅部为从尾骨起,到肛门后方,分为两束肌纤维绕肛门至肛门前方又汇合,附着于耻骨联合部,故肛管前后两个部位的肌肉有空隙,较两侧薄弱。另外,肛提肌也大部分附着于肛门的两侧。当肛管扩张时,前后两处所受的牵拉张力较大,容易损伤。直肠下端走行向前下,肛管走行向后下,形成直肠会阴曲,大便时粪便向下的冲力多作用在肛管后部,因此容易使其受到损伤,而且肛管后部血液循环不足,弹性较差,一旦受到损伤则不易愈合。分娩时阴道扩张,肛管前部可因此而损伤破裂。

(2)感染的因素:感染是肛裂的主要原因之一,常因临近组织的感染所引起,如肛窦炎、肛乳

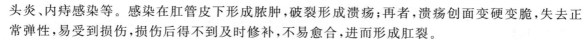

头炎、内痔感染等。感染在肛管皮下形成脓肿,破裂形成溃疡;再者,溃疡创面变硬变脆,失去正常弹性,易受到损伤,损伤后得不到及时修补,不易愈合,进而形成肛裂。

(3)损伤的因素:肛管因慢性炎症刺激,纤维结缔组织增生,内括约肌部分肌纤维增厚变粗。肛门松弛功能障碍而长期处于紧张状态,当干硬粪块通过、扩肛等机械外力作用时,容易使之损伤而出现裂口,引起继发感染而形成溃疡。

(4)同性恋者中的肛裂:在男同性恋者中,肛裂是正常的。这可能是由肛交损伤所致。这些患者的肛门和肛周可发生多处溃疡,这需要与梅毒下疳、衣原体、巨细胞病毒等疾病相鉴别。

3.病理

(1)肛管裂口:本病肛管上有梭形裂开溃疡面。

(2)肛乳头肥大:本病裂口上端有肥大的肛乳头。

(3)裂痔:本病裂口下缘皮肤受炎症刺激和淋巴回流障碍,形成的赘皮外痔,又称哨兵痔。

(4)皮下瘘:皮下瘘位于肛裂下的潜在性瘘管。

(5)肛窦炎:肛窦炎位于裂口上端的肛隐窝炎。

(三)分类

1.三期肛裂分类法

(1)Ⅰ期肛裂:该期为单纯性肛裂,肛管皮肤浅表纵裂,溃疡边缘整齐,基底新鲜,色红,触痛明显,创面富于弹性。

(2)Ⅱ期肛裂:该期有肛裂反复发作史,创缘不规则,增厚,弹性差,溃疡基底部呈紫红色或有脓性分泌物。

(3)Ⅲ期肛裂:该期溃疡边缘发硬,基底色紫红,有脓性分泌物,上端邻近肛窦处肛乳头肥大,创缘下端有哨兵痔,或有皮下瘘管形成。

2.五型分类法

(1)狭窄型肛裂:该型多伴有肛窦炎,由于内括约肌呈痉挛性收缩,使肛管狭窄,肛门缩小,此型症状以疼痛为主。

(2)脱出型肛裂:该型多为内痔、混合痔、肛乳头肥大等脱出,发炎而引起的肛裂,疼痛较轻,肛管狭窄部明显。

(3)混合型肛裂:该型同时具有狭窄和脱出型的特点。

(4)脆弱型肛裂:该型多有肛门周围皮肤湿疹、皮炎、致使肛管皮肤脆弱,其表现为多发性表浅性肛裂。

(5)症状型肛裂:该型因溃疡性结肠炎、克罗恩病、肛管结核等或其他疾病及肛门部手术后创伤延期愈合,造成肛管溃疡者。

以上各种分类法,以三期分类法较为常用。

二、临床表现

(一)病史

患者多有大便困难史,病情反复发作,有典型的周期性疼痛。

(二)症状

1.疼痛

肛门疼痛是肛裂的主要症状,其诱因多为便秘。用力排便导致肛管破裂,呈刀割样疼痛或灼痛,排便后数分钟内疼痛减轻或消失,称为疼痛间歇期。便后约半小时出现反射性内括约肌痉挛收缩而引起剧烈疼痛,往往持续数小时,多能逐渐缓解,形成周期性疼痛。剧烈的肛门疼痛使患者产生恐惧感而不愿排便,从而加重便秘,进一步加重肛裂。

除排便外,如检查、排尿、咳嗽等刺激,也可引起肛裂产生周期性疼痛。因此,在检查肛裂患者时,一定要注意动作轻柔,尽量避免行内镜等器械检查。

2.便血

大便时出血,色鲜红,滴血或粪便上有血丝,手纸带血。感染后可见脓血及黏液。

3.便秘

便秘与肛裂互为因果,两者互相影响。肛裂患者多有便秘,大便干硬,排便时撕裂肛管皮肤而激发感染。肛裂的疼痛又可导致患者主观上对排便产生恐惧感,使粪便在直肠内停留过久,水分被吸收而干结,在排便时引起疼痛更加剧烈,由此产生恶性循环。

4.瘙痒

肛裂溃疡面或伴发的肛窦炎、肛乳头肥大炎症产生的分泌物可引起肛门瘙痒。

(三)体征

1.局部视诊

肛管局部可见有一纵行梭形裂口或椭网形溃疡。初期溃疡颜色鲜红、底浅,边缘无明显增厚,无哨兵痔形成。后期肛裂患者的溃疡创面颜色灰白、底深,边缘增厚明显,可形成哨兵痔。

2.指诊

本病患者由于肛门括约肌痉挛,指诊时可引起剧烈疼痛,一般患者不宜施行指诊或指诊前使用麻醉剂。初期肛裂指诊可在肛管内触及边缘稍有凸起的纵行裂口;后期肛裂可触及裂口边缘隆起肥厚、坚硬,并常能触及肛乳头肥大;可触及皮下瘘管,在肛缘裂口下端轻压可有少量脓性分泌物溢出。

3.肛门镜检查

一般患者不宜施行肛门镜检查,或进行肛门镜检查时使用一定的麻醉剂。初期肛裂的溃疡边缘整齐,底色红,后期肛裂的溃疡边缘不整齐,底深,呈灰白色,溃疡上端的肛窦呈深红色,并可外科常见病诊断与治疗见到肥大的肛乳头。

4.辅助检查

肛裂一般通过询问相关病史及局部视诊,可明确诊断;但需手术治疗时,常可进行如下实验室检查。

(1)一般检查:一般检查包括血常规、尿常规、肝肾功能、出凝血时间、心电图、超声波和 X 线检查。

(2)肛管压力测定:肛裂患者的肛管静息压明显高于正常人,并且肛裂患者有着较正常人明显增强的肛管收缩波。

(3)肛管直径测量:肛管直径测量即以肛管直径测量仪测量肛裂患者肛管直径。

三、诊断与鉴别诊断

(一)诊断标准

1.主要症状

疼痛、便血和便秘。

2.指诊

肛门指诊可引起肛裂患者疼痛加剧,一般患者不宜施行,或进行指检前使用一定的麻醉剂。

3.肛门镜检查

该检查一般患者不宜施行,或检查前使用一定的麻醉剂。Ⅰ期肛裂的溃疡边缘整齐,底色红;Ⅱ、Ⅲ期肛裂的溃疡边缘不整齐,底深,呈灰白色,溃疡上段的肛窦呈深红色,并可见肛乳头肥大。

(二)鉴别诊断

根据患者主诉,有肛门周期性疼痛、出血及便秘的病史,检查时发现肛管皮肤有梭形溃疡,疼痛敏感及肛门紧缩等体征时,即可明确诊断。但应与肛管皮肤轻微损伤及肛门皮肤皲裂相区别(表6-1)。

表 6-1　肛裂的鉴别诊断

项目	疼痛	出血	便秘	溃疡	瘙痒	伴随症状
肛裂	周期性	有	有	梭形溃疡	偶有	伴裂痔、肛乳头肥大
肛门皲裂	轻	有	有	无	明显	伴肛周皮肤病
肠管结合性溃疡	轻	有	无	不规则潜行溃疡	偶有	伴结核病史,溃疡底部呈污灰色苔膜
肛管皮肤癌	持续性	有	有	不规则溃疡,边缘隆起,底部凹凸不平,表面覆盖坏死组织	偶有	伴特殊臭味
克罗恩病并发肛裂	轻	有	无	不规则溃疡,底深,边缘潜行裂口周边皮色青紫	偶有	伴贫血、腹疼、腹泻、间歇性低热和体重减轻等
溃疡性结肠炎并发肛裂	轻	有	无	肛裂较浅,多见于肛门两侧	偶有	伴脓血便、腹泻、腹痛
肛管上皮缺损	有	有	有	未愈合创面或肛管全周或部分环状瘢痕	偶有	伴肛门病手术史

四、治疗

(一)治疗原则

软化大便,保持大便通畅,止痛,解除括约肌痉挛,阻止恶性循环,促进溃疡愈合为目的,区别不同病变合理施治。急性早期肛裂可采用保守治疗,如保持大便通畅、局部用药等Ⅱ、Ⅲ期或慢性陈旧性肛裂伴狭窄者考虑手术治疗。

(二)非手术治疗

以润肠通便为主,在大便通畅的前提下,再结合其他治疗。

1.辨证论治

(1)血热肠燥证。

证候:大便二三天一行,质地干硬,便时肛门疼痛剧烈,大便时滴血或手纸染血,血色鲜红,裂口色红,肛门部灼热瘙痒;腹满胀痛,小便短赤;舌质偏红,苔黄燥,脉弦数。

治法:泄热通便,滋阴凉血。

方药:凉血地黄汤加减。

（2）阴虚津亏证。

证候：大便干燥，数天一行，便时疼痛，点滴下血，肛管裂口深红；口干咽燥，五心烦热，食欲缺乏，或头昏心悸；舌红，苔少或无苔，脉细数。

治法：补血养阴，润肠通便。

（3）气滞血瘀证。

证候：肛门刺痛明显，便时便后尤甚，肛门紧缩，肛管裂口色紫暗，肛外有裂痔，便时可有肿物脱出；舌暗，苔薄，脉弦或涩。

治法：理气活血，润肠通便。

方药：六磨汤加减。

2.中成药治疗

常用的中成药有槐角丸、化痔丸、麻子仁丸等。

3.西药治疗

对症处理为主，口服容积性泻剂软化大便，养成有便即排的习惯，并给予止痛、止血、消炎药物。

4.其他药物治疗方法

（1）熏洗法：此法常用具有活血止痛、收敛消肿的五倍子汤、苦参汤、止痛如神汤等熏洗或坐浴。便前坐浴可使肛门括约肌松弛，以减轻粪便对裂口的刺激；便后坐浴可洗净粪渣，保持局部清洁，改善局部血液循环，减轻肛门括约肌痉挛，缓解疼痛，促进溃疡愈合。

（2）敷药法：此法适用于新鲜单纯性肛裂，可用消肿止痛、收敛止血、去腐生肌作用的九华膏或白玉膏等外敷。或用含有表面麻醉剂的软膏如太宁软膏等适量涂抹患处，直至创面愈合。

（3）塞药法：该法是将具有保护黏膜、润滑肠道、止痛止血作用的各种栓剂塞入肛内，在体温的作用下融化后直接作用于患处，消除和改善症状，如太宁栓、痔疮栓等。

5.非药物治疗

（1）局部封闭法：该法是用麻醉药物和长效止痛注射液或其他复方制剂注射到肛裂周围，阻断恶性循环的刺激，即解除疼痛和括约肌痉挛，使创面得到修复。有长效止痛注射液封闭法、乙醇封闭法、激素封闭法、复方枸橼酸液封闭法等。

（2）扩肛法：该法适应于Ⅰ～Ⅱ期肛裂，无裂痔、肥大肛乳头及皮下瘘等并发症者。取截石位或侧卧位，局部常规消毒，在局麻或骶麻下，术者以戴手套的两手示指交叉，涂液状石蜡油掌面向外扩张肛管，再伸入两中指，呈4指扩肛，持续3～5 min。在扩肛中要着力均匀，不可粗暴。扩肛后局部敷九华膏。

（3）针刺法：医者取承山、长强、白环俞等穴位。得气后留针2～5 min，每天1次，7 d为1个疗程。针刺法有止痛、止血、缓解括约肌痉挛功效，适用于肛裂早期。

（4）穴位封闭法：该法是用复方亚甲蓝长效止痛注射液行长强穴封闭，一般注射5～10 mL，如注射1次不愈者，7 d后可再注射1次。

（5）腐蚀法：该法常用10%硝酸银溶液或硝酸银棒涂抹溃疡，然后用生理盐水冲洗，直至创面愈合；或先用5%石炭酸甘油涂擦后再用乙醇擦去，或用七三丹祛腐，以后改用黄连膏外敷，可减轻疼痛、降低肛管静息压、增加肛管血供。

（6）烧灼法：该法是用高热烧焦溃疡面，使之形成焦痂，脱落后逐渐形成新鲜创面而达到治疗目的。可用烙铁或用电灼器，或用二氧化碳激光等烧灼或切割。

（7）肉毒杆菌毒素局部注射法：该法是通过肉毒杆菌抑制乙酰胆碱的释放，使局部肌肉松弛，降低肛管内压及肛管张力，促进肛裂愈合。方法是在肛裂两侧的外括约肌处各注射 0.1 mL 经稀释的肉毒杆菌毒素，然后配合坐浴等疗法。

此外，还可通过理疗改善局部血液循环，促进溃疡愈合。

（三）手术治疗

经非手术治疗无效且反复发作者，应予以手术治疗。手术的目的在于解除肛门狭窄和括约肌痉挛，促使裂口愈合，祛除已发生病理改变的组织。

1.肛裂切除术

（1）适应证：陈旧性肛裂不伴肛门狭窄者。

（2）禁忌证：肛门周围有严重湿疹者；伴有痢疾或腹泻者；伴有恶性肿瘤者；伴有严重肺结核、高血压、糖尿病、心血管疾病、肝脏疾病或血液病的患者；瘢痕体质者；临产期孕妇等。

（3）术前准备：①术前晚及术晨清洁灌肠，备皮；②苯巴比妥（鲁米那）0.1 g 于术前 30 min 肌内注射；③术前建立静脉通道。

（4）麻醉：局麻、腰部麻醉或骶麻。

（5）体位：截石位或侧卧位。

（6）手术步骤：①麻醉后，常规消毒铺巾；②自肛裂两侧"△"形切开皮肤及皮下组织，底端起于肛缘外 1.5～2.0 cm，顶端止于齿线上 0.3～0.5 cm，底宽为 3～4 cm；③以组织钳提起底边切口的皮肤与皮下组织，向上锐性分离皮下坚硬的纤维化组织，裂痔及肥大的肛乳头一并切除；④用软探针检查肛裂顶端的肛隐窝，如有潜行瘘管则一并切除，如有肛乳头肥大宜用丝线于根部结扎，或用电刀烧灼切除；⑤将已暴露的外括约肌皮下部及内括约肌下缘切断 1.0～1.5 cm；⑥检查创面无活动性出血点，用九华膏纱条敷盖肛裂切口，纱布包扎，胶布加压固定。

（7）术后处理：①术后预防性应用抗生素，防止感染；②术后给予半流质饮食 3 d；③术后当天禁止大便。术后第二天起酌情选用润肠通便药物，保持大便通畅；④便后坐浴，专科换药。

（8）术中注意点：①切除创面不宜过大，以免瘢痕过大，继发肛门渗液性失禁。亦不宜过小过短，创面较深时要保证充分引流，否则伤口难以愈合。②切除深度不宜过浅，以免遗漏潜行皮下瘘管。

2.侧方内括约肌挑断术

（1）适应证：肛裂伴肛门狭窄者。

（2）禁忌证：同肛裂切除术。

（3）术前准备：同肛裂切除术。

（4）麻醉：同肛裂切除术。

（5）体位：同肛裂切除术。

（6）手术步骤：常规麻醉消毒后，在肛门左侧或右侧距肛缘 1.5 cm 处做一长为 0.5～1.0 cm 的放射性切口，深达皮下。术者将左示指伸入肛管内作引导，用弯止血钳从切口沿肛管皮下分离至齿线，然后退出止血钳至内外括约肌间沟位置，再从内括约肌下缘外侧向齿线方向分离，然后在伸入肛管内示指引导下顶起内括约肌下部从切口挑出并切断。彻底止血，垂直褥式缝合 1 针，乙醇棉球敷盖切口。

（7）术后处理：拆线后才能坐浴，术后 3～5 d 拆线。余同肛裂切除术。

（8）术中注意点：根据无菌原则要求，宜先做侧切，后做肛裂切除扩创术，若先做肛裂扩创，再行侧方内括约肌切断,术者应更换手套、弯钳,保证无菌,以免侧切口感染。

3.肛裂切开挂线术

(1)适应证:陈旧性肛裂伴皮下瘘、肛门梳硬结及肛门狭窄的肛裂。

(2)禁忌证、术前准备、麻醉、体位:同肛裂切除术。

(3)手术步骤:①肛周及肛管常规消毒,铺巾。先切除裂痔及肥大肛乳头。肛裂溃疡面外缘皮肤作一放射状小切口,长约为1.5 cm。②右手持球头探针从切口插入穿过外括约肌皮下部及内括约肌,在左手示指于肛内引导下,寻找病变肛窦处。③左手示指抵住探针头轻轻从裂口上端肛窦处穿出,将带有橡皮筋的丝线圈挂在球头探针上,然后退针,引线至肛外。④切开内、外口之间的皮层及硬化的栉膜带组织,修建皮瓣呈梭形。将橡皮筋内外两端合拢拉紧、钳夹,钳下丝线结扎。外用塔形纱布压迫,胶布固定。

(4)术后处理:①术后预防性应用抗生素,防止感染。②术后给予半流质饮食3 d。③术后当天禁止大便。术后保持大便通畅,酌情选用润肠通便药物。④便后常规熏洗坐浴、换药,术后5~7 d脱线,换药至愈合。

(5)术中注意点:①探针要在示指引导下于肛窦处探出,以免损伤对侧肠黏膜;②橡皮筋结扎松紧适度。

建议以非手术疗法综合运用。通过定时生理排便和调整饮食结构、坐浴、敷药、封闭等方法,常有很好的疗效,因此不可轻易地采用手术治疗。特别对婴幼儿肛裂者更宜采用非手术综合治疗,因为婴幼儿尚处于生长发育初期,有其独特的生长调节能力,只要治疗方法得当,首要改变饮食习惯,多食纤维素含量高的果蔬,佐以润肠通便之中成药,辅以养成定时排便的习惯,均可愈合。

(四)疗效判断

1.痊愈

症状、体征消失,病灶彻底清除,伤口完全愈合。

2.显效

症状、体征消失,病灶彻底清除,伤口基本愈合。

3.有效

症状、体征改善,伤口愈合欠佳。

4.无效

症状、体征无改变,伤口不愈合。

(五)预防与调护

(1)保持大便通畅,干硬粪便形成后不要用力排出,应用温盐水灌肠或开塞露注入肛内润滑排便。

(2)及时治疗肛窦炎。

(3)肛门指检和肛门镜检查时,忌粗猛用力而损伤肛管。

(4)肛门手术时要引流通畅。

(5)及时治疗炎症性肠病,防止并发肛裂。

（刘　涛）

第七节 肛周脓肿

一、肛周脓肿的概述

(一)概念

肛门直肠周围脓肿是肛窦、腺体细菌感染而引发的肛管直肠周围间隙化脓性炎症,简称肛周脓肿。本病是肛肠外科的一种常见病,多发病。任何年龄均可发病,但多见于 20～40 岁的青壮年,婴幼儿也时有发生,男性比女性发病率高,春秋季多发。其临床特点为多发病急骤、疼痛剧烈伴寒战高热,溃破后大多形成肛瘘。

中医学把肛肠直肠周围脓肿归于肛门"痈疽"范畴。本病最早的论述见于《灵枢·痈疽》云:"发于尻,名曰锐疽,其状赤、坚、大,急治之,不治三十日死矣。"指出"锐疽"发生在骶尾骨部,形状挟锐,颜色红赤,质地坚硬,与肛痈表现相符。后世根据肛痈发生的不同部位,又分出不同名称,如肛门痈、悬痈、坐马痈、跨马痈、鹳口痈、盘口痈等。中医辨证属阳证。

本病的发展过程较为迅速,如延误治疗可使病情加重,并使病情复杂化。因此,应早期进行一次性根治手术,防止进一步感染,造成局部感染加重,破溃后形成肛瘘,甚至全身感染加重,形成败血症,严重的形成感染性休克。

(二)病因病机

中医学认为肛周脓肿的发病原因有以下几点。

1.火毒郁结

感受火热邪毒,随血下行,蕴结于肛门,经络阻隔,淤血凝滞,热盛肉腐而成脓。《灵枢·痈疽》云:"寒气客于经脉之中则血泣,血泣则不通,不通则卫气归之,不得复反,故痈肿。寒气化为热,热盛则肉腐,肉腐则为脓。"

2.湿热壅滞

饮食醇酒厚味,损伤脾胃,酿生湿热,湿热蕴结肛门。《外科正宗》云:"夫脏毒者,醇酒厚味,勤劳辛苦,蕴结流注肛门成肿块。"

3.阴虚毒恋

素体阴虚,肺、脾、肾亏损,湿热瘀毒乘虚下注魄门而成肛痈。《疡科心得集·辨悬痈论》云:"患此者俱是极虚之人,由三阴亏损湿热积聚而发。"

西医学认为肛门直肠周围有许多蜂窝组织容易因感染而形成化脓性急性炎症,这种化脓性炎症即肛周脓肿。99％的肛门直肠周围脓肿的发生与肛门腺体感染化脓有关,感染多顺肛腺管沿肛腺及其分支直接蔓延或经淋巴向外周扩散而致。另外,许多疾病如肛裂、直肠炎、直肠狭窄、克罗恩病、内外痔、肛门直肠损伤等,都能引起脓肿。此外,还有营养不良、贫血、糖尿病、结核、痢疾等使身体处于免疫机能低下状态,抵抗力低下也是致病诱因。肛管直肠周围脓肿的发病过程是感染物质首先进入肛窦产生肛窦炎症反应,肛窦炎继续沿肛窦炎、肛腺管、肛管直肠周围炎、肌间脓肿(又称中央间隙脓肿)、肛管直肠周围多间隙脓肿的途径进行播散、扩大,最终形成各种脓肿。

（三）分类

肛门直肠脓肿根据位置可以分为肛周的脓肿、坐骨直肠间的脓肿、括约肌间的脓肿、肛提肌上的脓肿4种类型。

因此，肛门直肠周围有7个易发生脓肿的结缔组织间隙，间隙内充满含有丰富小血管和小淋巴管的疏松结缔组织和脂肪，这7个间隙分别是深部的左、右直肠盆骨间隙，均位于肛提肌上方；浅部的左、右坐骨肛门间隙和皮下间隙，均位于肛提肌下方；直肠黏膜与肌层之间的黏膜小间隙。黏膜下间隙脓肿形成时脓液可向上、向下或环绕直肠蔓延；其他各间隙之间也有结缔组织通道，当一个间隙形成的脓肿处理不及时，可因脓液增多、压力增大，扩散到其他的间隙，因此脓肿诊断一经确立，应按急症进行手术。

二、肛周脓肿的临床表现

（一）病史

患者多喜食醇酒厚味，既往有或无肛门部肿块突起，用药或自然消退史。

（二）症状

1.肛周脓肿

肛周脓肿常发生于肛管皮下或肛周皮下间隙内。局部呈剧烈持续性跳痛，但全身症状常较轻微。肛门旁皮肤可见一网形或卵形隆起，红肿，触痛明显。若已化脓，可有波动感。有时肛门检查能发现脓肿从肛隐窝排除或位于慢性肛裂上。

2.坐骨直肠间隙脓肿

本病常发生于坐骨直肠间隙内，是肛门直肠周围肿胀中最常见的一种类型。初起时，肛门部坠胀不适合，患者局部疼痛较轻，继而出现发热、寒战、脉速、倦怠、食欲缺乏等全身症状；局部症状也很快加重，肛门部灼痛或跳痛，行走或排便时加剧，有时可有排尿困难。局部观察，患者肛旁皮肤隆起，高于对侧，触之发硬，压痛明显。直肠指诊时，发现肛门括约肌紧张，患者肛管饱满，压痛明显，坐骨直肠间隙穿刺时，有脓液吸出，当脓液穿入皮下组织时，有波动感。

3.括约肌间脓肿

本病常发生在直肠黏膜下层括约肌间隙内，有人也叫黏膜下脓肿，但脓肿不在黏膜下，有的全身症状较显著，发热、倦怠、食欲缺乏等症状明显。直肠下部有坠胀感及疼痛，行走及排便时加重，并有排便困难。

4.肛提肌上脓肿

肛提肌上脓肿位于骨盆直肠间隙内，主要表现为发病急骤，发热、寒战明显，腰骶部酸痛，便意频繁。因部位较深，局部外观无明显变化，严重时会阴部红肿。

5.肛门后深部脓肿

肛门后深部脓肿位于直肠后间隙内，全身症状显著，有周身不适，发热、头疼、倦怠、食欲缺乏等症状。腰骶部酸痛，排便时肛门部有明显坠痛。因部位较深，外观肛门局部无变化，肛门与尾骨之间，可有深压痛。

三、肛周脓肿的诊断与鉴别诊断

（一）诊断要点

肛门直肠周围脓肿在诊断上应明确两点：一是脓肿与括约肌的关系；二是有无内口及内口至

脓腔的通道。

本病的临床特征：一是肛门直肠处疼痛、坠胀，局部红肿热痛，或破溃流脓，或有脓自肛门流出；二是有与肛门局部症状相应的全身症状，如全身不适，恶寒、发热或寒热交作，食欲欠佳，大便秘结，小便短赤等，但一般单纯、低位脓肿局部症状较重。因此，根据其临床特征，做出正确的诊断并不困难，但是需要注意的是，深部脓肿局部外观常无明显变化，这时直肠指诊是重要的检查手段。此外，一切辅助检查，常可提供有力的佐证，如血常规检查，可见白细胞计数及中性粒细胞比例明显增高；肛门直肠内超声检查，可发现肛门直肠周围组织内有局限的液性暗区，而且这种技术还可决定近 2/3 的患者脓肿与括约肌间的关系，对于多数脓肿找内口有帮助。

(二)鉴别诊断

本病在诊断过程中应注意与以下疾病相鉴别。

1.肛门周围皮肤感染

肛门周围毛囊炎和疖肿等皮肤感染范围局限，顶端有脓栓，容易识别。肛周皮下脓肿局部疼痛虽然明最，但与肛门直肠无关，与肛窦无病理联系，一般无坠胀感，对排便影响不大。臀部疖肿病灶多限于皮下，且一般距肛门较远，破溃后不形成肛瘘。肛旁皮脂腺囊肿感染也可见于肛旁红肿热痛，但追问病史一般在感染前局部即有肿物，呈圆形，表面光滑，肿块中央有堵塞的粗大毛孔形成的小黑点，本病肛内无原发内口，故肛内无压痛点，溃后也不形成肛瘘。

2.骶前囊肿和囊性畸胎瘤感染

成人骶前囊肿和隐匿性骶前囊肿感染也常误诊为肛管后脓肿。详细询问病史一般能发现某些骶前肿物的迹象。较小的畸胎瘤症状与直肠后脓肿早期相似，但指诊盲肠后肿块光滑、分叶，无明显压痛，有囊性感；X 线检查时将盲肠推向前方或一侧可见骶骨与直肠之间的组织增厚和肿瘤，内有不定型的散布不均的钙化阴影和尾骨移位。

3.肛周结核性脓肿

少数骶髂关节结核、耻骨坐骨支结核可以出现在肛周，一旦发生混合感染就容易与肛周脓肿混淆。结核性脓肿属"寒性脓肿"，初现时没有明确的炎症，病程长，病史清楚，有全身症状、骨质变化，炎症与肛门直肠无病理联系。

4.肛门会阴部急性坏死性筋膜炎

本病为肛门或会阴部、阴囊部由于细菌感染而使肛门部周围组织大面积坏死，有形成瘘管者；本病病变范围广，发病急，常蔓延至皮下组织及筋膜，向前侵及阴囊部，但肛门内无内口。

5.化脓性汗腺脓肿

本病多在肛门与臀部皮下，脓肿较浅而病变范围广，病变区皮肤变硬，急性炎症与慢性瘘管并存，脓液黏稠，呈白粉粥样、有臭味。肛管直肠内无内口。

6.克罗恩病

克罗恩病发生肛周脓肿占肛周脓肿的 20% 左右，肛门常有不典型的肛裂与瘘管。局部肿胀、发红，多自溃，但无明显疼痛及全身症状。

四、肛周脓肿的治疗

(一)治疗原则

肛周脓肿的治疗在于早期切开引流，这是控制感染的关键。近年来又主张一次性切开术，但应掌握手术适应证。手术时应注意切口的部位、方向和长度等，并保持引流通畅。

(二)非手术治疗

1.辨证论治

(1)火毒蕴结证。

证候:肛门周围突然肿痛,持续加剧,伴有恶寒、发热、便秘、溲黄。肛周红肿,触痛明显,质硬,表面灼热,舌红苔薄黄,脉数。多见于脓肿早期。

治法:清热解毒,消肿止痛。

方药:仙方活命饮加减。

(2)热毒炽盛证。

证候:肛门肿痛剧烈,可持续数天,痛如鸡啄,夜寐不安,伴有恶寒发热,口干便秘,小便困难,肛周红肿,按之有波动感或穿刺抽脓,舌红苔黄,脉弦紧。多见于脓肿中期。

治法:清热解毒,透脓托毒。

方药:透脓散加减。

(3)阴虚邪恋证。

证候:肛门肿痛、灼热,表皮色红,溃后难敛,伴有午后潮热,心烦口干,夜间盗汗,舌红少苔,脉细数。多见于脓肿晚期。

治法:养阴清热,祛湿解毒。

方药:青蒿鳖甲汤合三妙丸加减。

(4)正虚邪伏证。

证候:素体虚弱,疮形平塌,皮色紫暗不鲜,按之不热,触之痛轻,脓成缓慢,或溃后久不收口,脓水清稀;纳食不香,腹胀便溏,舌质淡,苔薄白或白厚,脉沉细。

治法:益气补血,托毒敛疮。

方药:托里消毒散加减。

(5)湿痰凝结证。

证候:结块散漫绵软无头,不红不肿,肛门酸胀不适;日久暗红,微热成脓,溃后脓水稀薄如败絮淋漓不尽,疮面灰白潜行不敛;伴有潮热盗汗,形体消瘦,痰中带血;舌红苔少或厚白,脉细数或滑数。

治法:燥湿化痰消肿。

方药:二陈汤合百合固金汤加减。

2.中成药治疗

常用的有犀黄丸、一清胶囊等。

3.西药治疗

根据不同的致病菌株选用敏感的抗生素进行抗感染治疗,可选用磺胺类、青霉素、链霉素、四环素、庆大霉素、卡那霉素等治疗,并适当补充维生素 C 等增强抵抗力。如果结核性脓肿还应配合抗结核药治疗。

4.其他治疗方法

(1)熏洗法:该法选苦参汤,煎水 1 500～2 000 mL,先熏后洗。

(2)外敷法:本病初期,可用金黄散或黄连膏外敷患处,每天一次。属虚证者,以冲和膏外敷。溃脓后期,用提脓丹或九一丹外敷,化腐提脓,祛腐生肌,敛创收口。

(3)微波疗法:该法局部用圆形辐射器,间隔 10 cm;输出功率:浅层用 40～60 W,深层用

70～90 W,每天一次,每次 10 min。适用于早期脓肿切开排脓后的创面。

(三)手术治疗

本病脓成则应尽早切开引流,引流要通畅,不留无效腔。对发生在肛提肌以下的低位脓肿如已找到可靠的内口,应争取一次性手术处理,以防形成肛瘘。对发生在肛提肌以上的脓肿,如尚未找到可靠的内口,宜先切开排脓,待形成肛瘘后再行二次手术。

1.手术方法

(1)低位脓肿单纯切开引流术。

适应证:肛周皮下间隙脓肿,肛管浅间隙脓肿,坐骨直肠间隙脓肿,低位马蹄形脓肿。

禁忌证:血液病者,凝血障碍者。

术前准备:①器械,手术刀或手术剪 1 把,中弯钳 2～4 把,10 mL 注射器上 7 号针头 1 具;②药物与材料,1%普鲁卡因或利多卡因 10～20 mL,灭菌干棉球,无菌纱布块,胶布适量,引流油纱条 1 条。

麻醉:骶管麻醉或腰部麻醉或长效局麻。

体位:取截石位或侧卧位。

手术步骤:①肛周常规消毒,麻醉生效后,于肛缘 1.5 cm 以外脓肿波动处做放射状切口,即见脓液流出。修剪皮瓣使成梭形;②以示指伸入脓腔,分离纤维隔,使引流通畅。清除脓腔内坏死组织,用过氧化氢溶液及生理盐水反复冲洗脓腔后,填引流纱条包扎。

术后处理:合理应用适宜抗生素,配合清热解毒、活血化瘀的中药坐浴。术后前几天,用祛腐生肌的纱条换药,以脱去坏死组织,当肉芽组织生新之际,改用生肌散纱条换药,促进肉芽组织的生长。

术中注意点:放射状切口只切至皮下层,勿深入肌层,以免切断括约肌。

(2)Ⅰ期切扩引流术。

适应证:同低位脓肿单纯切开引流术。

禁忌证:直肠周围间隙脓肿未成者;伴有痢疾者;或腹泻患者;伴有恶性肿瘤者;伴有严重肺结核、高血压、糖尿病、心脑血管疾病、肝脏疾病、肾脏疾病或血液病的患者;临产期孕妇。

术前准备:同低位脓肿切开引流术,加球头软探针及槽探针。

麻醉方法与手术体位:同低位脓肿切开引流术。

手术步骤:①麻醉满意后,常规消毒铺巾。放射状切开皮瓣,方法同切开引流术;②以球头探针自切口伸入,在示指于肛内引导下,查得内口位置并引出肛外;③沿探针切开内、外口间皮肤及皮下组织。清除坏死腐烂组织,修剪皮瓣使引流通畅,结扎出血点,填引流纱条包扎。

术后处理:同低位脓肿切开引流术。

术中注意点:探查内口时要认真仔细,不可求速或盲目制造假口,以免复发。

(3)直肠黏膜下间隙脓肿切开引流术。

适应证:患者诉肛内剧痛,指诊触及齿线上直肠黏膜明显隆起,并有波动感者。

禁忌证:同低位脓肿Ⅰ期切扩引流术。

术前准备:同上,免备麻药,加备生理盐水适量。

麻醉方法与手术体位:不需麻醉。侧卧位。

手术步骤:①将肛镜轻轻纳入肛内,在黏膜突起处以针管穿刺抽吸见脓者,即脓肿部位;②固定好肛门镜,拔出针头,改用手术刀纵向切开黏膜,放出脓液。用针管吸生理盐水冲洗脓腔。填痔疮栓及引流油纱条,退出肛镜,纱布敷盖肛门,包扎。

术后处理:同低位脓肿切开引流术。

术中注意:①穿刺吸脓时针尖勿刺入过深;②切开黏膜引流时勿切得过深;③手术刀纵向切开脓肿黏膜要充分,不要遗留袋状窝致引流不畅。

(4)肛周脓肿切开挂线术。

适应证:坐骨直肠窝脓肿,肌间脓肿,骨盆直肠间隙脓肿及脓腔通过肛管直肠环者。

禁忌证:同低位脓肿Ⅰ期切扩引流术。

术前准备:①器械。软质圆头探针 1 支,肛镜 1 个,注射器 2 副,手术刀 1 把,弯止血钳 2 把,4 号、7 号、10 号丝线数根,橡皮筋 1 根。②药物与材料。络合碘棉球、酒精棉球、无菌纱布、胶布、九华膏、1%利多卡因或普鲁卡因,必要时亚甲蓝 1 支。③术前清洁灌肠。苯巴比妥 0.1 g 于术前 30 min 肌内注射。

麻醉:骶管阻滞麻醉或连续硬膜外麻醉。

体位:侧卧位或截石位。

手术步骤:①络合碘肛周常规消毒 3 遍,铺无菌孔巾,待麻醉生效肛门松弛后消毒肛内。②在脓肿最高处做一放射状切口,止血钳分开脓腔放出脓液。③一手示指伸入肛内引导,一手持探针从切口处轻轻探入,自内口穿出。切忌操作粗暴造成假内口。④将探针头引出内口后折弯,拉出肛外,在探针尾部系一丝线,丝线下端拴一橡皮筋,然后将探针自肛内完全拉出,使橡皮筋经瘘管从内口引出,另一端留在外口外面。⑤将内、外口之间表面皮肤及皮下组织切开,拉紧橡皮筋。⑥紧贴挂线组织,用止血钳夹住橡皮筋,拉紧,于止血钳下方用粗丝线将拉紧的橡皮筋结扎两次,剪除多余部分。注意橡皮筋末端要留 1~2 cm 以防滑脱。⑦充分扩创外面切口,以利引流。⑧九华膏纱条压迫创口,无菌纱布敷盖,酒精棉球皮肤脱碘后宽胶布固定。

术后处理:随橡皮筋松紧,适度紧线。余同低位脓肿切开引流术。

术中注意点:①正确寻找内口是手术成败的关键。挂线前可先注射亚甲蓝染色,减少盲目乱探,造成人工假道形成的危险;②术后创口的处理与疗效密切相关。创口需底小口大,引流通畅,防止假性愈合;③对于高位脓肿,术中不仅要切开内、外口之间的皮肤,还须切开高位脓肿的低位部分,对高位部分挂线;④挂线力度不宜太紧,以 10 d 左右脱落为宜。

2.疗效判断

(1)痊愈:治疗后症状、体征消失,伤口完全愈合。

(2)显效:症状、体征消失,伤口基本愈合。

(3)有效:症状、体征改善,伤口愈合欠佳。

(4)无效:症状、体征无改变,伤口不愈。

3.预防与调护

(1)忌食辛辣、油炙煎炒、肥腻、酒等刺激性食物,防止便秘和腹泻。

(2)注意肛门清洁卫生,锻炼身体,增强抗病能力。

(3)积极预防和治疗痢疾、肠炎、肛裂、肛窦炎、肛腺炎、肛乳头炎、直肠炎、内痔、外痔等肛门直肠疾病,防止感染形成脓肿。

(4)肛门会阴部损伤应及时处理。

(5)如肛门部位有坠胀、灼热刺痛、分泌物等症状,应早期治疗。

(6)患病后应注意卧床休息,减少活动,积极配合治疗。

4.体会

门诊遇到部分肛周脓肿患者由于前期不正确治疗而延误病情,造成炎症扩散,使治疗更加困难,增加患者痛苦。对于肛周脓肿治疗采取一次性根治的方法,可以避免二次手术的痛苦,只是需要医师更加细致及丰富经验。术前及术中超声技术的应用使定位准确减少盲目探查及遗漏潜在脓腔。对于脓腔范围大、位置深的部分患者采用脓肿切开引流术,待炎症局限或形成瘘管后再行手术治疗,这样可以最大程度较少肛周组织的损伤。

5.总结

肛周脓肿为肛肠科急症,是肛腺受细菌感染后在肛门周围软组织引起的化脓性疾病。这些脓肿通常发生在肛门直肠周围的各个间隙,尤其多间隙肛周脓肿,一直是外科领域难治性疾病之一,也是目前研究的热点之一,病情急且复杂,成脓后往往需要手术方能根治,如果失治或误治往往形成复杂性肛瘘。手术仍是首选的治疗方法,并提倡一次性根治,以免形成肛瘘。现代医学认为这种非特异性肛周脓肿和肛瘘是一个疾病发展的两个阶段。据统计,肛周脓肿自溃或切开引流后遗肛瘘发生率为 97%,单纯切开引流术后肛瘘形成或脓肿再发需再次手术者占 42%～65%。对于全身状况欠佳、不能耐受一期切开或切开挂线术的患者,可以考虑先行单纯切开引流术后长期带瘘生存;对于感染内口不明确者,宜先行单纯切开引流术,待经 3～6 个月择期行肛瘘手术亦不失为明智之举。因肛周脓肿绝大多数为肛腺感染蔓延所致的瘘管性脓肿,故手术的原则是充分引流,正确处理内口,即彻底清除原发感染的肛窦、肛腺及瘘管是手术的关键。同时手术应权衡括约肌切断的程度、术后治愈和功能损伤程度。如何减少创伤、减轻术后疼痛,促进功能恢复,将现代外科学微创理念与传统中医学治疗方法有机结合,将是未来研究发展的方向。

(李海峰)

第八节 肛 瘘

一、概述

(一)概念

肛管直肠因肛门周围间隙感染、损伤、异物等病理因素形成的与肛门周围皮肤相通的一种异常通道,称为肛管直肠瘘,常称为肛瘘。肛瘘是一种常见的肛门直肠疾病,发病率仅次于痔,且复发率较高。可发生于不同性别、年龄,以 20～40 岁青壮年为主,男性多于女性,婴幼儿发病者亦不少见。中医学称为肛漏。

(二)病因病理

1.病因

中医学认为本病多为肛痈溃后久不收口,湿热余毒未尽;或痨虫内侵,肺、脾、肾三脏亏损;或因肛裂损伤日久染毒而成。病因包括外感风、热、燥、火为、湿邪,饮食醇酒厚味、劳伤忧思、便秘、房劳过度等,导致机体阴阳失调,经络壅塞,气血不畅,正气内伤,毒邪乘虚而入;或机体脾胃功能受损,内生湿热,湿热下注,郁久不化,热腐成脓,穿肠穿臀,日久成漏。

西医认为肛瘘是肛门直肠周围脓肿的后遗疾病。细菌感染是肛瘘的主要病因,查常见的致病菌有大肠埃希菌、变形杆菌、铜绿假单胞菌及结核分枝杆菌。化脓性感染发展而形成肛瘘约占肛瘘的95%以上,肛周脓肿成脓后,经肛周皮肤或肛管直肠黏膜破溃;或切开排脓,脓液充分引流后,脓腔随之逐渐缩小,脓腔壁结缔组织增生,使脓腔缩窄,形成或弯或直的管道,即成肛瘘。其余为克罗恩病、肉芽肿性直肠炎、颗粒性直肠炎、直肠癌、化脓性大汗腺炎及肛门直肠部外伤引起的。肛瘘的病因学说大致归纳为以下几类。

(1)肛腺感染:肛腺感染是目前公认的形成肛瘘的最主要原因,95%以上的肛瘘皆由此引起。肛窦炎导致肛腺管开口充血水肿,肛腺内分泌物排出不畅,从而引起感染扩散。肛管后侧是肛腺相对集中及大便时冲击力最大的区域,故临床上肛管后侧肛腺感染最多见,占60%~80%。

(2)肛门损伤、异物:此类是因手术、外伤、注射、灌肠、肛门镜检查等损伤肛管直肠,细菌侵入伤口引起的感染。此类肛瘘的内口即是损伤处,与肛窦无关。

(3)特殊感染:特殊感染是结核、放线菌等引起肛门直肠感染。

(4)中央间隙感染:Shafik认为细菌侵入肛周组织的门户不是肛窦,而是破损的肛管上皮;不是沿肛腺形成括约肌间脓肿,而是在中央间隙内最先形成中央脓肿,继而向四周蔓延形成肛瘘。但这一理论还有待临床实践证实。

(5)其他因素:糖尿病、白血病、再生障碍性贫血等全身疾病,多发性直肠息肉、直肠癌、克罗恩病、骶前囊肿、溃疡性结肠炎等局部疾病;骨源性感染、皮肤源性感染、血源性感染等。此外还有性激素、免疫因素等。

2.病理

肛窦、肛腺感染→炎症扩散肛门内直肠周围脓肿→破溃排脓肛瘘,这是肛瘘形成过程中的3个主要阶段。

现代医学认为,肛窦是细菌入侵的门户,而引起脓肿和肛瘘的真正感染灶是肛腺。因此,在肛瘘手术时,不应该把切开内口看作是彻底清除感染灶的方法,而应该在切开的同时,对其周围的结缔组织进行清创、搔刮,防止遗留肛腺导管及肛腺分支,致使肛瘘复发。

肛瘘一般是由内口、瘘管、外口三部分组成。内口多为原发性感染病灶,绝大多数位于肛管齿线处的肛窦部位;外口多是继发性,在肛门周围皮肤上,可为一个或多个;瘘管是指连接内外口之间的纤维性管道,可有一条或多条,但主瘘管常为一个。瘘管可以穿过内外括约肌和肛提肌向直肠、肛管间隙穿通。大多数肛瘘可触及或探及瘘管管道走向。肛瘘久治不愈多与下列因素有关。

(1)内口存在:原发内口继续感染,直肠内的污染物不断从内口进入感染病灶,异物刺激脓腔,使炎症不易消退,分泌物不断从外口溢出,经久不愈。

(2)解剖因素:肛门括约肌纵横交错,肌肉的舒张、收缩可致瘘管管腔的塌陷闭合而引流不畅。

(3)引流不畅:皮肤外口暂时闭合及瘘管的行径迂曲,括约肌的收缩、痉挛、慢性炎症及反复感染致局部病灶管壁纤维化,管道狭窄,致引流不畅;直肠内压升高使肠液、细菌甚至粪便残渣注入内口,导致瘘管炎症复发,分泌物蔓延到其他间隙形成新的脓腔、支管和继发性外口。

(三)分类

肛瘘的分类方法有很多种,中医学把肛瘘(肛漏)分为肾囊漏、大肠漏、屈曲漏、中臀漏、蜂巢漏、通肠漏、阴漏等。现代医学按照不同的标准对肛瘘主要有以下分类。

1.按病源

按病源分化脓性肛瘘和结核性肛瘘。

2.按内外口数目、分支及分支情况

按内外口数目、分支及分支情况分单口内瘘、单口外瘘、内外瘘、全内瘘、全外瘘、直瘘、弯曲瘘、简单瘘和复杂瘘等。

3.按病变程度

(1)低位单纯性肛瘘:本病仅有 1 条管道且在肛管直肠环以下。

(2)低位复杂性肛瘘:低位复杂性肛瘘具有 2 条以上管道,位于肛管直肠环以下,具有 2 个以上外口或内口。

(3)高位单纯性肛瘘:本病只有 1 条管道,穿越肛管直肠环或位于其上。

(4)高位复杂性肛瘘:高位复杂性肛瘘管道有 2 条以上,位于肛管直肠环以上且有 2 个以上外口或内口。

此外,瘘管主管在肛提肌以下,呈环形或半环形的称为低位马蹄形肛瘘;瘘管主管在肛提肌以上,呈环形或半环形的称为高位马蹄形肛瘘。马蹄形肛瘘内口多在截石位 6 点(称后马蹄形)或 12 点(称前马蹄形)。

4.Parks 分类法(根据瘘管与肛门括约肌的解剖关系分类)

(1)括约肌间肛瘘:本病多为低位肛瘘,约占 70%。瘘管只穿过肛门内括约肌,位置较低。内口多位于齿线部位,外口常只有 1 个,距离肛门 3~5 cm。

(2)经括约肌肛瘘:经括约肌肛瘘可以为低位或高位肛瘘,约占 25%。瘘管穿过肛门内、外括约肌,位置稍高。内口多在齿状线处,外口常不止 1 个。

(3)括约肌上肛瘘:本病为高位肛瘘,少见,约占 5%。瘘管向上穿过肛提肌,达肛管直肠环以上水平,然后向下经过坐骨直肠窝穿透皮肤。内口多在齿线处,外口距肛门较远。

(4)括约肌外肛瘘:括约肌外肛瘘最少见,约占 1%。瘘管穿过肛提肌直接与直肠相通,这种肛瘘多非腺源性感染,而是由于克罗恩病、肠癌或外伤所致,因此在治疗时需要注意其原发病灶。

二、临床表现

(一)病史

患者常有肛周感染、损伤等病史,病程长短不一,反复发作,以青壮年患者居多。

(二)症状

1.流脓

脓液的多少、性质与瘘管的长短、粗细、内口的大小等有关。一般初期流脓较多,质稠、味臭、色黄,随时间延长脓液减少,或时有时无,呈间歇性流脓。若忽然脓液增多,提示有急性感染或有新的管腔形成。单口内瘘脓液与血相混合,常由肛门流出。结核性肛瘘脓液多而清稀,色淡黄,呈米泔水样,可有干酪样坏死物。

2.疼痛

若瘘管引流通畅,一般不感疼痛,仅感觉肛门坠胀不适,行走时加重。若外口暂闭合,或引流不畅,脓液积聚,可出现局部胀痛或跳痛。若内口较大,粪便进入瘘管,则引起疼痛,尤其排便时疼痛加重。内盲瘘脓液不能引流时常出现直肠下部和肛门部灼热不适,排便时疼痛。黏膜下瘘常引起肛门坠胀疼痛,向腰骶部放射。

3.瘙痒

分泌物反复刺激,肛周皮肤潮湿、瘙痒,甚至引起肛门湿疹,出现皮肤丘疹后表皮脱落。长期不愈可致皮肤增厚呈苔藓样变。

4.排便不畅

一般肛瘘不影响排便。高位复杂性肛瘘或马蹄形肛瘘因慢性炎症刺激引起肛管直肠环纤维化,或瘘管围绕肛管形成半环状纤维条索,影响肛门括约肌收缩而出现排便不畅。

(三)体征

本病通常在肛门周围皮肤上有一个或多个外口,它在皮肤上呈现很小的凹陷或隆起,隆起为乳头状,是由过度生长外翻的肉芽形成。外口周围皮肤因受长期刺激而发生颜色改变和脱皮现象。外口距离肛门口 3 cm 之内的肛瘘多表浅,瘘管较直;外口距离肛门口 3 cm 以上,尤其超过5 cm 的肛瘘,瘘管多较深且弯曲;左右两侧有外口的肛瘘多为马蹄形瘘。

肛外触诊,以示指从外口开始向肛缘检查,轻摸可触到明显索条状瘘管,说明瘘管较浅,重压才能感到索条状物或不甚明显,表示瘘管较深。如瘘管走向弯曲,内外口不在相对部位,是弯曲瘘;索条较直,内外口在相对部位,为直瘘。

肛内触诊,辨别瘘管走向和深浅后,示指循其走向伸入肛门触摸内口,如在齿线触到硬节或凹陷,应疑是内口。初步确定内口后,再从内口向直肠黏膜触摸,如直肠壁附近有分支瘘管应检查其长短和部位。肛内触诊还应检查括约肌松紧及其功能。

三、诊断与鉴别诊断

(一)诊断要点

根据患者有肛周脓肿病史或肛门部外伤病史,病灶有外口、管道、内口。病情常反复发作,病程较长,最长者可达几十年。脓肿自行破溃或手术切开排脓后切口经久不愈,常有脓血排出,并有疼痛、湿疹等症状。体外检查时发现有肛瘘外口,瘘管及内口存在,诊断便可确立。

(二)常用诊断方法

肛瘘的诊断并不困难,但能否确定肛瘘的类型,真正准确地找到肛瘘内口,则需做进一步深入细致的检查,这是因为它是决定治疗成功的关键。内口是肛瘘的感染源即主要原发病灶,准确找到真正的内口,以及明确内口的数目,在肛瘘的诊断及治疗中均有重要的意义。现介绍几种常用的寻找内口的方法。

1.肛门直肠指诊

肛瘘管道穿行于肛周各间隙软组织中或括约肌间,因慢性炎症刺激常会形成纤维化条索。故在肛周皮肤上常可触及索状物、肿块或硬结。

检查者以示指从外口开始向肛缘检查,轻摸可触到明显索条状瘘管,说明瘘管较浅,重压才能感到索条状物或不甚明显,表示瘘管较深。如瘘管走向弯曲,内外口不在相对部位,是弯曲瘘;索条较直,内外口在相对部位,为直瘘。

检查者辨别瘘管走向和深浅后,示指循其走向伸入肛门触摸内口,如在齿线触到硬节或凹陷,并伴有轻微压痛,应疑是内口。初步确定内口后,再从内口向直肠黏膜触摸,如直肠壁附近有分支瘘管应检查其长短和部位。

2.肛窦钩检查

检查者用圆筒形肛门镜或肛门拉钩,显露齿状线处,发现有颜色改变或隆起的肛窦时,用肛

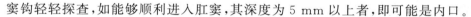

窦钩轻轻探查,如能够顺利进入肛窦,其深度为 5 mm 以上者,即可能是内口。

3.探针检查

探针检查的目的是弄清瘘管走行方向及内口部位。先将探针从外口顺瘘管走向探入,另示指伸入肛内接触探针尖端,确定内口部位。如瘘管弯曲,可将探针弯曲成与瘘管相似弯度,有时能顺利探入内口。如管道弯曲度过大或有分支不易探通,可注入亚甲蓝溶液或甲紫溶液检查或在手术中边切开瘘管边检查内口。探针是检查和治疗肛瘘的一种重要工具,应备有粗细不同、软硬不等探针,以适应不同类型瘘管。使用探针时必须轻柔,避免强力,以防造成人为假道。

4.染色检查

检查者在肛内放置一块清洁的纱布卷,然后将染色剂从外口缓慢注入瘘管,使瘘管壁和内口染色,显示瘘管的范围、走向、形态、数量和内口位置。注药时要压紧外口,防止药液从外口溢出,如果在注药后发现纱布被染成蓝色,即表示有内口,纱布卷被染蓝的部位,即为内口存在的部位。但是纱布卷未被染色,也不能完全排除内口的存在,因为瘘管弯曲,瘘管内有分泌物阻塞,括约肌痉挛压迫闭合瘘管,及注药量太少,从外口溢出等因素都可影响药物到达内口,使纱布不能染色。临床上常用染色剂为 5% 亚甲蓝溶液。

5.碘油造影检查

碘油造影可以显示瘘管走向、分支、空腔分布及内口位置,瘘管与直肠的关系及瘘管与周围脏器的关系。用硅胶管从外口缓慢将造影剂注入瘘管内,遇阻力稍后退,并在外口处做一金属环标记。由外口注入碘化油等造影剂,边注药边观察,满意时行 X 线正侧位摄片。一般造影剂为 30% 碘化油。

6.直肠腔内超声

该法可测定肛瘘的范围、内口位置及管道、支管分布。在检测括约肌损伤程度及诊断克罗恩病引起的肛瘘等方面有显著的优势。

7.核磁共振

检查前进行肠道清洁准备,该法对于肛瘘的范围、定位及与肌肉、韧带等组织关系有较好的识别性,是高位复杂性肛瘘术前检查的重要项目之一。

8.所罗门定律和法则

检查者需经过肛门左、右两侧中点画一横线,如外口在此横线之前,距离肛门口 5 cm 之内,其内口在齿状线处与外口相对应,则瘘管较直。如外口在横线前距肛门口超过 5 cm 或在横线之后,这些瘘管则多向后弯曲,内口在肛门后正中线及其附近的齿状线上。根据该定律和法则可帮助寻找肛瘘内口,但不符合该定律或法则的情况也时有出现,不可过分依赖。

(三)鉴别诊断

1.化脓性汗腺炎

化脓性汗腺炎是一种皮肤及皮下组织的慢性炎症,多见于肥胖患者,易被误诊为肛瘘的肛门皮肤病。化脓性汗腺炎的病变在皮肤及皮下组织,病变范围广泛,可有无数窦道开口,呈结节性或弥漫性,但窦道均浅,不与直肠相通,切开窦道后无脓腔和瘘管。

2.肛门周围毛囊炎和皮肤红肿

本病初期局部红肿、疼痛,以后逐渐肿大,中央形成脓栓,脓出渐愈,病变浅表,不与肛门相通。

3.肛门会阴部急性坏死性筋膜炎

肛门及会阴部、阴囊部由于细菌感染而出现肛门部周围大面积坏死,有的可形成瘘管。此病变范围广,发病急,常蔓延至皮下组织及筋膜,向前侵犯阴囊部,肛管内无内口。

4.骶髂骨坐尾骨病变

本病发病缓慢,无急性炎症,破溃后流清稀脓液,创口凹陷,久不收口;有食欲缺乏、低热、盗汗等症;瘘口距肛门较远,与直肠不相通;X线片可见骨质破坏或增生。

5.骶尾部畸胎瘤

本病是一种先天性疾病,因胚胎发育异常引起,多在青春期 20～30 岁发病。病变位于骶前间隙,可单囊或多囊,腔内有胶冻样黏液。囊肿较大时直肠指诊可发现骶前膨隆,有囊性肿物,表面平滑、界限清楚;探针检查可向骶骨前肛门后方向深入,深者可达数十厘米;X线片,可见骶骨和直肠之间有间隙增宽,囊肿腔内壁光滑,呈梨形或多囊分叶形,内有不定形的散在钙化阴影,一般不与直肠相通;术中可见腔内有毛发、骨质或牙齿等。病理检查可确诊。

6.克罗恩病

本病多伴有腹痛、腹泻、体重减轻,须做进一步全消化道检查确诊。

7.晚期肛管直肠癌

本病溃烂后可形成肛瘘,特点是肿块坚硬,分泌物为脓血,恶臭,持续疼痛,菜花样溃疡。病理学检查可见癌细胞,不难与肛瘘鉴别。

四、治疗

(一)治疗原则

非手术治疗主要是控制感染,减轻症状;手术治疗的目的在于清除感染的肛腺,将瘘管及感染异物清除。由于手术会损伤肛门括约肌,手术时一定要正确处理,特别是对病变累及肛管直肠环的肛瘘,应尽量保存括约肌和肛管直肠环的完整性,减少肛门失禁等后遗症的产生。

(二)非手术治疗

非手术治疗主要是通过局部或全身使用抗生素及中药的方法,减轻症状,控制病情的发展,但不能彻底治愈。

1.辨证论治

(1)湿热下注证。

证候:肛周流脓、脓质黏稠,色黄白,局部红肿热痛,肛周有溃口,按之有条索状物通向肛内;伴纳呆少食,或有呕恶,渴不欲饮,大便不爽,小便短赤,形体困重;舌红,苔黄腻,脉滑数或弦数。

治法:清热利湿。

方药:二妙丸合萆薢渗湿汤加减。

(2)正虚邪恋证。

证候:肛周流脓,质地稀薄,肛门隐隐作痛,外口皮色暗淡,时溃时愈,按之质地较硬,或有脓液从溃口流出且多有条索状物通向肛内;伴神疲乏力;舌淡,苔薄,脉濡。

治法:托里透毒。

方药:托里消毒饮加减。

(3)阴液亏虚证。

证候:肛周溃口凹陷,周围皮肤颜色晦暗,脓水清稀如米泔水样,局部无硬索状物扪及;伴有形体消瘦,潮热盗汗,心烦不寐,口渴,食欲缺乏;舌红少津,少苔或无苔,脉细数。

治法:养阴清热。

方药:青蒿鳖甲汤加减。

2.中成药治疗

常用的中成药有黄柏胶囊、补中益气丸等。

3.西药治疗

西药治疗常用于肛瘘急性感染期,常用针对革兰阴性菌的抗生素或广谱抗生素,如磺胺类药物、庆大霉素及第二、第三代头孢菌素或喹诺酮类等。厌氧杆菌常用甲硝唑、替硝唑等治疗。

4.其他治疗方法

(1)熏洗法:熏洗法常选用具有清热解毒、理气活血、利湿杀虫、软坚散结、消肿止痛、收敛生肌、祛风止痒作用的中药,煎汤熏洗肛门部,清洁肛门或手术创面,可减轻患者的痛苦,提高疗效。常用的熏洗代表方有止痛如神汤、祛毒汤、苦参汤、硝矾洗剂等。

(2)敷药法:该法是选用适当的药物和剂型,敷于患处,达到消炎止痛、促进局部肿痛消散或穿破引流、祛腐生肌。常用的有油膏和掺药。①油膏:适用于外口闭合或引流不畅,局部红肿热痛者。常用的油膏如九华膏、如意金黄膏、黄连膏、鱼石脂软膏等。②掺药:将药物研成粉末,按制剂规则配伍而成,直接撒布于患处,或撒布于油膏上敷贴,或黏附于纸捻上,插入瘘管内。常用的掺药有两类,包括提脓祛腐药和生肌收口药。

(3)冲洗法:冲洗法是将创腔或瘘管中的脓液冲洗干净,并使其引流通畅。冲洗时可将抗生素等药物注入创腔或瘘管,起到控制感染、促进肉芽生长及闭合管腔的作用。适用于肛瘘局部肿胀、疼痛、外口分泌物多者,或在肛瘘手术后应用。常用冲洗剂为过氧化氢、生理盐水、抗生素溶液等。注意过氧化氢冲洗时避免冲入直肠壶腹内,以防产生黏膜刺激症状。

(三)手术治疗

现在医学认为,肛瘘唯一可靠的治疗方法是手术。只有通过手术才能彻底清除感染的肛窦、肛腺导管和肛腺腺体及感染的原发病灶。手术成败的关键在于正确寻找内口,处理内口,消灭无效腔,通畅引流,保护肛门括约肌功能,使创面自基底向上逐渐愈合。根据瘘管的深浅、曲直及其与肛管直肠环的关系,选择不同的手术方式。

根据中医学扶正祛邪的原则,从全身着手,辨证施治口服中药,术后则全身应用抗生素,局部换药配合中药坐浴,对于结核性肛瘘,结合全身抗结核治疗。无论选用哪种手术方式,原则是先用中药脱管,利用中药化腐生肌的原理,去除瘘管内无生机组织。

1.手术方法

(1)肛瘘切开术。

适应证:皮下及黏膜下瘘。

禁忌证:肛门周围有皮肤病的患者;有严重肺结核、梅毒和身极度虚弱者;癌症并发的肛瘘者;凝血障碍疾病;临产期孕妇。

术前准备:①器械包括网头探针、有槽探针各1支,肛镜1个,注射器2副,手术刀、手术剪、持针钳、刮匙各1把,肛门拉钩1对,止血钳2把,丝线数根及缝合针;②术晨灌肠,术前备皮。

麻醉:局麻、腰部麻醉或椎管内阻滞麻醉。

体位:侧卧位或截石位或折刀位。

手术步骤:①麻醉满意后,常规消毒铺巾。轻度扩肛后,将有槽探针从外口逐渐进入管腔,由内口穿出。若管道较细,可先以网头探针探查穿出内口,继以有槽探针循网头探针插入,再抽去网头探针。②切开有槽探针表面上的皮肤、皮下组织及瘘管壁。③以刮匙搔扒管壁肉芽及坏死组织。④修剪创缘皮肤,使宽度略大于创口深度。充分止血后,以凡士林纱布条或化腐生肌散纱条填塞创口,无菌敷料加压包扎。

术后处理:①术后当天应控制大便;②术后第二天起保持大便通畅,便后坐浴,切口换药;③全身适当应用抗生素 3~5 d。

术中注意点:①本术式最适用于有内、外口的低位肛瘘;②如果瘘管较弯曲,内口不易探通,可用有槽探针边探边切、寻找内口。

(2)肛瘘挂线术。

适应证:适用于距肛门 3~5 cm,有内、外口的低位肛瘘;瘘管在肛管直肠环上方或通过肛管直肠环上 2/3 的高位肛瘘;或作为复杂性肛瘘切开或切除的辅助方法。

禁忌证:肛瘘急性炎症期暂缓挂线,其余同肛瘘切开术。

术前准备:①器械包括软质网头探针 1 支,肛镜 1 个,注射器 2 副,手术刀 1 把,弯止血钳 2 把,7 号丝线数根。②药物包括新洗灵(0.5%苯扎溴铵溶液 1 000 mL,加氯己定 2.5 g)浸透的消毒棉球,1%亚甲蓝 1 支,2%利多卡因液 2 支,生理盐水 2 支,0.1%肾上腺素液 1 支。

麻醉:腰部麻醉或椎管内阻滞麻醉。

体位:截石位或侧卧位。

手术步骤:①麻醉满意后,常规消毒铺巾。以软质网头探针从肛瘘的外口轻轻地经瘘管通入内口。切忌操作粗暴造成假道。一般均可在齿线附近寻找内口,可用右手示指伸入肛门内引导。②然后将探针引出内口 2~3 cm 后折弯,拉出肛门外。在探针末端缚一橡皮筋。③然后将探针自肛门内完全拉出,使橡皮筋经瘘管外口进入瘘管,又从内口引出丝线和橡皮筋。④将瘘管内、外口之间表面皮肤及皮下组织切开,应切除瘘管表面的部分皮肤。拉紧橡皮筋。⑤紧贴肛门周围皮肤,用止血钳夹住橡皮筋拉紧,于血管下方用粗丝线将拉紧的橡皮筋结扎两次,嵌于皮肤切口内,除去止血钳,并剪断多余的橡皮筋,注意橡皮筋末端要留 1~2 cm 以防滑脱。外用油膏纱条压迫创口,敷料包扎。

术后处理:同肛瘘切开术。值得注意的是橡皮筋脱落后,注意伤口的愈合必须从基底部开始,使肛管组织伤口先行愈合,防止桥形愈合。

术中注意点:①正确寻找肛瘘内口是手术成败的关键。用探针探查时勿使用暴力,以免形成假道。②橡皮筋拉紧的程度要根据具体情况决定。若瘘管位置高,橡皮圈所包绕的肛管直肠环组织较多,则橡皮圈不宜环勒过紧,可待术后换药时分次紧线,以免切开肌肉太快,肌肉组织回缩,引起肛门失禁。

(3)肛瘘切除术。

适应证:适用于低位肛瘘,能清楚触及条索状管壁者。

禁忌证:同切开术,高位肛瘘不宜行切除术。

术前准备:同切开术,加备外接中空细塑料管的注射器 1 副,00 铬制肠线 1 根及缝针。

麻醉、体位:同切开术。

手术步骤:①麻醉满意后,常规消毒铺巾。从瘘管外口注入 1%亚甲蓝后,术者将示指插入直肠内作引导,然后用可弯曲的钝头探针从外口轻轻探入,经内口引出。②完全切除瘘管,沿探针方向切开内、外口之间的皮肤,然后将瘘管及其内、外口一并切除。对瘘管周围纤维组织、染有亚甲蓝的残余管壁也应切除,直至暴露正常的组织为止。③充分止血,可行一期缝合,但缝合不作为常规方法,缝合应从基底部开始。

术后处理:同切开术,若有缝合伤口,则7～10 d拆线,如缝合处炎症反应严重,可提前间断拆线。

术中注意点:①切除瘘管时,剪刀贴管壁进行,尽量使任何肉芽组织及瘢痕组织无遗留,止血要彻底,勿使创口过深过大;②拟行一期缝合时,皮肤及皮下组织不能切除过多,以便于伤口缝合;③缝合必须由基底部开始,不得留有无效腔。各层伤口要完全对齐缝合。

(4)切开挂线术(低位切开＋高位挂线术)。

适应证:肛瘘的主管道贯穿外括约肌深部及耻骨直肠肌以上的高位肛瘘,包括骨盆直肠间隙瘘和高位直肠后间隙瘘等。

禁忌证:同挂线术。

术前准备:同挂线术。

麻醉与体位:同挂线术。

手术步骤:①切开与挂线的原则高位肛瘘(含单纯性或复杂性)的管道,在肛管直肠环以下的部分采用切开法,在肛管直肠环以上的部分采用挂线法;②经指诊、探针、肛门镜检查,亚甲蓝染色,结合术前碘油造影或腔内超声或CT等检查提示,查清肛瘘的管道走向和内口位置;③将高位肛瘘管道的低位部分(含支管)先予切开(直至齿线),搔刮和清除腐肉,并充分扩创,操作方法同切开术;④然后对贯穿外括约肌深层和耻骨直肠肌与内口相通的管道高位部分进行挂线,操作方法同挂线术。

术后处理:同切开术、挂线术部分。

术中注意:同切开术、挂线术部分。

(5)有多发性外口的肛瘘截根术。

适应证:多发性外口的肛瘘,数个外口通于一个内口者。

禁忌证:同挂线术。

术前准备、麻醉、体位:同挂线术。

手术步骤:①选择距肛门最近的一个外口纳入探针,寻找内口,切开挂线,方法同挂线术;②分别于其他外口纳入探针,探明无另外的内口后,以刮匙于管壁内搔扒,清除腐肉后,放置油纱条引流,外盖敷料,包扎固定。

术后处理:①挂线的主管道处理同挂线术;②肛瘘分支7～10 d停止引流,使其自然闭合。如行切开术则术后换药至创面愈合;③其他同挂线术。

术中注意点:①应选择外口近肛门的直行管道,作为主管道予以切开挂线,以减少对皮肤和肌肉的损伤;②对其他分支当仔细探查,确保无内口,切忌用暴力;③分支的外口应适当扩大,以利引流。

(6)断管挂线术。

适应证:内、外口之间距离较长的肛瘘。

禁忌证:同挂线术。

术前准备、麻醉、体位:同挂线术。

手术步骤:①麻醉满意后,常规消毒铺巾。探针自外口纳入,寻找原发内口,从肛内引出探针。探针头部系上丝线和橡皮筋,方法同挂线术;②在距离肛缘外1.5 cm处皮肤向探针方向做一切口,向下分离,与探针交通,回撤探针,从该切口拉出丝线及皮筋;③将橡皮筋两端之间的皮肤切开,拉紧橡皮筋结扎;④远段管道以刮匙搔扒,挂上浮线对口引流。创面置油纱条,外盖敷料,包扎固定。

术后处理:①当近肛段挂线橡皮筋脱落后且肉芽组织填充至仅能通过橡皮筋时,即可停止远段对口引流,使其自然愈合;②余同挂线术。

术中注意点:①对口引流的浮线应松弛,可活动,以利引流;②断管处应在肛缘1.5 cm以外,以避开括约肌。

(7)Parks手术。

适应证:括约肌间瘘。

禁忌证:同切除术。

术前准备、麻醉、体位:同切除术。

手术步骤:①麻醉满意后,常规消毒铺巾。探查清楚后对肛瘘内口即感染肛隐窝,从上方0.5 cm到肛门上皮,做一椭圆形切口。②切除部分内括约肌,彻底清除内括约肌下脓肿,创面开放。③从外口剥除瘘管,使呈口大底小的洞状开放创面。放置油纱条填充,外盖敷料,包扎固定。

术后处理:同切除术。

术后注意点:①术中切口深达肛门内括约肌时,可用浸有0.1%浓度的肾上腺素盐水纱布压迫止血;②切除内口及其周围与部分内括约肌之后,用刮匙尽量搔扒从肛括约肌中穿入的瘘管及其肌间脓肿的支道;③外口周围切开之后,紧沿管壁将切口深入,最后将瘘管切剥除,不切断外括约肌。

2.疗效判断

(1)痊愈:症状体征消失,创口完全愈合,肛门功能正常。

(2)显效:症状消失,体征改善,创口未愈,肛门功能正常。

(3)有效:症状体征改善,创口不愈,肛门功能正常。

(4)无效:症状体征无改善,或虽有改善,但创口不愈合,仍有渗出物溢出,肛门功能正常。

3.预防与调护

(1)经常保持肛门清洁,养成良好的卫生习惯。

(2)发现肛痈宜早期治疗,一次性手术治疗可以防止后遗肛瘘。

(3)肛瘘患者应及早治疗,避免外口阻塞而引起脓液积聚,排泄不畅,引发新的支管。

4.体会

肛瘘是一种常见的肛门直肠疾病,在我国占肛肠疾病的1.67%～3.60%,其中复杂性肛瘘是外科领域难治性疾病之一。其常规治疗仍以手术为主,目前手术方式较多,但均有一定的局限性且术后复发率高,愈合率低,易出现肛门功能损伤、肛周组织缺损及"带瘘生存"等并发症。

（刘　涛）

第九节　直肠脱垂

直肠脱垂是指肛管、直肠黏膜、直肠全层,甚至乙状结肠部分向下移位而脱出肛门外的一种疾病。我国是世界上最早对本病进行记述的国家,首见于《五十二病方》,称其为"人州出";隋《诸病源候论·痢病诸候》将其命名为"脱肛",谓"脱肛者,肛门脱出也"。本病各年龄均可发病,多见于小儿、老人、经产妇及体弱的青壮年。在儿童,直肠脱垂是一种自限性疾病,大多可随年龄增长而逐渐自行恢复正常,成人发病者则多随发病时间的增加而逐渐加重。长期反复脱垂,可引起神经损伤并导致肛门失禁,还可能出现出血、水肿、绞窄坏死、皮肤湿疹等并发症,因此需积极治疗。

一、病因

(一)中医学对直肠脱垂病因的认识

中医学中有关于直肠脱垂病因的论述颇多,总结各代医家的不同学说,可归纳为虚、实两端。

1.虚证致病

(1)久痢而致大肠虚冷、脾虚气陷。如:《诸病源候论·痢病诸候》云"脱肛者,肛门脱出也,多因久痢后大肠虚冷所为";《景岳全书·脱肛》谓"有因久泻久痢脾肾气陷而脱出者"。

(2)肺脏虚寒,如《丹溪心法·脱肛》云"肺与大肠相表里……,肺脏虚寒,则肛门脱出。"

(3)纵欲过度、产育用力,如《医学入门·脱肛》云"劳倦房欲过度及产育用力……,具有此证,非虚如何?"

(4)小儿先天不足,后天失养,脾肾气虚或老人肾气不充。

(5)苦寒攻伐失当,损伤真元,关门不固。

2.实证致病

实证多责之于湿热下坠,若饮食不节、恣食辛辣、肥甘厚味、饮酒无度等,可积湿酿热,湿热下坠,可发为脱肛。

(二)现代医学对病因的认识

现代医学关于直肠脱垂发病机制的学说目前主要有两种,即滑动性疝学说和肠套叠学说。

1.滑动性疝学说

Moschcowitz认为直肠脱垂的发生发展实际是疝的发生过程。起初是直肠膀胱凹陷或直肠子宫凹陷在直肠前壁向下通过盆底而形成疝,当腹压增大时,直肠前壁随这个凹陷的加深向下滑动,通过直肠壶腹,逐渐脱出到肛门外。

2.肠套叠学说

由Broden和Senllman提出,认为直肠脱垂是由直肠、乙状结肠相连接处出现肠套叠而引起,正常时该连接处固定于骶骨岬附近,固定点受伤后,套叠可反复发生,直肠部分被推压逐渐向下移位,乙状结肠部分亦被牵拉下移,最终脱出肛门形成本病。近年来较多的学者同意该学说。如Theuerkanf用特殊的X线活动摄影术,发现直肠脱垂首先发生在乙状结肠和直肠的交界固定点处,进一步证实了肠套叠学说的正确性。

基于包括以上两种发病机制在内的众多学说,可将直肠脱垂的病因概括为以下几点。

(1)小儿时期身体发育不成熟:小儿直肠前侧和两侧凹陷较低、脊椎骶曲未形成而不能有效承托直肠、盆腔内的肌肉等支持组织发育不全而对直肠的牵拉力量不足等因素,导致腹压持续增高时,较成人更易形成脱出。这也是小儿直肠脱垂的主要原因。

(2)体质虚弱:妇女多次分娩、久病体弱、年老体衰、营养缺乏等可导致盆腔内肌肉组织松弛无力和直肠周围脂肪等支持组织缺乏,从而失去对直肠的支持固定作用,不能维持直肠的正常位置,易导致直肠脱垂。

（3）腹压增加：久蹲和长期腹泻、便秘、慢性咳嗽、哮喘等疾病可持续性增加腹压，推压直肠下移而发生直肠脱垂。

（4）牵拉作用：较大的痔核、肛乳头瘤、息肉等反复脱出肛门外，将直肠黏膜层长期向下牵拉，可引起黏膜松弛性脱垂。

（5）损伤因素：手术、外伤等导致的肛门周围神经或肛管直肠环损伤，可引起肛门括约肌松弛，使其托举的力量减小，而易出现脱垂。

二、病理

（一）直肠黏膜脱垂

直肠黏膜层与肌层之间的组织发生分离、断裂，对黏膜的固摄作用消失，黏膜松弛、下移，甚至脱出肛门，如经常暴露在体外，受摩擦、挤压等刺激会出现循环障碍及炎症，并导致水肿、糜烂、黏膜增厚等病理改变。

（二）直肠全层脱垂

直肠周围的支持组织和肌肉松弛，固定提升功能减弱，使直肠与其分离下移，而出现全层脱垂，重者牵拉部分乙状结肠脱出肛门。除出现与黏膜脱出相同的病理改变外，脱出时间较长未能回纳者，还可发生肠壁坏死。

长期反复的直肠脱垂，可使肛门长期受到扩张而松弛无力，发生肛门松弛，而肛门松弛又进一步加重脱垂，形成"脱垂-肛门松弛-加重脱垂"的恶性循环。

三、分类

（一）中医学辨证分型

按照证候不同，直肠脱垂可分为以下三型。

1.肾气不固

肛内肿物便时滑脱，肛门下坠，伴头昏耳鸣，神疲乏力、腰膝酸软、小便频数、夜尿多，舌淡苔白，脉沉弱。

2.中气下陷

便时肛内肿物脱出，重者行走、咳嗽、下蹲时即可脱出，劳累后加重，伴有肛门坠胀，神疲乏力，食欲缺乏，气短声低。舌质淡胖，苔薄白，脉弱。

3.湿热下注

肛内肿物脱出，色紫暗或深红，甚则表面部分溃破，糜烂，肛门坠痛，小便短赤，肛内指诊有灼热感。舌红，苔黄腻，脉弦数。

（二）现代医学分类法

本病分类方法颇多，迄今尚未统一。常用的分类方法有以下几种。

1.根据脱垂程度分类法

分为不完全性和完全性两种。

（1）不完全性直肠脱垂：脱出部仅为直肠下端黏膜，故又称黏膜脱垂。脱出长度为 2～3 cm，一般不超过 7 cm，黏膜皱襞呈放射状，脱垂部为两层黏膜组成。脱垂的黏膜和肛门之间无沟状隙。多见于儿童。

（2）完全性直肠脱垂：为直肠的全层脱出，严重者直肠、肛管均可翻出肛门外。脱出长度常超

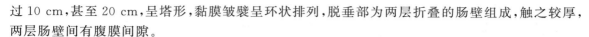

过 10 cm,甚至 20 cm,呈塔形,黏膜皱襞呈环状排列,脱垂部为两层折叠的肠壁组成,触之较厚,两层肠壁间有腹膜间隙。

2.单纯性和非单纯性分类法

脱垂不伴有会阴正中疝者称单纯性直肠脱垂;如脱垂伴有会阴正中疝则称非单纯性直肠脱垂。

3.内脱垂和外脱垂分类法

内脱垂和外脱垂分类法是目前广泛使用的分类方法。

(1)内脱垂:狭义的内脱垂是指直肠腔内肌层与黏膜分离,导致黏膜松弛、堆积肠腔但未脱出肛外者,多由便秘久蹲引起,一般在肛门镜检查时发现。广义的内脱垂还包括直肠内套叠,即脱垂较轻,肠管下移距离较短,未能脱出肛外或脱垂位置较高,肠管下套叠后仍位于直肠腔内而未脱出者,这两种情况是直肠脱垂的初始阶段,但因无脱出之症状,患者在该阶段一般不会就诊,故较少见。

(2)外脱垂:临床上所指的直肠脱垂多为外脱垂,即在腹压增加时可脱出肛外者。

四、临床表现

(一)内脱垂

松弛黏膜或套叠肠管在肠腔内堆积,主要引起出口梗阻型便秘和便不尽感,多无其他局部或全身症状。检查时,黏膜松弛可在肛门镜下直接观察到,呈淡红色,并表现为黏膜褶皱、堆积堵塞肠腔,指诊时黏膜皱襞柔软;如为直肠全层套叠,检查则需患者下蹲并屏气用力,指诊可及其肠壁呈环状折叠,质地较硬而富有弹性。

(二)外脱垂

1.症状

(1)脱出:脱出是直肠脱垂的最典型症状。初期,多在便时下蹲用力后脱出,便后可自行还纳复位。随着病情迁延日久,脱出物逐渐增长、变粗,咳嗽、屏气用力、下蹲时也会脱出,并且不易复位,须用手托回肛内或卧床休息,方能还纳。脱出物还纳情况与其大小有关,如脱出体积较大,还纳较难,体积小,则还纳易。脱出后如未及时还纳,还可出现脱垂嵌顿,重者可出现绞窄或坏死。

(2)出血:初期一般无出血症状。病久反复脱出和纳入,以及衣裤摩擦的刺激,可使肠黏膜发生充血、水肿和糜烂,出现大便时滴血、粪便带血或擦血,一般出血量均较少。

(3)潮湿和瘙痒:长期的脱出等同于反复被动扩肛,可使括约肌收缩功能下降,肛门弛张闭合不紧,肠内黏液可外溢;脱垂长时间暴露不还纳,受外界刺激后,分泌物可增多。以上两种情况,均可使肛周出现潮湿和黏液、分泌物刺激导致的皮肤瘙痒。

(4)坠胀:多由脱出肠段的炎症及其压迫肛门,影响血液淋巴回流引起。脱出后长时间不还纳或嵌顿则可引起较强烈的坠胀感。

(5)其他症状:除以上症状外,直肠脱垂尚可引起腰骶部酸痛、尿频和大便次数增多等。

2.检查

专科检查时,脱垂段未脱出时肛门外观通常无明显变化,部分可因肠内溢液和分泌物刺激出现肛周皮肤增厚、皲裂、脱屑等湿疹样表现,重者还可发现肛门弛张、闭合不紧。患者下蹲并屏气用力,可使脱垂部分完全脱出肛外。其中Ⅰ度直肠脱垂多见于直肠黏膜脱出,属不完全性脱垂,脱出部分呈环状外翻,长度<4 cm,色淡红,不出血,质软,肛门括约肌功能良好者,站起后可自

行还纳。Ⅱ度直肠脱垂,为直肠全层脱出,长度为 4～8 cm,颜色红,呈圆锥形,质软,表面为环状有层次的黏膜皱襞。便后需手法复位,肛门括约功能下降,为完全性脱垂。Ⅲ度直肠脱垂,为直肠全层或部分乙状结肠脱出,长度>8 cm,呈圆柱形,表面有较浅的环状皱襞,触之很厚,需手法复位,肛门松弛,括约功能明显下降,为重度脱垂。发生嵌顿者,多由Ⅱ度和Ⅲ度脱垂未能及时复位引起,嵌顿初起阶段,黏膜因静脉回流受阻而淤血、水肿,随着嵌顿时间延长,黏膜由红色逐渐变成暗红色,甚至出现表浅黏膜糜烂坏死,最后脱垂段如仍未还纳,则可出现绞窄或坏死。

五、诊断和鉴别诊断

(一)诊断

1.内脱垂

属直肠黏膜松弛者,诊断主要依靠肛门镜检查;属直肠套叠者,肛内指诊可初步诊断,如排粪造影力排时直肠黏膜呈环形皱襞下移,形如“环凹状”,则可确诊。

2.外脱垂

直肠外脱垂的诊断主要依靠脱出症状和脱垂段的大小和外形特点。也可借助排粪造影诊断,表现为力排时肛门外出现圆柱或圆锥形黏膜皱襞及大小、长度不等的肿物。

(二)鉴别诊断

1.直肠黏膜松弛与肛内痔核鉴别

二者均为齿线以上的黏膜隆起,但前者表现为黏膜松弛褶皱,呈粉红色,后者表现为黏膜饱满肿胀,颜色鲜红或暗红,并可有糜烂和出血点。

2.Ⅰ度直肠脱垂与内痔脱出鉴别

Ⅰ度直肠脱垂脱出后呈环状,黏膜平滑光亮,色淡红,并可出现括约肌收缩力减弱;内痔脱出后可见到肥大的痔块,表面常呈紫暗色,痔块之间有黏膜凹陷形成的边界沟,指诊括约肌收缩有力。

六、治疗

直肠脱垂的治疗方法众多,包括保守治疗、注射治疗、手术治疗等,临床应根据脱垂类型不同,选用不同的治疗方法。

(一)保守疗法

保守疗法可暂时缓解脱出、坠胀等不适,多用于不宜行注射或手术治疗的患者。另外小儿直肠脱垂有自限性,也应以保守治疗为主,而不需要注射或手术。

1.中药内治法

直肠脱垂的中医辨证分型包括肾气不固、中气下陷和湿热下注 3 种,用药须依证立法和选方。

(1)肾气不固:证见肛内肿物便时滑脱,肛门下坠,伴头昏耳鸣,神疲乏力、腰膝酸软、小便频数、夜尿多,舌淡苔白,脉沉弱。治宜健脾益气、补肾固脱,方用金匮肾气丸加黄芪、升麻。

(2)中气下陷:证见便时肛内肿物脱出,劳累后加重,伴有肛门坠胀,神疲乏力,食欲缺乏,气短声低。舌质淡胖,苔薄白,脉弱。治宜补中益气、升提固脱,方用补中益气汤。

(3)湿热下注:证见肛内肿物脱出,色紫暗或深红,甚则表面部分溃破,糜烂,肛门坠痛,小便短赤,肛内指诊有灼热感。舌红,苔黄腻,脉弦数。治宜清热利湿,方用《薛氏医案》升阳除湿汤。

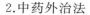

2.中药外治法

包括坐浴、灌肠和药物外敷法。

（1）坐浴和灌肠：依据"酸可收敛、涩能固脱"的理论，药物多采用具有酸涩收敛功效的五倍子、乌梅、金樱子、石榴皮等，如有局部糜烂、灼热等湿热之象，可加苦参、马齿苋，如有脱肛不收、局部紫暗刺痛，可加红花或乳香、没药。

（2）外敷：可用枯矾、五倍子、石榴皮、冰片等共研细末，敷于脱出的黏膜上，然后将脱出部分回纳，外加纱布加压固定。

3.针灸和穴位注射法

适用于小儿直肠脱垂和部分成人Ⅰ度脱垂。针刺选用长强、百会、足三里、承山等穴，耳针选用直肠下端、神门、皮质下等穴；穴位注射法多采用维生素 B_{12} 注射于长强穴 3 次以上。针刺和注射可增强盆腔内肌肉和其他支持组织的紧张程度，加强对直肠的支撑和固定作用。

4.手法复位

用于防止脱垂段长时间暴露导致的充血、水肿甚至绞窄、坏死。复位时一般取侧卧位，医者戴无菌手套并涂抹润滑剂，自脱垂段顶端向肛内持续用力压迫直至全部还纳复位，如患者因疼痛等不能完全放松，可在肛缘 3、6、9 点行局部麻醉，肛门松弛后，配合手法亦可复位。

5.其他方法

肛门闭合不紧者，可通过锻炼加强括约肌收缩力量缓解，通常的方法是每天分 2～3 次做提肛运动 60～90 次。另外直肠脱垂患者还应注意增加营养、避免劳累、保持肛门清洁和积极治疗其他可引起腹压增的慢性病和消耗性疾病。

（二）注射疗法

该法是目前国内治疗直肠脱垂的主要手段。注射方法主要有直肠黏膜下点状注射、柱状注射和直肠周围间隙注射，常用的药物包括芍倍注射液、5%～10%的酚甘油、5%的苯酚植物油、枯痔液、消痔灵注射液等。

1.芍倍注射液黏膜下注射术

（1）适应证：黏膜松弛型内脱垂。

（2）禁忌证：急、慢性肠炎和腹泻。

（3）使用药物：1：1 浓度芍倍注射液（1 单位芍倍注射液加 1 单位 0.5% 利多卡因）。

（4）操作方法：取侧卧位，常规消毒铺巾，局麻松弛肛门。①肛门镜下暴露松弛隆起的黏膜，在隆起明显处进针，遇抵抗感后退针给药，每个注射点黏膜下注射药物 1～2 mL，以黏膜饱满为度。②视野内注射完毕后，退镜继续注射，直至齿线以上。根据黏膜松弛程度，可酌情调整注射点位数量和药量。③在肛镜下检查有无遗漏注射点，如有遗漏可补充注射。④压迫针孔出血点以止血，术毕。

（5）术后处理：术后当日予半流食，次日起正常饮食。常规应用抗菌药物 3～5 d 预防感染。术后 24 h 可排便。

（6）操作要点和注意事项：①肛门镜下要充分暴露松弛隆起的黏膜，选择隆起明显处注射。②进针遇抵抗感后退针给药，每点注射完毕后以光亮饱满为佳，呈淡粉色。可随着肛门镜退出，沿其顶端环状逐层向下均匀注射，勿集中于一点。③注意注射点位应均匀分布，不能过于集中，勿过深注射入肌层或过浅注射入黏膜内。女性前侧直肠阴道壁较薄，男性有前列腺存在，注射时注意防止刺穿或刺伤。④凡肝肾功能严重异常、放化疗后、凝血功能障碍或伴其他严重内科疾病者,为避免局部刺激和出血不止,禁止注射,可使用芍倍注射液原液保留灌肠。

2.芍倍注射液黏膜下注射加近心端黏膜结扎固定术

(1)适应证:Ⅰ度和较小的Ⅱ度直肠脱垂。

(2)禁忌证:急、慢性肠炎和腹泻。

(3)使用药物:芍倍注射液原液。

(4)操作方法:取侧卧位,常规消毒铺巾,局麻松弛肛门。①嘱患者屏气用力,肛门努挣,使脱垂部分充分暴露在肛外。体弱者侧卧位不能完全暴露脱垂时,可将干纱布置入肠腔与患者共同向外用力协助其脱出。②在近心端(肛门远端)同一层面上,用弯头止血钳钳夹截石位 3、7、11 点的黏膜,并用丝线结扎固定,以作为注射标记。如脱垂较长,可以近心端结扎点为基础,在其上方选择不同层面再做一至两圈环状结扎,所选层面之间和结扎点之间均保持 1.0~1.5 cm 间距。③小角度或平行进针,分别向未翻出的肠腔黏膜下层和暴露在肛外的结扎点间黏膜下层均匀注射芍倍原液,使其饱满。④注射完毕后,将脱垂部分全部手托还纳肛内。肛门松弛者,结扎齿线以上黏膜紧缩肛管。⑤在齿线上区未注射的位置补充注射,以防遗漏。⑥乳胶管引流,包扎固定。

(5)术后处理:术后当日禁食,次日起少量进半流食。常规静脉补液,并使用抗菌药物 5~7 d 预防感染。术后 48 h 排便,便后正常饮食,并每天以生理盐水清洁灌肠。

(6)操作要点和注意事项:①术前使脱垂部分充分暴露在肛外。②近心端结扎时,切勿结扎到肌层,以免结扎线脱落后出血。③注射时小角度或与脱垂平行进针,进针遇抵抗感后退针给药,勿过深注射入肌层或过浅注射入黏膜内,注射以饱满为度。④注射过硬化剂的患者,其直肠黏膜质脆易出血,结扎和注射进针时需谨慎,必要时给予止血药物。

3.芍倍注射液黏膜下注射加黏膜多点结扎固定术

(1)适应证:Ⅱ度较大和Ⅲ度直肠脱垂。

(2)禁忌证:急、慢性肠炎和腹泻。

(3)使用药物:芍倍注射液原液。

(4)操作方法:取侧卧位,常规消毒铺巾,局麻松弛肛门。①嘱患者屏气用力,肛门努挣,使脱垂部分充分暴露在肛外。②在近心端同一层面上,用弯头止血钳钳夹截石位 3、6、9、12 点的黏膜,并用丝线结扎固定,以此作为注射和结扎的起始位置。③小角度或平行进针,自注射起始位置向未翻出的肠腔黏膜下层均匀注射芍倍原液,并使其饱满。④自脱垂顶端起始位置开始至脱垂底部,沿直线每隔 1.0~1.5 cm 做黏膜结扎固定,使结扎点成一纵行。⑤保持结扎点纵行与纵行之间的平行及间距约 2 cm,重复步骤④结扎脱垂段的全部黏膜。⑥在每两纵行结扎点之间的黏膜下,自脱垂顶端起至底部,纵向注射较多量的芍倍原液(柱状注射),使注药区隆起呈串珠状。⑦全部注射完毕后将脱垂手托还纳肛内,并于齿线上区黏膜补充结扎和注射,以达到防止遗漏、紧缩肛管的目的。⑧乳胶管引流,包扎固定。

(5)术后处理:术后当日禁食,次日起少量进半流食。常规静脉补液,并使用抗菌药物 5~7 d 预防感染。术后 48 h 排便。便后正常饮食,并每天以生理盐水清洁灌肠。

(6)操作要点和注意事项:①结扎点的多少由脱垂部分的大小决定。②Ⅱ度较大或Ⅲ度脱垂各行结扎点应平行等间距,以保证受力均匀。③结扎固定时,切勿结扎到肌层,以免结扎线脱落后出血。

除芍倍注射法外,目前临床仍在使用的直肠脱垂注射疗法还包括明矾液注射法和消痔灵注

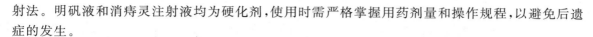

射法。明矾液和消痔灵注射液均为硬化剂,使用时需严格掌握用药剂量和操作规程,以避免后遗症的发生。

4.明矾液直肠周围注射术

(1)适应证:完全性直肠外脱垂。

(2)使用药物和器械:药物为6%～10%浓度明矾液,常用浓度为7%,制液时需加枸橼酸钠稳定剂,或加适量普鲁卡因。特殊器械为8 cm长封闭针头。

(3)操作方法:取臀高伏卧位,常规消毒,局部浸润麻醉。①一手示指伸入肠腔内作引导,另一手持注射器,自左中位或右中位(截石位3点或9点)距肛缘1～2 cm处进针,进针后先平行肛管,当穿过肛管直肠环后使针斜向外侧。②刺入4～7 cm,至直肠黏膜下层,此时引导示指可感到与刺针仅有一薄膜之隔,触得明显。回抽无血,缓慢注入药液,约注入2/5,退针向外继续注完。注意勿将药液注入括约肌内,否则可引起疼痛,并可降低疗效。③同样方法在对侧中位注射,必要时还可增加右前、后中两处注射点,严重者除上述几处刺点外,右后、左前、左后也可穿刺注药,但前中位不宜注射。如为7%浓度,成人总用药量一般为20～60 mL。④将裹有硬橡皮管的凡士林纱卷放入肛管直肠腔中,以压迫固定,术毕。

(4)注射前后处理:术前1天起进软食,当晚用温生理盐水灌肠,注射当日限制进食量,注射前3～5 h再次灌肠。注射后卧床休息1～2 d,必要时可控制大便2 d,如有全身或局部不适,应及时处理。

5.消痔灵黏膜下加直肠周围间隙注射法

(1)适应证:完全性直肠脱垂。

(2)使用药物和器械:黏膜下注射药物使用1∶1消痔灵注射液(1单位消痔灵加入1单位0.25%利多卡因);高位间隙注射使用消痔灵原液。特殊器械为7.5号腰穿针。

(3)操作方法:骶麻成功后,患者取膀胱截石位,常规消毒。

1)骨盆直肠间隙注射:①用7.5号腰穿针,自截石位3点肛缘外1.5～2.0 cm处平行肛管进针,通过肛提肌后进入骨盆直肠间隙,此时使针斜向外侧。②将另一手示指伸入肛内,确定未穿透直肠壁则继续进针至腰穿针全部刺入,触摸肠壁感知针尖部位,如感到与针尖仅隔肠壁肌层,触得明显,即为正确刺入部位。③回抽无血,可开始边注药边退针,使药液呈柱状均匀分布,一侧注射药量为15～25 mL。

2)直肠后间隙注射:①更换腰穿针头及手套。②一手示指在肛内引导,另一手持针自6点位肛门与尾骨尖中点处进针约7 cm。③针尖活动于直肠壁后,表明已达直肠后间隙,退针给10～15 mL。

3)直肠黏膜下多点注射:在喇叭状肛门镜下,自齿线以上8 cm起向下,每1～2 cm看做一截面,并自上而下在每一截面均匀选取4～6个点位注射药液,每点均注射1 mL到黏膜下。如上一截面注射在1、3、5、7、9、11点,则下一截面注射在2、4、6、8、10、12点,如此错落注射,直至齿线上方。

(4)注射后处理:术后当日禁食,使用抗菌药物7 d,控制排便5 d,注意卧床休息,避免过度活动和增加腹压。

(三)手术治疗

直肠脱垂的手术治疗方法有数十种,以下介绍常用的几种方法。

1.外括约肌紧缩术

单纯紧缩外括约肌并不足以消除脱出症状,因此临床多在注射术基础上使用该法。

(1)适应证:直肠脱垂伴有肛门松弛或不全失禁者。

(2)操作方法:取侧卧位,常规消毒,行局部浸润麻醉或骶管麻醉。①在截石位3点和9点位距肛缘1 cm处,分别做一放射状切口,切除游离皮肤,分离皮下组织,使外括约肌暴露。②将蚊式止血钳垂直插入肌束内并予以分离,分离肌束的多少由肛门松弛程度决定,挑起被分离的肌束,以细丝线贯穿缝扎,切除缝扎线以上肌肉组织。紧缩后的肛门在麻醉下应可容纳2指而略紧。③创面止血,不必缝合,包扎固定,术毕。术后每天换药至创面愈合。

2.肛门环缩术

作用机制是使肛缘一周因异物刺激产生慢性炎症,并形成环状炎性瘢痕,以帮助缩肛。

(1)适应证:直肠脱垂合并有括约肌收缩无力者。

(2)操作方法:取侧卧位或截石位,常规消毒,行局部浸润麻醉或骶管麻醉。①在肛门前后正中位置(12点位和6点位),距肛缘2 cm处,各做一小放射状梭形切口,切开皮肤约0.5 cm。②切除游离皮肤后,用弯头止血钳在前正中切口创面上向下分离皮下组织,至外括约肌下缘。③环绕肛门沿右半侧外括约肌下缘作钝性分离,直至止血钳钳尖自后正中切口穿出。④穿出后钳夹住可吸收缝合线的一端,并退钳将其从前正中切口拉出。同法将该可吸收缝合线另一端置入肛缘左半侧皮下,使其围绕肛门成一圆环,而两线头均位于前正中切口。⑤助手将示指放入肛内,术者拉紧两线头并结扎,以肛门紧贴示指为度。⑥剪除多余缝合线,将线头埋入外括约肌皮下层下方,缝合皮肤前后正中切口,术毕。另外也有人用大弯圆针代替止血钳,将可吸收线贯穿切口;还有人选择用金属丝线代替可吸收缝合线,但置入半年后须取出。

3.括约肌折叠术

(1)适应证:直肠脱垂合并肛门松弛者。

(2)操作方法:取截石位,常规消毒,行局部浸润麻醉或骶管麻醉。①在肛门前方,9点至3点位,距离肛缘2 cm处,做一半环形切口。②游离切口和肛缘间的皮肤、皮下组织,并向后翻转,暴露出外括约肌,可见外括约肌由肛门两侧向内向前,行向会阴。③自两侧外括约肌汇合处向肛管方向分离,可见到与内括约肌形成的三角间隙。缝合两侧外括约肌,闭合间隙,使肛门紧缩。④缝合皮肤,术毕。

4.Altemeir手术(经会阴直肠乙状结肠部分切除术)

该法适用于年老体弱不能耐受经腹手术者,及脱垂段嵌顿或肠管已坏死者,手术时需切除脱垂肠段并吻合断端,可同时修补滑动性疝及肛提肌。优点是麻醉浅、创伤小,年老体弱者易耐受、解剖结构清晰便于操作及复发率低。但可出现直肠狭窄、盆腔内及泌尿系统感染等并发症。

5.直肠前壁折叠术

该法适用于成人完全性直肠脱垂。术中开腹、游离直肠,自直肠和乙状结肠移行部位开始向下,折叠直肠前壁4~5层并在每层缝合固定,最后再将直肠两侧壁骶前筋膜缝合固定。该法缩短了直肠前壁,并使直肠变硬且与骶部固定,既解决了直肠本身病变又加强了直乙交界固定点,符合直肠脱垂的发生学说。该法可引起小便时下腹痛和残余尿等并发症。

6.Goldberg手术(直肠缝合固定加乙状结肠部分切除术)

适用于成人完全性直肠脱垂伴便秘和乙状结肠冗长者。术中需游离并提高直肠后,将直肠侧壁与骶骨嵴膜固定,同时切除冗长的乙状结肠。该法避免了经会阴切除由脱垂肠管的并发症,效果良好,术后复发少,是目前治疗直肠脱垂较满意的手术方法。也有人认为只行切除不做固定,亦可取的相同的疗效,并避免了骶前固定出血的危险。

7.Ripstein 手术(直肠前悬吊固定术)

适用于成人完全性直肠脱垂。术中将直肠后壁游离到尾骨尖,提高直肠。用宽为 5 cm 的 Teflon 网悬带围绕上部直肠,并固定于骶骨隆凸下的骶前筋膜和骨膜,将悬带边缘缝于直肠前壁及其侧壁,不修补盆底。该手术操作简单,不需切除肠管,复发率及死亡率均较低。但可出现粪嵌塞、骶前出血、直肠狭窄和悬带滑脱等并发症。

8.Ivalon 海绵植入术(直肠后方悬吊固定术)

适用于成人完全性直肠脱垂。术中游离直肠前壁至肛提肌水平,游离后壁至肛管直肠环上缘,切断直肠侧韧带上半部分,置入 Ivalon 海绵片并缝合固定于骶前筋膜正中线,最后牵拉直肠并用海绵片包绕、缝扎固定。该术式有盆腔感染的报道,并且效果较其他悬吊方法稍差,故应用有减少的趋势。

(李海峰)

第七章

整形外科修复

第一节 头皮的缺损与修复

一、头皮缺损的病因、分类及治疗原则

(一)病因

1.损伤

损伤是头皮缺损最常见的原因。深度烧伤、冻伤、强酸或强碱烧伤、电击、切割伤、撕脱伤、大剂量放射线照射等,均可使局部软组织缺损和坏死。

2.肿瘤

头皮的恶性肿瘤、良性肿瘤,以及斑痣在切除后可造成软组织缺损。如神经纤维肉瘤、皮肤癌、血管瘤、色素痣等,均需整形外科方法修复缺损。

3.感染

细菌感染可引起广泛软组织破坏,继而产生不同程度软组织缺损。

4.先天性软组织缺损

由于遗传因素或胚胎发育过程障碍,致患儿出生时头皮有不同程度的缺损。临床少见,常合并有颅面部器官畸形。这类缺损严重影响外貌及生理功能。

(二)分类

1.原发性缺损

因发育障碍所致的头皮缺损。

2.继发性缺损

因肿瘤等病变切除或外伤、感染等后遗的继发性头皮缺损。

(三)治疗原则

(1)根据软组织缺损的大小、深度、功能和美观的要求选择修复方法,以就近、从简、效果好为原则。首先要保证缺损的修复;其次是在选择修复方法和材料时,应兼顾功能和形态的修复。

(2)修复时机的选择:①损伤所致瘢痕形成,一般是在伤后 6 个月,以瘢痕软化、稳定后手术修复为宜;②感染致软组织缺损,需经换药或清创,感染基本得到控制后,方能施行缺损修复术;③肿瘤病变手术切除后的缺损,可立即修复。

（3）头皮血循环丰富,修复过程中尽量保留和利用残存的正常组织或间生态组织,不可任意切除、摒弃。

（4）颅面部为暴露部位,易污染,感染是影响术后能否一期愈合及修复效果的重要因素。头皮因毛发丛生,常夹杂污垢及致病微生物,故术前必须剃光头发,彻底清洗、消毒。术中的无菌操作,术后的正确护理、预防感染,也是重要的措施。

二、头皮缺损的修复

头皮缺损的修复方法,根据其缺损的范围、深度、损伤性质而定。

（一）部分头皮缺损的修复

1.直接缝合法

头皮缺损较小在 1 cm 左右者,可在潜行游离创口周围头皮后,直接拉拢缝合。在缝合有张力时,可在创面两侧距离创缘 3～4 cm 处做减张切口(图 7-1),或在助缝器牵引下缝合。

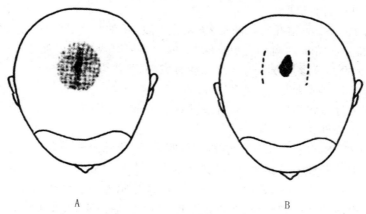

图 7-1　头皮小范围缺损的修复

A.潜行剥离；B.松弛切口

2.局部皮瓣法

头皮较小区域的缺损,不能用直接缝合法闭合创面者,可在头皮缺损附近的正常头皮组织部分,根据缺损的大小、形状、部位,设计一个或多个乃至整个头皮的皮瓣(图 7-2)。在帽状腱膜下掀开各皮瓣,充分展开,反复以旋转-推进-交错方式,进行试转移,直至最佳覆盖缺损,无张力缝合。

由于头皮血液循环丰富,设计局部皮瓣可超过肢体传统皮瓣设计长、宽之比为 1.5：1.0 的比例。蒂部应位于颞部、耳后、额部或枕部,以保证皮瓣内含知名动脉。旋转后的皮瓣缝合应无张力。缝合后,皮瓣下应放置引流条并加压,以避免血肿形成。

3.游离皮片移植

缺损过大,无法用局部皮瓣修复者,只要缺损区骨膜存在,可切取中厚或刃厚皮片,制成大张或邮票状的皮片,平铺于缺损区,将皮片缝合固定于创缘,或用网眼纱布固定皮片加压包扎。术后 10 d 皮片成活后拆线。

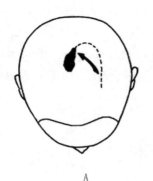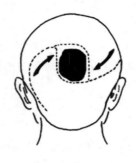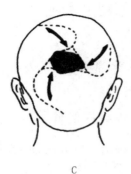

A   B   C

图 7-2　头皮局部皮瓣转移修复头皮缺损

A.单瓣法；B.双瓣法；C.三瓣法

(二)全头皮缺损的修复

1.颅骨钻孔后肉芽创面植皮

在颅骨外板每隔 0.5 cm 钻孔至板障层,见出血为度,用油纱布加压包扎。术后隔天换药,抗生素盐水纱布湿敷包扎,待板障肉芽组织长满后,取自体刃厚或薄中厚皮片移植覆盖创面。这是最简单方便、最有效的手术修复方法。缺点是需时较长,无头发生长。

2.游离大网膜移植中厚植皮

头皮缺损面积大且形状不规则,有颅骨或硬脑膜外露,或已有轻度感染征象者,可行血管吻合大网膜游离移植覆盖创面。

剖腹后,在胃大弯侧,自左向右逐一结扎右胃网膜动、静脉向胃大弯缘发出的分支,切断大网膜附着于横结肠的网膜蒂和左胃网膜动、静脉。取出含右胃网膜动、静脉为供区血管的大网膜。将大网膜平铺于头部创面,在手术显微镜下行右胃网膜静脉与颞浅静脉,右胃网膜动脉与颞浅动脉端端吻合。网膜血液循环重建后,在股部取中厚皮片覆盖于网膜上,间断缝合固定,适当加压包扎。

切取大网膜面积应较创面大 1/4 为宜,以保证既无张力又不折叠。游离大网膜,结扎胃-网膜血管应紧贴胃大弯进行,保证血管结扎牢固,避免出血。手术操作宜轻柔,避免腹内过多操作导致术后腹腔粘连。尽可能使切取的大网膜血管蒂够长,以便于无张力吻合血管,并使皮片与网膜紧贴,不留无效腔。对皮片的加压包扎松紧度适中,避免过紧压迫血管,影响大网膜血液循环。

大网膜游离移植中厚植皮由于手术难度较大,对身体创伤也较大,且修复后效果并不优于颅骨钻孔植皮法,故不作为修复全头皮缺损的首选方法,仅在有大块颅骨坏死、需行颅骨修补时选用。

3.游离皮瓣移植

适用于较大面积的头皮缺损,有颅骨或脑膜外露,不能接受游离植皮或皮瓣转移术的治疗者。彻底切除头皮的病变组织,切开颞侧耳前皮肤,解剖出颞浅动、静脉。根据缺损范围,可选用肩胛皮瓣、背阔肌皮瓣、腹股沟皮瓣、前臂皮瓣和股前外侧皮瓣等作为供区。以皮瓣营养血管束为轴,按略大于缺损区的皮瓣轮廓线切取皮瓣。将游离皮瓣平铺于头部创面,皮瓣缘与创缘缝合数针固定。在显微镜下,皮瓣的静脉、动脉与颞浅静脉、动脉行端端吻合。血管接通后彻底止血,缝合创缘。

供区宜选择较为隐蔽的部位。移植皮瓣在血管吻合成功后,常渗血较多,应注意止血和防止

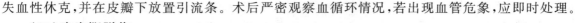

失血性休克,并在皮瓣下放置引流条。术后严密观察血循环情况,若出现血管危象,应即时处理。

(三)头皮撕脱伤

头皮撕脱伤常发生于女性工人,常因违反安全生产操作规程,头发披卷入轧轮或皮带中,而致头皮全部或部分撕脱,严重的可连同耳、额部皮肤、部分眉毛、上睑及面侧部皮肤等一并撕脱。通常皮肤、皮下组织和帽状腱膜一起撕脱,严重时连同颅骨骨膜也一起撕脱,甚至伴有颅骨损伤。由于头皮血液丰富,受伤后有大量失血,加之疼痛,伤者易发生休克,有的还伴有颅脑损伤,接诊时应仔细检查。头皮撕脱后如未能得到妥善处理,可造成严重感染,以至颅骨骨髓炎、颅内感染和败血症等,或造成慢性溃疡,长期不愈,最后发生严重挛缩,导致上睑外翻及面部其他严重畸形,并遗留永久性秃发。头皮撕脱伤的治疗按受伤后早期、晚期和后期3个不同阶段进行不同的处理。

1.早期处理

(1)抗休克:大片或全部头皮撕脱伤,患者常因疼痛及大量失血而发生休克,故首先应测定其血压、脉搏、呼吸等,并仔细检查其头皮撕脱区有无活跃的出血点,如有应立即结扎。同时检查头颅骨有无骨折,脑损伤的症状、体征及身体其他部位的合并伤。若患者已处于休克状态,则应予输血、输液,以纠正其血容量的不足,并给以镇静止痛药物,使其能配合治疗。在休克被纠正前严禁行头颅清创术。

(2)清创缝合:一般应争取在受伤后12 h以内行清创治疗,伤口可望一期愈合。如超过12 h,但创面较为清洁,仍可按早期治疗原则处理;如头皮未完全脱离,则尽可能保留其相连处的头皮;如果与头皮相连的蒂部较宽,并有知名血管相连接时,虽大块撕脱,亦可保留;如头皮完全撕脱,则应用游离皮片覆盖;若有较大的骨膜缺损(大于3 cm),则应考虑皮瓣或其他方法修复之。

(3)处理步骤及方法:手术宜在全身麻醉下进行。先彻底清创,剃净头发。有油污的头皮应用汽油或肥皂洗净后,按以下方法处理。①部分撕脱:如被撕脱的头皮仍有部分与头部相连,而无严重挫伤,可观察头皮远端血运情况,逐步修剪,直至出血旺盛为止,然后将撕脱的头皮缝回原处。②完全性撕脱:国外曾有人报道将完全撕脱的头皮于清创后缝回原处,加压包扎而获成活。但在绝大多数情况下,包括帽状腱膜的全层头皮,在撕脱时常伴有挤压与挫伤或撕裂伤,原位缝合后,很难重新建立血运,结果将导致头皮坏死、继发感染,反而延误了创面早期愈合。故除游离头皮中知名动、静脉可与受区血管做吻合者外,目前一般不主张将撕脱的头皮进行简单的回植。有人主张将撕脱的头皮修去皮下组织和帽状腱膜后作为全厚皮片进行移植,以期能使毛发重生,但因组织仍然过厚、不易成活或成活后毛发难于再生致效果不佳,若头皮挫伤严重更不易采用该法,否则将导致头皮坏死和感染。目前,临床上对全头皮撕脱伤常采用下列方法处理。

游离皮片移植法:游离头皮无挫伤或擦伤,可以考虑将其切为中厚皮片再回植于头部创面上,如仍嫌不足可再在其他部位切取皮片移植修复。该法在骨膜完整时效果较好;如果撕脱的骨膜面积较小,则植皮片亦有可能存活;如果骨膜大片撕脱,邻近可形成筋膜或肌肉瓣,可将其转移覆盖裸露的颅骨,再在其上植游离皮片;如无组织瓣可转移时,凿去一层骨外板或骨皮质,直至有较密的出血点时,再在其上植游离皮片也有可能存活。

血管吻合法:若撕脱的头皮有一定完整性,其上又可分离出知名动、静脉者,则具有显微外科手术的条件可采用此法。方法为先对撕脱的头皮组织块剃发,用0.1%苯扎溴铵(新洁尔灭)和生理盐水反复清洗头皮,再在其相应的颞部、耳后、枕部皮下组织与帽状腱膜之间解剖出颞浅血管、耳后血管和枕部血管断端,用肝素和生理盐水冲洗,修整断端。头部创面常规清创后,解剖显露颞浅动、静脉,耳后动、静脉,枕动、静脉等受区血管。将撕脱的头皮组织块原位放回头部创面,端端吻合颞浅静脉和颞浅动脉,间断缝合头皮创缘。如血管过短也可用静脉移植的方法补救。再植头皮一般选择颞浅血管吻合,成功率高。接通血管后,若部分头皮血运不良,应在相应部位再吻合一组耳后或枕动、静脉。用此种显微外科吻接血管的方法,将撕脱的头皮再植成功后头发能再生,是一种理想的修复方法,国内外均有成功报道。但临床多见撕脱的头皮毁损严重,失去了再植条件。

游离皮瓣法:在身体适当的部位,设计大小合适的带蒂皮瓣,待头部清创完毕,并将一侧颞浅动、静脉蒂部解剖后,再将皮瓣血管蒂切断,与受区(颞部)血管吻合。大网膜游离吻接血管移植皮片移植:若有大片骨膜撕脱,无法植游离皮片时,如患者条件允许,可考虑用大网膜血管吻合加皮片移植的方法覆盖头部创面。上述几种血管吻合的方法必须首先考察创区血管情况,若切取皮瓣后无法取得良好血管重建效果,无疑将增加患者的伤痛,贻误治疗。颞部受区动、静脉应避免使用有撕裂或挫伤的部分,如有损伤应切去已损伤的部分,选择血循环良好的动脉端进行吻合;若血管蒂长度不足,可行静脉移植术。有条件时应力争多吻接1~2条静脉,以保证皮瓣的血循环。全头皮血管吻合再植时,动静脉吻合比率宜为(1:2)~(2:3)。另外,为尽量缩短手术时间,保证手术的成功率,可分两组人员同时进行头颅清创和头皮(皮瓣)准备。

2.晚期处理

早期患者未能得到合适的治疗,如将撕脱的头皮原位缝合,可致头皮坏死,进一步引起创面感染,患者有疼痛、发热、食欲缺乏等全身症状,治疗时应首先控制感染,给予必要的抗生素,再输液或输血维持体液平衡,并加强营养。但最主要的还是要除去感染源,切除坏死或感染的头皮,创面进行湿敷引流,以控制局部感染。待创面出现鲜红肉芽组织时,即可用中厚皮片覆盖,以封闭创面。在头皮植皮应以大块移植为主,而不应用小块或邮票状植皮,因这种植皮后,皮片间隙处常有较多的瘢痕组织,其上为一层极薄的上皮,由于基底血液供应较差,表皮容易受损而溃破,从而形成慢性溃疡。

在有颅骨外露时,待感染控制后,可凿除骨外板直达出血的创面,或用密集钻孔的方法,达到出血的骨松质即可,但不可钻入内板。肉芽逐渐从钻孔处长出,待肉芽布满创面,即可植以薄皮片。有时可等待坏死的骨外板脱落后再行植皮,这往往要等待较长的时间。

3.后期修复

头皮缺损修复的目的包括创面的消除和头发的恢复。头皮撕脱伤有头皮缺损的患者经早期植皮,皮瓣修复,创面愈合后就可装配假发,一般可达到满意效果。但在未经妥善处理的病例中,如皮片移植后有部分坏死或以小块(邮票)皮片移植的患者,经过很长时间,虽然创面最后愈合,但往往出现一种不稳定性的瘢痕,反复发生慢性零星溃疡,脓痂积滞,并有瘢痕挛缩,造成上睑外翻等畸形。对于这种遗留的瘢痕,无论有无溃疡,都宜再做整复手术,将瘢痕全部切除,重新行组织移植。对部分头皮缺损病例,特别是缺损部位位于额颞区者,而残留头皮面积足够,可采用头皮转移瓣或头皮扩张术后头皮移位的方式修复缺损区,以达到恢复暴露区头发、改善外形的目的。

(四)头皮和颅骨的烧伤

头皮是烧伤的常见部位,颅骨烧伤则多见于电击伤。两者的治疗原则与身体其他部位的烧伤处理原则相同。头皮由于厚实、血运丰富,又富于毛囊、皮脂腺等上皮结构,故大部分浅度烧伤创面愈合迅速。通常采用暴露疗法,保持创面干燥,促进干痂形成。

Ⅰ度烧伤创面争取痂下愈合,如继发痂下感染或积脓时,应及时湿敷,脱痂引流。

Ⅱ度烧伤者由于早期深度不易辨认且头面部血运丰富、毛囊多而深,故不宜早期切痂。头皮Ⅱ度烧伤创面在保持局部清洁后,其愈合时间较其他部位烧伤短。

头皮Ⅲ度烧伤的处理较复杂。单纯头皮Ⅲ度烧伤,应尽早争取切痂,然后在健康的骨膜上进行植皮,如能行局部皮瓣或吻合血管的游离皮瓣转移修复,效果更好。头皮全层烧伤时,需待界限清楚后方可进行坏死头皮切除和植皮消除创面,待二期再应用带发头皮瓣做秃发区修复。

头皮和颅骨同时烧伤的病例,传统的治疗多趋向于保守。钻孔或凿除颅骨外板或等待坏死的颅骨分离脱落,创面生长肉芽组织后再行植皮,不仅拖延时间,而且愈合的瘢痕和皮片常因轻微的创伤而反复破溃,常需多次手术整复使创面愈合稳定。近20年来,对头皮合并有颅骨烧伤病例多采用积极的治疗方法,即早期切除坏死的头皮,用邻近的头皮皮瓣一期覆盖失去活力的颅骨,以保护颅骨。在缺乏局部皮瓣利用的病例,则争取应用远处皮瓣或借小血管吻合游离皮瓣、肌皮瓣、肌肉瓣、筋膜瓣或大网膜的移植覆盖颅骨。裸露或烧伤的颅骨如能及时应用带血运的软组织覆盖,即使是全层颅骨烧伤,仍可做原位骨移植而保存下来,使之重建血运,形成新骨,避免了颅骨因裸露继发感染、坏死或因早期切除死骨的危险性,以及由于颅骨缺损带来的并发症和后遗症。

(五)先天性头皮发育不全

先天性头皮发育不全以女性多见,80%发生在顶枕部中线或中线附近。通常为一个部位,多部位的占28%。部分患儿合并有身体其他部位的畸形,如先天性心脏病、唇腭裂、手指畸形等,若合并有脑积水或脑脊膜膨出,则预后较差。其发病原因至今未明,可能与染色体异常、胎盘梗死或羊膜粘连等因素有关。

临床表现为患儿出生时头皮存在秃斑或溃疡,大小不等,直径一般小于2 cm。常合并有相应大小的颅骨缺损,此时基底可见脑膜。小面积的头皮缺损经缺损边缘的上皮爬行可自行愈合。缺损较大时常因感染、出血而导致死亡。

治疗以保守为主。保持头皮溃疡湿润,用生理盐水或抗生素溶液纱布湿敷,以防感染和出血,促进溃疡边缘上皮生长,使创面自行愈合。合并有颅骨缺损的病例,如面积不大,可以用局部头皮瓣覆盖者,可考虑早期手术。新生儿的头皮薄而娇嫩,血运较差,手术时应注意皮瓣血运。在头皮缺损自行愈合或经手术修复后,较小的颅骨缺损常能自行闭合。较大的颅骨缺损常难以自行闭合,应依据缺损大小择期行缺损的修复术。

(六)瘢痕性秃发

头发的缺损严重影响人的容貌和仪表,尤其对中青年,秃发会造成精神上的巨大痛苦。

瘢痕性秃发是指由各种原因,如头皮烧伤、创伤、病损切除植皮或远位皮瓣转移修复后遗留瘢痕,而产生的秃发畸形。瘢痕性秃发的治疗主要采用手术疗法,治疗原则是将残存的健康有发区进行重新分布,尽量缩小和消除秃发区,或将明显暴露部位的秃发区转移至隐蔽的部位,以达到美容的效果。

1.头皮再植术

头皮完全撕脱或部分撕脱有严重血循环障碍、撕脱的头皮有一定完整性、有可供吻合血管者,可接受头皮再植术。

2.游离皮片回植术

无条件行头皮再植术者,可将撕脱的头皮,用鼓式取皮机制成中厚或刃厚大张皮片,回植于头皮缺损区,与创缘间断缝合固定,加压包扎。术后 10 d 皮片可成活。

3.局部皮瓣转移

对于较小的瘢痕性秃发,可先切除瘢痕,再在其两侧做 S 形切口,形成 2 个头皮瓣,沿切口切至帽状腱膜下间隙,掀起皮瓣旋转至秃发区。供瓣区可直接拉拢缝合。

4.带毛囊全厚头皮游离移植术(插秧法)

对秃发区广泛,而其深层有较丰富的皮下组织,即有良好的受植床,而正常头皮头发生长茂密者可用此方法。手术方法如下所述。

在秃发区切割边长 4 mm 的方形受植床,以左右间距 2 mm,前后间距 4 mm 为宜,深达皮下组织层。在耳后枕部头发茂密区帽状腱膜浅面,沿毛囊生长方向,切取宽为 1～2 cm 的头皮条,肉面朝上,分割成边长为 4 mm 的小方块,平整嵌入已形成的受植床内,缝合固定 1 针(图 7-3)。用油纱布覆盖、加压包扎。供区直接拉拢缝合。

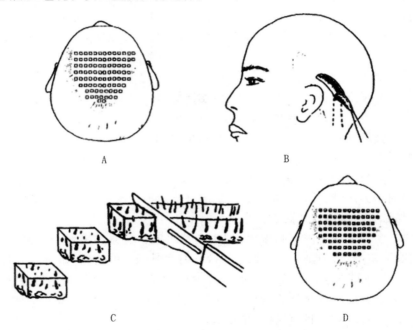

A B

C D

图 7-3 全厚头皮游离移植术修复秃发畸形

A.秃发区受植床的准备;B.切取带头发的全厚头皮条;C.修剪
头发条,切割成边长 4 mm 的方形;D.移植于准备好的受植床

近年有用毛发再植器械,在秃发区做出受植床,在供发区进行束状毛发切取。每束毛发 5 根左右,插入受植床,不缝合,油纱加压包扎,其头皮成活率较上述带毛囊全厚头皮游离移植略差,但操作简单,无供发区创面暴露为其优点。

5.带蒂轴型皮瓣移位法

对于额顶部秃发,可以颞枕部较隐蔽区的皮瓣来修复秃发。手术方法为以颞浅动脉顶支、枕动脉主干为轴心线,自颞侧耳上经顶结节弧形转向枕部粗隆外侧,设计皮瓣宽为 3 cm、长为 15 cm,蒂在颞侧耳上的头皮瓣。从远端向蒂端掀起皮瓣,旋转至额顶部,修复无发区,供瓣区直接缝合。若秃发区宽,在对侧可用同样方法形成皮瓣,覆盖残余无发区。此法为有血供的头皮移植术,由于移植全层皮片小,容易成活,并有毛发再生。但移植皮片的数量及再生毛发的数量均有限,对严重秃发者难以满足毛发再生的需要。为使植皮成活,适当固定皮片十分重要。

6.头皮扩张法

任何原因引起的秃发,在秃发区周围有生长良好的头发区、无颅骨缺损或病变者可用该法修复。手术方法为在与正常头皮交界的秃发瘢痕侧做小切口,向正常头皮方向钝性分离帽状腱膜下间隙,形成一略大于扩张器的腔隙,置入扩张器。切口愈合拆线后3 d开始注水,每周2次,每次注水量为扩张器容量的10%~20%。达到预期扩张容积后,行二期手术。在瘢痕与正常头皮交界处切开头皮,直达扩张器留置间隙,取出扩张器,切除无发区。将扩张的头皮掀起,以推移、旋转、交错方式移位,覆盖无发区,形成平整自然的发际线。供瓣区直接缝合。

该方法要选择好合适的扩张器,一般3 mL容量可修复1 cm^{2}的缺损。要求被扩张的头皮面积一半用于修复缺损,一半用于覆盖供区。一个扩张器不够,可放置两个,甚至多个。在扩张过程中,若发生头皮坏死,扩张囊外露,应停止注水,取出扩张器,提前行修复手术。头皮是扩张术适用的特区,是治疗效果最好的部位。正常头皮经扩张后,可获得额外头皮,既修复了缺损区,又避免了供瓣区继发秃发。一次扩张不一定能完全修复缺损,可行多次扩张,直到完全消灭秃发。

(吕建平)

第二节　颅骨的缺损与修复

一、颅骨缺损的病因和治疗原则

颅骨缺损多由于严重外伤、深度烧伤和电击伤、手术切除和先天畸形等引起。颅骨缺损使脑组织失去重要保护,而且严重影响容貌。而颅骨的再生能力极为有限,常需要手术整复。

(一)病因

1.外伤

火器伤、车祸伤、锐器伤和工伤等均可导致颅骨的骨折,甚至缺损。这是颅骨缺损畸形最常见的病因,并常伴有头面部其他部位软、硬组织的损伤和缺损。

2.烧伤

颅骨的烧伤一般与头皮烧伤伴发。因颅骨主要为骨膜供血,颅骨烧伤后常因营养不良、不易恢复而发生坏死;若继发感染,可致颅死骨分离,形成缺损。一般热烧伤较少引起颅骨的缺损,而电击伤则常伴有颅骨的损伤。

3.其他

因病变侵犯或根治需要,常需要切除部分颅骨而造成颅骨缺损。该类缺损术前应有充分准备,尽量争取同期修复。头颅的先天畸形常伴有颅骨缺损畸形。

(二)修复原则

颅骨板的外层缺损一般可自愈且对容貌和功能影响轻微,不需手术修复。但颅骨较大范围的全层缺损使局部脑组织失去了骨骼保护,易受外伤,故必须予以修复。

(1)局部应有健康的软组织覆盖。颅骨缺损往往合并有头皮等软组织的损害,造成瘢痕粘连和坍陷等畸形。因此在进行颅骨修复以前,必须首先检查局部软组织情况。如局部头皮或皮肤组织瘢痕较少,且历时较久,已变得柔软,术中可与基底硬脑膜分离者,可考虑做一次性颅骨缺损修复;反之,如局部头皮或软组织缺损,或有瘢痕形成并与深部组织粘连时,应先做头皮修复。采用局部头皮瓣、头皮扩张、远位皮瓣或血管吻合游离组织移植等方法,使颅骨缺损部位有健康的软组织覆盖,同期或后期再行颅骨缺损修复。

(2)局部软、硬组织应无感染。如有炎症必须在炎症控制、局部情况稳定后3个月才能手术。

(3)皮肤切口应尽量位于颅骨缺损区以外。采用冠状或瓣状切口,避免直接在缺损区表面做切口,因一旦皮肤切口裂开或感染,可招致颅骨修补物质感染、外露而致手术失败。

(4)勿损伤脑组织,如伴有脑膜缺损应设法用筋膜组织修复。

(5)修复材料应有良好的固位,目前用钛合金微型夹板行坚固内固定可取得良好效果。但重要的是缺损区边缘应尽量制备成颅骨内板小于外板的坡形,以免修补材料陷入颅内(图7-4)。

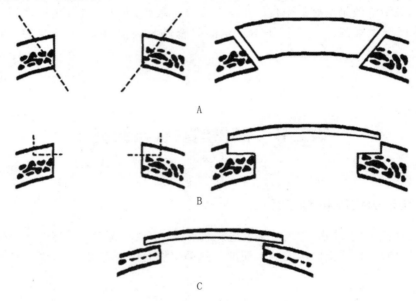

图 7-4　颅骨修补物的固定方法
A.坡形法;B.嵌贴法;C.平铺法

(6)术前应根据颅骨缺损部位、范围、外形,以及缺损区软组织条件确定修复的方案和材料的选择,并取得患者及其家属的同意。

二、颅骨缺损的修复

(一)修复材料

目前,用于颅骨缺损修复的材料大致可分为活体组织、非生物性材料和组织工程化材料三大类。

1.活体组织

活体组织包括自体和异体的骨骼、软骨。以自体骨移植最为理想,它抗感染能力强,术后吸收少,移植后可保持正常发育。缺点是需增加手术范围,且提供的组织量有限。可供骨移植常用的有肋骨、髂骨与颅骨。

(1)肋骨:肋骨移植修复颅骨缺损特别适用于小儿和年轻患者。其优点:①肋骨切取后只要骨膜完整,肋骨能迅速再生,供区可保持正常发育,因而减轻了畸形。②肋骨作为供骨区能够提供的量较大,可修复较大范围的缺损。移植时通常将肋骨劈成两半,平铺在缺损部位以增加覆盖面积。肋骨移植因移植后的表面凹凸不平,术后产生搓板样外形,故多用在有头发覆盖的颅骨部位。前额骨缺损以髂骨移植较为理想。

(2)髂骨:髂骨移植适用于成人的颅骨缺损,小儿患者易破坏髂骨生长中心而导致继发畸形。因髂骨结构、形态及弧度与颅骨相似,特别适用于中小型前额骨或眶上缘缺损的修复,修复后表面较平整、光滑,外形恢复效果好。

(3)颅骨:颅骨移植修复颅骨缺损,优点是取材方便,供、受区外形弧度接近,修复效果好,不产生继发畸形,术后疼痛及功能障碍也不明显。缺点是提供的量有限,适用于小面积缺损修复。移植方式有颅骨外板、内板的游离移植和带血管蒂软、硬组织颅骨复合瓣移植。其中,采用颅骨外板带血管蒂颅骨复合瓣适用于受植区局部软组织情况不佳、愈合能力较差的缺损修复。

2.非生物性材料

非生物性材料有金属板、不锈钢、合金和合成材料,如有机玻璃、丙烯酸甲酯、硅橡胶、钛合金等。与活体组织相比,非生物性材料存在不同程度的异物反应和抗感染能力差的缺点,术后如发生感染或创缘裂开等并发症,则必须取出植入物而致手术失败。此外,由于植入材料不能与周围颅骨发生骨性愈合,日后可能发生移位。而金属类材料因能导热,可产生各种局部反应。有时由于异物反应,还可导致严重纤维增生而引起癫痫。此外,非生物性材料不能随年龄增大而增长,故不适用于幼年患者。虽然非生物材料存在诸多缺点,但由于取材方便,塑形简单,又不增加患者取材供区新的创伤,在临床上仍不失为可供选择的方法之一。

在各种非生物性材料中,笔者单位的一组病例应用打孔有机玻璃材料修复面积最大达 14 cm×16 cm 的颅骨缺损,均获成功。由于有机玻璃塑形方便、承受外力强度高,修复效果均较满意。但由于均存在异物反应,术后植入物周围有不同程度渗液,必要时需在无菌条件下抽吸,故有发生感染的可能,术后1周内使用类皮质激素有明显减少渗出的效果。目前,采用甲聚四氟乙烯材料修复较合适,它的组织相容性好,性质稳定,造型简便,自体组织能长入微孔中,从而增强修复材料的稳固性。而钛合金材料具有强度好、成型和固定方便、抗感染能力较好等优点,一般预制成网孔状板材应用。

3.组织工程化骨

组织工程是生物工程学方面取得的令人瞩目的成就,是应用细胞生物学和工程学的原理,对病损组织结构、功能的修复与重建进行研究开发的一门新兴科学,代表着新世纪整形外科的发展方向。其方法是将分离到的自体高浓度细胞(种子细胞)经体外培养扩增后种植于一种天然或人工合成的、具有良好生物相容性的可降解的细胞支架上。这种生物材料细胞支架可为细胞提供生存的三维空间,有利于细胞获得足够的营养物质,使细胞按预制形态的三维支架生长。然后将这种细胞-生物材料复合体植入组织缺损部位,在生物材料逐步降解的同时,种植的细胞不断增殖分化,从而实现组织缺损的修复和功能重建。目前,在颅骨缺损的修复方面已有成功报道,是值得临床医师今后努力钻研的重点技术。

(二)活体组织移植手术

1.自体肋骨或髂骨移植手术

通常采用气管内插管,静脉复合麻醉。为使躯体略向对侧偏转,可将手术台摇斜向对侧,或在手术一侧的臀、腰部垫以沙袋或软布垫。

临床上常切取第六至九肋,切口自肋软骨的前端,沿需切取的肋骨向后做弧形切开,其长度较切取的肋骨长 2 cm 左右,女性患者可在乳房下做切口,以使瘢痕隐蔽。肋骨切取后对剖劈成两片备用。髂骨一般按缺损区的大小及形状取用髂内板。颅骨缺损部头皮呈瓣状切开,剥离后翻转,显露骨缺损边缘,并凿成斜坡状,然后用劈开的肋骨片两端平铺于缺损部,皮质面与骨髓面呈相间排列。若为髂骨块,则改塑成适当大小,骨皮质面向外,移植于缺损部位,其边缘与骨缺损缘的坡度应相叠。用细不锈钢丝拴扎或小夹板和螺钉固定,固定时注意螺钉切勿过长伸入颅内,否则易导致癫痫等后遗症。如移植骨与颅骨间有空隙,可用咬下的骨松质充填。将已剥开及翻转的骨膜和头皮瓣复位覆盖植骨区。最后严密缝合头皮伤口,安置引流条,术后加压包扎。

2.自体颅骨移植手术

手术操作基本同自体肋骨或髂骨移植术。在同侧或对侧的顶骨部凿取颅骨外板。先用亚甲蓝标出取骨范围,在其四周凿一骨槽,用弯凿沿板障层小心掀起外板,注意勿伤内板,将取下的颅骨块移植于颅骨缺损部。若需带血管蒂,可先于取骨侧颞部切开皮肤,分离解剖颞浅动、静脉,由颧弓后至取骨区形成包括颞浅筋膜的血管蒂,根据取骨线切开血管蒂侧骨膜,按上法凿骨,使骨瓣与血管筋膜蒂通过骨膜相续,然后移位修复缺损区。供骨创面用骨蜡止血。缝合头皮切口,加压包扎。

(三)非生物材料的植入手术

将成品材料医用有机玻璃、聚四氟乙烯材料、钛合金板或硅橡胶颅骨模型消毒备用。手术操作基本同活体组织移植手术。在颅骨缺损区显露后,按缺损形状和大小进一步修整材料,周缘按制备骨缺损缘形态修塑成相反斜坡,使置于颅骨缺损部后其周缘与骨缺损缘紧贴,呈镶嵌状,且平整光滑。相对缘钻孔,用粗丝线、细钢丝或钛钉钛板固定。依次缝合头皮切口。皮瓣下放置橡皮片引流,加压包扎。48 h 后取出橡皮片,并检查皮瓣下有无积液,若有发生,可抽吸后继续加压包扎,常可自行消失。

(四)组织工程化骨在颅骨缺损修复中的应用

因组织工程化骨需预进行组织细胞培养,故适用于择期修复手术。由于受组织培养周期的限制,目前一般仅用于较小范围骨缺损的修复,也可与其他修复方法联合使用。手术方法则与上述非生物材料的修复方法类似。

综上所述,颅骨缺损根据缺损大小、形态、部位、局部条件和患者意愿有众多修复材料和方法可供选择。但由于缺损部位的特殊性,在保证缺损修复的功能和外形效果的前提下,术中应警惕颅内并发症发生的可能性,要求术者具有神经外科的基本知识和技能,避免制备骨植入床时硬脑膜撕裂未予妥善修补所致的脑脊液漏、大型骨缺损修复术中牵拉或压迫导致的脑挫裂伤、骨缺损周缘硬脑膜剥离过宽又未予以彻底止血和硬脑膜颅骨外悬吊缝合而继发术后硬脑膜外血肿形成等并发症,以免影响骨缺损修复效果,甚或出现严重后果。

(吕建平)

第三节　颜面部瘢痕畸形的整形修复

一、概述

颜面部为身体的暴露部位,容易被烧伤而导致外观受损与功能障碍。其损伤主要包括以下几个方面:①瘢痕遗留颜面部本身导致的不美观。②瘢痕增生挛缩导致的组织器官移位、变形和表情活动受影响。③眼、耳、口、鼻等组织器官的缺损与功能障碍。在颜面部手术中,应以整复功能障碍与外观畸形为目的,两者不可偏倚。颜面部手术有其特殊性,应注意以下几方面的问题。

(一)手术时机

选择在烧伤创面愈合 6 个月后,瘢痕稳定,趋于软化时为宜。由于颜面部血液供应丰富,故在瘢痕增生期,充血明显,并且瘢痕与皮下组织分界不清,术中出血多,渗血明显,容易导致术后血肿,影响手术效果。但对严重的睑外翻应早期治疗,以免导致角膜炎或角膜溃疡的发生。在等待手术期间应加强对瘢痕增生、挛缩的预防,如压力面罩、药物、硅凝胶膜的应用等,小口畸形可佩戴矫治器预防及治疗。

(二)手术方案及术前准备

根据病情和患者要求,权衡不同手术方法的利弊,制订手术方案。颜面部畸形整形常常涉及多个部位与器官,需要多次手术才能完成,手术方案应做全盘考虑、细心安排、分步实施。如不同部位手术时间顺序的选择;不同部位组织移植供区的配备;先、后手术部位间的影响等;患者的承受能力与康复时间等。术前准备除一般的常规准备外,应在术前 24 h 进行耳、鼻、口腔的清洁与消毒,术晨再清洁、消毒 1 次,尤其应准备好各种抢救设备,如吸引器、开口器、通气管、气管切开包等。

(三)麻醉方式的选择

颜面部烧伤畸形患者常伴有头后仰受限、张口困难等,导致麻醉插管困难,拔管后出现呼吸道阻塞引起窒息。术前手术者应与麻醉师共同检查患者,制订麻醉方案和应急措施。小范围的瘢痕整形采用神经阻滞麻醉和局部浸润麻醉可获得很好的麻醉效果。

(四)术后处理

患者全身麻醉未完全清醒时,应注意保持呼吸道通畅,除使用抗生素外,尤其应防止鼻腔、口腔的分泌物、食物污染手术区。敷料应包扎确实、尽可能减少面颊部活动。植皮手术拆线后应采用压力套与硅凝胶膜联合应用的方法减少皮片的挛缩。鼻再造后的鼻孔支撑胶管、耳再造后颅耳角、耳颞角的维持支具至少应使用半年以上。

二、颜面部烧伤瘢痕的修复

(一)颜面部的分区与修复

颜面部是人们喜、怒、哀、乐的表情部位,也有许多重要器官。各部分相互联系又各具独立性。颜面部可分为前额区、鼻区、眼周区、上唇区、下唇区、颏区和颧颊区等 7 个区。各区之间有一定的界限,与皮纹或张力线一致。手术时按皮肤皱纹或分区设计切口,则术后缝合线瘢痕不明显,也较自然、美观。

(二)修复方法

根据颜面部烧伤瘢痕病情不同,修复方法也十分灵活。如是多部位畸形,应作全盘统筹考虑。尤其是皮源紧张时尤应精密计划。一般明显的睑外翻、小口畸形、唇外翻等直接影响功能,可优先修复,其他部位可依据病情灵活掌握。颜面部是人体仪表最重要的部分,在修复方法的选择上应在考虑恢复功能的同时,如有条件应尽可能选择美容效果好的方法。

(三)面颊部瘢痕切除全厚皮片移植术

1.适应证

适用于耳前、眼睑、颧弓以下、下颌缘以上、鼻唇沟外侧的瘢痕畸形。可两侧同时实施手术。

2.禁忌证

严重的颈部瘢痕挛缩与面颊瘢痕相连者。

3.手术步骤

(1)手术前再次用温盐水和过氧化氢清洗颜面部。麻醉平稳后常规消毒皮肤和铺消毒单。

(2)沿内眦下方鼻唇沟,经下颌缘、耳前、颞部发际、颧弓、鱼尾区至眶下缘为一侧面颊瘢痕切除区。其中内眦和外眦附近切口向上弯。切口深达瘢痕深面疏松组织。

(3)瘢痕切除从耳前开始,由后向前,自上而下剥离达瘢痕深面、腮腺筋膜浅面,逐步将瘢痕切除。至咬肌前缘与下颌缘交界附近时,注意保护面动脉,至颏部应尽量多保留脂肪。

(4)继则向下睑、唇颊沟、下颌缘和颞部创缘外,进行皮下剥离,使周围组织充分松解和复位。修整创面使之平坦,彻底止血。

(5)按创面印模放大15%切取胸腹全厚皮片,移植于面颊部。打包包扎和绷带加压,外加弹性绷带加压包扎(图7-5)。

4.术中注意要点

(1)沿腮腺筋膜浅面切除瘢痕,可避免损伤面神经。在下颌角后方、前下方剥离达颈阔肌深面时,应防止伤及面神经颈支与下颌缘支。

(2)因面颊部瘢痕牵拉致下睑外翻者,可在瘢痕切除松解植皮术后修复。因眼本身皮肤缺损而睑外翻者,须遵守下睑分区植皮的方法。若下睑面颊为整块皮片,则内眦、外眦处的切口应超过内、外眦水平线。

5.术后处理

(1)卧床休息,头两侧放沙袋固定。给镇静、止痛剂3~4 d。鼻管饲食。术后8~10 d检查伤口,分次拆线,如有皮片下血肿或皮片坏死,应在10~12 d间清创,补充植皮。

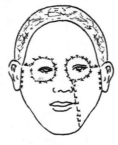

图 7-5　面颊部瘢痕切除皮片移植修复术

（2）术后 14 d 开始，甩弹性面罩压迫颜面部，以促使植皮区和切口瘢痕变松软。

（四）额部瘢痕切除游离皮片移植术

1.适应证

全额部或限于颞额侧面瘢痕，选用厚中厚或全厚皮片移植。

2.术前准备

剃除两耳连线之间的颞、额顶区头发；或在术前 3 天每天洗头两次，并用 1∶5 000 苯扎溴铵浸洗头发 10 min，可不再剃发。

3.手术步骤

（1）术前清洗局部，常规消毒铺巾。

（2）沿鼻根"黄金点"做横切口，弯向上缘，斜向颞际前缘，向上至额侧区和前额发际，做整个额部分区切口。一侧额颞部植皮者，由前额发际至眉部做成多个锯齿状切口。

（3）自眉弓、两耳上方至枕部扎以橡皮管止血带。由眉弓向上逐步在瘢痕深面剥离，尽量保留额肌组织。额肌缺失者，沿骨膜浅面疏松组织剥离。剥离时由眶上切迹向上，勿损伤眶上神经和额动脉；眉内侧注意保护滑车上动脉；眉上外侧 1.0～1.5 cm 处勿过深，避免损伤脂肪层深面的面神经额肌支。瘢痕切除后，创面为整个额部分区或额颞侧面。

（4）用鼓式取皮机在下胸部、腹部或大腿，切取整张厚中厚皮片，创面宽度小于 8 cm 者，可切取胸、腹侧面全厚皮片移植，打包包扎和绷带加压，外加弹力绷带包扎。

（五）全颜面部整张皮片植皮

用于烧伤瘢痕畸形涉及整个颜面部。手术一次将全面部瘢痕切除，植以整张全厚皮片。手术要求瘢痕切除时剥离面要平整，除保留眉毛和 2 min 的睑缘皮肤外，切除颜面部各区的瘢痕和残存的正常皮肤，使颜面部形成一个完整创面。对睑外翻者行上下睑缘粘连术，开大口角，矫治唇外翻，复位鼻孔缘的外方组织，彻底止血。根据颜面部创面印模布片的大小，以周边宽度加大 1～2 cm 的范围在季肋部或腹部取全厚皮片，将皮片先定位于额、颞和耳前等处，按眼裂、口裂、鼻孔开口处将剪开皮片，分别缝合，在鼻唇沟等处可做一些固定缝合以防止皮片移位，注意用碎纱布填塞颜面部凹陷部位，打包固定，加压包扎。供皮区用其他部位的中厚皮片覆盖。手术应特别注意止血要彻底，皮片缝合的张力松紧适度，如过紧将影响面部表情，过松则易引起皮片下积液或血肿，另外，包扎要压力均匀，确实可靠。术后应用抗生素、止血药和糖皮质激素，鼻饲与静脉营养，术后 8～10 d 拆线。整张植皮手术一次完成，瘢痕少、外观较好，但手术创伤大、出血多，皮片下容易产生积液、血肿影响皮片成活（图 7-6）。

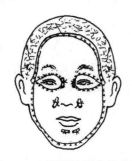

图 7-6　全颜面整张皮片移植

（六）面颊部烧伤瘢痕畸形皮瓣修复

1.扩张皮瓣修复法

（1）适应证：适用于占面颊部 1/2 或 2/3 以下的瘢痕畸形。可两侧同时实施。

（2）手术步骤（图 7-7）。

第 1 期为埋扩张器：埋植的位置按瘢痕分布在面颊的情况而定。自口角至耳屏做一连线，将面颊区分为上方的颧面部和外下方的下颌部。瘢痕主要在外下方者，扩张器埋于颧面部和颈部耳后部；瘢痕主要分布在内上方者，则扩张器多埋植于面颊外下方，包括下颌部、颈部和耳后下部。

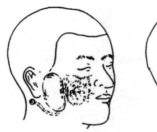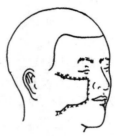

图 7-7　面颊部瘢痕扩张皮瓣修复

方法：在瘢痕外侧 0.2 cm 正常皮肤或萎缩瘢痕上做切口，深达皮下脂肪，向预定埋囊区剥离。面颊正常皮肤含厚为 0.3～0.4 cm 的皮下脂肪，于其深面进行剥离。颈部和耳后部则在颈阔肌浅面剥离。压迫止血，结扎出血点。把灯光照射在剥离区皮肤上，术者在剥离囊区操作时，可见皮肤皮下脂肪透光，呈黄白色，与暗色的瘢痕剥离平面比较，清晰可辨；还可由黄白色的亮度与均匀度，判明剥离平面是否偏深偏浅。按解剖层次剥离，操作易、出血少。在颧面或下部埋植 140 mL 的扩张囊，颈部选用 240～300 mL 的扩张囊为好。在剥离区稍大的皮下放置扩张囊，将其舒平并埋植注射阀门，放负压引流管。分层缝合切口，加压包扎。术后 2～4 d 拔引流管，检查手术区有无血肿；8～10 d 分次拆线；10～12 d 开始，每 5～7 d 向扩张囊内注射灭菌生理盐水 20～30 mL，8～10 周间使囊充盈，达到预定容量。使扩张的皮肤面积达到瘢痕切除松解后缺损创面的 2.5～3.0 倍。

第 2 期为扩张后皮瓣转位修复术：从原切口进入，取出扩张囊。切除囊四周的瘢痕组织，使囊区皮肤充分松动，囊壁厚而影响皮瓣伸展者，应剥离纤维囊壁；囊壁薄者，可考虑部分保留。舒平扩张囊区皮肤。按皮瓣推进、旋转、转位的原理，设计皮瓣。试样后，确定面颊瘢痕切除范围。如果由于面颊瘢痕牵拉，致下眼睑轻度外翻，应尽量松解或切除瘢痕组织，消除睑外翻。然后将皮瓣旋转推进至颞部鱼尾纹、下睑区、内眦下方、鼻外侧与鼻颊沟。皮瓣深面应与眶下缘深部组织做横行固定缝合，加强皮瓣向上提拉力量且使皮瓣有一定的松弛度，预防创面愈合后皮瓣的回缩与重力，造成轻微睑外翻。如系双侧面颊部烧伤瘢痕，可同时在两侧埋藏扩张囊进行修复。瘢痕主要位于下颌区者，则取出颧颊部和颈-耳下部扩张囊后，舒平皮瓣，对向推进、旋转至下颌颊部缝合。不顺皮纹的缝合口，酌情加 Z 成形术，改成顺皮纹。创区负压引流，加压包扎。8～10 d 分次拆线。其余术后处理同一般颜面部整形手术。

（3）主要并发症：血肿、皮瓣远端血液循环障碍。轻度下睑外翻，由皮瓣重力作用或皮瓣不够松弛所致。

2.胸三角皮瓣转位修复术

(1)适应证：①面颊部广泛瘢痕，颈-耳后部缺乏正常组织可利用者。②年幼儿童烧伤，瘢痕绷紧面颊伴面骨发育不良者，通常选用同侧的胸三角皮瓣，必要时采用对侧。

(2)手术步骤：常规清洁口、鼻腔，消毒皮肤，铺消毒巾。皮瓣设计在第2、第3肋间胸骨旁1.0～3.0 cm的胸廓内动脉肋间穿支处，宽为6.0～7.0 cm，皮瓣沿锁骨下缘斜向上外，长度可达22 cm，远端可位于三角肌中线后方1.0 cm皮瓣远端可较宽，由肩峰至腋前壁1～12 cm，可用以修复同侧全面颊区。按皮瓣设计常规，先画出面颊瘢痕切除范围，然后进行逆行设计，剪裁试样。最后画出切口设计线。依设计线切开皮肤、皮下组织，自肌膜表面锐性剥离，形成筋膜皮瓣。在锁骨下外侧胸肩交界的三角区，结扎胸肩峰动脉的皮穿支起始处。锐性剥离皮瓣止于胸骨旁3.5 cm处，改为钝性解剖，延长皮瓣上缘切口1.0～2.0 cm，下缘做角状切口，形成小三角皮瓣，宽为1.0 cm，长为2.0～2.5 cm，这两处切口，仅切开真皮，然后进一步钝性剥离。在较消瘦的患者或儿童患者，胸廓内动脉肋间穿支的上下交通支，即位于真皮深面脂肪浅层，应避免损伤。钝性分离止于胸骨旁1.0～1.5 cm处，有2.0 cm，下缘做角状切口，形成小三角皮瓣，宽为1.0 cm，长为2.0～2.5 cm，这两处切口，仅切开真皮，然后进一步钝性剥离。在较消瘦的患者或儿童患者，胸廓内动脉肋间穿支的上下交通支，即位于真皮深面脂肪浅层，应避免损伤。钝性分离止于胸骨旁1.0～1.5 cm处，有时也可看到动脉穿支，若未见到也不必做过多剥离。皮瓣游离后，继续将供皮瓣区胸、腋部创缘进行皮下游离，将创缘适当拉拢固定缝合，以缩小创面。所遗创面，另取中厚皮片覆盖。供皮瓣区近段宽度小于6 cm者，剥离创缘后可直接拉拢缝合。皮瓣近端则缝成单蒂皮管，长为5～6 cm。蒂下缘的小三角瓣，可用以封闭皮管蒂部，并减轻胸壁供区拉拢缝合时张力，必要时，加辅助切口缝成"Z"形。小三角瓣插入皮管蒂时，皮管上的小切口只要切开真皮。这样2～3个小皮瓣的交错缝合，使皮管变松弛，延长了皮管，并把蒂上移1.0～1.5 cm。皮瓣转位至面颊部后，有利于减轻蒂部的张力，此时整个胸三角皮瓣即成为大型的单蒂皮管型皮瓣。垫起患者枕部，使头部成俯视位，牵拉皮瓣至面颊部试样，画出瘢痕切除范围。在口角下方与咬肌前缘之间，斜向下设计一个三角形瘢痕瓣，以便与皮管型三角皮瓣缝结时形成铰链。按设计切除面颊瘢痕。将皮瓣转位至面颊部，皮瓣肉面与眼眶下缘做减张悬吊，定位缝合，再缝合创缘皮下组织与皮肤，最后缝合缝接处。放置负压引流管。

（陈　诚）

第四节　面横裂的整形修复

面横裂是一种先天性第1腮弓畸形，亦是Tessier颅面裂分类中的"7"号裂(图7-8)。

面横裂的发病率，Grabb(1965)报道在新生儿中为1∶5 642，Poswillo(1974)报道为1∶3 000。所以总的来讲，面横裂的发病率较唇腭裂为低，但多于面中裂，且以单侧男性为多见。

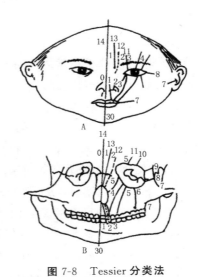

图 7-8　Tessier 分类法

A.颅面裂（以号数命名）发生部位示意图；B.颅面裂骨骼病损部位示意图

一、临床表现

临床表现有较大差异，轻者仅表现为面部稍不对称，外耳轻度异形，仅在头颅定位 X 线测量时才发现两侧不对称，所以在临床检查时，如发现患儿的耳垂似乎不很正常时，必须提高警惕，并进行仔细检查。口部畸形可能是极轻微的，仅口角稍向外，也可口角到外耳前全部裂开。事实上此类完全性裂开是很少见的，而大部分患者的裂隙都终于颊部，故亦称为巨口症。重者可裂到嚼肌前缘，但可发现有一横行凹陷的沟越过颊部直到耳前，如超过嚼肌前缘到耳屏，则为严重的面横裂。这时常伴有同侧颜面萎缩、外耳畸形，可无腮腺及腮腺导管，面神经、三叉神经、面部肌肉都可受累。同时腭和舌也可发育不良。下颌支髁突和颧弓发育不良，甚至可部分缺如。如颞肌受累、喙突也相应改变。由于颧骨发育不良，可引起外眦下降。此外，还可伴有外眦裂（Tessier "8"裂）等第 1、第 2 腮弓畸形。

患儿可表现流涎，吸吮困难，发音不清，牙咬合关系异常等症状。

二、手术修复时间、术前准备及术后处理

巨口症的手术修复时间、术前准备及术后处理同先天性唇裂。

手术前首先要定口角位置，单侧裂可以健侧口角为标准进行定位。双侧裂则在双眼平视正前方时，自瞳孔向下作垂线与口裂水平线相交点为口角。如患儿不能合作时，可以睑裂中、内1/3交界处向下做垂直线与口裂水平线相交点为口角点。Boo-Chai 提出可按黏膜色泽来定位，即在出现唇黏膜处稍向近中侧皮肤、黏膜交界处定点。

自定出的口角点沿上、下缘裂隙的皮肤黏膜交界处作切口。切开皮肤、肌层，直达黏膜下层。作黏膜下分离，将上、下方黏膜瓣翻入口腔，缝合黏膜裂缘作为口腔衬里组织。将口角部的唇红组织尽量保留，相互缝合，使口角的唇红组织松弛，张口时不受牵拉限制，并尽量使口角形成圆形为度。肌层缝合至为重要，一定要有良好的对合。最后缝合皮肤。若裂隙较短小者，可仅做皮肤直线缝合；若裂口较长，则在皮肤切口上做 Z 改形缝合，以防将来直线状瘢痕牵拉口角；1962 年

May 报道了自下唇做一个小的 Estlander 皮瓣转到上唇,此瓣的蒂成为新的口角。同年也有报道沿裂隙做上(下)唇红黏膜瓣,越过口角到达下(上)唇红部位进行修复。也有报道在正常口角外侧做小三角瓣旋转插入到口角黏膜中,其目的是使口角松弛,张口时呈圆形(图 7-9)。

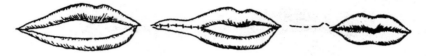

图 7-9　巨口症缩小术

对颌骨畸形及下颌部凹陷可作为第二期手术进行整复。幼年期可应用异体骨、软骨或假体做暂时性充填,其目的是除了改善外形外,并有助于软组织的正常发育,为成年期做进一步手术创造有利条件。到发育后再进行自体肋骨移植或补充性骨移植,移植部位包括颧骨、下颌骨升支、下颌骨体等部位。移植方法仅限于局部覆贴和充填以达到外观改善。有时也可考虑做患侧升支截骨及骨移植术,以增进外貌及改善咬合功能。在严重畸形时,可做游离皮瓣或皮管移植以丰满患侧外形。此外,也可靠根据情况而选用脂肪、真皮脂肪等组织移植充填。

耳赘可在口角整复时同时切除,耳郭整复待 10 岁后进行为好。手术原则尽量利用残存耳组织。通过复位、成型、补充等方法进行再造。

(陈　诚)

第五节　眉畸形及眉缺损的整形修复

眉毛不仅有阻挡额头部汗水向下流入眼内的功能,并参与面部表情活动。眉毛的多少、位置形态,影响容貌仪表和气质。老年性皮肤松弛或面神经额支的瘫痪,可导致眉下垂;由于外伤、烧伤或眉部皮肤肿瘤手术可致眉毛错位或眉缺损。一旦发生了眉畸形或缺损,可通过手术进行矫正。

一、眉下垂整形术

有学者在解剖中发现,眉部是头面部表浅肌肉层中的一个特殊区域。表浅肌肉层在额部牢固地附着在皮肤上,在眉部更紧密,但在上睑不十分紧密。在眉部,额肌和眼轮匝肌相互交织附着在皮肤上,帽状腱膜分成前后两层包被额肌和眼轮匝肌,成为肌肉的鞘。在后鞘的下方存在一层脂肪组织,称为眉脂肪垫。在眉部,表浅肌肉层通过眉脂肪垫后面的致密结缔组织,附着在额骨上,这种紧密的附着只存在于眉的内侧 2/3 部分,在外侧部分则没有此类附着。因此,在老年人中,眉外侧部分通常较早地发生眉下垂,致眼睑外侧部分的皮肤比内侧部分较早地出现松弛。

眉下垂除了可采用额颞部除皱术矫正外,还常采用眉弓上缘皮肤弧形切除术和眉下垂后固定矫正术及眉毛骨膜固定术予以整复。

(一)眉弓上缘皮肤弧形切除术

眉弓上缘皮肤弧形切除术适用于各种原因所致的眉下垂。切口位于眉上缘,长度以中外2/3

为好(图 7-10)。根据眉下垂的程度和部位,在眉上缘发际处需切除皮肤的宽度和弧度。局麻下切除皮肤和皮下组织,沿眉弓上缘的切口要注意刀刃略向额面倾斜以防损伤眉毛的毛囊。将皮下层与额骨骨膜固定缝合,皮肤逐层缝合。

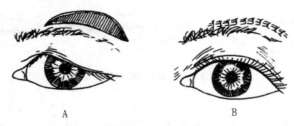

图 7-10　眉弓上缘弧形切除术
A.弧形切除皮肤;B.切口缝合

(二)眉下垂后固定矫正术

眉下垂后固定矫正术适用于中度或重度眉下垂者。直立位,上提眉部皮肤至患者所希望的高度,设计、标出重睑线及切除皮肤的形状和切除量。眉上提后眉中央部下缘至眶上缘的距离,为术中上提量标准。标出眶上血管神经位置。

按设计的重睑切口切开并切除皮肤及一条眼轮匝肌,暴露睑板上缘。沿眼轮匝肌与睑板眶隔间,向眉区分离至额肌。分离范围达眉上缘上方 1.0~1.5 cm;外侧达眶外侧缘;内侧不超越眶上切迹。再于皮肤与眼轮匝肌间潜行分离至眉部,注意分离至眉部时不宜太浅,以免损伤眉毛毛囊。

做 3 对褥式缝线。先缝中央部 1 针。缝线穿过眉毛深部组织,然后通过额肌,缝于预定位置的额骨骨膜上,先打活结观察效果(图 7-11),如满意,再于中央缝线旁开 1 cm 处缝合其他 2 针。重睑线皮肤切口做睑板固定缝合。

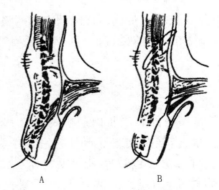

图 7-11　眉下垂矫正固定术
A.正常情况;B.将眉毛深郎组织、额肌缝于预定位置的额骨骨膜上

(三)眉毛骨膜固定术

沿眉毛上缘外侧 1/2 做 2.5 cm 长的皮肤切口直至肌肉,同时切口上方切除新月形皮肤。创面内平行眉上缘横行切开达骨膜,于额肌下做潜行分离。做一褥式缝合,将帽状腱膜与骨膜活结结扎(图 7-12),观察眉毛是否抬高到预定的位置。如满意,结扎缝线。可酌情同样在该固定缝线两侧再缝线固定。分层缝合深部组织和皮肤。

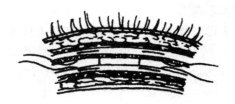

图 7-12　眉毛骨膜固定术

二、眉错位矫正术

(一)V-Y 缝合法

V-Y 缝合法适用于先天性眉间距过宽。于眉毛鼻侧 1/2 范围内,做横行的 Y 切口,在皮下深层分离,以避免损伤眉毛毛囊。将分离的皮瓣推向鼻侧,缝合成 V 形。轻压包扎 24 h,7 d 拆线。

(二)Z 成形术

Z 成形术适用于眉区创伤致眉毛向上、向下移位或中间错位者。

根据眉毛移位的方向,设计不同的 Z 形切口矫正。切口深达皮下脂肪层。将两个之角瓣换位缝合,使移位之眉毛复位。

三、眉缺损整复术

(一)健侧眉毛转移皮瓣移植术

健侧眉毛转移皮瓣移植术适用于一侧眉毛缺损,对侧眉毛宽而密者。于患侧眉弓,与对侧眉对称处作弧形切口,深达骨膜,向两侧做皮下潜行分离,使暴露的创面达到预定宽度。再于健侧眉毛中央横行切开,注意切口有一定的倾斜度过,以尽量少破坏毛囊。在眉毛上方 2～3 mm 处做平等于眉毛切口。将眉毛上半部连同其上方的部分额部皮肤皮下分离,形成以内侧端为蒂的皮瓣。将皮瓣旋转 180°,转移到患侧眉弓处,边缘缝合。健侧眉部创口上缘略减张游离,直接缝合(图 7-13)。轻压包扎 24 h。

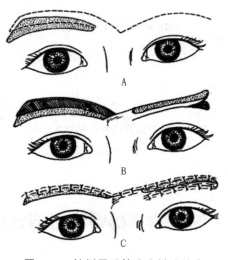

图 7-13　健侧眉毛转移皮瓣移植术
A.切口设计,B.皮瓣转移,C.切口缝合

(二)头皮全厚皮片移植眉再造

先确定眉的位置和形态。按眉毛方向,于同侧耳后颞枕部头皮切取一条宽约为 6 mm 的带毛囊的全厚皮片,深达帽状腱膜,供区直接缝合。取下的全厚头皮用小剪刀仔细修去毛囊球之间的脂肪,越彻底越好,但不可损伤毛囊。在眉缺损部位的中央横行切开,深达骨膜,稍做分离,形成受区创面。将修剪完毕的全厚头皮片嵌植到受区创口中,注意皮片头发与眉毛生长方向一致,皮片四周创缘的间断缝合不可过深,以防损及毛囊。打包加压包扎,外加敷料固定。术后 7～10 d 打开敷料拆线,再继续加压包扎 1～2 周,有结痂让其自行脱落或涂消毒液状石蜡加速其脱落。

术后并发症有再造眉毛稀少甚至失败,多因移植头皮的毛囊受损或修剪脂肪时不太彻底,移植头皮仅部分存活,或伤口感染造成。

(三)带蒂头皮瓣转移眉再造术

术前用多普勒探测颞浅动脉行踪并标记。在眉缺损部位中央横行切开,形成眉形态大小缺损。以颞浅动脉的分支为蒂,并携带一形状、大小、毛发生长方向适当的头皮瓣,切开头皮,形成岛状头皮瓣。从耳轮脚前方到眉毛部外端形成皮下隧道。将岛状头皮瓣从隧道转移到眉缺损区,供区直接拉拢缝合(图 7-14)。

术后可以有岛状皮瓣部分存活或坏死,系因血管蒂受损、扭曲、张力过大引起皮瓣血供不足或缺血所致。

(四)文眉法

对于头皮供区缺乏,或其他方法屡遭失败者,可以考虑行文眉术以改善外貌。用文眉针蘸少许文眉液沿画好的眉形多次反复刺入。眉头及眉毛上下缘用点刺法,眉的中间部位和眉梢用点刺法或点划法。在文刺过程中,需多次用 1：1 000 苯扎溴铵(新洁尔灭)棉球擦去浮色及渗出液,观察着色情况及眉形。如有不满意处,可继续文刺及时纠正,直至满意为止。文刺完毕,可在局部涂一层抗生素眼膏,以防感染及厚痂形成。

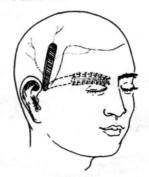

图 7-14　带蒂头皮瓣转移眉再造术

（陈　诚）

第六节　眼部烧伤瘢痕畸形的整形修复

眼部皮肤是全身最薄的,烧伤后易产生瘢痕,发生牵缩。眼睛是人体最重要的感觉器官之一,对眼部烧伤瘢痕的治疗应积极而慎重。

一、眼部烧伤后畸形的修复

包括眼眦瘢痕畸形和眼睑畸形,眼睑畸形又包括眼睑外翻、眼睑内翻、眼睑缺损、球睑瘢痕粘连等。

(一)眼眦瘢痕畸形

主要为内、外眦蹼状瘢痕。若瘢痕在内眦平面以下,牵拉内眦角向下移位,可采用单个或连续 Z 成形术矫正;若是跨越上下睑的蹼状瘢痕,遮盖内眦角,可采用墨氏手术、五瓣成形术进行矫治。

(二)眼睑外翻

颜面部烧伤后易发生眼睑外翻,表现为睑缘和睑结膜向外翻转,易引起炎症、溢泪、干燥、溃疡等,严重睑外翻导致眼睑闭合不全时,角膜失去滋润和保护,有可能发生溃疡和溃疡穿孔而导致失明。睑外翻的治疗主要有皮片移植和局部皮瓣转移修复法。

1.皮片移植修复法

适用于瘢痕松解切除后出现皮肤缺损,而睑板等支持组织仍结构完好者。切口距睑缘 2 mm 左右,切口两端一定要超过内外眦,松解要彻底,使泪小点与眼球相贴,忌剥离过深,以免形成凹陷。植皮时将切口两侧创缘向上下拉开,植入大小合适皮片。眼睑皮肤张力小,皮片移植后收缩率可达 30%～50%,皮片移植面积足够大,松解彻底是预防术后复发的关键。皮片选择中厚或全厚皮片,如全厚皮片最好选用耳后皮片或于臂内侧皮片(图 7-15)。

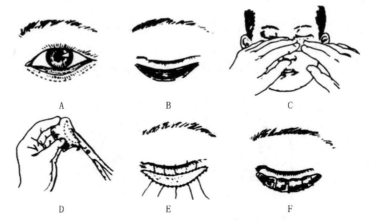

图 7-15　睑外翻全厚皮片移植修复
A.切口设计;B.切开;C.设计皮片印模;D.修剪皮片;E.皮片移植;F.打包加压包扎固定

2.局部皮瓣转移修复法

对直线瘢痕引起的轻度睑外翻可采用 V-Y 和 Z 成形术矫治;对伴有皮下组织和睑板缺损的睑外翻,可采用从额颞部、颧部易位皮瓣与前额颞浅动脉岛状皮瓣进行修复。在修复眼睑组织全层缺损时,内层衬里的解决是关键。如下眼睑缺损面积不大,可于距上缘 2 mm 左右处由内眦到外眦做一平行切口,将皮肤、眼轮匝肌自睑板浅层剥离,下睑者在结膜与瘢痕的分界处切开,剥离残留的睑板结膜,用 3-0 丝线将下睑残留的结膜与上睑结膜边缘缝合,在上下睑之间形成一创面,在创面上植皮或覆盖皮瓣,10 d 拆线,术后 2～3 个月,自上睑缘缝合处剪开皮肤和结膜组织,将睑缘的结合膜与皮肤缝合。另外,也可采用皮瓣预制眼睑组织的方法进行修复。先将额颞部或颧部易位皮瓣游离、掀起,然后取口腔下唇黏膜组织移植于皮瓣内层,将黏膜与皮肤缝合,制成内衬黏膜的复合皮瓣,将皮瓣在原位延迟 3 周后,再行睑外翻松解,易位修复创面,将黏膜与缺损区睑结膜缝合,然后分层缝合皮下、皮肤(图 7-16)。

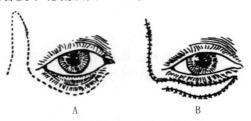

图 7-16　睑外翻局部皮瓣移植修复
A.皮瓣切口设计;B.皮瓣转移缝合

(三)眼睑内翻

瘢痕性睑内翻的病理基础是睑板瘢痕收缩变形,手术治疗也围绕睑板进行,临床表现为倒睫,倒睫刺激摩擦角膜,可引起疼痛及角膜损伤。

1.Z 成形术

在睑缘下方设计两条宽约为 3 mm 的狭长皮瓣,其中一条皮瓣包含倒翻的睫毛及其毛囊在内,将两条皮瓣分离后按 Z 成形术原则互换位置,完成睑缘 Z 成形术,使内翻的睫毛离开眼球,矫正睑内翻倒睫。

2.霍茨手术

适应于上睑内翻。手术切口设计于重睑线上,楔形切除睑板和部分眼轮匝肌,对皮肤松弛者需要切除部分皮肤,缝针由皮肤切口下唇进针,穿经睑板切口下唇前面,再向上经睑板上缘,从皮肤切口上唇出针,缝合后即可见睑内翻得到矫正,同时完成重睑术(图 7-17)。

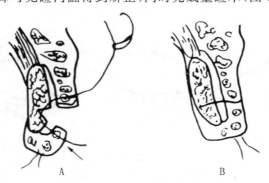

图 7-17　睑内翻霍茨法修复
A.术中;B.术后

3.潘作新手术

此手术属睑板切断术,适合于睑内翻较重的患者。手术时翻转眼睑,沿睑板沟切断睑板,褥式缝合时穿过切口上唇之结膜、睑板,于睫毛前 1～2 mm 处穿出皮肤进行结扎,如此缝合 3 针。

4.睑板切除术

适合于睑板有增生性瘢痕明显变形者。手术时翻转眼睑,在睑结膜面距睑缘 2 mm 处做平行于睑缘的切口,游离并切除睑板,缝合结膜切口。

(四)睑球粘连

睑球粘连是指睑结膜与球结膜以致角膜间发生的粘连。多由化学烧伤引起,热烧伤、眼裂伤、结膜疾病等引起者,亦偶尔见到。睑球粘连临床表现为眼球活动受限,严重者因眼球活动不能同步出现复视,若粘连累及角膜,则视力受损。粘连可发生在下睑,亦可上下睑同时发生,常见为下睑不完全性粘连。根据粘连的范围和部位可将粘连分为以下 3 种。①睑球前粘连,粘连发生于睑缘附近的睑结膜与球结膜之间,穹隆部结构正常。②睑球后粘连,粘连发生于穹隆部,睑缘部结构是正常的。③睑球全粘连,睑结膜与球结膜全粘连,严重时,上下睑缘也粘连,患者穹隆部结膜囊完全消失。轻微睑球粘连,并无功能损害者,一般无须治疗。粘连限制眼球活动,影响视力者均需要手术治疗。

1.睑球粘连瘢痕为索状者

切开瘢痕,解除粘连后,行 Z 成形术缝合修复。

2.小片状粘连

在球结膜粘连部边缘做切口,沿眼球向穹隆部剥离粘连,形成瘢痕结膜瓣,用此组织瓣修复睑结膜创面,球结膜创面采用结膜下分离,结膜瓣推进,拉拢缝合。

3.黏膜移植术

适合较大面积的粘连手术时分开粘连,直达穹隆底部并看眼球活动是否恢复正常,然后在眼穹隆部、下唇或口颊部切取黏膜一片,覆盖并间断缝合在眼球与睑板的创面上,下穹隆底部应用褥式缝合 3 针在下睑皮肤上穿出固定,结膜囊内置入事先制备好的丙烯酸酯薄壳状弧形模型,以保持上下穹隆的深度,术毕加压包扎,术后 4 d 隔天清拭分泌物,更换干净敷料,至术后 10 d 拆除缝线,取出模型,清洗后继续戴用此壳状模型 3～6 个月,以防止黏膜后期收缩。

4.结膜桥形瓣术

对粘连分离后角膜下方的球结膜缺损创面,可于角膜上方做双蒂结膜瓣即桥形结膜瓣移植修复球结膜缺损区。具体操作是于角膜缘上 1～2 mm 做弧形切口,切口两侧与角膜下方的缺损相连接,再根据球结膜缺损创面的宽度做双蒂结膜瓣的另一切口,游离后越过角膜,移植到下部的球结膜缺损区。在其上部供区广泛结膜下游离后,缝合切口。

(五)睑缺损

睑缺损即眼睑的全层缺失。眼睑是眼球特别是角膜的保护屏障,一旦发生缺损,需要及时进行手术修复。眼睑全层缺损小可如切迹状,大则包括全部眼睑。严重烧伤时,眼睑的全层缺损常限于睑缘部分。全眼睑缺损者极为少见。眼睑缘损伤常合并睫毛缺损。

1.直接缝合

适用于下眼睑缺损不超过全睑长 1/4,老年人不超过 1/3 者。沿灰线将缺损两侧眼睑劈开为前后两片,分层拉拢缝合,应避免两片的缝线在同一平面上。

2.推进式睑板结膜瓣加皮瓣修复术

适用于睑缺损超过全睑长度的 1/4 者。于缺损处沿肌层与睑板间分离至穹隆部,形成睑板结膜瓣,向缺损部推进修复睑板结膜。皮肤侧用推进皮瓣修复。

3.外眦及韧带切开松解缝合术

适用于睑缺损水平宽度小于 1 cm 者。在距外眦角 0.5 cm 的灰线处做与灰线垂直的 1 cm 长切口,分离结膜与皮肤、肌肉,切断外眦韧带上脚或下脚,将外眦角部的垂直切口横行缝合。

4.旋转皮瓣法

适用于睑缺损达睑长40%者。在外眦角处形成直径约为2.0 cm的半圆形皮瓣,其方向是背向缺损侧,内侧与外眦相接,切断睑缺损侧的外眦韧带脚和睑结膜,将皮瓣旋转,修复缺损,分层缝合。

5.颞部推进皮瓣

适用于下睑缺损小于全睑长度1/2者。自外眦角向颞部发际方向做切口,外端附加Z形切口,切断外眦韧带下脚,睑外侧组织向鼻侧推移,修复缺损,分层缝合。将颞部皮瓣推进修复继发缺损,穹隆部结膜分离后移作皮瓣衬里,Z形皮瓣交错缝合。

6.睑板结膜或眼睑全层复合游离片移植

前者适用于修复上、下睑板部分缺损或上睑板或下睑板全缺损,方法为在同侧或对侧上睑板上缘切取一块与缺损同大的睑板结膜复合游离移植片缝于缺损部位,供区行直接拉拢缝合。

(六)眼窝缩窄

化学性烧伤或烧伤合并爆炸伤,以及眼部高温物直接接触烧伤均可引起眼球毁损,眼内感染、结膜缺损,眶内瘢痕性愈合,以致结膜囊缩窄,甚至闭锁。有时可伴有上、下眼睑缺如。

1.扩张法

适用于眼窝轻度狭窄,结膜正常者。利用正常结膜和皮肤的弹性与伸展性,先后置入由小到大的眼模,加压包扎,逐渐扩张成能容纳正常大小和形状的义眼球的结膜囊。

2.眶内瘢痕切除矫正术

适用于眶内瘢痕与结膜相粘连的轻度结膜囊狭窄。自眶上缘外侧做长为3 cm的弧形切口,分离眼轮匝肌,暴露眶上外缘骨膜,在距眶缘3～4 mm的骨膜上做一与眶缘平行的切口,用骨膜剥离子将眶骨膜向眶内剥离,在已剥离的骨膜上做一长约为2.5 cm纵形切口。使上睑提肌位于切口的鼻侧,用眼科弯剪以锐钝性分离相结合的方式或用手指导引剪刀方法,进入眶内分离粘连的结膜并彻底切除结膜下瘢痕组织,使眶内组织变平、结膜复位。注意勿损伤上睑提肌。纱布填塞结膜囊止血,用5-0丝线分层缝合骨膜、眼轮匝肌及皮肤切口。术后结膜囊用凡士林纱布填塞或放置眼模。术后7 d拆线,佩戴合适的义眼。

3.全结膜囊成形术

适用于全部或绝大部分结膜为瘢痕所替代的患者。全结膜囊成形术可采用中厚皮片游离移植法、双旋转皮瓣法或口腔黏膜移植法。

(七)泪点外翻

瘢痕涉及内眦部位时,常导致下泪点外翻,内眦角裂开变钝,可出现溢泪,周围皮肤可发生湿疹样改变。轻度泪点外翻可采用布拉斯考威克斯和克雷克法矫正,也可采用电烙法修复。重度泪点外翻常采用双V形切开缝合法治疗。

(八)睫毛缺失

睫毛可遮挡阳光直射,并因其灵敏的反射功能,有助于防止灰尘和飞虫落入眼内,故睫毛缺失,既影响外观,也有功能障碍。睫毛缺失最简易的修复方法为黏着人造睫毛,但烦琐不便,多数患者愿采用手术方法修复。以上睑睫毛为例。先在同侧眉偏内侧端的中央区、毛发方向指向外下方的部位,根据所需要修复的长度,切取包含2～3排毛发的移植片一条。于相当上睑游离缘外上方2～3 mm部位,做与睑缘平行、深及睑板的切口,稍将切口创缘两侧游离,将移植片嵌植其中,用细丝线缝合固定,最后包扎。经 10～12 d 拆线,正常眼球角膜的存在,有助于使移植的睫毛从睑缘向外前方的方向生长。如发现睫毛方向不符合要求时,可及早在一定时间内用火棉胶黏着以引导生长方向,有可能使其按所要求的方向转变。

二、眉烧伤后畸形的修复

眉毛参与构成人的容貌特征,在面部表情起着重要作用,还可阻挡汗水直接流入眼内。烧伤后眉畸形主要包括眉缺损和眉移位。

(一)眉缺损

烧伤后眉缺损常与上睑烧伤同时发生,对于缺损眉毛可采用画眉、文眉或者手术再造。手术包括毛囊移植,复合头皮片游离移植,头皮带蒂或岛状皮瓣移植,根据缺损情况和性别加以选择。

1.毛囊移植法

适用于眉部分缺损的患者。耳后发际内切取全层头皮一块,顺毛发方向切取有毛囊的头发,用特制的注射推进器穿刺眉再造部位,将毛囊逐一移植到皮下组织内,针刺时与皮面呈 45°角,使植入的毛囊与正常眉毛方向一致。此法效果较好,但手术时间长。

2.复合头皮片游离移植法

适用于一侧或者双侧眉毛缺损的患者(图 7-18)。先在眉部受区切开眼轮匝肌或额肌、帽状腱膜层,形成良好的血液供应创面基底。在同侧耳后发际按再造眉的形状,顺毛发方向切取带脂肪层的全层头皮片,宽度以 0.5～0.8 cm 为宜。剔除毛囊间的脂肪颗粒,将皮片移植于眉部创面间断缝合创缘,敷料加压包扎。术后 10～12 d 拆线,该法更适合于女性的眉再造。

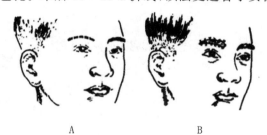

A   B

图 7-18 全厚头皮片游离移植再造眉

A.术前切口设计;B.全厚头皮片游离移植

3.头皮动脉岛状瓣修复法

一般采用颞浅动脉顶支作为眉再造的血管。术前眉形设计、定位同头皮移植法。剃头后,用超声血管探测仪标出颞浅动脉及其分支:顶支、额支的行走方向,在顶支的末端画出眉形,使动脉的走向包括在眉形的中央。手术根据动脉走向做一切口,将头皮瓣于帽状腱膜深层掀起后,由皮瓣向血管蒂根部游离,在帽状腱膜浅层,分离头皮,找出动脉,在动脉旁开 0.5～1.0 cm 的距离结扎动脉分支,于帽状腱膜深层将动脉蒂游离出来,观察血液循环良好后,做眉部切口,在颞部打一皮下隧道至颞浅动脉根部,将皮瓣牵引至眉区创面。将头皮、皮瓣缝合,颞部置一橡皮引流片,适当加压包扎,在眉头留一小洞观察皮瓣血液循环。术后9～10 d拆线。

(二)眉移位

表现为眉倾斜、眉过高或过低、眉向心性或离心性移位。有时几种畸形可同时存在。

1.眉倾斜

周围瘢痕牵拉造成,多使用 Z 成形术(图 7-19)。

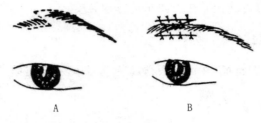

图 7-19　Z 成形术治疗眉移位

A.切口设计;B.Z 成形修复

2.眉过高或过低

由额部或睑部瘢痕牵拉造成,可采用切除瘢痕,松解植皮术。

3.眉向心性或离心性移位

这是指眉头向内侧移位,或眉尾向外侧移位,由局部瘢痕牵拉。采用:①V-Y 或 Y-V 切开缝合术,适合于轻度移位者(图 7-20);②松解移位,游离植皮术。

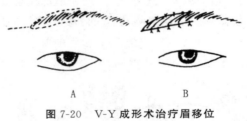

图 7-20　V-Y 成形术治疗眉移位

A.切口设计;B.V-Y 成形修复

(吕建平)

第七节　鞍鼻的整形修复

一、定义

　　鞍鼻指鼻背的骨和软骨向内呈现程度不等的凹陷,鼻尖上翘,鼻孔朝前,形如马鞍而得名,是鼻部最常见的畸形之一。鞍鼻主要系构成鼻支架的鼻骨和中隔破坏所致或还有鼻腔内壁黏膜损伤的原因,有鼻外伤、鼻中隔偏曲矫正手术不当或由梅毒、麻风等特异性感染或严重化脓性感染等,也可因先天性鼻骨、中隔软骨发育不良所致。

二、分型

　　鞍鼻按其原因分为先天性和后天性鞍鼻,国内以先天性鞍鼻多见;按畸形的程度分为单纯性和复杂性鞍鼻。

三、临床表现与诊断

单纯性鞍鼻:仅表现为鼻梁平坦或轻度凹陷,可伴有鼻尖圆钝低平,鼻腔多无生理功能障碍。

复杂性鞍鼻:多由外伤、鼻部组织切除或感染引起,表现为鼻梁部的骨和软骨明显内陷,形如马鞍,鼻中轴短缩,鼻尖上翘、后仰,鼻前孔朝前上方,出现碟状脸畸形。鞍鼻畸形多只有损容貌,但伴有严重中隔弯曲增厚变形或内壁严重瘢痕挛缩,也可妨碍鼻呼吸和发音。

X线检查可确定鞍鼻的程度和范围,有助于诊断和治疗。

四、治疗

单纯性鞍鼻由于没有明显的皮肤、黏膜组织缺损,因此,可通过隆鼻术充填适当的材料,来达到垫高鼻梁、抬高鼻尖的目的。复杂性鞍鼻由于同时存在鼻骨和皮肤软组织等不足,不能实施简单的隆鼻术,手术的重点和难点是选用适当的组织,以增加皮肤、黏膜等软组织量,并可覆盖填充组织。

目前,矫治鞍鼻常选用的充填材料有自体骨、自体软骨,医用硅橡胶和膨体聚四氟乙烯(e-PTFE)等。单纯性鞍鼻多采用医用硅橡胶。但对伴有鼻尖圆钝低平或复杂性鞍鼻患者来说,选用 L 形硅橡胶充填鼻部易造成鼻尖部皮肤张力过大,出现皮肤穿孔、破溃等并发症,应慎重。建议选用自体软骨或自体骨移植。

需要说明的是,正常人的鼻梁也有高、中、低之分,后者表现为从鼻根至鼻尖均显低平,为先天发育不良所致。国内要求隆鼻者除鞍鼻外,有相当一部分的低鼻梁和中鼻梁者,仍希望通过隆鼻术来改善容貌,增加鼻部的立体感。鞍鼻与低鼻梁者是隆鼻的绝对适应证,而中鼻梁者则是隆鼻的相对适应证。

(一)单纯性鞍鼻矫正术

1.适应证

适用于单纯性轻、中度鞍鼻,无明显的鼻中隔偏曲者。

2.操作要点

(1)假体定位:画出眉间至鼻尖的纵轴线,两眉头与内眦连线中点的水平线,两线相交处为鼻假体的上缘,假体的宽度应根据患者鼻的长宽度及脸型而定。

(2)假体选择:常用的充填材料有医用硅橡胶、自体骨及软骨、e-PTFE 等。

(3)假体准备:根据设计需要雕塑假体。消毒后备用。

(4)麻醉:在鼻头、鼻小柱和鼻背筋膜处注入局麻药。

(5)切口:一般选用侧鼻孔缘切口、飞燕状切口等。①鼻内切口:切口隐蔽,无明显瘢痕,术中出血少。②鼻外切口:手术操作方便,可抬高鼻尖皮肤,远期瘢痕不明显。切口选择以隐蔽且利于操作为佳。

(6)分离:用细长剪刀经切口沿鼻背软骨表面潜行分离至鼻骨下端,然后,用骨膜剥离器将鼻骨骨膜分离形成相应的假体植入腔隙,以保证假体位于鼻背筋膜的深层。分离范围上达鼻根部,下至鼻尖,两侧根据假体宽度而定,应稍大于假体宽度,以植入后软组织无过大张力为度。若为 L 形植入物,则需将鼻翼软骨内侧脚后方分离直至鼻前棘。

(7)植入假体:压迫止血后,将雕塑好的鼻假体放入腔隙内。确认无误后,缝合切口。

(8)术后 24～48 h 换药,术后 6～7 d 拆线。

3.并发症

(1)感染及血肿。

(2)排斥反应或鼻假体下移造成皮肤破溃外露。

(3)鼻假体偏斜、松动、两端翘动。

(4)鼻假体显露透亮影。

(二)复杂性鞍鼻矫正术

1.鼻横断延长法

(1)适应证:鞍鼻畸形明显,鼻下端结构完整。

(2)操作要点。①鼻下端复位:在鼻翼及鼻头上方做弧形切口,切开鼻全层组织,形成一个与鼻腔相通的洞穿性缺损,将鼻下端向下复位,延长鼻中轴。②修复洞穿缺损:在鼻根部翻转一个适当大小的皮下组织蒂瓣,四周与鼻腔黏膜创缘缝合,修复鼻衬里缺损,然后,以一侧滑车上血管为轴的额部岛状皮瓣旋转覆盖鼻部创面,供瓣区直接缝合或取全厚皮片移植覆盖或在两侧鼻唇沟处各掀起一适当大小的皮瓣或岛状皮瓣,以一瓣翻转为衬里,另一瓣旋转修复鼻部皮肤缺损,两瓣瓦合。两侧鼻唇沟供区创面直接缝合。

2.皮肤、黏膜松解延长植骨法

(1)适应证:严重鞍鼻畸形、皮肤及黏膜完整者。

(2)操作要点:①延长鼻部皮肤:于鼻翼缘及鼻小柱做 U 形切口,紧贴软骨及骨膜表面做广泛的皮下剥离,上至眉间,两侧至上颌部、颧部,下至上唇,使得皮肤松动,向鼻部牵移。②延长鼻部衬里:牵开切口,显露鼻骨及软骨,在梨状孔上缘约为 1.5 cm 处弧形切开骨膜,向下剥离并掀起骨膜瓣,至梨状孔上缘。将鼻骨骨膜与鼻中隔黏膜分开,并横行切开中隔黏膜,梨状孔上部与鼻腔相通。沿梨状孔两侧继续向下剥离,使骨膜瓣连同鼻下部一并向下转移,将骨膜瓣覆盖在洞穿性缺损上,其创缘与梨状孔上缘缝合。③矫正鞍状畸形:切取自体髂骨或肋软骨,雕刻成"L"形支架,将其置于鼻梁位置,其深面与鼻骨紧密贴合,鼻小柱基部抵于鼻前棘。④矫正碟面畸形:在龈颊沟做切口,在骨膜下沿梨状孔两侧向上剥离,形成骨膜下间隙,将切取的骨块修成与梨状孔弧度一致的形态,植于梨状孔两侧及上牙槽凹面,用钢丝固定。关闭龈颊沟切口。

3.额部皮瓣矫正严重鞍鼻、臭鼻症

(1)适应证:严重鞍鼻、臭鼻症患者,鼻部皮肤完整。

(2)操作要点:①从鼻孔内鼻侧软骨上缘做切口,两侧贯通,用剪刀向鼻背及鼻尖部做广泛分离,充分松解挛缩,将粘连、移位的组织复位,延长鼻部。②再按鼻延长后留下的创面大小,切取以一侧或两侧滑车上血管为蒂的额部岛状皮瓣,在额部、鼻腔之间打一隧道,将皮瓣由其中引入鼻腔内,向内翻转,边缘与鼻腔内创面的黏膜对应缝合。在鼻中隔处,可将皮瓣中间皮肤剖开向两侧掀起,与中隔部黏膜缝合。供瓣区稍加分离即可直接缝合。③术后鼻腔内应适当填塞碘仿纱条,经 7～10 d 拆除缝线。

(陈　诚)

第八节　驼峰鼻的整形修复

一、定义

驼峰鼻是指鼻背部呈现出程度不等的突起,形似驼峰故名。它多因先天性鼻骨局部组织过度发育所致,少数与外伤后鼻骨错位愈合或刺激造成的骨质增生有关。除形态异常外,多无功能障碍。

二、分型

驼峰鼻可分为先天性和外伤性驼峰鼻。程度可有轻、重之分。

三、临床表现与诊断

轻度的驼峰鼻临床上仅表现为鼻骨下端与鼻侧软骨交界处的鼻梁部呈棘状突起;重度者鼻梁部宽大,有向前方的成角突出,并常伴有鼻尖过长,下端肥大,并向下弯曲,形似鹰嘴,称为鹰钩鼻。X线检查有助于判断驼峰鼻骨畸形的范围和程度。

四、治疗

驼峰鼻整形术包括凿除成角凸出的骨和软骨组织、缩短鼻长径、修复鼻端等步骤。

(一)适应证

驼峰鼻、过宽鼻。

(二)操作要点

1.设计

依术前对患者鼻部测量的情况,先在鼻根至鼻头顶部下方 2 mm 处画连线,连线前面部分的上方即为手术需切除的骨、软骨组织。若同时患有鹰钩鼻,则再向上推动鼻尖,使鼻唇角达到 90°~100°,标出鼻尖上推后与静止时的差距,即为将要切除的鼻中隔软骨前端的宽度,也就是将要缩短的鹰钩鼻长度。

2.切口

手术切口可根据鼻孔大小、操作范围、术者习惯等不同来选择。

鼻孔内切口即闭合式鼻整形术。该手术在鼻侧软骨与鼻翼软骨之间做切口,两侧贯通,再做分离。

鼻孔外切口即开放式鼻整形术。本术式采用鼻翼缘和鼻小柱的鸟形切口,将鼻背软组织在鼻骨膜浅层分离。具有术野暴露充分、操作方便的优点,但会留下切口瘢痕。国内多采用此切口。

3.潜行分离

用小弯剪刀紧贴软骨浅面潜行分离,将鼻翼软骨、侧鼻软骨、中隔软骨与其上方的皮肤分开,至鼻骨骨膜处。然后用骨膜剥离子将鼻骨与其表面的骨膜、肌肉和皮肤剥离。分离范围:上端至鼻根部，两侧达上颌骨额突。

4.凿除驼峰

先切除或剪除软骨部分（包括部分鼻中隔软骨和鼻侧软骨）。再凿除鼻骨凸起部分，并将截面锉平。如果是很轻的驼峰，可直接用骨锉锉平。

5.缩窄鼻背

在鼻孔内梨状孔上颌骨鼻突处黏膜上做与骨垂直的切口，深达骨膜。将骨膜与上颌骨额突和鼻骨从内、外两面剥离，使上颌骨额突与其表面的骨膜等软组织分离，同时也将黏膜、骨膜自鼻腔面分离。用微型锯或骨凿在鼻面交界处将两侧上颌骨额突纵行截断，随后再将鼻骨上方横行截断。在截断上颌骨额突时应尽量截在其起始部，以免形成台阶畸形。如不慎形成台阶，可部分截除进行矫正。最后用双手拇指将上颌骨额突向中线按压，使两侧的鼻骨与鼻侧软骨重新合拢，缩窄鼻背。

如经上述处理鼻背外形仍不够圆滑，可将截除的驼峰表层进行片状切除后重新回植利用或植入薄层硅胶鼻假体以塑造鼻背形态。

6.矫正鼻下部畸形

对于鹰钩鼻，可在鼻翼软骨内侧脚的后面做切口，剥离鼻中隔软骨前端游离缘，按术前设计切除一楔形或矩形软骨块，然后，将鼻小柱与鼻中隔缝合。如同时伴有鼻下部过长，可解剖出侧鼻软骨的下端，适当切除部分软骨。合并有鼻翼过宽所致的鼻下端肥大畸形，可在充分显露鼻翼软骨后，沿其上缘切除包括外侧脚、穹隆和内侧脚的一条软骨。若鼻尖过低，可用被凿除的鼻骨或软骨充填支撑。

7.缝合固定

缝合切口前清除手术剥离区内积血，检查有无骨屑存留。鼻腔内以碘仿纱条填塞，鼻外以牙印模胶或几层石膏绷带或软金属薄片制成的小夹板制动，并可用弹性绷带将两眼包括在内一起包扎 1～2 d，以减轻肿胀瘀血。固定时要在鼻内、外均匀加压，以稳定术后的良好外形，防止继发畸形。

（陈　诚）

第九节　鼻前孔狭窄、闭锁的整形修复

一、定义

鼻前孔狭窄、闭缩指由于先天或后天性因素造成鼻前孔孔径变窄或完全阻塞，致使鼻孔形态畸形和通气功能障碍。

鼻前孔狭窄、闭缩多是外伤，感染或手术等引起鼻前庭皮肤广泛破溃后瘢痕愈合，发生粘连和挛缩的结果。以烧伤尤其是化学性烧伤为最常见原因，多伴有上唇的烧伤瘢痕。偶为天花、狼疮、梅毒的后遗畸形，还可继发于鼻孔边缘肿瘤切除、放疗后等。医源性的鼻孔狭窄可见于鼻唇整形术后及鼻再造术后的组织收缩。在唇裂患者一期治疗术后，亦可见到不同程度的鼻孔狭窄。

二、分类

鼻前孔狭窄、闭缩按其原因可分为先天性和后天性两类,临床上以后者为多见。后天性鼻前孔狭窄、闭缩,常见原因是鼻前庭衬里及软骨缺损,造成局部瘢痕形成、瘢痕挛缩引发鼻前孔狭窄、闭缩。本节以此为例介绍。

三、临床表现与诊断

患侧鼻孔处可见局限性瘢痕,且往往累及前庭底部外侧角或鼻翼缘,鼻尖、鼻翼因受瘢痕牵拉呈现程度不同的内陷畸形,致鼻端部显狭缩。鼻孔狭窄可引起经鼻呼吸不畅。两侧鼻孔闭锁,则完全需经口呼吸,以致常感口干舌燥。鼻腔分泌物通过鼻咽腔向口腔逆流才得以排出且影响正常语音。因气促妨碍从事重体力劳动或运动。当试图用力经鼻呼吸时,可见鼻翼的膨出和内陷煽动。

四、治疗

(一)鼻前孔狭窄的治疗

(1)麻醉:成人用局部浸润麻醉,儿童用气管内插管麻醉。

(2)鼻前庭蹼状瘢痕或挛缩瘢痕牵拉致使鼻翼脚向内侧移位所致的鼻前孔狭窄,可采用Z字成形术解除。

(3)由鼻翼或鼻小柱部分缺损所致的鼻孔狭窄,可利用耳郭复合组织游离移植修复。

(4)鼻孔基底瘢痕挛缩引起鼻孔狭窄,可利用鼻旁皮下组织蒂岛状皮瓣,经鼻翼基部隧道转移至鼻孔内瘢痕松解后的创面。

(二)鼻前孔闭锁的治疗

(1)麻醉:成人用局部浸润麻醉,儿童用气管内插管麻醉。

(2)将封闭鼻孔的瘢痕组织切除,使鼻小柱、鼻尖、鼻翼、鼻翼脚等错位组织充分复位。并将鼻前庭内遗留的环形创面两端修剪成锯齿状。

(3)根据鼻孔内瘢痕切除后遗留创面的大小,切取自体全厚皮片。

(4)内嵌植皮法游离移植自体全厚皮片,覆盖创面。即将皮片的肉面朝外包裹于管径适当的橡胶管上,锯齿状缝合皮片接缝处。在皮片的上缘穿过几条缝线,经管腔引出,以防止将管插入鼻前庭内时皮片发生翻转。最后,将裹有皮片的橡胶管插入鼻前庭,皮片外缘与创面外缘缝合、固定。

(5)皮片存活后至少半年内,应持续用较硬的橡胶管或塑料管支撑鼻孔,维持鼻孔形状,防止皮片收缩降低疗效。每次取出清洗后,需立即放回。

(6)对于部分或全鼻孔再造的患者,移植组织挛缩概率很大,有时需经数次手术。

(陈　诚)

第十节　鼻部烧伤瘢痕畸形的整形修复

鼻部位于颜面部中央,容易被烧伤。深度烧伤后,鼻部可出现瘢痕增生、挛缩,也可导致鼻孔缩窄、鼻翼缺损或鼻大部缺损,严重影响美观和功能,均需要后期整形修复,其手术时机一般等瘢痕成熟、软化后,以确保手术效果。

一、鼻部表浅瘢痕的修复

对仅有色素沉着和表面凹凸不平的表浅瘢痕以磨削为主,辅以其他治疗。磨削术理论上为磨除皮肤的表皮层或包括一部分表浅真皮层,达到消除凸或凹的瘢痕,使皮肤表面平滑的目的。磨除的厚薄或多少依皮肤的厚薄而定,磨除最深处犹如中厚植皮取皮的厚度,但通常情况下不宜太深,宁可多做几次,也不要一次磨得过深,以免造成新的瘢痕或色素沉着。瘢痕凸出或凹陷过重的部位,磨削的效果差,可在周围已经磨平后再沿皮肤皱纹线切除较大瘢痕,缝合,术后几乎无痕迹。其较浅的部分用磨削术去除,则效果较好。一般情况下,磨削一次后待 2~3 个月,皮肤完全恢复后再行第二次磨削,有的患者需要磨削 3~4 次,才能收到较好效果。

二、鼻背部瘢痕的修复

深度烧伤后鼻部出现瘢痕增生、挛缩,外形破坏,鼻翼内缘外翻,鼻孔朝天,严重者出现鼻前庭黏膜外露。如没有组织明显缺损,采用瘢痕切除松解后皮片移植修复,效果确实可靠。皮片采用全厚皮或厚中厚皮片,手术切除瘢痕时,须包括鼻根部、鼻翼部与鼻尖部连同部分正常皮肤一并切去,形成一个比较规整、左右对称的创面,在松解瘢痕时应充分纠正鼻翼内缘外翻,鼻尖部应切至鼻小柱部分成为 V 形,鼻两侧鼻颊沟、鼻根部横切口,如内眦或其他部位有挛缩时应充分松解且不应使切口线弯曲。瘢痕组织切除时,须仔细顺皮下组织层剥离,注意防止洞穿黏膜到鼻腔内,亦不得伤及鼻软骨。缝合时,先固定鼻根、鼻尖与鼻侧翼,使皮片能均匀对称,然后再继续细致地将皮片缝合固定于创缘,创缘留长线备打包包扎用。创面覆盖一层凡士林纱布,再用 5~6 层纱布打包包扎。两鼻孔内用橡皮指套填塞后,再用牙印模或金属夹板固定之。利用皮瓣、皮管修复广泛鼻部瘢痕时,目前主张选择额部扩张后的皮瓣转移修复、皮片打包包扎,绷带固定。鼻孔前庭用油纱布填塞,以确保鼻翼创面与皮片贴合,至少填塞 5 d 后才能取出。

三、鼻翼缺损的修复

鼻部深度烧伤后常出现不同程度的鼻翼缺损,轻者鼻翼缩小,失去圆润外形并伴有鼻黏膜轻度外翻;中度者鼻翼游离缘缺损达 1/2,黏膜外翻,鼻孔朝向前方;严重者鼻下端大部缺失,包括鼻尖、鼻翼与鼻小柱的缺失。轻、中度的鼻翼缺损可采用全厚皮片移植、鼻唇沟皮瓣或游离耳郭复合组织移植修复。在残留的鼻翼瘢痕上距鼻翼缘瘢痕与黏膜交界 0.3~0.5 cm 处做一弧形切口,切开瘢痕,在皮下层将切口下缘的瘢痕向下分离方向鼻孔成为鼻前庭衬里和鼻孔缘,分离时必须掌握好层次,过深或太浅均可造成向下、向内翻的瘢痕血液循环不良。形成的创面根据血液循环状况的好坏和面积的大小,可采用全厚皮片、鼻唇沟皮瓣及耳郭复合组织移植。若创面面积小,血液供应又好可采用耳郭复合组织移植;若血液供应较差,皮片移植难以成活应考虑采用鼻唇沟皮瓣修复。若创面面积较大,血液供应较好,可采用全厚皮片移植修复。

(一)鼻翼缺损的复合组织移植

鼻翼全层缺损,原则上要求修复衬里、软骨支架和被覆组织3层结构。耳郭也是3层结构,其与鼻翼的组织结构相似,成活后,在颜色、质地、厚度及外形等方面均与鼻翼相匹配。手术能一期完成,治疗时间短,患者痛苦小。因此,游离耳郭复合组织移植是临床上修复鼻翼全层缺损的最佳手术方法。但受组织移植块成活的限制,复合组织块移植宽度不得超过1 cm,否则难以成活,影响手术效果。因此,游离耳复合组织移植只适用于轻、中度鼻翼缺损的治疗。耳轮和耳轮脚的厚度及弯曲度与鼻翼相似,适用于鼻翼缺损的修复。鼻翼外下方的缺损,以从对侧耳郭后上缘切取为宜;鼻翼前方缺损,从同侧耳郭后上缘切取为好;耳轮尾部较宽厚,软骨有一定硬度和韧性,皮肤颜色、组织厚度接近鼻小柱,适用于鼻翼鼻小柱缺损修复。瘢痕较少的鼻翼缺损,采用单纯耳郭复合组织块移植,而瘢痕较多的鼻翼缺损,采用带有真皮下血管网的耳复合组织块在修复鼻翼缺损的同时,也修复鼻翼的瘢痕,可取得更佳的效果(图7-21)。

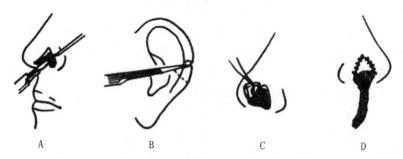

图7-21 耳郭复合组织瓣游离移植整复鼻翼缺损
A.修剪鼻翼缺损;B.切取耳郭复合组织;C.移植修复鼻翼缺损;D.修复后

(二)手术方法和注意事项

局部麻醉成功后,完全切除鼻翼缺损边缘的瘢痕组织,露出健康的组织及软骨。根据鼻翼缺损的大小,用纱布或X线片取模确定耳郭复合组织的大小。如果患者鼻翼表面有较多的瘢痕组织,可将其一并切除,所取的模型应包括真皮下血管网皮片的大小。根据模型,用亚甲蓝在耳郭上标记后切取组织块:将切取的组织块放置在鼻翼缺损区,先缝合鼻翼衬里层,再缝合鼻翼外侧皮肤,软骨不需要缝合。手术后,向鼻腔内填塞碘仿纱条要适度,以对鼻翼形成支撑为宜,不要填塞过紧;否则,会影响鼻翼血液供应,也可能造成切口裂开。注意观察耳郭组织块的血液供应。一般手术后,耳郭组织块先水肿变紫,然后变红,逐渐过渡到正常颜色。

四、鼻尖、鼻下端缺损畸形的修复

鼻下端为鼻部形态的特征,包括鼻翼、鼻小柱和鼻尖。鼻下端缺损为严重的颜面部烧伤畸形,需要采用全鼻再造手术进行修复,常用的方法有前额皮瓣、上臂内侧皮管修复法。

目前,多采用扩张器前额皮瓣法。除正常皮肤外,额部Ⅱ度烧伤愈合的成熟瘢痕也可采用此方法进行鼻再造。手术应注意以下几个方面:①植入的扩张器要够大(200 mL),扩张的时间要够长(2个月以上)。②扩张器植入的层次应在额肌以下,使皮瓣内包含有眶上动脉或滑车上动脉,以保证皮瓣的血液供应。③皮瓣的设计有多种形式,应根据患者鼻部的瘢痕和周围情况灵活选择。额侧皮瓣,靠一侧滑车上动脉和鼻背动脉供血,皮瓣旋转达 180°,蒂部扭转较大;额侧皮瓣,以一侧滑车上动脉为蒂,适合于发际较低者。术前应用血管多普勒探查血管血流情况及走向,确定皮瓣蒂的位置。④皮瓣外形设计,远端为三叶状,中叶宽为 2 cm,用于鼻小柱及鼻尖塑形,两侧叶相距 6.0~7.5 cm,用于两侧鼻翼的塑形。近端形态、宽窄根据术中鼻根部创面大小决定。采用扩张器皮瓣在术后皮瓣有 20%~40% 的缩小,因此,应考虑到鼻部今后的缩小量。⑤鼻衬里,可利用外翻的黏膜复位,将鼻根部的瘢痕性皮肤向下翻转与鼻再造皮瓣内翻作为衬里。⑥术后放置负压引流,引流管由额部达鼻背,鼻背覆盖塑形纱布,适当加压包扎,鼻孔放置支撑通气橡皮管,注意观察皮瓣血液循环情况。⑦鼻孔支撑管应放置 6 个月以上,防止鼻孔挛缩,术后 1 年半到 2 年,鼻部外形才基本稳定,如外形有不满意的部位再进行修整。

五、鼻孔缩窄的整复

轻度狭窄表现为鼻孔缘瘢痕蹼遮住部分鼻孔,重度可出现鼻孔环状挛缩,仅存留一小气孔,严重影响呼吸。根据不同临床表现采用不同的修复方法。

(一)Z 成形术

该法适用于轻度鼻孔缩窄。在鼻孔边缘蹼状瘢痕内上方鼻尖部、内下方鼻小柱基部内侧和外下方鼻翼外脚,以蹼状瘢痕边缘为长轴,设计 Z 形皮瓣,切开、交错、缝合即可扩大鼻孔。

(二)鼻唇沟皮瓣

该法适用于鼻孔底部与鼻孔外侧壁瘢痕导致的鼻孔狭窄。根据狭窄侧鼻孔与正常鼻孔大小的差距,确定鼻唇沟皮瓣的大小,以鼻翼沟为中心轴线,设计一不等 Z 形皮瓣,将鼻翼外脚三角瓣与鼻唇沟瓣交错,即可扩大鼻孔。

(三)皮片移植法

该法适用于鼻孔严重狭窄,鼻前庭有广泛瘢痕者。手术先松解、切除鼻孔内及周围的瘢痕直达梨状窝,达到呼吸通畅。取薄中厚皮片,将皮片与鼻孔外创缘缝合,后将皮片塞于鼻腔内,覆盖鼻浅创面,用油纱布将鼻腔填满,使皮片与创面紧贴,术后 6 d,用外裹油纱布的通气橡胶管替换填塞的油纱布,术后 9 d 拆线。放置鼻孔扩张橡胶管半年以上,可预防鼻孔再次挛缩。

六、全鼻缺损再造

鼻位于颜面部中央的突出部位,其下端的鼻尖和鼻翼易遭受创伤或烧伤,造成鼻部分缺损或鼻部瘢痕挛缩畸形。鼻下端较大缺损或全鼻缺损严重影响美观,需要通过全鼻再造来修复。

(一)鼻部缺损的分类

1.轻度鼻缺损畸形

轻度鼻缺损畸形常见于以下几种情况:鼻部深Ⅱ度烧伤、创面愈合后,鼻翼和鼻尖部挛缩变形,鼻下端缺损小于 0.5 cm,鼻翼软骨边缘仅少许缺损;外伤引起的鼻下端缺失,如鼻尖与鼻小柱大部分缺损或鼻翼缺失。

2.中度鼻缺损畸形

中度鼻缺损畸形常见于鼻下部分分外伤或感染造成的鼻尖和鼻翼缺失。其特点是鼻的梨状孔上缘基本正常、鼻中隔外露。鼻翼一侧或两侧缺失,残留的鼻翼与鼻小柱因瘢痕挛缩明显上提。该类鼻缺损临床最常见,除需要再造鼻衬里外,还需要做鼻延长。

3.严重鼻缺损畸形

严重鼻缺损畸形系指鼻部毁损性损伤,如鼻部Ⅲ度烧伤,创面愈合后严重畸形。

(二)常用的修复方法

鼻部结构包括皮肤软组织覆盖、软骨和鼻骨支架与黏膜衬里3个部分。因此,全鼻再造就是重建上述3种结构,完整的全鼻再造可分解为衬里再造、鼻支架再造和外覆盖再造。根据外覆盖的制作方法不同,将全鼻再造分为不同方法。根据鼻外覆盖的形成部位不同,分为额部皮瓣法、前臂皮瓣法和皮管法。其中额部皮瓣在皮肤的色泽、质地、血液供应,以及外形方面较其他皮瓣有明显优势,为首选。

额部皮瓣是所有前额皮瓣的总称,根据皮瓣轴型血管的不同,分为以滑车动脉为主的前额正中皮瓣、以眶上动脉为主的额部皮瓣和以颞浅动脉为主的额斜皮瓣。其中以滑车动脉为主的前额正中皮瓣,因血液供应可靠、容易旋转,只需要一次手术就可以完成鼻外覆盖的修复,是额部皮瓣全鼻再造的首选。其他皮瓣主要用于前额正中有瘢痕的患者,由于鼻再造时皮瓣的旋转幅度大,为保证手术成功,往往需要先行皮瓣延迟手术。根据鼻外覆盖的制作不同,额瓣法全鼻再造术分为额部正中皮瓣全鼻再造术和额部扩张皮瓣全鼻再造术。额部正中皮瓣全鼻再造术是将额部正中皮瓣易位反转,形成鼻外覆盖,皮瓣供区通过皮片移植来修复,优点是治疗时间短,再造鼻不回缩;缺点是额部供区不美观。额部扩张皮瓣全鼻再造术是通过埋置扩张器,待额部获得足够多余组织后,再形成鼻外覆盖。皮瓣供区直接拉拢缝合。该法除了具有传统额部皮瓣的优点外,额部供区可以直接缝合而不需要植皮,对额部外观影响不大。另外,额部皮瓣经过扩张,组织结构明显变薄,有利于鼻下端(鼻尖、鼻翼、鼻小柱)的塑形。但该法要求有良好的组织支撑,否则皮瓣易收缩,引起再造鼻的变形。

1.额部正中皮瓣全鼻再造术

该法主要适用于额部发际较高的患者。

(1)手术前设计。

轻度鼻缺损的衬里设计:由于鼻翼外侧脚和鼻小柱残基仍存在,鼻长度在正常范围内,故设计时,不需要考虑鼻定位和鼻延长问题,可根据鼻尖与鼻翼缺损的大小,以鼻残端部为蒂设计局部皮瓣,将皮瓣翻转,形成鼻衬里。

中度鼻缺损的衬里设计:①单侧鼻翼缺失,根据健侧确定鼻翼外侧角,使两边对称。②双侧鼻翼均缺失,自鼻中嵴向两侧做一水平线,自双眼内眦向下做垂线,垂线与水平线相交点为患者新的鼻翼点。另外,设计时应考虑松解瘢痕后,残存的鼻翼复位后的位置变化。

手术后鼻外形是否美观,很大程度上取决于鼻翼外侧角的外形。因此,残存的鼻翼应尽量保存,缺损侧在鼻翼点处沿标准的鼻翼缘设计弧形线。标记梨状孔的正中点边缘为鼻延长的切口线。沿双侧鼻面沟向上画线,经过内眦的内侧向上,与通过鼻黄金点的水平线相交设计为以梨状孔边缘为蒂的鼻背部舌状皮瓣,然后自鼻黄金点沿正中画线向下至梨状的正中点,形成两个舌状瓣,翻转后交错缝合固定鼻尖形成两侧鼻翼的衬里,夹层埋植支架,有时还考虑用皮管做全鼻再造。

(2)手术操作:以中度鼻缺损的衬里制作为例。沿梨状孔边缘ABC线切开至鼻腔,将切口下鼻组织整个下移。使残存的鼻翼及鼻小柱复位。沿OB线切开皮肤至鼻背部肌肉,沿AOC线切开皮瓣至骨膜。在骨膜上游离皮瓣至梨状孔缘约2 mm处,将皮瓣翻向下面。覆盖鼻下移形成的洞穿性损伤。将OB线两边的皮肤分别与鼻中隔黏膜缝合以封闭鼻中隔缺损,沿鼻翼缘切开皮肤至鼻软骨,在鼻翼软骨的表面游离皮瓣至鼻缺损的边缘,形成蒂在内侧的局部皮瓣,将残存的鼻小柱自鼻嵴处切开,向上游离,形成蒂在鼻小柱残端的皮瓣,然后反转,形成鼻小柱的衬里。将鼻背部形成的几个皮瓣缝合形成鼻衬里、外覆盖的再造。

额部三叶皮瓣的设计(图 7-22):三叶瓣是目前临床上最常采用的额部皮瓣设计法,其中二叶分别形成患者的两个鼻翼,中间一叶形成鼻尖部及鼻小柱,三叶柄形成鼻背,三叶的长度是鼻黄金点至唇红缘的距离,二叶间的距离为 6.0～7.5 cm,每叶宽度为 2.5～3.0 cm,三叶的柄宽根据模拟的实际鼻高度用软尺测量。将设计的三叶瓣放置在额部正中,使瓣尽量靠近发际,柄放置在额部正中,距眉毛 0.5～1.0 cm 处,如果柄端距眉毛少于 0.5 cm,应将二叶瓣的瓣稍偏离正中,偏离方向同额瓣旋转的方向。用 2% 利多卡因行局部浸润麻醉。麻醉后,按设计线切开皮肤和额肌,在额肌与骨膜之间游离皮瓣。在柄端与眉毛之间逐渐切断额肌在皮肤下游离,切断额肌时,不要损伤滑车上动脉,将皮瓣反转 180°,观看皮瓣是否与衬里缝合无张力。如皮瓣蒂部张力过大,应继续游离蒂部,以加长蒂部。

鼻支架的制作:根据鼻下部软骨缺损的情况,用 L 形硅胶雕刻合适的假体,以对鼻尖构成支撑。假体雕刻完成后,将其与鼻衬里缝合固定,特别注意与鼻骨骨膜的(梨状孔处)的固定,在此处固定牢固,可防止鼻成形后假体下移。

先将三叶瓣中叶的中点与鼻小柱的中点对位缝合,然后将另外两叶与鼻翼沟中点对位缝合,再缝两侧鼻翼外侧角。缝合时,不是将外覆盖与鼻翼衬里简单的对位缝合,而是在缝合鼻翼沟中点时,应使外覆盖在缝合鼻翼外侧角时有一定的张力,这样才能形成鼻翼外侧角的形态。定点缝合完成后,依次缝合切口。在鼻翼沟的上缘横向贯穿缝合一针,内收鼻翼上端,向鼻孔内塞入碘仿纱条,对鼻孔塑形。取上臂内侧全厚皮片,将其缝合于额部供区,打包加压包扎。打包时,不要让蒂部受压,用油纱布覆盖蒂部创面外露术后注意观察鼻外覆盖血液供应,及时处理引起血液供应障碍的原因。术后 3 周开始蒂部训练,开始每天训练 2～3 次,每次阻断 15 min。以后逐渐增加训练次数和加长训练时间,待阻断蒂部,鼻外覆盖血液供应无障碍时,断开蒂部,修整鼻根部。

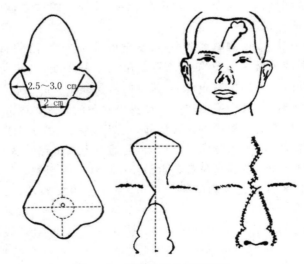

图 7-22　额部三叶皮瓣的设计

2.额部扩张皮瓣全鼻再造术

主要适用于额部发际较低的患者。分为2期,第1期为额部扩张器的埋置与皮瓣扩张,第2期为全鼻再造。

(1)额部扩张器的埋置与皮瓣扩张。

手术设计:切口一般选择额部正中上方发际内,长度约为4 cm;扩张器一般选用容量170 mL长方形立体扩张囊,该种扩张器完成扩张后,获得纵行和横行的皮肤面积大;用紫药水标记皮瓣游离范围,向下至眉弓,两侧至通过左、右眉弓中点的垂线。

手术操作:获得纵行和横行的右眉弓中点的垂线。按手术前设计的切开皮肤及帽状腱膜,在帽状腱膜、额肌与骨膜之间游离皮瓣,同向下至眉上0.5 cm,两侧至眉峰的上方;皮瓣游离完成后置入扩张器,将注射壶埋入切口七方的发际内;通过注射壶向扩张器内注入20 mL生理盐水,看注水是否通畅;在直视下缝合切口,以免损伤扩张器,切口处放置一橡皮引流条。扩张器取出,当扩张完成后就可以进行鼻再造手术,但由于扩张皮瓣存在收缩,故最好在注液扩张完成后3个月以上再行二期手术。

(2)全鼻再造。

手术设计:确定皮瓣主要血管的走行,在暗环境中通过电筒透光试验,观察并标记滑车上血管、眶上血管的走行及交通支,作为设计皮瓣方位及真皮下组织蒂的依据。因取出扩张囊后皮肤回缩15%~20%,应将三叶瓣设计的较大。常用的三叶瓣参数如下:宽度为7.0~7.6 cm,由鼻根黄金点至鼻尖长为5.0~5.5 cm,由鼻尖点至小柱基点长为2.5~3.0 cm。以鼻尖点为圆心,直径2.5 cm范围内组织专供形成半球形鼻尖。一般情况下宽度为7.5~7.6 cm三叶瓣即能造出国人中等大新鼻(临床上最常选用)。

手术操作:根据设计,剪裁三叶瓣膜片,在扩张区皮肤按三叶瓣标记出切口线。鼻衬里再造和支架的雕刻同普通额部皮瓣法。衬里再造后,按设计线切开,取出扩张囊。将皮瓣旋转180°,覆盖鼻背部创面,具体操作同额部皮瓣全鼻再造术。

(吕建平)

第十一节 口腔周围瘢痕畸形的整形修复

口腔、唇颊部组织松软,烧伤瘢痕形成后,特别容易造成挛缩畸形,而上、下唇皮肤毛囊与皮脂腺丰富,容易感染形成增生性瘢痕。烧伤后口周瘢痕畸形一般涉及多个部位,如上唇瘢痕常伴有上唇外翻,口角向上歪斜;口角瘢痕常伴有小口畸形和口角歪斜等。在治疗过程中,应尽可能通过一次手术同时解除几种畸形。常用的手术方法有皮片移植和局部皮瓣修复。

一、小口畸形的修复

小口畸形多由口角部瘢痕挛缩引起变形所致,多继发于口角皮肤烧伤,或口唇黏膜较重的感染,或化学性损伤。口角挛缩,可局限于一侧,但以双例为多见。表现为口裂缩小,重者状似鱼口,一般口腔黏膜多未受累,进食和语言功能都有严重障碍。

处理原则:主要根据口裂畸形发生的原因、程度、大小,以及口角周围瘢痕多寡等情况,选用不同方法加以修复。如为一侧口角唇红部发生粘连,可采用唇红组织瓣滑行或转位修复开大口角。如唇红组织丧失较多,可采用颊黏膜瓣修复,该法适用于双侧口角开大术。

(一)修复方法

1.滑行唇红瓣口角成形

本方法适用于一侧口角唇红部发生粘连,粘连性瘢痕切后唇红缺损创面面积一般为1.0～1.5 cm者。

方法:手术时先在患侧按健侧口角位置定点,沿口角定点部位至口裂做一水平切口,直到口腔黏膜。将此区内粘连的瘢痕组织切除,沿上、下唇正常唇红缘和口内黏膜各做一个水平切口,形成上下两个唇红组织瓣,其长度以能充分向口角滑行,缝合后无张力为度。再将上、下唇组织瓣各用一针褥式缝合固定于口角外侧正常皮肤上,最后将组织瓣分别与唇红缘和口内黏膜加以缝合,开大口角(图7-23)。

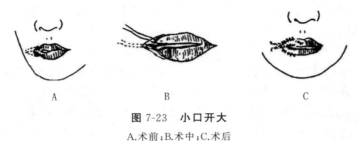

图 7-23　小口开大
A.术前;B.术中;C.术后

2.唇红旋转和滑行组织瓣转位口角成形

适用于一侧口角瘢痕较小,而唇红组织丰满者。

方法:患侧口角位置定点与唇红滑行瓣法相同。手术时在下唇唇红向上唇延伸部分,设计一个上唇唇红旋转组织瓣,切除口角的瘢痕组织,在上唇唇红组织旋转瓣内侧,形成另一个上唇唇红组织滑行瓣,两瓣分别形成后,转位至口角处加以缝合,开大口角(图7-24)。

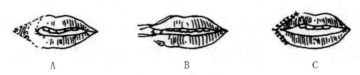

图 7-24　唇红旋转组织瓣口角修复
A.术前;B.术中;C.术后

3.颊黏膜旋转滑行瓣法口角成形

本法适用于一侧唇红组织丧失较多和双侧口角开大的患者。

方法:口角定点和口角至唇红部三角形瘢痕皮肤切除,均与唇红滑行瓣法相同。根据唇红组织缺失大小,在同侧近口角处的颊黏膜上设计一个双叶状黏膜组织瓣,蒂部在后方。组织瓣充分游离后,转移至上下唇唇红缺失的创面上,并加以缝合开大口角,颊黏膜供区拉拢直接缝合。如为双侧口角开大,手术分侧进行,先将口角三角区皮肤切除,并沿唇红与口裂平行线切开,使口角增大。根据口角区缺损面积,在同侧口内黏膜设计一Y形切口,Y形三角黏膜瓣底部应位于颊侧。切开颊黏膜瓣,并行黏膜下分离,将Y形三角黏膜瓣尖端转向外侧口角与皮肤创缘缝合,形成新的口角。然后将上、下两块黏膜瓣的创缘做适当修剪,与上、下唇皮肤创缘缝合(图7-25)。

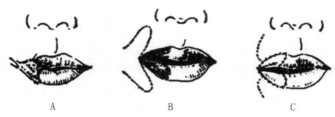

图 7-25　颊部黏膜瓣移转矫治小口畸形

A.术前;B.术中;C.术后

4.唇黏膜推进方法口角法

本法适用于烧伤后口角有环形瘢痕而张口困难者。

方法:按正常口角口裂成形。手术时先用亚甲蓝绘出拟定口唇外形的轮廓。为了使口角处皮瓣有足够宽度,皮瓣蒂部为 0.5~1.0 cm。沿绘出的上、下唇唇红缘切开,切除瘢痕组织,两侧口角处各保留一三角形皮瓣。沿口内黏膜创缘充分游离,将口角处黏膜做 1~2 cm 平行切开,最后将口腔黏膜拉出与上、下唇皮肤创缘缝合形成唇红,将口角处三角形皮瓣转向口内,与黏膜创缘缝合形成口角。本法术后口角略成方形。也可采用口角皮肤瘢痕切除,黏膜 Y 形切开法治疗(图 7-26)。

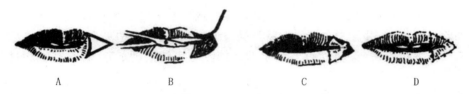

图 7-26　口角皮肤瘢痕切除黏膜"Y"形切开法矫治小口畸形

A.口角皮肤瘢痕切除范围;B.显露口角黏膜做"Y"形切开;C.形成 3 个黏膜瓣,分别向外翻转,以覆盖上下唇红与口角创面;D.缝合后,口角开大,口裂恢复正常

有些小口畸形,是由口角前方的蹼状瘢痕封闭所致,口角被掩盖在蹼的深面,仍保持完好。这种小口畸形可按 Z 成形术原则修复(图 7-27)。

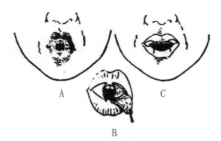

图 7-27　Z 成形术矫治口角蹼状瘢痕

A.术前;B.术中;C.术后

(二)小口畸形开大术注意要点

对小口畸形需要行开大口角者应首先确定口角的位置,即大约相当于两眼平视时两侧瞳孔向下的垂线的间距。在用上述方法测量时,应同时对患者面部各器官比例做全面观察,以使口裂大小与面部的比例关系达到最协调的程度。并注意不要矫枉过正,矫正后的口角大于健侧口角

3～5 mm，以防术后挛缩。

术后口角位置应与术前设计的口角位置一致。因该类手术很容易发生术后口角偏小，与健侧口角不对称。为此口内黏膜切开时，或口内黏膜瓣翻向外做口角时，黏膜切口应与口外皮肤切口同在一个位置上。制备口内颊黏膜瓣时，应带部分黏膜下组织，其蒂部应较黏膜瓣尖端要厚些，以保证黏膜瓣血液供应。黏膜瓣尖端过薄，张力较大，易发生黏膜瓣坏死。

二、口角歪斜的修复

一侧口角因瘢痕牵拉向上或向下方歪斜或移位，常由于局部比较局限的损伤所致，多可采用Z成形术原则矫正或复位。口角歪斜移位还可由于受邻近部位，如面颊部或颈部烧伤后所形成的面积较广而深厚的挛缩瘢痕的牵引所致，须将瘢痕切除并设法修复创面，才能解除对口角的牵拉而恢复常态（图7-28、图7-29）。

三、口角外翻的修复

局限性外伤愈合后所形成的局部口唇轻度外翻，比较少见，一般只表现为红唇缘的局部凹凸不齐，口裂不能紧闭，外翻部呈切迹状缺裂。这种外翻可酌情采用单一或连续Z成形术，或V-Y成形术矫正修复（图7-30、图7-31）。

单纯上唇外翻复位后创面的修复，宜用取自耳后或锁骨上的全厚皮片。注意应按面部形态解剖分区切除上唇瘢痕，并在中央部位保留薄层瘢痕组织，使上唇中央微显突出，以免外形平板单调。上唇外翻复位不需要过度矫正，否则，日后因重力组织松动下垂，将显现上唇过长的反常形态。

单纯下唇外翻复位后创面的修复，轻度者可采用鼻唇沟皮瓣移转修复。如所需皮瓣过长，可行延迟移转。中度或重度的下唇外翻，则需要采用皮片移植。按面部形态解剖分区，切除位于下唇并包括颏部的瘢痕。两侧切口应稍超越口角伸入上唇，则植皮愈合后，有将下唇向上悬吊以对抗日后重力下垂，防止外翻复发的效果。在颏尖部位可保留适当面积和厚度的瘢痕组织，以取得植皮后该部较为丰满的良好形态。下唇严重外翻持续时日过久者，于瘢痕切除、挛缩松解复位后，如发现因口轮匝肌过度松弛，下唇不能紧贴下牙槽，张力不足时，还必须做唇组织的全层楔形切除缝合，紧缩后再行植皮。严重外翻，因烧伤较深，瘢痕切除后需要用皮瓣修复者，如颈部皮肤完好时，可采用颏颈部双蒂皮瓣法，手术分两次完成。这种手术因需要行俯首位制动2～3周，故年长患者应慎用（图7-32～图7-34）。

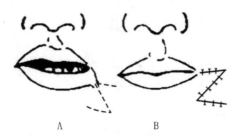

图7-28　口角歪斜Z成形术矫治

A.术前；B.术后

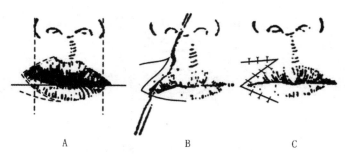

图 7-29　Z 成形术原则用于口角错位的复位

A.切口；B.互易位置；C.缝合

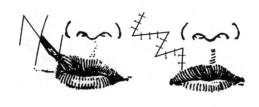

图 7-30　连续 Z 成形术矫治上唇右侧轻度外翻

A.术前；B.术后

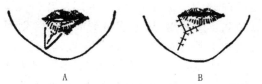

图 7-31　V-Y 成形术矫治下唇右侧轻度外翻

A.术前；B.术后

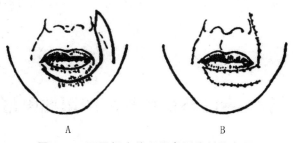

图 7-32　下唇轻度外翻用鼻唇沟瓣修复图

A.术前；B.术后

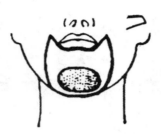

图 7-33　下唇瘢痕切除范围

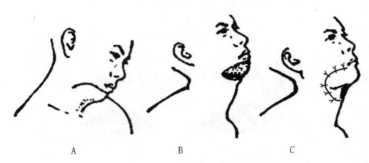

图 7-34　用颏颈部双蒂皮瓣修复下唇外翻
A.术前；B.术中；C.术后

　　最严重的下唇外翻，伴有颈前的广泛瘢痕挛缩，除可用皮片修复全部创面外，有时还需要用两侧肩部皮瓣、胸肩峰皮管或游离皮瓣移植，以完成唇颏部和颈部创面的整体修复。下唇外翻与上唇外翻不同，为补偿日后的重力下垂，防止复发，须做过度矫正。上、下唇都外翻时，可以同时施行手术，但为便于手术后经口摄入饮食和减少创面感染，也可分期分别进行。唇外翻修复手术应注意以下几点：①松解、切除瘢痕时，应注意恢复口周器官，如鼻翼、鼻小柱、口角的正常解剖位置。②在瘢痕切除时，应注意恢复唇弓弧线，使皮片于红唇缝合线即为重建的唇红缘。③瘢痕切除时注意形成一左右对称创面，缝合线最好位于鼻唇沟处。④松解口周瘢痕时也应彻底松解面颊部瘢痕，否则，张口困难的问题仍不能较好地解决。⑤术后应减少面颊活动，避免涎液、食物污染创面。

（吕建平）

第十二节　颈部烧伤后瘢痕畸形的整形修复

一、颈部烧伤后瘢痕畸形的临床特征与分类

　　颈部瘢痕挛缩畸形多位于颈前区，瘢痕的增生、挛缩可能会累及皮肤，甚至颈阔肌使颈部的俯、仰、旋转等运动受限，甚至下唇、下颌部、面部、鼻翼、下睑等都可以被牵拉造成畸形或外翻。

　　临床上常以对功能的影响相对邻近器官的牵引程度分类，可分为Ⅰ、Ⅱ、Ⅲ、Ⅳ度，在选择治疗方法时，参考的价值最大。

(1) I度:单纯的颈部瘢痕或颈胸瘢痕,其位置限于颏颈角以下。颈部活动不受限或后仰轻度受限,吞咽不受影响。

(2) II度:颏、颈瘢痕粘连或颏、颈、胸瘢痕粘连。颏、颈甚至胸部均有瘢痕、挛缩后几个部位粘连在一起。下唇可有外翻,颏颈角消失。颈部后仰及旋转受限,饮食、吞咽有一些影响,但不流涎。下唇的前庭沟尚存在,能闭口。

(3) III度:下唇、颏、颈粘连。自下唇至颈前区均为瘢痕,挛缩后下唇、颏部和颈前区粘连在一起,颈部处于强迫低头姿势。下唇严重外翻,口角、鼻翼甚至下睑均被牵拉向下移位,不能闭口,发音不清,流涎不止,饮食困难。

(4) IV度:下唇、颏、颈、胸粘连。瘢痕上起下唇下缘、下至胸部,挛缩后使 4 个部位都粘连在一起,颈部极度屈曲,颈椎、胸椎后突,出现驼背。不能仰卧、不能平视、不能闭口、流涎不止。饮食、呼吸都发生困难。在儿童还可以继发下颌骨发育受限导致小颌畸形,或颏部前突、下前牙外翻。

二、颈部烧伤后瘢痕畸形的修复方法

成人单纯瘢痕增生或 I、II 度挛缩的患者以创面愈合后 6 个月左右,瘢痕及挛缩基本稳定后进行手术为宜。儿童因可能影响发育,III、IV 度挛缩的患者因影响生活,所以可提前手术。

(一)术前准备

术前应详细了解和检查患者的全身情况,如有呼吸道感染者应治疗控制,防止术后咳嗽影响皮片的成活。胸前存在破溃、溃疡感染的要及时换药,促进愈合。瘢痕隐窝多有污垢积存,术前要清理,减少感染风险。

(二)修复方法

应根据患者的年龄、瘢痕的性质、挛缩和畸形的程度、组织缺损的范围与周围正常皮肤是否松弛等情况选择全厚皮片移植、皮瓣移植、皮肤软组织扩张术等方式。原则上是颈中央部采用皮瓣修复,颏底和胸前可以植皮修复。现将各种修复方法分述如下。

1.Z 成形术或四瓣成形术

此种方法适用于纵行的条索状或蹼状、多蹼状瘢痕。应用 Z 成形术或四瓣成形术既可增加原瘢痕部位组织的长度,又可改变瘢痕的方向,消除纵向的张力。如皮肤缺损较多,蹼状瘢痕单纯用 Z 成形术或四瓣成形术不能完全修复时,应结合皮片移植(图 7-35)。

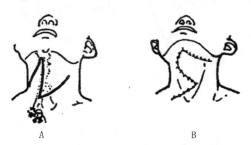

A   B

图 7-35 颈部蹼状瘢痕挛缩,用"Z"成形术松解修复

A.切口设计;B."Z"成形修复

2.皮片移植

该方法适用于瘢痕范围较广,亦不过深的患者。皮片移植中创面应仔细止血后将皮片横行

铺在创面上。两块皮片之间的接缝应呈横向,皮片四周与创面边缘用间断缝合法缝合固定。在
颏颈角处可打皮钉固定,使皮片与创面紧贴。冲洗皮片下积血,打包包扎固定,压力要适当,切勿
过紧影响呼吸。术后用颈部石膏托固定,皮片存活后需要加戴颈托至少 6 个月以上,睡眠时,肩
下垫高使头后仰,这样才能保证手术效果。

3.局部与邻近皮瓣移植

颈前区部分瘢痕切除后常可用局部皮瓣修复。颈前区瘢痕广泛的患者,凡瘢痕深、挛缩重、
与深部组织粘连,而胸前、肩部有完好的皮肤或为浅Ⅱ度烧伤后的平坦柔软的瘢痕者,可考虑采
用邻近皮瓣修复。常用的几种皮瓣介绍如下。

(1)颈部双蒂皮瓣:如瘢痕局限于颈的上半部者,切除瘢痕后循颈阔肌平面向下潜行剥离,达
锁骨和胸骨切迹,后在其下界是做横的弧形切口,切开皮肤、皮下组织和颈阔肌,形成一个横的颈
下部双蒂皮瓣,向上提起覆盖颈上部创面,供瓣区可植中厚皮片(图 7-36)。

(2)颈侧皮瓣:此种皮瓣适用于颈前区创面较小而颈侧部有正常皮肤的患者。皮瓣的蒂
部可以做到耳后,包含耳后动脉在内,然后循深筋膜平面沿斜方肌前缘向前下延伸,长宽比例
可达 2.5∶1,但若皮瓣超越中线或延伸到胸骨切迹以下时,需要先将皮瓣延迟。根据需要可
设计双侧的颈侧皮瓣,转移到颈前区,予以上下交错缝合,供区植皮,也可行扩张器皮瓣预制
(图 7-37)。

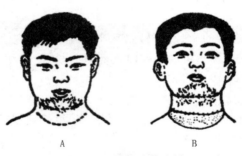

图 7-36 颈部双蒂皮瓣

A.皮瓣设计;B.皮瓣转移修复

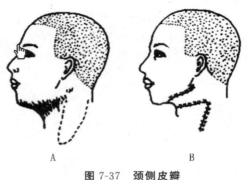

图 7-37 颈侧皮瓣

A.颈侧皮瓣位置;B.颈侧皮瓣转移修复颈前区

(3)锁骨前胸皮瓣:该皮瓣是修复颈部严重瘢痕挛缩中最常用的邻近皮瓣,其蒂位于锁骨区,
斜向前下方循深筋膜平面做锐性剥离,长、宽比例可达 2∶1,一般不要超过中线。成人单侧的锁
骨前胸皮瓣可取到(8～9)cm×(18～20)cm,如设计双侧锁骨前胸皮瓣则足以覆盖颈前区。但

此皮瓣位置较低,不易转移到颏部以上,故颈部或下唇有创面时需要另行植皮修复(图7-38)。

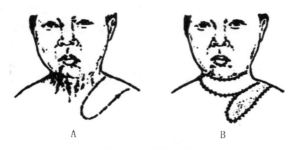

图7-38 锁骨前胸皮瓣
A.锁骨前胸皮瓣位置;B.锁骨前胸皮瓣转移修复颈前区

(4)颈肩皮瓣和颈肩胛皮瓣:锁骨前胸区缺乏完好皮肤的患者可设计颈肩皮瓣,此皮瓣的蒂部起自颈的一侧,向上可达耳下,向前达锁骨上缘,向后可到颈后部,远端可达肩峰部三角肌的止端。皮瓣内可含耳后动脉,如果将蒂部稍做向前下方,还可包含颈横动脉浅支,故血液循环丰富,长宽比例可达4:1(图7-39)。

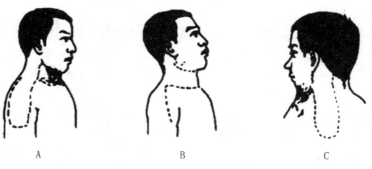

图7-39 颈肩皮瓣和颈肩胛皮瓣
A.颈肩皮瓣位置;B.颈肩皮瓣转移修复颈前区;C.颈肩胛皮瓣

4.轴型皮瓣移植

最为常用的为胸三角皮瓣,其余还有颈浅动脉颈段皮支皮瓣。

胸三角皮瓣从胸大肌浅面向外伸展到肩部三角肌区,甚至可延伸到上臂肌肉的浅面,其蒂在胸骨外侧,内含胸廓内动脉的前穿支,它距头颈部较近,可直接转至颈部、下颌部、口内、颊部,甚至向上可达额部,用以修复软组织缺损。但因皮瓣较厚,显臃肿无表情,为克服以上的不足,可应用扩张后的胸三角皮瓣,从而可有效地增加皮瓣应用面积。

(1)皮瓣设计:胸三角皮瓣位于一侧上胸部,其上界为锁骨下线,下界为第5肋骨或第4肋骨,沿着腋前线的尖部向外延伸,最远可达肩三角肌区,甚至上臂上1/2处;内侧界为胸骨外缘2cm。最大面积为(10~12)cm×(20~22)cm。旋转轴点在第2、第3肋间胸骨旁2cm处。从旋转轴点至皮瓣最远端距离应大于该点到创面最远点的距离10%~15%(图7-40)。

(2)手术步骤:胸三角皮瓣切取前,先测量拟修复缺损,根据病变范围的大小、距离设计皮瓣,一般应较大缺损创面大10%~15%,同时注意皮瓣旋转轴点到修复缺损的距离。先将皮瓣的上、外、下侧切开,掀起皮瓣时在深筋膜层,靠近胸大肌肌膜将胸肩峰动脉皮支、颈横动脉颈段皮支结扎,尤其皮瓣范围较大时,切勿损伤三者间的吻合支。分离到皮瓣蒂部即胸骨旁2cm时,不要损伤穿支血管。皮瓣转移后,如觉得蒂部较紧,可将皮瓣下部逆切 1.0～1.5 cm。将蒂部制成管状,管心直径不可过窄,以能容纳小指通过即可。供区如不能拉拢缝合,可采用皮片移植修复。为了克服皮瓣臃肿及供区植皮问题,可采用胸三角皮瓣预扩张,扩张器的导水管及阀门可置于肩部外侧皮下,防止扩张囊下滑。胸三角皮瓣经过血液循环阻断试验达 1 h 以上无血液循环障碍出现即可断蒂。

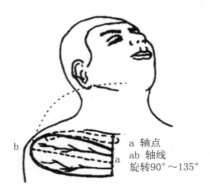

a 轴点
ab 轴线
旋转90°～135°

图 7-40　胸三角皮瓣的血液供应与皮瓣设计

(3)注意事项:①胸三角皮瓣是以胸廓内动脉胸前穿支为轴心血管的轴型皮瓣,因此,术中勿损伤轴心血管。制成管状前皮瓣的宽度一般不少于 7 cm,以免影响皮瓣血液循环。皮瓣转移到面部后,要采用良好的外固定,防止皮瓣撕脱。常采用的办法是应用头部胸部石膏固定,两者之间用木棍相连,固定后十分牢靠且留有更换敷料的空间。②皮瓣血液循环训练与延迟,如皮瓣转移术后 7 d。无血液循环障碍。可行向液循环训练。③预扩张皮瓣的注意事项,预扩张的胸三角皮瓣在置入扩张器时,一般在深筋膜与肌膜之间,在剥离囊腔时,在胸骨旁一定注意不要损伤胸廓内动脉的胸前穿支,在胸骨旁 2～3 cm 时停止锐性剥离;否则,损伤皮瓣的轴心血管可导致转移后的皮瓣坏死。置入的扩张器要充分展平以免尖角"刺"伤正常皮肤。注水每次为扩张器容量的 15% 左右,以皮肤有一定张力又不发生苍白为度。置入和注水过程一定严格无菌操作。

5.皮管移植

对严重的颈部瘢痕挛缩的患者,如前胸、肩背部均无可供形成邻近皮瓣的组织时,则可设计皮管修复。皮管应尽量做在近颈部的位置,如胸腹皮管、背部皮管等,均须经过中间站携带,手术次数较多。

(三)术后处理

术后患者取仰卧位,术后 48 h 应严密观察呼吸道通畅情况,床旁备吸引器、气管插管器械和气管切开包。遇有呼吸困难者,即拆开敷料,检查伤口,如有喉头水肿则应及时行气管插管,甚至气管切开。如因皮片或皮瓣下血肿压迫呼吸道,应立即打开敷料、清除血肿、妥善止血后包扎。

颈圈的制作和应用:颈部瘢痕挛缩畸形矫正后,应用颈圈十分重要,尤其是游离植皮之后的应用对巩固疗效、防止挛缩复发有重要作用。颈圈要超过整个植皮区,最少上缘抵下颌缘,下缘达锁骨上缘,以维持颈部的位置。颈圈要柔软,对皮片均匀加压,不可有某些特别突出的点与线,防止皮片受压坏死,颈圈也不可太紧,以免影响颈部的正常活动。颈圈每天应取下检查皮片有无磨损,并及时调整。①硬纸板颈圈;用较硬的纸板按颈部形态剪成一颈圈形,其前部在下颌处应较宽,以保持头部稍后仰,再用棉花与纱布将硬纸板包裹妥善,再用绷带固定于颈部。②石膏颈圈:在植皮愈合后,用石膏制备颈圈,石膏定型硬化后,在两侧切开并修整,同时在剪开石膏两侧穿洞用带子连接,患者可自行穿戴。③可塑性颈托:用可塑性夹板制成颈托,因其具有热塑性,故可随时调整且其重量轻、美观,患者配戴更加舒适。

(吕建平)

第十三节　上肢烧伤后瘢痕挛缩畸形的整形修复

一、手部瘢痕挛缩畸形的修复

烧伤导致的手部瘢痕挛缩畸形约占烧伤后畸形的 70%,较为常见。近年来,国内治疗手部深度烧伤,采用早期切痂、大面积植皮等方法,很大程度上减少了后遗畸形。但因手部解剖复杂,组织结构精细,所以,在深度烧伤后切痂植皮处张力过大、术后早期包扎固定不当或术后缺乏适当的功能锻炼等情况下,极易出现手部瘢痕挛缩畸形。由于双手的活动功能极其重要,因此,手部畸形整复仍为烧伤后期整形中不可或缺的部分。

(一)手部烧伤后瘢痕挛缩的特点

手部组织结构的特殊性,使其能做出各种灵巧细致的动作。当手部深度烧伤后,瘢痕挛缩可使骨、关节、肌腱等出现畸形,也极易引起继发病变,如关节囊挛缩、筋膜挛缩、肌肉萎缩等,进而使畸形加重。有些患者烧伤瘢痕虽不深,但继发病变却相当严重,这是由于在早期治疗过程中创面愈合延缓、组织水肿、蛋白沉积和长期制动,导致纤维结缔组织增生,手部肌肉、关节和韧带挛缩、僵硬所造成。

(二)手部烧伤后瘢痕挛缩的分类

1.手背瘢痕挛缩

手背皮肤柔软,富有弹性。手指伸直时可见许多横纹与皱褶,以满足各指关节屈曲运动时皮肤纵轴的需求和虎口与指蹼横向展开时横轴的需求。而深度烧伤后遗留的瘢痕组织缺乏弹性,限制了手部活动,形成畸形,并随瘢痕的挛缩进行性加重,甚至完全丧失手的功能,以儿童最为常见。临床上根据损伤程度和功能障碍程度将其分为轻、中、重三度。

(1)轻度挛缩畸形:一般见于深Ⅱ度烧伤,真皮弹性组织损伤重,愈合后瘢痕形成使手背皮肤失去伸展性。经过早期比较妥善处理的手背瘢痕,病变主要限于皮肤组织层上出现增殖性瘢痕或由于切痂后移植皮片的收缩,瘢痕组织或皮片使手背失去弹性,关节活动轻度受限,握拳不紧。这种手背部畸形在切除瘢痕组织移植皮片后,一般可得到矫正,术后功能和外形恢复比较满意(图7-41)。

(2)中度挛缩畸形——"爪形手":这是常见而典型的手部严重烧伤畸形,由于Ⅲ度烧伤或深Ⅱ度烧伤继发感染,或手术治疗中损伤其他组织结构所造成。手背部皮肤及深部组织严重烧伤后形成的瘢痕挛缩畸形,主要表现有手横径缩窄、拇内收、紧贴第2指桡侧、指蹼粘连、大小鱼际边缘皮肤向背侧牵拉、掌骨被拉紧、正常掌横弓消失,甚至形成反弓。手背部瘢痕的纵向挛缩,使掌指关节背屈,近侧指间关节屈曲,远侧指间关节过伸,原掌骨与指骨所构成的正常纵弓也完全消失,手呈"爪"形,功能几乎完全丧失。此类畸形,手术治疗比较复杂,需要集皮肤、肌腱、骨关节、关节囊、韧带综合整复,效果也视畸形严重程度而异(图7-42)。

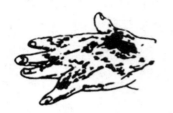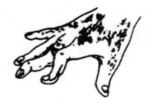

图 7-41　轻度"爪形手"

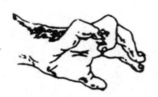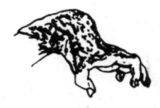

图 7-42　中度"爪形手"

（3）重度挛缩畸形——"冰冻手"：这是较"爪形手"更为严重的手部烧伤畸形。通常由于手背和手掌同时受到深Ⅱ度或Ⅲ度烧伤而造成的损伤畸形。病变深达骨骼、肌肉、关节，由于肌肉、关节的严重受损，手指已基本丧失了活动功能，所以称为"冰冻手"。此类畸形多见于儿童，严重者可丧失手的外形（图 7-43）。

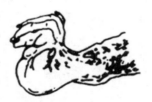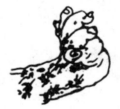

图 7-43　"冰冻手"

2.手掌瘢痕挛缩掌

面皮肤较厚，角质层发达，与手背皮肤相比，同等程度的烧伤，损伤程度却大不相同，很少出现严重畸形。手掌瘢痕挛缩畸形常见形式为一指或数指屈曲粘连，一般不影响持捏与握拳功能。畸形严重时，大、小鱼际和各指均被瘢痕牵向掌心，形成握拳畸形，进而影响手部功能。若手指长期处于屈曲位畸形，可导致掌腱膜挛缩，发育中的儿童亦可出现神经、动脉及肌腱的短缩。临床上将手掌瘢痕挛缩分为以下 3 类。

（1）掌面瘢痕挛：缩多见于儿童。轻者仅有蹼状、条状瘢痕，表现为手指不能完全伸直、瘢痕挛缩明显、手指屈曲，甚至出现数指屈曲粘连于手掌远侧。长期畸形，指神经和血管不能与骨质以同等速度生长，形成弓状移位和短缩。屈肌腱被限制在腱鞘内，贴近骨面，可随骨质共同增长，短缩程度轻。指间关节易因瘢痕屈曲导致活动受限。拇指可因瘢痕屈曲粘连于虎口侧至大鱼际之间。

（2）掌心瘢痕挛缩：多由深Ⅱ度或较局限的手掌Ⅲ度烧伤引起，使手掌手指不能彻底展开，常需要充分松解粘连。创面植全厚皮片,因皮片的挛缩和切口线不协调,常需要修整才能使掌心充分展开。

(3)拳状粘连:儿童手部严重烧伤后易出现手指中节远端坏死脱落、屈肌收缩合并残指指蹼未分开包扎,即粘连挛缩呈握拳状,功能完全丧失。

3.手指残缺畸形

严重烧伤后可遗留不同程度的手指缺损畸形。严重者1～5指齐近侧指节中段截指,伴掌指关节僵硬或背伸。也有拇指完好,2～5指远指节或中远指节缺损,仍具有一定的对掌功能。

4.腕部瘢痕挛缩畸形

腕部畸形作为手部烧伤后畸形的一部分而存在。多由腕部Ⅲ度烧伤早期处理不当引起,而腕部损毁性烧伤多由电烧伤引起。屈肌腱、血管、神经、肌肉常被累及。

(三)手部烧伤后瘢痕挛缩的修复原则

瘢痕挛缩是一个渐进性的发展过程,随着时间的延长,挛缩畸形加重,儿童可直接影响手部的生长发育,所以应尽早手术,解除挛缩。但手部瘢痕挛缩畸形的病理变化复杂,自皮肤、肌腱、血管、神经直至骨、关节均可累及,直接损伤和继发畸形同时存在,治疗也极其繁杂细致。因此,手术前必须对畸形情况全面检查,包括瘢痕性质、范围、深度,肌腱、关节囊、韧带、手内肌挛缩畸形程度和骨关节病变程度与手功能活动范围等,并制订手术方案,病情严重者,如手部握拳状挛缩,松解手术需要考虑血管、神经短缩变化,必要时分期进行。增生性瘢痕和粘连的指蹼缝间,常集纳污垢细菌,术前注意清洁。手部整复手术的麻醉可根据情况采用臂丛、腕管神经阻滞、局部浸润加强化麻醉。治疗时应将恢复手部运动功能放在首位,同时兼顾外形美观。手的抓、捏、持、握离不开拇指,因此,修复时一定要有拇指,并尽可能多地保存其余手指;当手背瘢痕畸形进行修复时,需要松解虎口挛缩瘢痕、纠正内收畸形、修复掌指关节以增加活动度;而指间关节多考虑稳定性,一般行关节融合术;对于瘢痕切除后的缺损多用中厚皮片覆盖,个别极其严重者用皮瓣修复。

(四)手部烧伤后各种瘢痕挛缩的治疗

1.轻度手背挛缩畸形的治疗

手背轻度挛缩畸形主要在于皮肤瘢痕挛缩,深部组织并无损伤,因此,手术主要包括切除瘢痕、指蹼和游离植皮两个步骤。切除瘢痕组织时应考虑范围与深度,切口最好位于瘢痕外侧正常皮肤上,深度应达到正常皮下脂肪层,将瘢痕组织全部切除,手背畸形一般得以矫正,放松止血带,彻底止血,以待植皮。术中注意保留手背较大静脉,避免暴露深层肌腱和关节囊等重要组织。手背瘢痕挛缩形成指间蹼状粘连或瘢痕性并指时,应将蹼状粘连的瘢痕纵行切开,手指充分外展,在两侧皮缘下略做分离,使两侧瘢痕瓣自然回缩松开,然后切取中厚皮片移植覆盖创面,皮片与瘢痕切缘行间断缝合,再将皮片自手背侧掌骨头连线中点向掌侧予以切开。注意此皮片切口掌侧端须达到掌指关节平面。最后将皮片切口间断缝合2～3针,术后皮片收缩,可增加指间隙的深度,防止指间假蹼复发。另一种方法是在指蹼掌侧设计一个三角皮瓣,其基底在掌侧面,三角尖在背侧,切开后分离皮下组织,自然回缩,切口即形成M形,加深指蹼,开大指间。将该处所植皮片切开,形成两个三角,分别插植于三角瓣两侧。该法可避免直线性瘢痕形成。在虎口瘢痕松解术中如遇内收肌严重挛缩,可将其横头切断。术后妥善包扎固定。

2.“爪形手”畸形的治疗

“爪形手”畸形是烧伤后深部组织如肌腱、关节等严重受损或继发病变产生,在切除瘢痕组织后，必须对肌腱和关节等深部组织进行综合处理，方能使畸形得到矫正。

(1)指间关节固定：指间关节背侧严重烧伤多有深腱中央束烧伤，近侧指间关节呈过度屈曲，远侧指间关节过伸畸形，关节囊与瘢痕粘连紧密，关节脱位，软骨面变形，一般难以恢复功能活动。较好的处理方法是在关节的背侧做纵行皮肤切开，直达关节囊，去除关节软骨面，将手指关节用克氏针固定于功能位，6周后拔除固定的克氏针。术后手指的捏持动作常方便有力。

(2)掌指关节矫正：矫正掌指关节的过伸畸形，恢复失去的纵弓是恢复手部功能的关键所在。掌指关节的矫正包括侧副韧带切除，背侧关节囊切开，关节腔内粘连松解和关节成形等方式，视畸形的严重程度而有次序地进行。掌指关节的侧副韧带是关节囊两侧的增厚部分，在关节伸直时表现松弛，屈曲时紧张。掌指关节长期处于过度背伸状态时，该韧带可因纤维化和挛缩而增厚、变短，既影响屈曲动作，还阻碍掌指关节复位，所以必须将其切除。手术方法是在伸腱正中或肌腱旁做切口，分出掌指关节后，将伸肌腱及骨间肌拉向一旁，暴露出白色增厚的侧副韧带，围绕侧副韧带做椭圆形切口，将其切除。此时掌指关节成形术，将掌骨头截除，使骨面略倾向掌侧，锉成弧形，保留指骨的关节软骨面完整，以便将来形成假关节。

(3)拇掌指关节矫正：拇掌指关节严重背屈畸形和脱位，经上述处理后仍不能很好复位时，为保持拇掌指关节的稳定性，可考虑实施拇掌指关节融合术。融合时应将拇指置于外展且稍内旋的对掌位，术后第1掌骨与大多角骨的关节活动，可以代偿部分拇掌指关节活动，保持较好的对掌功能。手背瘢痕致使指伸肌腱缩短，妨碍拇指运动时，可行肌腱延长术，延长的肌腱可用周围疏松结缔组织覆盖。矫正拇内收畸形是"爪形手"畸形整复手术中的重要环节，切除虎口间瘢痕组织，切开挛缩的深筋膜，将第1掌骨拉开，发现拇内收肌和第1背侧骨间肌也有挛缩，严重妨碍指蹼的扩大，逐层切断内收肌横头.并将第1背侧骨间肌从第1掌骨上剥离，保留内收功能的同时松解肌肉的牵拉。如瘢痕挛缩严重，术后不能自主保持在外展位置时，可使用克氏针固定。

(4)创面修复："爪形手"畸形经手背瘢痕切除、虎口开大、掌指关节复位、关节固定或肌腱延长等处理后，大多数的手背创面是可以用游离植皮方法修复的，只有少数患者需要用皮瓣。

3.手掌瘢痕挛缩畸形的治疗

松解瘢痕，利用瘢痕较轻的掌面和手指侧面皮肤，设计局部旋转皮瓣、Z成形术、H形切开、V-Y成形术等，优先覆盖近指节掌面、指蹼或拇指掌指关节，其余创面用全厚皮片移植。指神经、血管呈弓弦状缩短者，应尽量松解。包扎时切忌伸直手指，增加血管张力，使内径变细影响血液供应。无神经血管短缩者有时需要松解屈肌腱鞘两侧，甚至做骨膜下剥离。松解长段腱鞘，一边屈伸活动手指，一边用刀尖做多处小切开，甚至切开指间关节的掌面关节囊。创面用局部皮瓣和全厚皮片覆盖，植皮范围常至远侧掌横纹以外。掌心挛缩常需要顺掌横纹全长切开，超过虎口和小鱼际侧面，沿大鱼际纹切开，至手掌近侧或延伸至腕部，切除掌腱膜，周围充分松解。在大鱼际近掌心处勿损伤正中神经运动支。创面予以全厚皮片植皮。拳状粘连手术时先松解掌面瘢痕，使手掌手指伸展，修复并加深虎口，用克氏针固定手指于伸展位，术后进行弹力牵引。

4.手指残缺畸形

治疗目的随畸形程度而异。首先修复拇指功能，包括指转位再造拇指、趾-拇指移植及加深虎口等方法，而利用伤残示指及其掌骨转位再造拇指简便实用。其次是2～5指残缺时，行趾-指移植，恢复夹捏功能。

5.腕部烧伤后畸形

腕部烧伤后畸形作为手部烧伤后畸形的一部分,多由于腕部Ⅲ度烧伤早期未施行大片植皮,或创面治愈后未用夹板维持腕部于伸直位所至。轻者只需要切除瘢痕,皮片移植。重者切除瘢痕时,注意保护神经、血管,切断挛缩的掌长肌腱,松解腕周深部瘢痕,施行皮瓣转移。术后用弹力牵引,断蒂后用夹板保持腕关节于伸直位。

(五)手部烧伤后畸形的功能锻炼

手部瘢痕挛缩整复术只是为手的功能恢复创造条件,还必须配合术后的功能锻炼、康复治疗,减轻术后瘢痕生长,促进瘢痕软化,使皮片伸展,加强手部肌肉力量,训练手部各关节的活动等。其中物理治疗包括压迫疗法、温水浴、蜡疗、按摩、电热理疗、超声波离子透入等;体疗常通过各种器械对肌肉和关节进行锻炼,牵伸皱缩的皮肤和挛缩的瘢痕,练习手部肌肉与关节的协调性和灵活性。常用的有分指板、握力器、钢球、拉力器等。手部各关节的活动锻炼需要长期坚持、循序渐进。

二、腋部瘢痕挛缩畸形的修复

腋部瘢痕挛缩畸形常发生于深度烧伤后,由于腋窝部为一圆锥形顶部向上的空腔,前后为腋前后皱襞,烧伤后的瘢痕挛缩主要累及皱襞。临床上按对肩关节功能影响的严重程度分为两类:一为轻度畸形,表现为条索状或蹼状瘢痕,可有腋前部单蹼和前后部双蹼现象,肩关节活动轻中度受限;二为重度畸形,表现为上臂与侧胸壁完全粘连,并且往往合并有上肢瘢痕挛缩畸形,肩关节和上肢功能部分或完全丧失。而腋窝顶部往往留有正常皮肤,这部分皮肤在挛缩修复、皮瓣转移手术时可起到桥梁作用,不可去除。腋部瘢痕挛缩畸形的修复方法主要分为以下几种。

(一)Z 成形术(包括连续 Z 瓣)

适合于腋部条索状和蹼状瘢痕,挛缩较轻,范围不广,瘢痕周围有较多的正常皮肤组织者。轻者可用单个 Z 成形术,稍重者可用连续 Z 成形术进行矫正(图 7-44)。

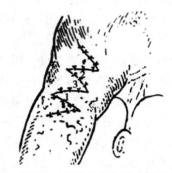

图 7-44 连续 Z 成形术修复腋窝瘢痕挛缩

(二)五瓣成形术

主要适用于蹼状瘢痕挛缩的治疗,该方法是 Z 成形术与 Y-V 成形术的一种结合,能够在不植皮的情况下最大限度地增加瘢痕长轴,使蹼状瘢痕得以松解。在设计皮瓣时所有皮瓣的尖端均应圆钝,不宜游离过宽,以免造成皮瓣血液循环障碍、尖端坏死,影响治疗效果。

(三)局部皮瓣转移加游离植皮

如腋部瘢痕广泛,腋窝顶部没有残留正常皮肤,而胸部或背部近腋窝处存在健康皮肤或较薄软的扁平瘢痕,可用来设计任意旋转皮瓣,移至腋窝顶部。皮瓣上、下遗留创面可用游离皮片移植进行修复。如瘢痕畸形严重,用局部任意皮瓣覆盖困难时可考虑使用轴形皮瓣。腋部常用的轴形皮瓣有肩胛旁皮瓣、侧胸皮瓣、背阔肌皮瓣。此类皮瓣优点是血液循环可靠;皮瓣设计可较大,以满足腋部创面的需要;皮瓣不易收缩,效果稳定可靠。

(四)瘢痕切除、松解植皮术

适用于重度广泛瘢痕挛缩畸形,周围没有可利用的正常皮肤。上臂与侧胸壁完全粘连,瘢痕切除松解后遗留较大面积的创面。术中瘢痕要彻底切除,挛缩充分松解,使肩关节恢复外展位与正常的活动范围。移植皮片宜用大张中厚皮片,植皮区应打包加压固定,上臂外展90°,用外展架或石膏托固定,术后加强功能锻炼。

(五)功能与锻炼

腋部挛缩松解术后坚持理疗和体疗,是防止瘢痕再挛缩,促进功能恢复的重要手段。具体方法参见康复治疗。最简便的锻炼方法为"爬墙"练习,即患侧手臂上举按于墙上,手指逐步向上移动,至不能再上移时为止。也可用牵引和安装床头外展支架,睡眠时将肩关节制动于外展位,清醒时用于上肢肌力的锻炼,如此每天反复练习,可获得满意的疗效。

三、肘部瘢痕挛缩畸形的修复

肘部是烧伤后较容易发生瘢痕挛缩的部位之一,以屈侧多见,严重者呈环行瘢痕挛缩,宜尽早手术治疗;否则,会出现肘部血管、神经、肌肉等挛缩,甚至影响整个上肢的生长发育。瘢痕可涉及腋部、手背及前臂,造成肘关节严重屈曲畸形并限制活动;与腋部瘢痕相连可牵拉肩关节使肩部下垂;与前臂瘢痕相连常引起拇指背伸外展畸形。常用的手术方法有以下几种。

(一)瘢痕组织切除游离植皮术

肘部烧伤后出现大量增生瘢痕,挛缩畸形严重者可选用此法。瘢痕切除范围要视患者具体情况而定,原则上彻底切除,如果范围过广则先切除肘关节上下的瘢痕,以解除挛缩。手术在气囊止血带下进行,于肘窝粘连挛缩最紧密的部位横贯切开或行部分瘢痕组织切除,内外侧均要超过肱骨内外髁后方。在切除瘢痕组织过程中,逐渐将前臂伸直,并将挛缩的肌膜横行切开,使肌肉充分松解,遇有血管神经短缩时不要强行拉伸,宜在最大限度伸直位下植皮修复。创缘四周如过于紧张可做辅助切口,使呈锯齿状,减少植皮后继发挛缩。瘢痕切除后所形成的创面,用中厚游离植皮修复。固定包扎时,肘部可置于微屈位,防止过分紧张影响皮片的生长。上肢广泛环状瘢痕和肘部伸侧瘢痕挛缩,治疗时可在上肢背侧肘关节上下各做一横行切口,直至深筋膜层,同时松解切口附近的软组织和深筋膜,有时需要将三头肌腱部分切开,使肘关节充分屈曲,创面移植中厚皮片,包扎后将肘关节固定于屈曲位,挛缩严重者需要行多次手术治疗。术后坚持进行理疗和体疗,肘关节可望恢复正常。

(二)瘢痕组织切除游离植皮术

肘部瘢痕虽涉及腋部、上臂及前臂,但瘢痕组织较软,在屈侧形成蹼状或条索状挛缩,周围无大片皮肤缺损时,可在周围正常皮肤或表浅瘢痕皮肤设计一个或多个Z形皮瓣行转瓣手术。手术常在臂丛或局部浸润麻醉下进行。术前在伸肘时瘢痕紧张状态下,按瘢痕挛缩的长轴做Z瓣轴线,根据周围皮肤质量向两侧做Z瓣的臂切开,每个三角瓣的大小和旋转角度可不完全相同。肘窝部分不宜有纵向切口。在肌膜下分离对偶三角瓣,当肘关节伸直后皮瓣交错缝合,缝线不宜

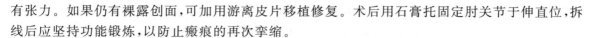

有张力。如果仍有裸露创面,可加用游离皮片移植修复。术后用石膏托固定肘关节于伸直位,拆线后应坚持功能锻炼,以防止瘢痕的再次挛缩。

（三）瘢痕组织切除直接皮瓣转移

一般肘部瘢痕挛缩需要远处皮瓣转移修复的较少,仅在少数深度环行烧伤后的肘部瘢痕与深部组织紧密粘连,或深部组织损毁,需要做肌腱、神经修复时,考虑远位皮瓣转移修复瘢痕切除后的皮肤缺损。皮瓣移植可改善深在环状瘢痕挛缩引起的血液循环障碍。一般采用直接皮瓣,但靠近肘部的胸腹部须有足够的健康皮肤;否则,用皮管的方法修复才能满足要求。手术常在全身麻醉下进行。先自肘外侧切开,在瘢痕基底向内侧剥离,切除大部分瘢痕组织,在内侧留下数厘米的残端。在反复逆行设计后,确定在胸腹部设计皮瓣的位置、大小和长度,使蒂部位于胸腹部侧壁的腋中线略后,蒂部应有足够的长度,瓣不宜过大,切开皮瓣边缘,自皮瓣远端沿深筋膜下剥离达近腋中线蒂部,经适当修整后完全覆盖肘后部创面,皮瓣创缘与肘部创缘缝合固定,供区创面另取中厚皮片覆盖。术后常规打包、固定、包扎,肘部上下必须用宽胶布、绷带及腹带固定于躯干,防止肢体移动,确保皮瓣成活。3 周后断蒂,完成肘部修复。个别挛缩严重的患者,如关节囊有挛缩畸形时,术中彻底切除瘢痕组织,充分松解,仍不能使肘关节伸直时,可在尺、桡骨下端横穿一克氏针做骨牵引,包扎创面,切不可用暴力勉强伸直肘关节,以免损伤血管神经造成骨折。骨牵引最初可用 1～2 kg 重量,48 h 后逐渐加至 3～5 kg。牵引经 1～2 周肘关节即可伸直,再行中厚游离皮片植皮。包扎后用石膏托将肘关节固定于屈曲位。术后 10 d 左右拆线,14 d 后开始功能锻炼,1 个月后再完全拆除石膏托。

（吕建平）

第十四节　下肢烧伤后瘢痕挛缩畸形的整形修复

一、下肢瘢痕挛缩畸形的特点

瘢痕挛缩的部位不同,其功能影响也有所差异。如臀部广泛增生性瘢痕牵扯时,髋关节前屈受限,无法下蹲。腹股沟部的瘢痕挛缩时,髋关节屈曲不能伸直,站立时腰部前倾;腘部瘢痕挛缩时,则使小腿不能伸直。如为双侧患者长期不能下地活动,无法站立行走。小腿部烧伤后常形成增生性瘢痕,由于下肢血液回流不畅,站立与行走后患者感到胀痛,也可因为外伤或轻微感染而形成溃疡,加之局部血液循环较差,溃疡长期不能愈合。小腿下端足跟部瘢痕常与跟腱粘连,使踝部运动受限,严重者造成足下垂畸形;足背部瘢痕挛缩亦可造成各种不同程度的畸形,如足内翻或向上翻转等,严重时跖趾关节可以脱位,肌腱挛缩,或发育受到限制,足部完全失去正常外形。

二、下肢瘢痕挛缩畸形的治疗原则

下肢瘢痕挛缩的治疗目的,按本质区别可分为以下 3 个方面。①松解挛缩,复位异位组织,恢复局部功能。②行瘢痕切除,改变外形,改善局部形态。③切除伴有慢性疾病的瘢痕组织,消除恶变的隐患。总体来说,下肢瘢痕畸形的治疗,首先应考虑到松解挛缩,恢复其伸直与站立的功能,其次为髋、膝、踝等关节的活动与其他畸形的修复。

三、各种下肢瘢痕挛缩畸形的治疗

(一)腹股沟瘢痕挛缩畸形的修复

腹股沟的瘢痕常涉及下腹部与股部,其形状可以是条索状、蹼状或广泛片状。发生瘢痕挛缩时下腹部皮肤可受到牵扯,造成脐部向下移位,阴茎或阴囊亦可受到不同程度的牵拉。严重的患者可以造成下肢与髋部运动障碍,股不能伸直或站立时腰部向前或向一侧倾斜。修复方法的选择:①条索或蹼状瘢痕,畸形不十分严重,可采用 Z 成形术或局部皮瓣转移,以松解其挛缩。②瘢痕范围广泛,畸形严重者,则需要切除部分瘢痕,充分松解周围组织,彻底解除牵拉,使其恢复到原来的位置。瘢痕切除松解所形成的创面,用中厚皮片移植修复。植皮区行打包包扎,用石膏托固定。固定范围要包括骨盆和大腿,如涉及对侧,则两大腿都要用石膏固定。如果术中对髋关节的复位不能达到满意程度时,不可暴力强行复位,可在术后行牵引治疗。

(二)腘部瘢痕挛缩畸形的修复

腘部常因下肢严重烧伤后早期治疗或术后护理恢复不当而造成瘢痕挛缩。轻者,腘部有条索状或轻度增生性瘢痕,关节活动基本上不受限制或轻度受限。但由于膝关节活动频繁,活动度大,瘢痕常因牵扯而破裂,发生溃疡后经久不愈。严重者,可造成膝关节屈曲畸形,甚至完全丧失站立与行走功能。腘窝部瘢痕挛缩畸形的治疗方法可归纳为以下 4 种。

1.Z 成形术

轻度条索状或蹼状瘢痕,可用 Z 成形术或五瓣成形治疗。

2.局部皮瓣加游离植皮

腘窝部瘢痕面积不大,挛缩呈轻到中度者,且周围正常

3.中厚皮片移植

将腘窝部瘢痕彻底松解或切除后,行游离中厚皮片移植是目前治疗腘窝部瘢痕挛缩畸形最常用方法。首先彻底松解瘢痕组织,充分松解创缘四周的粘连。腘窝上下应为横切口,两侧可做锯齿形的辅助切口并超过侧中线,以防愈合后瘢痕再挛缩。术中应注意保护腓总神经及腘窝内的血管与神经,以防损伤。

4.牵引加游离植皮

对于严重瘢痕挛缩,病程长者,对已有神经、血管挛缩者,在瘢痕充分松解后,持续牵引治疗,创面可部分植皮或先用人工皮、冻干皮或用凡士林纱布和干敷料等包扎,于跟骨或胫骨下端横穿一克氏针做骨牵引,牵引一定要持续进行而不能间断。牵引的重量可由轻到重,牵引 2~3 周,膝关节即可伸直。应密切注意足部血液循环和足部感觉,以防过分牵引伤及神经血管。牵引伸直后,腘部为新鲜的肉芽创面,即可进行中厚皮片游离植皮。此时可拔去牵引的克氏针,用石膏托将膝关节固定于伸直位。10 d 左右拆除缝线,继续用石膏托固定直至患者能自动行走。

(三)小腿瘢痕的修复

1.小腿瘢痕溃疡的治疗

小腿广泛性烧伤瘢痕,无论是增生性或萎缩性瘢痕均仅有极薄的一层上皮组织,轻微的外伤即可使表皮损伤形成创面,经久不愈的伤口伴有不同程度的炎性渗出,形成下肢慢性溃疡,甚至有癌变的可能。

局部溃疡可用生理盐水、呋喃西林、康复新湿敷，小范围的创面或溃疡无明显感染迹象，可内涂莫匹罗星软膏，外敷凡士林纱布；每2～3 d更换1次，如果能够愈合则不考虑手术治疗。如果创面经积极治疗后仍不能短期愈合，待肉芽生长良好，可行刃厚皮片植皮覆盖创面。长期溃疡连同瘢痕组织彻底切除。切除范围应较广泛，深达正常组织，胫骨前可切至骨膜浅层，切下之溃疡组织应送病检，以排除癌变。溃疡和瘢痕切除后的创面，如果没有骨质暴露，可行中厚皮片移植进行修复。如果瘢痕较深，溃疡时间长，合并有感染和下肢水肿者皮片移植成活率较低，应采用皮瓣进行修复。伤口愈合14 d后始可下地活动。下地活动时植皮区或皮瓣区应用敷料包扎，最好用弹性绷带，以维持其良好的血液循环（图7-45）。

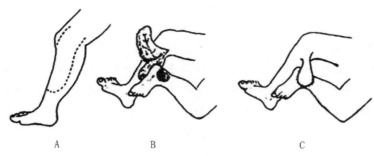

图 7-45　交腿皮瓣修复内踝部溃疡
A.术前；B.术中；C.术后

2.小腿瘢痕环状挛缩的修复

小腿部位因严重烧伤可导致环状瘢痕挛缩，可影响小腿的外形和静脉回流，下肢肿胀，感觉减退；严重者甚至会影响下肢的生长发育。修复的原则以彻底松解挛缩，改善血液循环为目的。一般瘢痕可以在切除或松解瘢痕解除挛缩后，用中厚皮片游离移植的方法修复；但在环状瘢痕挛缩严重与深部组织粘连时，则应用皮瓣或皮管进行修复。如无明显增生或溃疡，植皮部位应尽量避开胫前区，以确保皮片的成活。术后应穿弹力裤或弹力袜，以促进血液循环的早日恢复。

（四）跟腱挛缩足下垂（踝关节）的修复

跟腱挛缩足下垂为下肢严重深度烧伤治愈后常见的后遗症，其原因可因小腿后面瘢痕挛缩或因腓肠肌、跟腱部分损伤短缩所致；也可因小腿烧伤后治疗处理方法不当而引起。根据畸形严重程度，可分为单纯性与复杂性马蹄内翻足，严重者不能下地行走。治疗可根据畸形程度不同采取相应的手术方法。

1.采用Z成形术矫正足下垂

轻度单纯性马蹄畸形、局部瘢痕组织少的患者可使用这种方法。其方法是在跟腱部做"Z"成形术，延长跟腱，使马蹄畸形得以矫正，继发创面用中厚皮片修复。

2.采用皮瓣修复足下垂

由于跟腱部位的瘢痕组织常与跟腱紧密粘连，当瘢痕组织切除后跟腱直接暴露于创面，加之跟腱血液循环差，皮片移植成功率较低，因此，对于较严重的足下垂多采用皮瓣进行修复。目前最常采用的是足背动脉岛状皮瓣和足外侧皮瓣。这两种皮瓣的优点是皮肤质地与受区接近，耐摩擦，不臃肿并有感觉。如果两种都不能应用时，则选用交腿皮瓣或游离皮瓣。

（五）足部烧伤瘢痕挛缩畸形的修复

1.足背与足趾瘢痕挛缩畸形的修复

足背部瘢痕挛缩常常会导致足趾背屈，形成仰趾畸形。对于条索状瘢痕可采用Z成形术或W成形术予以矫正；片状瘢痕可采用广泛彻底切除瘢痕或松解挛缩瘢痕组织后，创面行游离植皮即可纠正畸形。但在畸形较严重或背屈时间过久，骨关节已有畸形病变，肌腱短缩的患者，手术时应将伸趾肌腱延长或切断，跖趾关节融合等，使足趾完全伸直复位，然后再游离植皮。对暴露在创面中的肌腱应充分利用周围软组织覆盖后再行中厚皮片移植。术后，足踝部用石膏固定于背伸5°～10°，防止继发挛缩；必要时术中可行克氏针固定足趾。对于瘢痕较深，肌腱和骨面暴露较多者，可采用交腿皮瓣或小腿逆行岛状皮瓣进行修复，效果良好。

2.足底瘢痕的处理

足底部位隐蔽和皮肤角质层厚，不易造成深度烧伤，瘢痕畸形亦少见。足底皮肤软组织的特殊解剖结构与其负重、耐磨的功能相适应。足底负重面的理想供区是跖弓间内侧，这种供区是有限的，因此，在皮瓣修复中均应谨慎操作，以争取手术成功。如无足底内侧供区，可考虑以足背皮瓣、足底浅层肌肉瓣或其他游离感觉性皮瓣修复足底负重区缺损。总之，足底负重区缺损的修复中，感觉的恢复是必需的（图7-46）。

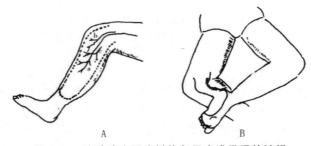

图7-46　隐动脉交腿皮瓣修复足底或足跟的缺损

（刘　莹）

第十五节　会阴部烧伤后瘢痕挛缩畸形的整形修复

一、会阴周围型瘢痕挛缩的修复

由于瘢痕挛缩程度、范围与引起器官移位的不同，故治疗方法也因人而异，原则上以切除瘢痕并彻底松解挛缩后，使器官复位为目的。创面采用皮片移植或局部皮瓣转位修复。会阴部手术的术后护理十分重要，其重点是防止大、小便污染创面，保持敷料干燥、清洁，保持双下肢外展位固定。由于局部包扎固定比较困难，容易松动，术后的制动十分必要（图7-47～图7-48）。

二、肛门瘢痕性狭窄的修复

排便困难为其主要症状。轻者可以借饮食调节，服轻泻剂等保持其排便功能；重症真性肛门狭窄,可发生慢性肠梗阻,食欲缺乏、消瘦、营养不良等症状。做 X 线造影,以协助诊断。在假性肛门狭窄,见狭窄口与肛门之间尚有一定距离,形成憩室,而真性肛门狭窄,则不见憩室存在。应彻底切除肛门四周瘢痕,使肛门复位。不论肛门外有无正常皮肤残留,均应将皮肤或黏膜做放射状切开,使狭窄区充分扩大。采用八字形皮瓣修复肛门狭窄,或八字形皮瓣加皮片移植,常能取得较好的疗效。八字形皮瓣的设计原则:在两侧臀皱襞附近设计两个对称的皮瓣,蒂在会阴与大腿内侧,长、宽比例达 2∶1,向肛门区转移,缝合于肛门两侧,尖端相遇于拱门后尾骨处。借旋髂内侧动脉分支等供给血液循环。皮瓣越往会阴处转位就越松弛。用皮瓣的侧面与肛门创缘做 Z 形缝合,以保证良好的愈合,并防继发挛缩。

皮肤较多者,可考虑行局部皮瓣旋转推进转移,以改善纵行挛缩的瘢痕,供瓣区用中厚游离植皮覆盖创面。

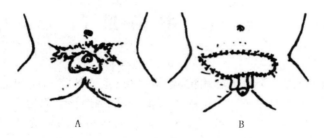

图 7-47 会阴前部横向挛缩瘢痕切除松懈植皮

A.术前;B.术后

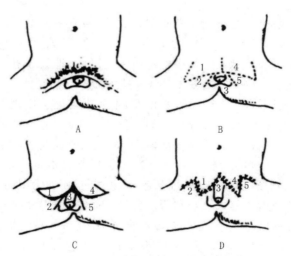

图 7-48 会阴中段横蹼状挛缩瘢痕"五瓣修复法"

A.术前;B.皮瓣设计;C.皮瓣切开;D.皮瓣转移修复

（吕建平）

第八章

外科疾病围术期管理

第一节 术 前 准 备

术前准备最基本的内容是全面了解病情,包括病史、重要器官功能和危险因素的评估,以及完成针对性检查以确立疾病的诊断。无论手术大小,术前都应该认真完成术前小结书写、高年资医师手术审批等规范性步骤。针对手术的特殊准备也应包括在内。此外,术前还应把病情及治疗计划与患者及其家属充分沟通。

一、输血和补液

施行大中手术者,术前应做好血型和交叉配合试验,备好一定数量的血制品。对有水、电解质及酸碱平衡失调和贫血的患者应在术前予以纠正。发热、频繁呕吐、消化道瘘等常有脱水、低钾血症及酸碱失衡,都应检测动脉血气及血电解质浓度,针对性给予补充治疗,待其基本纠正之后再做手术。对于急症患者,也需在患者内环境基本稳定后再行手术。如果一味追求尽早手术,而忽视了内环境的失衡,患者常难以耐受手术创伤,术后很可能会出现器官功能障碍甚至衰竭,导致治疗失败。当存在大动脉出血、开放性气胸等危急病情时,则必须紧急手术。

术前判断患者的血容量状态很重要,可从体征(如皮肤弹性及舌部湿润度等)获得最基本的迹象,每小时尿量也是有价值的指标。重症、复杂患者则需根据中心静脉压(central venous pressure,CVP)测定值来判断。急性失血的患者,可先给予血浆代用品以快速纠正其低血容量状态。然后,再根据血常规检测结果决定是否需要补充血制品。若血红蛋白<70 g/L,血细胞比容<30%,应给予浓缩红细胞。老年、心肺功能不良者,补充血制品的指征可放宽,血红蛋白浓度以达到100 g/L水平为宜。慢性贫血患者由于其对低血红蛋白水平已有耐受性,且其循环血容量已处于相对平衡状态,因此,只需小量补充浓缩红细胞以改善贫血状态。若过量补充,则反而会有诱发心力衰竭的危险。

二、营养支持

慢性疾病及恶性肿瘤患者的营养不良发生率较高。营养不良者的免疫功能及组织愈合能力均很差,术后并发症的发生率明显增加,但改善其营养状态并非易事。存在的病因(如恶性肿瘤、消化道梗阻或瘘)使患者不可能在短期内口服摄入更多的食物。因此,一经诊断有不同程度的营养不良（根据体重变化、血浆清蛋白、前清蛋白水平等），就应实施 2 周左右的肠外营养或肠内营养。

三、预防感染

手术前应采取多种措施提高患者的体质，预防感染，如及时处理龋齿或已发现的感染灶、患者在手术前不与罹患感染者接触等。术中严格遵循无菌技术原则，手术操作轻柔，减少组织损伤等都是防止手术野感染的重要环节。下列情况需要应用预防性抗生素：①涉及感染病灶或切口接近感染区域的手术；②肠道手术；③操作时间长、创伤大的手术；④开放性创伤，创面已污染或有广泛软组织损伤，创伤至实施清创的间隔时间较长，或清创所需时间较长以及难以彻底清创者；⑤癌肿手术；⑥涉及大血管的手术；⑦需要植入人工制品的手术；⑧器官移植术。

四、胃肠道准备

随着加速康复外科的推广，各类手术不再受到传统约束（术前 12 h 禁食，术前 4 h 禁水）。这些常规措施可使胃保持空虚，防止麻醉或手术过程中因呕吐而发生呼吸道吸入。有幽门梗阻的患者在术前应行洗胃。施行结直肠手术的患者在术前 1 天口服泻剂或行清洁灌肠，并从术前 2～3 d 开始口服肠道制菌药物（如卡那霉素、甲硝唑等），以减少肠道菌对手术野的污染。

五、其他准备

手术前夜可酌情给予镇静药，以保证良好的睡眠。如发现患者有与疾病无关的体温升高，或妇女月经来潮等情况，应延迟手术日期。患者在进手术室前应排尽尿液。估计手术时间长或是盆腔手术，应留置导尿管。由于疾病原因或手术需要，可在术前放置胃管。术前应取下患者的可活动义齿，以免麻醉或手术过程中脱落或造成误咽、误吸。手术区域的皮肤毛发一般不做常规剃除，位于头皮、腋部、会阴部的备皮范围以不影响手术操作为度。备皮宜在送手术室之前进行，避免因过早剃毛所致的皮肤微小破损而留存潜在的感染灶，可减少术后感染的发生。

六、患者的心理及生理准备

患者及其家属对手术的认识不一。有些患者认为手术很简单，以往健康状态又很好，因此，对可能发生的并发症或意外毫无思想准备。更多的患者及其家属则是对手术有明显的恐惧、焦虑情绪。这两种思想状态都应在术前予以纠正，既不能太乐观，也不要过分紧张。医务人员应从关怀、鼓励出发，就病情、施行手术的必要性及可能取得的效果，手术的危险性及可能发生的并发症，术后恢复过程和预后，以及清醒状态下施行手术因体位造成的不适等，以恰当的言语和安慰的口气对患者做适度的解释，使患者能以正确的心态配合手术和术后治疗。同时，也应就疾病的诊断、手术的必要性及手术方式，术中和术后可能出现的不良反应、并发症及意外情况，术后治疗及预后估计等方面，向患者家属和/或单位负责人做详细介绍和解释，取得他们的信任和同意，协助做好患者的心理准备工作，配合整个治疗过程顺利进行。应履行书面知情同意手续，包括手术知情同意书、麻醉知情同意书、输血治疗同意书等，由患者本人或法律上有责任的亲属（或监护人）签署。遇到为挽救生命的紧急手术而家属来不及赶到时，必须在病历中有病情、紧急手术指征、上级医师的决定等的详细记录。特殊情况下，需在术前向科室主任、医院相关部门汇报、备案。

术前与患者充分沟通的内容还包括：正确对待术后创口疼痛，理解术后早期下床活动的可能性及重要性，强调术后咳痰的重要性，并训练正确的咳痰方法等。术前两周起应停止吸烟。让患者术前做好在病床上解大、小便的训练。

（张生堂）

第二节　术后常规处理

术后常规处理是围术期的一个重要阶段，是连接手术与术后康复之间的桥梁。术后处理得当，能减轻手术应激、减少并发症的发生。及时发现异常情况，并做积极处理，可使病情转危为安。

一、术后医嘱及术后病程记录

术后应立即完成术后医嘱及术后病程记录这两项医疗文件，特别是术后病程记录不能忽略。病情变化存在不可预见性，一旦术后发生病情突变，在场的急救医师唯有从术后病程记录中得知手术名称、术中发现及手术过程等信息，作为实施急救的重要参考资料。术后医嘱应很完整，包括生命体征监测、吸氧、静脉输液、抗生素及其他药物的应用，以及伤口护理，各种管道、插管、引流物的处理等。

二、卧位

术后卧式的选择是根据麻醉方式、患者状态、原发病的性质、术式等因素而定。除非有禁忌，全身麻醉尚未清醒的患者应平卧，头转向一侧，使口腔内分泌物或呕吐物易于流出，避免吸入气管。蛛网膜下腔阻滞的患者应平卧或头低卧位 12 h，以防止因脑脊液外渗而致头痛。

颅脑手术后，如无休克或昏迷，可取 $15°\sim30°$ 头高脚低斜坡卧位。施行颈、胸手术后，多采用高半坐位卧式，以便于呼吸及有效引流。腹部手术后，多取低半坐位卧式或斜坡卧位，以减少腹壁张力。脊柱或臀部手术后，可采用俯卧或仰卧位。腹腔内有污染的患者，在病情许可情况下，尽早改为半坐位或头高脚低位。休克患者，应取下肢抬高 $15°\sim20°$，头部和躯干抬高 $20°\sim30°$ 的特殊体位。肥胖患者可取侧卧位，有利于呼吸和静脉回流。

三、监测

术后多数患者可返回原病房，需要监护的重症患者可以送进外科重症监测治疗室（intensive care unit，ICU）。常规监测生命体征，包括体温、脉搏、血压、呼吸频率、每小时（或数小时）尿量，记录出入水量。有心、肺疾病或有心肌梗死危险的患者应予无创或有创监测中心静脉压（CVP）、肺动脉楔压（经 Swan-Ganz 导管）及心电监护，采用经皮氧饱和度监测仪动态观察动脉血氧饱和度。

四、静脉输液

术后患者应酌情给予一定量的静脉输液。术中经手术野有不少不显性液体丢失，手术创伤又会使组织水肿,大量液体重新分布到第三间隙,可能使有效循环血量减少。患者术后又往往不能立即恢复摄食,因此,静脉输液很有必要。术后输液的用量、成分和输注速度,取决于手术的大小、患者器官功能状态和疾病严重程度。肠梗阻、肠穿孔及弥漫性腹膜炎等患者,术后 24 h 内需补给较多的晶体液。休克和脓毒症患者存在毛细血管渗漏现象,血管内水分渗漏至组织间隙后可使血容量不足,而全身则出现组织水肿。此时应在限制晶体液的同时给予适量的胶体液。

五、预防性抗生素的应用

凡清洁类手术,如甲状腺手术、疝修补术等一般不用抗生素。对于可能有污染的手术,可在手术开始前 1 h 静脉给予一个剂量的广谱抗生素,如胆囊切除术等。胃肠道手术则可在术后第 1 天再加 1 次剂量。只有如器官移植、人工替代物植入等特殊手术,预防性抗生素的使用时限才需延长。至于已有严重污染或已存在感染的病例,抗生素是作为治疗措施,不属预防性使用之列。

六、引流物的处理

根据治疗的需要,术后患者常需放置引流物。除伤口内放置的引流物外,还有放在体腔内和空腔器官内的引流物(或管)。各种引流物的安放均有一定的适应证和作用。手术后对引流物要予以妥善固定,防止滑脱至体外或滑入伤口、体腔或空腔器官内。连接吸引装置要正确无误,并保持管道畅通。负压吸引装置的吸力要恰当,处理引流物时要严格执行无菌技术。每天需观察引流液的量和性质,并予以记录,以便比较和判断病情的变化。当今,由于手术技巧的熟练、麻醉的进步,手术器械也在不断改进和完善,手术的安全性已大为提高。许多手术已不再常规放置引流物。腹部手术对胃肠道的影响也更小,术后放置胃管也不再作为常规。

七、饮食

非腹部手术在麻醉作用消退之后,若无腹胀、恶心、呕吐,从术后 6 h 就可开始少量饮水,然后较快地改为半流质或普通饮食。腹部手术对胃肠道的影响较大,其中主要是胃及结肠动力的恢复较慢。通常是在术后 2～3 d,待消化道动力恢复之后开始口服摄食。也先从流质饮食开始,逐步改为半流质和普通饮食。一些复杂患者,或存在严重腹膜炎者,肠功能处于障碍甚至衰竭状态,患者的自然摄食需在病情被控制平稳之后。若患者不能正常摄食超过 7 d,则需经静脉给予营养物质的补充。

八、活动

应鼓励术后早期下床活动,这将有利于增加肺活量,减少肺部并发症,改善全身血液循环,促进切口愈合,减少因静脉血流缓慢并发深静脉血栓形成的发生率。在有良好的镇痛措施、更少导管及引流管的情况下,早期下床活动是完全可能的。早期活动还有利于肠道蠕动和膀胱收缩功能的恢复,减少腹胀和尿潴留的发生。有休克、心力衰竭、严重感染、出血、极度衰弱等情况,以及施行过有特殊固定、制动要求的手术患者,则不宜早期活动。

九、各种不适的处理

(一)疼痛

在麻醉作用消失后,会出现不同程度的切口疼痛。术后疼痛可使呼吸、循环、胃肠道和骨骼肌功能发生变化,甚至引起并发症。胸部和上腹部的术后疼痛,患者会自觉或不自觉地固定胸肌、腹肌和膈肌,不愿深呼吸,以致容易发生术后肺不张。由于活动减少,可引起静脉淤滞、血栓形成和栓塞。术后疼痛还会致儿茶酚胺和其他应激激素释放,引起血管痉挛、高血压,严重时甚至发生脑卒中或心肌梗死。对术后止痛采取有效的措施,不仅可避免上述各种问题,而且也能让患者早期下床活动。目前,常用的措施是经硬膜外导管的镇痛泵药物(芬太尼等)阻滞,药物剂量很小,维持术后 $1\sim2$ d 已足够。

(二)呃逆

术后呃逆者并不少见,持续不断的呃逆使患者极为烦恼,影响休息和睡眠。术后 $8\sim12$ h 间发生的呃逆多由于神经刺激反射所致,常可自行停止。术后持续较久的呃逆,要考虑有无胃潴留、胃扩张等。施行上腹部手术后,如果出现顽固性呃逆,要警惕是否有吻合口或十二指肠残端漏,导致膈下感染之可能。此时,应做 CT 或超声检查以助诊断。一旦明确有膈下积液或感染,需及时做针对性处理。对于一般的术后呃逆者,可采用压迫眶上缘、短时间吸入二氧化碳、抽吸胃内积气、积液,以及给予镇静或解痉药物等措施。不明原因而症状顽固者,可考虑在颈部用 0.25% 普鲁卡因做膈神经阻滞。

(三)腹胀

腹胀多见于腹部手术后。腹膜后的脊柱手术、肾切除术等也可引起术后腹胀。此时胃肠道功能受抑制,肠腔内积气过多。一般情况下,腹胀在术后 $2\sim3$ d 即自行消退,不需特殊处理。如腹胀严重,可给患者放置胃管做持续性胃肠减压,或放置肛管排气减压。芒硝外敷脐部,针刺足三里、气海、大肠俞等穴位,也有减轻腹胀的作用。严重腹胀可因膈肌升高而影响呼吸功能,也可压迫下腔静脉而影响血液回流,会影响胃肠吻合口和腹壁切口的愈合。若术后数天仍有明显腹胀,且无肠鸣音闻及,要怀疑腹膜炎或其他原因所致的肠麻痹。如腹胀伴有阵发性绞痛,又有肠鸣音亢进,甚至有气过水声或金属音,则提示可能存在术后早期粘连性肠梗阻。虽不需要急症手术,但应做针对性的处理。

(四)术后发热

术后 $1\sim3$ d 间的发热属机体对手术创伤的应激反应,不需做特殊处理,更不应随意使用抗生素。对热度较高者($39\ ℃$),可采取降温措施,如乙醇擦浴、冰袋置于体侧和头部等,以减轻患者的不适。药物降温的常用药是水杨酸盐类或吩噻嗪类药物,前者可使患者大量出汗而降低体温,后者直接作用于下丘脑,使周围血管舒张散热而降低热度。在小儿高热时不宜应用水杨酸盐类退热,以免出汗过多引起虚脱。若患者术后 $3\sim4$ d 仍发热不退,则应考虑有感染性并发症的可能。首先应查手术切口有无感染征象;其次应检查有无肺不张或肺炎,或肾盂肾炎、膀胱炎等。必要时需做血、尿检查,超声或 CT 等可能获得感染灶的证据。应及时作针对性处理。对排除了各种感染可能性之后的高热者,若留有中心静脉营养导管,应怀疑导管性脓毒症之可能,应予立即拔除。

十、缝线拆除

缝线的拆除时间根据切口部位、局部血液供应情况、患者年龄来决定。一般头、面、颈部在术后 4～5 d 拆线,下腹部、会阴部在术后 6～7 d 拆线,胸部、上腹部、背部、臀部手术 7～9 d 拆线,四肢手术 10～12 d 拆线(近关节处可再适当延长),减张缝线 14 d 拆线。青少年患者可适当缩短拆线时间,年老、营养不良患者则应延迟拆线时间,还可根据患者的实际情况采用间隔拆线。

拆线时应记录切口及愈合情况,各分为 3 类。切口:①清洁切口(Ⅰ类切口):即指无菌切口,如甲状腺腺叶切除术等;②可能污染切口(Ⅱ类切口):指手术时可能带有污染的切口,如胃大部切除术等;③污染切口(Ⅲ类切口):指邻近感染区或组织直接暴露于污染或感染物的切口,如阑尾穿孔的阑尾切除术、肠梗阻的坏死肠段切除术等。切口的三级愈合分别如下。甲级愈合:用"甲"字表示,指愈合优良;乙级愈合:用"乙"字表示,指愈合处有炎症反应,如红肿、硬结、血肿、积液等,但未化脓;丙级愈合:用"丙"字表示,指切口化脓,经引流等处理后愈合。应用上述分类分级方法,观察切口愈合情况并做出记录。若甲状腺大部切除术后愈合优良,则记以"Ⅰ/甲";若胃大部切除术切口血肿,则记以"Ⅱ/乙"。余类推。

(张生堂)

第三节 术后并发症的防治

术后并发症的种类很多,有些是各种手术后都可能发生的并发症,如术后出血、切口感染、切口裂开、肺炎、尿路感染等。另一些则是在某些特定手术之后发生的并发症,如甲状腺切除术后的甲状旁腺功能减退、肠吻合术后的肠瘘等。

一、术后出血

术中止血不完善、创面渗血未完全控制、原痉挛的小动脉断端舒张、结扎线脱落、凝血障碍等,都是造成术后出血的原因。术后出血可以发生在手术切口、空腔器官或体腔内。腹腔手术后 24 h 之内出现休克,应考虑到有内出血。表现为心搏过速、血压下降、尿排出量减少及外周血管收缩。如果腹内持续大量出血,可致腹围增加。超声检查及腹腔穿刺有助于明确诊断,但穿刺阴性并不能完全排除其可能性。胸腔手术后,胸腔引流管的出血量若超过 100 mL/h,就提示有内出血。胸部 X 线片可显示胸腔积液。术后一旦出现循环衰竭,应首先考虑有内出血,但也要做必要的鉴别诊断,如肺栓塞、心律失常、气胸、心肌梗死和严重的变态反应等,也都可能是循环衰竭的原因。当排除上述因素,又在输给足够晶胶体液后休克征象和监测指标均无好转,或继续加重,或一度好转后又恶化等,则提示确有术后出血,应当迅速再手术止血。

二、切口并发症

(一)切口血肿

切口血肿是最常见的并发症,几乎都应归咎于止血技术的缺陷。促成因素包括药物(阿司匹林或小剂量肝素)、凝血功能障碍、术后剧烈咳嗽以及血压升高等。表现为切口部位不适、肿胀和边缘隆起、变色,有时经皮肤缝线渗出血液。甲状腺、甲状旁腺或颈动脉术后引起的颈部血肿特别危险,迅速扩展的血肿可压迫呼吸道而致患者窒息。切口的小血肿能被吸收,但伤口感染机会较多。对于已有血液溢出的切口大血肿需在无菌条件下清除凝血块,结扎出血点,再次缝合伤口。

(二)切口血清肿

切口血清肿是伤口内的液体积聚,而不是积血或积脓,与手术切断较多的淋巴管(如乳房切除术、腹股沟区域手术等)有关。血清肿使伤口愈合延迟,发生感染的机会也增多。对较大的血清肿可用穿刺抽吸法,再以敷料加压包扎。腹股沟区域血管手术之后的血清肿,抽吸有损伤血管之虞,常让其自行吸收。

(三)切口感染

发生切口感染的原因很多,老龄、应用糖皮质激素、肥胖、营养不良等因素可使切口感染率明显升高。手术时间越长,切口感染的机会也就越多。放置引流物的伤口容易引发感染,目前,提倡尽量少放引流物,已置的引流物也宜尽早拔除。切口感染还可能是院内感染的结果,住 ICU 较久的患者感染率增高。切口感染与局部情况密切相关,如局部组织缺血、坏死、血肿、异物等都易发生感染。若是在术后 3～4 d 切口疼痛加重,伴有脉率加快和间歇性低热,伤口有红肿且压痛加剧,则切口感染的诊断已可确立,但不一定已形成脓肿。可取切口分泌物做革兰染色检查和细菌培养,必要时拆除部分缝线、撑开切口取积液做涂片和培养。一旦确定伤口已感染化脓,则应拆开伤口缝线,冲洗并予引流。感染伤口在敞开引流后一般不需要再用全身性抗菌药物。但对于面部切口感染、疑伴有脓毒症或扩展性蜂窝织炎者,应加用抗生素,以防感染扩展至颅内或全身。

(四)切口裂开

切口裂开大都发生于腹部正中线或腹直肌分离切口。患者营养不良、切口缝合技术缺陷、切口内积血或积液感染者容易发生伤口裂开。此外还有多量腹水、癌症、肥胖、低蛋白血症等因素。手术后咳嗽、呃逆、呕吐、喷嚏等使腹内压力突然增加,也是切口裂开的原因。腹部切口裂开一般发生在手术后的 1 周内。腹部切口裂开有完全裂开及部分裂开两种:完全裂开是指腹壁缝线已断裂,网膜或肠襻从伤口内脱出,伴有较多的血性渗液流出。切口部分裂开则是深层组织已裂开而皮肤缝线尚完整,网膜或肠襻已达皮下。预防措施包括手术时加用全层腹壁减张缝线,术后 2 周再予拆除;告知患者咳嗽时要合理用力,避免突然增加腹压;及时处理腹胀,腹部用腹带包扎等。对于腹部切口完全裂开者,应立即送手术室作再缝合。继发于切口感染的切口裂开,肠襻或网膜已暴露于伤口底部,由于肠襻已与伤口粘连固定,若不发生肠梗阻,则暂不予以手术。待感染控制后,切口底部形成肉芽组织,两侧皮缘可相向爬行而使切口愈合。对于腹部切口部分裂开者,一般不立即重做缝合,待以后再择期做切口疝修补术。

三、术后感染

(一)腹腔脓肿和腹膜炎

表现为发热、腹痛、腹部触痛及血白细胞计数增加。如为弥漫性腹膜炎,应急症剖腹探查。如感染局限,行腹部和盆腔超声或 CT 扫描常能明确诊断。腹腔脓肿定位后可在超声引导下做穿刺置管引流,必要时需开腹引流。选用抗生素应针对肠道菌丛和厌氧菌丛,或根据药敏试验结果。

(二)真菌感染

临床上多为假丝酵母菌(念珠菌)所致,常发生在长期应用广谱抗生素的患者。若有持续发热,又未找出确凿的病原菌,此时应想到真菌感染的可能性。应行一系列的真菌检查,包括口腔

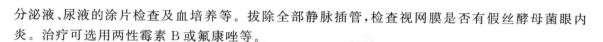

分泌液、尿液的涂片检查及血培养等。拔除全部静脉插管,检查视网膜是否有假丝酵母菌眼内炎。治疗可选用两性霉素 B 或氟康唑等。

四、呼吸系统并发症

(一)肺膨胀不全

预防措施包括术前深呼吸训练、术前戒烟,有急性上呼吸道感染者应推迟手术;术后叩击胸、背部,鼓励咳嗽和深呼吸;以及经鼻吸引气管内分泌物等。治疗方法有雾化吸入支气管扩张剂、溶黏蛋白药物的应用等。经支气管镜吸引气道内阻塞的分泌物,对肺不张有肯定的治疗效果。

(二)术后肺炎

肺膨胀不全、异物吸入和支气管内积聚大量的分泌物是发生术后肺炎的主要原因。严重腹腔感染需要长期辅助呼吸者,发生术后肺炎的危险性最高。气管插管损害黏膜纤毛转运功能,肺水肿、吸入异物和应用皮质激素等都会影响肺泡巨噬细胞的活性,容易发生肺炎。在手术死因分析中,约半数直接或间接与术后肺炎有关。50%以上的术后肺炎由革兰阴性杆菌引起。

五、泌尿系统并发症

(一)尿潴留

术后尿潴留多见于老年、盆腔手术、会阴部手术者。切口疼痛引起膀胱和后尿道括约肌反射性痉挛,以及患者不习惯床上排尿等,也是常见原因。蛛网膜下腔或硬膜外麻醉药量过大可抑制术后排尿反射。若术后 6～8 h 尚未排尿,或者排尿量少而频繁,都应做下腹部检查。耻骨上区叩诊呈浊音即表明有尿潴留,应及时处理。先可协助患者坐于床沿或立起排尿。如无效则需行导尿术。导尿管一般应留置 1～2 d,有利于膀胱壁逼尿肌收缩力的恢复。有器质性病变,如骶前神经损伤、前列腺肥大等,则留置时间酌情延长。

(二)尿路感染

预防措施包括术前处理泌尿系统感染、预防和迅速处理尿潴留,以及在无菌条件下进行泌尿系统的操作。治疗措施包括给足量的液体、膀胱彻底引流和抗生素的应用。

六、下肢深静脉血栓形成

对下肢深静脉血栓形成,若未能及时发现和治疗,将严重影响今后患者下肢的静脉回流,留下后遗症。血栓脱落则可导致致命的肺栓塞。因此,要重视下肢深静脉血栓形成的预防。常用的方法有术后加强踝关节的伸屈活动,以加速血液回流,防止静脉内血液淤滞。注射小剂量肝素抗凝和右旋糖酐-40 减轻血液的黏滞度,以消除血液的高凝状态。对于早期血栓形成病程不超过 3 d 的患者,可用尿激酶溶栓疗法。中央型病程在 48 h 以内者,可以施行切开取栓术。72 h 以内者,可用溶栓疗法。对病期超过 3 d 的混合型病变,仅能采用抗凝疗法(肝素和香豆素类衍化物),以防止血栓蔓延。

(王　波)

第九章

外科疾病临床护理

第一节　肾上腺疾病的护理

肾上腺是一对重要的内分泌腺体,分皮质和髓质两部分。肾上腺皮质由外向内分为三层:外层为球状带,主要分泌盐皮质激素,以醛固酮为代表,其主要功能是调节钠、钾等电解质的代谢;中层为束状带,主要分泌糖皮质激素,以皮质醇为代表,其主要功能是调节糖、蛋白质、脂肪的代谢;内层为网状带,主要分泌性激素,以脱氢表雄酮和雄烯二酮为代表,其主要功能是促进毛发、骨骼、肌肉生长及第二性征的发育。肾上腺髓质由嗜铬细胞组成,主要分泌肾上腺髓质激素——儿茶酚胺,包括肾上腺素、去甲肾上腺素和多巴胺,其主要功能是调节糖、脂肪的代谢以及加强心血管的收缩。肾上腺疾病组织学分类的主要类型是肾上腺肿瘤,还包括肾上腺增生、囊肿、结核等。肾上腺肿瘤按内分泌功能状态可分为功能性和非功能性。功能性肾上腺肿瘤是指发生在肾上腺皮质或髓质,可分泌不同激素的肿瘤,这些肿瘤可以引起相应的内分泌功能紊乱的临床症状体征;非功能性肾上腺肿瘤没有内分泌激素异常,也没有相应的内分泌功能紊乱的症状及体征。

一、皮质醇增多症的护理

皮质醇增多症即皮质醇症,为机体组织长期暴露于异常增高的糖皮质激素中所引起的一系列临床症状和体征,也称为库欣综合征(Cushing's syndrome,CS)。

(一)病因

CS可分为外源性(医源性)和内源性,其中外源性CS最常见。医源性CS可分为两种类型:促肾上腺皮质激素(ACTH)依赖性和非依赖性。

1.ACTH依赖型

(1)垂体性皮质醇症(Cushing病):腺垂体的病变使其分泌大量的促肾上腺皮质激素(ACTH),不断刺激肾上腺皮质引起双侧肾上腺皮质增生,分泌大量的皮质类固醇因而产生一系列典型症状。瘤体一般很小,<5 mm者占50%以上。

(2)异位ACTH综合征:尚有少数患者是由非垂体的肿瘤产生过多的ACTH所致的皮质醇增多症,由于此类患者多为晚期恶性肿瘤,表现为消瘦、乏力及肿瘤的特征性表现,病情恶化进展快,而无本病之典型体征。当原发肿瘤为支气管癌、甲状腺髓状癌等进展缓慢的肿瘤时才出现本病典型体征。

2.ACTH 非依赖型

包括肾上腺皮质腺瘤和腺癌,其皮质醇分泌都是自主性的。

3.外源性皮质醇症

外源性皮质醇症又称假性 Cushing 综合征,长期应用大量的糖皮质激素或 ACTH 制剂治疗常引起本症。

(二)临床表现

主要症状是由糖皮质激素过多所致,常因疲倦及全身乏力就诊,可发生于任何年龄,男女均可发病,女性较多见。

1.肥胖

为本病的特征,多为向心性肥胖,体重增加明显。脂肪堆积于面颊部、肩、背、腹部,形成满月脸、水牛背的特殊体形,四肢相对消瘦。

2.皮肤表现

皮肤薄而易发生皮下出血,腰、臀及下腹部出现紫纹;由于血量增多,常有多血质外貌,颜面潮红。由于男性激素作用,常有痤疮、脱发及多毛现象。

3.高血压

发生率仅次于肥胖,通常为持续性的收缩压及舒张压同时升高,常伴有头晕、头痛症状,可并发心、肾损害。

4.骨质疏松

由于脱钙严重,患者常有腰痛,重症患者可发生病理性骨折、脊柱压缩性骨折等。尿钙排除量增加,易合并尿路结石。

5.代谢障碍

糖皮质激素有对抗胰岛素的作用,可出现糖尿病症状。

6.性征异常

女患者可有闭经、不孕,80%病例有男性化症状,表现为痤疮、须发丛生、声音低沉、性欲减退等。男性患者可表现为性早熟、阳痿等。

7.神经症状

神经症状包括失眠、注意力不集中、记忆力减退等。

8.严重的并发症

严重的并发症包括心力衰竭、严重感染和消化道出血。

(三)辅助检查

1.实验室检查

包括血常规、葡萄糖耐量,血、尿皮质醇含量测定等。

2.影像学检查

(1)CT:引起皮质醇增多症的肾上腺腺瘤,其直径一般都超过 1.5 cm,肾上腺腺癌更大,所以CT 扫描的确诊率达 100%。

(2)B 超:对肾上腺腺瘤的确诊率只有 80%左右。

(3)骨骼系统 X 线检查:皮质醇增多症者多数有明显的骨质疏松,还可有病理性骨折,常见部位是肋骨和胸腰椎。

（四）治疗

病因不同,治疗方案迥异,针对病因的手术是一线治疗。CS治疗的基本内容和目标:原发肿瘤的切除、高皮质醇血症及其并发症的及早有效控制、减少永久性内分泌缺陷或长期的药物替代。

1.ACTH依赖性CS的治疗

(1)垂体肿瘤和异位分泌ACTH肿瘤的手术切除:库欣病首选显微镜下经鼻经蝶窦垂体瘤切除术。

(2)垂体放疗:为库欣病的二线治疗,推荐用于垂体肿瘤手术无效或复发,并且不能再次手术者。

(3)ACTH靶腺(肾上腺)切除。①一般作为治疗ACTH依赖性CS的最后手段,目的在于快速缓解高皮质醇血症,推荐指征:库欣病垂体瘤术后复发、放疗及药物治疗失败者。异位ACTH综合征原发肿瘤寻找或切除困难,病情危重(如严重感染、心衰、精神异常)者。药物治疗控制不满意或要求妊娠者。②推荐腹腔镜肾上腺切除术,根据病情行双侧一期或分期手术。

(4)药物治疗。肾上腺阻断药物(作用于肾上腺)和神经调节药物(作用于垂体水平,抑制ACTH的合成)。

2.ACTH非依赖性CS的治疗

肾上腺原发肿瘤分泌皮质醇的肾上腺腺瘤,推荐腹腔镜肾上腺肿瘤切除术,推荐保留肾上腺。肾上腺皮质癌首选根治性切除。

3.激素给药的基本原则

(1)术中、手术当日静脉给予氢化可的松。

(2)术前酌情给予地塞米松或醋酸可的松肌内注射。

(3)术后禁食期间,可选择静脉或肌内注射氢化可的松、地塞米松或醋酸可的松,进食后改为强泼尼松口服。

(4)皮质激素剂量逐渐递减至停药。遇疾病和生理应激因素或出现肾上腺皮质功能减退症状时,应及时增加原剂量0.5～1.0倍,症状明显者静脉给予氢化可的松。

4.肾上腺危象的处理

术后患者因激素补充不足、感染创伤等因素,可诱发急性肾上腺皮质功能不全,因此,产生一系列肾上腺皮质激素缺乏的急性临床表现,如高热、心率快、胃肠紊乱、神志淡漠、萎靡或躁动不安,谵妄甚至昏迷等,称为肾上腺危象。肾上腺危象的处理:最初1～2 h间,迅速静脉滴注氢化可的松100～200 mg,5～6 h间达500～600 mg,第2～3 d可给予氢化可的松300 mg,然后每天减少100 mg。之后逐渐过渡到口服泼尼松。在激素补充期间,患者可能有血压波动和电解质紊乱,应予以补液、应用血管活性药物并纠正电解质紊乱。

（五）护理

1.术前护理

(1)心理护理。关心患者,多与患者沟通,讲解疾病相关知识。针对患者体态和形象的紊乱,耐心讲解病情,告知患者出现这些形象改变,如面部和躯体的肥胖是由于糖皮质激素升高引起,但只要配合治疗,根除疾病后,形象是可以恢复的。

(2)监测血压。测量血压每天4次并记录,必要时随时测量。

(3)生活指导。患者骨质较疏松,易发生骨折,其具体指导包括:①注意休息,避免劳累。

②保持周围环境没有障碍物,以降低受伤的危险程度。③保持地面清洁、干燥,防止滑倒。④如厕或外出检查时有人陪伴。⑤穿防滑的鞋子。

(4)用药指导。指导患者按时用药,控制血压。告知患者患病期间,情绪波动及过度活动都会造成血压骤升、头晕,甚至有发生摔倒的危险。

(5)监测血糖。对于高血糖患者要定时监测血糖变化,配合医嘱用药,将血糖控制在正常范围内,以免影响术后伤口愈合。

(6)皮肤护理。①患者皮肤常有痤疮,注意保持皮肤的清洁,避免感染。②保持患者全身皮肤清洁卫生,沐浴或擦澡时,注意动作要轻柔,避免皮肤擦伤,预防皮肤感染。③保持床单位及衣裤的清洁、干燥、平整,保持室内温、湿度适宜。④行术前皮肤准备时,因患者皮肤薄、多毛及有痤疮,要小心剃净切口周围的体毛,避免划破皮肤。⑤如有伤口,进行伤口冲洗,并更换敷料,严格无菌技术操作。⑥协助患者修剪指(趾)甲,避免抓破皮肤导致感染。

2.术后护理

(1)按泌尿外科术后一般护理常规护理。

(2)病情观察。术后24～72 h严密监测血压、脉搏、呼吸、体温和神志的变化,预防肾上腺危象、低血压和休克的发生。如有异常,及时通知医师,遵医嘱给予皮质激素及升压药物。

(3)管路护理。保持会阴部清洁,保持尿管及伤口引流管的通畅。定时观察、记录引流液的颜色、性质、量。告知患者管路位置,并给予妥善固定,告知患者活动时勿牵拉,以预防管路滑脱。

(4)饮食指导。鼓励患者多饮水,保证每天尿量为2 000～3 000 mL 多吃高蛋白、高维生素饮食,防止便秘,勿食用牛奶、豆浆等产气性食物。

(5)活动指导。指导并协助患者早期行床上活动,骶尾部皮肤给予敷料保护,预防压疮的发生。患者第一次下床活动时,护士应陪伴在患者身边,并提前为患者抬高床头,防止直立性低血压的发生,嘱患者活动遵循循序渐进的原则,活动时预防跌倒。

(6)预防感染。保持伤口周围敷料干燥。保持引流袋低于引流平面位置,避免逆行性感染的发生。指导患者有效咳嗽、咳痰,必要时给予雾化吸入,避免肺部感染。

(7)预防下肢静脉血栓的发生。给予患者穿防深静脉血栓弹力袜,并指导患者正确穿脱方法及时间,指导患者进行有效的下肢活动。

(8)皮质激素应用的护理。皮质激素的应用,常依据术前分泌激素量的多少、病程的长短、对侧肾上腺有无功能而定。一般术中静脉输注氢化可的松100 mg,术后当日24 h静脉输注氢化可的松200～300 mg,第3～4 d静脉输注氢化可的松100～150 mg,以后逐渐改为口服。在用药过程中,应严密观察病情,根据病情调整糖皮质激素用量至关重要。若患者出现血压下降、头晕、心悸、出大汗等症状,应立即给予氢化可的松100 mg加5%葡萄糖500 mL静脉滴注;如症状未缓解,联合应用升压药,直至病情平稳为止。

3.出院指导

(1)继续观察血压变化,每天监测血压1～2次。监测血糖变化并记录。定期门诊复查。

(2)肾上腺肿瘤切除后,多数患者会出现一段时期的肾上腺皮质功能低下,所以患者出院后应继续口服小剂量泼尼松片,需持续1～2个月。患者应遵医嘱逐步减小药量,切忌自行停药,以免发生肾上腺危象。应向患者及其家属讲解交代肾上腺危象的临床表现,如出现相关表现应及时就诊。

(3)注意休息,劳逸结合,适当进行散步、慢跑等活动。告知患者骨质疏松将持续存在,应加强自我保护意识,以预防剧烈活动造成骨折。

(4)多吃新鲜水果蔬菜,加强营养,增加机体抵抗力。保持大便通畅。

二、醛固酮增多症的护理

原发性醛固酮增多症(prima hyperaldosteronism,PHA)又称原醛症,是肾上腺皮质分泌过量的醛固酮激素,引起以高血压、低血钾、低血浆肾素活性(plasma renin activity,PRA)和碱中毒为主要表现的临床综合征。

(一)分类

常见的原醛症有两种主要类型:一种是肾上腺皮质腺瘤,是肾上腺皮质内球状带产生和分泌醛固酮的良性肿瘤,亦称醛固酮瘤,占原醛症的65%～90%;另一种是肾上腺皮质增生,包括特发性和原发性肾上腺皮质增生两类。此外,尚有其他少见类型,如肾上腺皮质腺癌、异位肿瘤分泌醛固酮。

(二)临床表现

1.高血压

高血压是原醛症最主要和最先出现的症状。一般为良性进展,随着高血压伴有头痛、头晕、疲乏、视物模糊、高血压、眼底病变等。

2.低血钾

低血钾可诱发肌无力,下肢较上肢为重,严重者可发生呼吸和吞咽困难。低血钾还可致心肌损害、尿浓缩功能障碍,患者表现为多尿,尤其夜间多尿、口渴。约有25%的患者空腹血糖升高。

3.钠潴留和碱中毒。

(三)辅助检查

1.实验室检查

(1)低血钾、高血钠、碱中毒是本病常见的实验室改变。

(2)醛固酮含量测定:立-卧位肾素醛固酮检查。

2.影像学检查

(1)B超:是常用的定位诊断方法,它可以检测出直径为1 cm以上的肿瘤。

(2)CT或MRI检查。

(3)放射性核素肾上腺扫描:方法简便,诊断价值大。

(四)治疗要点

1.手术治疗

手术治疗是主要的治疗方法,目的是切除肾上腺肿瘤或增生的肾上腺。腹腔镜肾上腺切除术是治疗肾上腺肿瘤和增生的常用方法。

2.药物治疗

药物治疗适用于不能耐受手术或有手术禁忌证的患者。

(五)护理

1.术前护理

(1)定时监测血压变化,根据病情随时监测并记录。

(2)低血钾的护理。①低血钾的主要症状。神经-肌肉症状:严重低钾血症(血浆钾<3 mmol/L)可出现肌无力,导致麻痹和呼吸衰竭。其他表现包括痉挛、肌束自发性收缩、麻痹性肠梗阻、换气

过低、低血压、抽搐、横纹肌溶解等。循环系统症状:血浆钾水平＜3 mmol/L 前通常对心脏影响甚微。低钾血症可以产生室性和房性早搏、室性和房性心动过速。心电图显示低钾改变,如心动过速,T 波平坦、倒置,出现 U 波或 U 波更为明显,S-T 段下降。消化系统症状:恶心、呕吐、厌食、腹胀、肠蠕动音减弱或消失,严重者可出现肠麻痹。中枢神经系统症状:轻者表现为倦怠、软弱无力、精神不振;重者反应迟钝、定向力减退、嗜睡,以至神志不清、昏迷。②低血钾的护理。由于醛固酮的增加,通过肾远曲小管及集合管促进钠钾交换,既保钠又排钾。长期低钾,引起心律失常、周期性肌无力、多尿、恶心、肌酸痛。可通过口服醛固酮拮抗剂螺内酯来调节。服药期间观察血钠、血钾情况及 24 h 尿量,以便了解病情变化及螺内酯的治疗效果。每天给予 10％的氯化钾 30～60 mL(每克氯化钾含 13.4 mmol 钾)分次服用,如病情需要还可增加剂量。重症或不能口服补钾者需静脉补钾。一般以 15％氯化钾 15～30 mL 加入 5％～10％葡萄糖溶液 1 000 mL(钾浓度为 20～40 mmol/L)中。静脉补钾速度宜缓慢,以每小时 20 mmol 为宜,剂量一般为每天 40～80 mmol,相当于氯化钾 3～6 g,一天不多于 200 mmol。在补钾过程中,需紧密观察患者神经肌肉表现、心电图和血钾变化,严格记录尿量。患者身体疲乏无力,主要表现是下肢无力,严重时可以出现突然摔倒,因此,护士应经常巡视病房,及时满足患者的生活需要;患者活动时应有家属陪同,避免发生跌倒。食盐要适量,每天盐的摄入量小于 6 g。

(3)护士应为患者讲解有关疾病知识,强调卧床休息、保证睡眠的重要性,强调情绪激动、焦虑等负性心理对疾病的影响。

2.术后护理

(1)按泌尿外科术后一般护理常规护理。

(2)手术后血中钾及钙离子依然异常,需要时间恢复,因此要继续监测血钾及 24 h 尿量。

(3)饮食指导 指导患者多进食新鲜的蔬菜、水果、鸡蛋、瘦肉等食物,多进食含钾食物,如香蕉、海带、韭菜、西红柿、菌类、菠菜、豆类及其制品。

3.出院指导

(1)定期复查 B 超、血醛固酮,观察病情变化。

(2)密切监测血压,术后血压未降至正常水平者,遵医嘱服用降压药物治疗。

(3)注意休息,适当运动,劳逸结合,并保持良好的心情。

三、嗜铬细胞瘤的护理

嗜铬细胞瘤可释放大量儿茶酚胺,是可以引起高血压和多个器官功能及代谢紊乱的一种少见的肿瘤,它来源于交感神经系统的细胞,约 75％发生在肾上腺髓质,15％异位于神经节丰富的身体其他部位,如腹膜后主动脉旁、肾门、心脏内、膀胱壁等处。本病多为良性,恶性约占 10％。男、女性发病率大致均等,以 20～50 岁较多见。

(一)病因

目前嗜铬细胞瘤发病原因尚不清楚,可能与神经外胚层细胞的发育生长有直接关系。神经外胚层细胞可残留于肾上腺髓质和肾上腺外副神经节,并分化成交感神经细胞和嗜铬细胞,然后可能发展为相应的肿瘤细胞。随着分子生物学的进展,现已发现嗜铬细胞瘤患者存在多种遗传基因的异常。

(二)临床表现

成年人以高血压、头痛、心悸及出汗为主要症状。

1.高血压

可分为持续型和阵发型两类。

(1)阵发型高血压：多发生于女性患者，可因体位突然变化、拿重物、咳嗽、情绪激动等引发。发作时收缩压骤升至 26.7 kPa(200 mmHg)以上，伴心悸、头晕、头痛、面色苍白、大量出汗、视物模糊等症状。发作一般持续 15 min 左右，但亦有长达数小时者。发作缓解后患者极度疲劳、虚弱。

(2)持续性高血压：约占 2/3 的患者。

2.循环系统其他表现

如心律失常、心肌肥厚、出汗、心动过速、直立性低血压。

3.代谢改变

包括基础代谢率增高、血糖增高、糖耐量降低、脂代谢紊乱、低钾血症。

4.消化道症状

如便秘、腹胀、胆结石。

5.其他

(1)小儿嗜铬细胞瘤，多为双侧多发肿瘤，血压可很高，视力减退是早期表现，头痛剧烈，甚至发生抽搐，有时易被误认为是脑瘤。

(2)膀胱嗜铬细胞瘤，典型症状是排尿或排尿后出现头痛、心慌、面色苍白、多汗和血压升高。

(三)辅助检查

1.实验室检查

(1)尿香草扁桃酸(VMA)测定：一般 24 h 尿中尿香草扁桃酸(VMA)测定增高的阳性率可达 90% 以上。

(2)血肾上腺素和去甲肾上腺素：血中肾上腺素和去甲肾上腺素常增高。抽取血样前应嘱患者禁食香蕉、咖啡、巧克力等食品，避免结果出现假阳性。

2.影像学检查

B 超和 CT 扫描对嗜铬细胞瘤的诊断极有帮助，所以作为首选的方法。CT 扫描定位准确，可探查出直径 1.5～2.0 cm 以上的肿瘤，随着 CT 装置不断改进，现可发现 1 cm 以下的肿块。CT 测定肿瘤的大小相当准确，还可根据肿瘤边界是否清楚及完整，有无邻近或远处器官转移，帮助术前评估肿瘤是良性或是恶性。

(四)治疗

1.内科治疗

应用肾上腺素能受体阻滞剂、儿茶酚胺合成阻滞剂、钙离子通道阻断剂、血管紧张素转化酶抑制剂，进行化疗与放疗。

2.外科治疗

手术切除肿瘤是有效的治疗方法，但手术有一定危险性，麻醉和手术中血压容易波动，且肿瘤血运丰富，与大血管贴近，容易引起大量出血，故术前应做充分准备。可口服酚苄明 10～20mg，每天 2～3 次，共 2～4 周，以控制血压。

(五)护理

1.术前护理

(1)监测血压：每天测血压、脉搏 4 次。一般待其控制至正常 1 周以上后才能手术。

（2）合理用药：术前常规口服 α-肾上腺素能受体阻滞剂（例如酚苄明）控制血压，剂量为 10～40 mg，每天 2 次。护士要向患者做好用药宣教，告知不可自主停药或间断服药。在用药期间应严密观察血压、心率改变。此外手术前一天，应进行体循环容量扩充，避免术中血压剧烈波动。

（3）避免不良刺激。当肿瘤受到刺激，如按摩或挤压时，贮存于瘤体内的儿茶酚胺会大量释放，导致血压骤升。所以对患者进行各种检查操作时，要避免刺激按压肿瘤区。告知患者避免剧烈运动，变换体位时动作应缓慢，以防血压骤升。

（4）预防腹压增高。避免提重物，用力咳嗽、用力大小便等，以免导致血压增高。

（5）体液不足的护理。嗜铬细胞瘤患者因术前血管收缩及术后儿茶酚胺急剧减少，导致外周血管扩张，使有效循环血量急剧减少，导致体液不足。所以术后应严密观察血压、心率变化。

（6）心理护理。嗜铬细胞瘤患者术前的心理状态与其他疾病术前的心态并不完全相同，除了手术给患者带来不同程度的恐惧、忧虑之外，由于瘤体分泌大量肾上腺素和去甲肾上腺素，使患者情绪一直处于高度紧张状态，轻微刺激就可导致血压升高。故护士要为患者创造一个安静、整洁、舒适的住院环境，耐心细致地解答患者提出的各种疑问，做好疾病知识的健康教育，使患者对疾病有充分的了解，能明白手术的重要性，以消除恐惧心理，树立战胜疾病的信心，使其心理达到最佳状态，以积极配合治疗、顺利接受手术。

（7）饮食护理。大部分嗜铬细胞瘤患者基础代谢率增高、糖代谢紊乱。应根据血糖和糖耐量试验调整饮食，此类患者宜低糖、低盐、高蛋白和富含维生素、易消化的饮食，以改善由于基础代谢率增高、糖原分解加速、脂代谢紊乱所致的消瘦、乏力、体重减轻等症。

2.术后护理

（1）按泌尿外科术后一般护理常规护理。

（2）严密观察血压 切除肿瘤后，由于血浆儿茶酚胺相对不足，血管因张力减低而扩张，血管容积增大，血容量相对不足，易出现低血压或低血压性休克，发生心动过速等变化。故须密切监测血压、脉搏和心率的变化，每 15～30 min 测量血压 1 次，出现异常及时报告医师处理。

（3）术后并发症的观察和处理。①出血：术后 24 h 内观察伤口有无渗血。观察引流液的颜色及量，特别要注意观察有无活动性出血，如有活动性出血，不仅引流量多，而且可出现全身症状，如面色苍白、心慌气短、心搏加快、四肢湿冷、烦躁不安等。血压下降、中心静脉压降低、血红蛋白减少时，应立即输血、输液，给予止血药，并做好二次手术的准备。保守治疗难以奏效时，立即采取手术止血。②腹胀：腹膜后和腹腔手术，常可以引起肠麻痹、腹胀，加之术后禁食，又易引起低钾，低钾亦可导致腹胀。腹胀可使伤口张力增高，影响伤口愈合，并使膈肌升高，进而影响呼吸，增加患者的痛苦。术后 6 h 可协助患者翻身，或给予半卧位，鼓励患者在床上活动，如病情允许，术后 1 天协助患者下地活动，以促进排气、排便、减轻腹胀。

3.出院指导

（1）嗜铬细胞瘤术后可能会复发，故要求患者定期进行影像学及激素水平复查。

（2）少数患者术后血压仍高，可能由于长期高血压使血管壁弹性减弱所致，但仍需监测血压变化，如血压波动剧烈或出现一过性血压增高，应及时就诊。

（李现新）

第二节　输尿管肿瘤的护理

输尿管肿瘤多为恶性,下 1/3 段输尿管肿瘤占 75%,与膀胱移行细胞癌和肾盂移行细胞癌的生物学特性相似。双侧相对少见,同时或先后出现尿路其他部位癌者可达 1/2 以上。输尿管肿瘤发病年龄可从 20～90 岁不等,好发于 20～50 岁,男性比女性为多,约为 4∶1 或 5∶1,仅占肾盂肿瘤的 1/3 左右,占整个上尿路肿瘤约 1%。

一、病因

输尿管肿瘤的病因尚未完全明了。一般认为与输尿管局部炎症、结石、化学致癌物质等刺激或诱发因素有密切关系,诸如外源性化学物质苯胺类、内在性色氨酸代谢的异常、输尿管炎、寄生虫感染等;吸烟、饮用咖啡及镇痛剂也是相关的危险因素。

二、临床表现

(一)症状
良性肿瘤可长期无症状。

1.血尿

血尿最常见,约占 75%。通常为间歇性、无痛性、肉眼全程血尿,并可出现条索状血块。

2.疼痛

60% 左右的病例有患侧腹部疼痛,一方面与肿瘤周围组织浸润,侵犯附近的神经组织或骨转移有关,另一方面是因为肿瘤日渐增大导致输尿管梗阻。一般表现为腰部或沿输尿管方向的放射性钝痛或胀痛,血块阻塞会引起剧烈的绞痛。

(二)体征
(1)腹部肿块:多由继发肾积水所致。

(2)消瘦、骨痛等晚期症状。

三、辅助检查

(一)实验室检查
尿常规化验。

(二)尿细胞学检查
凡发现癌细胞者是诊断输尿管癌的重要线索。

(三)尿路造影
(1)在排泄性尿路造影检查中,常见的影像学表现为输尿管充盈缺损,可在 50%～75% 的患者中观察到。如出现患侧梗阻,可以表现为近侧输尿管肾盂扩张、积水。如果患侧肾脏积水严重,导致该侧肾功能严重受损,也可表现为患侧肾集合系统不显影。

(2)输尿管逆行造影:可显示肿瘤下方输尿管呈"高脚杯"状,对诊断有重要意义。随着 CT 影像检查技术的进步,现在利用 CT 进行泌尿系统造影,又称 CTU,可以大幅度提高检查的准确性,也可让患者免受逆行造影检查所带来的痛苦。

(四)膀胱镜检

对于输尿管癌的患者,因为有很高的比例合并有膀胱肿瘤,因此,对于这类患者,术前均需要常规进行膀胱镜检查。膀胱镜有硬性和软性两种类型。在检查时,可以了解膀胱内是否合并有肿瘤病变,同时可以了解双侧输尿管是否有喷血,并可以在膀胱镜引导下行逆行造影检查。

(五)输尿管镜检查

输尿管镜下直视观察和活检可明确诊断。一般是在手术室麻醉状态下进行。

(六)B超

直接发现输尿管肿瘤较困难,一般只能发现肾积水和较大的转移灶。

(七)CT

目前对于上尿路肿瘤的诊断,CT的敏感性优于静脉肾盂造影,无论是影像清晰度还是敏感性都很好,是现在尿路上皮肿瘤的首选检查。

四、治疗要点

(一)内镜治疗

内镜治疗输尿管肿瘤的基本原则与膀胱肿瘤相同。孤立肾、双侧尿路受累、既往肾功能不全或并发其他严重的疾病是内镜治疗的指征。对侧肾功能正常的患者,若肿瘤体积小、级别低,也可以考虑内镜治疗。

1.输尿管镜检

输尿管下段肿瘤可以通过硬镜逆行治疗;而上段肿瘤可以选择逆行或顺行,软镜更适合逆行治疗。

2.经皮肾镜

主要治疗输尿管上段肿瘤,可以切除较大的肿瘤,能够获得更多的标本以使分期更准确。

3.电灼术

经输尿管镜借助激光或电灼等技术,对输尿管息肉及部分局限高分化浅表输尿管癌进行腔内治疗。

(二)手术治疗

1.肾、输尿管全长包括输尿管膀胱入口袖状切除术

根治性肾输尿管全长切除术及膀胱袖状切除术仍然是上尿路肿瘤治疗的"金标准"。近年来,随着腔镜技术的发展,传统的开放手术治疗已经较少采用,多被腹腔镜手术所替代。

2.输尿管局部切除

输尿管癌症病变局限,细胞分化好或双侧输尿管病变或对侧肾功能严重受损,及全身情况不佳者,可行输尿管局部切除,并恢复其连续性(输尿管-输尿管吻合,输尿管-膀胱吻合,输尿管-肾盂吻合,必要时还要游离肾脏或自体肾移植,以达到无张力情况下吻合)。

(三)局部免疫治疗和化疗

局部免疫治疗或化疗可用来成功地治疗上尿路移行上皮细胞癌,可以降低复发率。

五、内镜治疗护理

（一）术前护理

（1）按泌尿外科一般护理常规护理。

（2）皮肤及肠道准备。

（二）术后护理

（1）按泌尿外科术后一般护理常规护理。

（2）病情观察：严密监测生命体征的变化。

（3）尿管护理：保持尿管通畅，观察尿液颜色，勿挤压、扭曲、打折引流管，保持引流袋低于耻骨联合的位置，防止逆行感染。每天进行尿道口护理，预防泌尿系统感染。

（4）疼痛的护理：疼痛多由患者体内留置双J管所致。评估患者疼痛的程度，必要时遵医嘱给予解痉镇痛药。

（5）饮食护理：可进食后，应嘱患者多饮水，每天大于 2 000 mL。

（6）活动指导：麻醉清醒 6 h 后，患者可取侧卧位休息，亦可取半卧位，双下肢可行屈伸活动。术后第 1 天，可以下床活动，活动量应循序渐进。

（7）术后第 1 天晨，患者需行 KUB 检查，了解双J管的位置。检查要求患者禁食、禁饮。

（三）出院指导

（1）指导患者做好引流管的护理，确定体内双J管的拔除时间。

（2）嘱患者注意休息，适当运动，劳逸结合，生活规律。

（3）指导患者进食高蛋白、高粗纤维易消化食物，保持大便通畅。多饮水，每天饮水量大于 2 000 mL。

（4）出院后遵医嘱定期复查，如果有不适及时就诊。

（5）遵医嘱口服药物。

六、腹腔镜输尿管部分切除术护理

（一）术前护理

（1）按泌尿外科一般护理常规护理。

（2）心理护理。

（3）皮肤及肠道准备。

（二）术后护理

（1）按泌尿外科术后一般护理常规护理。

（2）病情观察：严密监测生命体征的变化。

（3）管路护理。①导尿管护理：保持尿管通畅，并妥善固定，避免打折。每天记录尿量，每天进行尿道口护理，保持尿道口清洁，预防泌尿系统感染。定期更换尿袋。②伤口引流管护理：保持引流管引流通畅，并妥善固定。密切观察引流液的颜色、性质和量的变化，并做好记录，如有异常及时通知医师给予处理。在无菌操作下，定时更换引流袋。③双J管护理：术中会在输尿管内置一个双J管，起支撑、引流作用；留置双J管期间会有不适症状，需要多饮水，每天为 1 500～2 000 mL。

（4）疼痛护理：多由体内留置双J管引起，必要时遵医嘱给予解痉镇痛药。

（5）饮食护理：遵医嘱进食流食、半流食、逐渐过渡到普食。少食多餐，宜清淡易消化饮食，禁食辛辣食物,保持大便通畅。多饮水。

(6)活动指导:指导患者术后 6 h 床上适当活动。术后第 1 天,鼓励患者下床活动,注意先慢慢坐起,在床边稍休息,未出现头晕等不适症状后在床边站立,再在床边行走,循序渐进。下地活动时将引流袋置于低于引流管置管处。适当的活动有助于肠蠕动,促进胃肠功能恢复,预防下肢静脉血栓。

(7)并发症的观察。①术后出血:观察尿管和伤口引流液的颜色、性质和量的变化并做好记录,如有异常及时通知医师。②肺部感染:观察患者痰液情况,嘱患者有痰尽量咳出,如痰液黏稠,遵医嘱进行雾化吸入。③下肢静脉血栓形成:观察双下肢有无肿胀、疼痛感,腿围是否有变化。

(三)出院指导

(1)未拔除尿管者,指导患者做好尿管护理。遵医嘱定期拔除。

(2)体内置双 J 管者术后遵医嘱拔除或更换。

(3)嘱患者注意休息,适当运动,劳逸结合,生活规律。

(4)指导患者进食高蛋白、高粗纤维、易消化食物,保持大便通畅。多饮水,每天饮水量要大于 2 000 mL。

(5)出院后遵医嘱定期复查,如果有不适,及时就诊。

(6)遵医嘱口服药物。

(李现新)

第三节　输尿管损伤的护理

一、概述

输尿管位于腹膜后间隙,位置隐蔽,一般由外伤直接引起输尿管损伤不常见,多见于医源性损伤,如手术损伤或器械损伤及放射性损伤。凡腹腔、盆腔手术后患者发生无尿、漏尿,腹腔或盆腔有刺激症状时均应想到输尿管损伤的可能。对怀疑输尿管损伤的患者,应进行系统的泌尿系统检查。妇科手术特别是宫外孕破裂、剖宫产等急诊手术或妇科肿瘤根治术中,输尿管被钳夹或误扎等医源性损伤最为常见。

二、护理评估

采集患者外伤史,盆腔、腹腔、腹膜后手术史,妇科手术史及泌尿系统手术史,如出现相应的症状,应警惕输尿管损伤的可能。

(一)临床表现

手术损伤输尿管引起临床表现需根据输尿管损伤程度而定,术中发现输尿管损伤,立即处理可不留后遗症。倘未被发现,多在 3～5 d 起病。尿液起初渗在组织间隙里,临床上表现为高热、寒战、恶心、呕吐、损伤侧腰痛、肾肿大、下腹或盆腔内肿物、压痛及肌紧张等。

1.腹痛及感染症状

表现为腰部胀痛、寒战、局部触痛、叩击痛。若输尿管被误扎,多数病例数天内患侧腰部出现胀痛,并可出现寒战、发热,局部触痛、叩击痛并可扪及肿大的肾脏。若采用输尿管镜套石或碎石操作,不慎造成输尿管穿孔破损者,由于漏尿或尿液外渗可引起患侧腰痛及腹胀,继发感染后则出现寒战、发热,肾区压痛并可触及尿液积聚而形成的肿块。

2.尿瘘

分急性尿瘘与慢性尿瘘两种。前者在输尿管损伤后当日或数天内出现伤口漏尿,腹腔积尿或阴道漏尿。后者以盆腔手术所致输尿管阴道瘘最常见。尿瘘形成前,多有尿外渗引起感染症状,常见伤后 2～3 周间形成尿瘘。

3.无尿

双侧输尿管发生断裂或误扎,伤后即可无尿,应注意与创伤性休克所致急性肾衰竭的无尿鉴别。

4.血尿

输尿管损伤后可以出现肉眼或镜下血尿,但也可以尿液检查正常,一旦出现血尿,应高度怀疑有输尿管损伤。

（二）辅助检查

1.静脉肾盂造影

可显示患肾积水,损伤以上输尿管扩张、扭曲、成角、狭窄及对比剂外溢。

2.膀胱镜及逆行造影

可观察瘘口部位并与膀胱损伤鉴别,逆行造影对明确损伤部位、损伤程度有价值。

3.B超检查

可显示患肾积水和输尿管扩张。

4.CT 检查

对输尿管外伤性损伤部位、尿外渗及合并肾损伤或其他脏器损伤有一定的诊断意义。

5.阴道检查

有时可直接观察到瘘口的部位。

6.体格检查

膀胱腹膜外破裂后尿外渗,下腹耻骨上区有明显触痛,有时可触及包块。膀胱腹膜内破裂后,若有大量尿液进入腹腔,检查有腹壁紧张、压痛、反跳痛及移动性浊音。

（三）护理问题

首先对患者进行心理评估,了解患者的身体和心理状态,患者主要存在以下护理问题。

1.疼痛

与尿外渗及手术有关。

2.舒适的改变

与术后放置支架管、造瘘管有关。

3.恐惧、焦虑

与尿瘘、担心预后不良有关。

4.有感染的危险

有感染的危险与尿外渗及各种管路有关。

三、护理措施

(一)心理护理

输尿管损伤因为手术的损伤发生率较高,因此,心理护理显得尤为重要。要做到详细评估患者的心理状况及接受治疗的心理准备,与患者建立良好的护患关系,掌握患者的心理变化并给予相应的健康指导,减少医疗纠纷的发生。输尿管损伤后患者情绪紧张、恐惧,尤其是发生漏尿或无尿时,护士在密切观察病情的同时要向患者宣讲损伤后注意的问题,鼓励患者树立信心,保持平和的心态,积极配合治疗,减轻患者的焦虑。

(二)生活护理

(1)主动巡视患者,帮助患者完成生活护理,保持"七洁":皮肤、头发、指甲、会阴、口腔、手足、床单的干净整洁,使患者感到舒适。

(2)观察并保持各种管路的清洁通畅,正确记录引流液的颜色及量,尿袋、引流袋定期更换。

(3)关心患者,讲解健康保健知识。

(4)观察尿外渗的腹部体征,腹痛的程度;观察体温的变化,每天测量体温 4 次,并记录在护理病例中,发热时及时通知医师。

(5)观察 24 h 尿量,注意血尿情况,少尿、无尿要立即通知医师处理。

(6)饮食要均衡,富于营养,易消化。不吃易引起腹胀的食物,如牛奶、大豆等。保持排便通畅,必要时服润肠药。

(三)治疗及护理配合

输尿管损伤后治疗采取修复输尿管、保持通畅、保护肾功能的原则。及时采用双 J 管引流,有利于损伤的修复和狭窄的改善。

1.治疗方法

(1)外伤所致输尿管损伤,应首先注意处理其全身情况及有无合并其他脏器的损伤,断裂的输尿管应根据具体情况给予修补或吻合。除不得已时不宜摘除肾脏。

(2)器械所致的输尿管损伤往往为裂伤,保守治疗多可痊愈。如尿外渗症状不断加重,应及早施行引流术。

(3)手术时误伤输尿管应根据具体情况及时予以修补或吻合,如输尿管被结扎,应尽早松解结扎线,并在输尿管内安置导管保留数天。输尿管切开,可进行缝合修补,然后置管引流。输尿管被切断,则进行端端吻合,置管引流两周左右。输尿管在低位被切断可行输尿管膀胱吻合术。输尿管被钳夹,损伤轻微时按结扎处理;较重时,为防止组织坏死形成尿瘘,可切除损伤部分,进行端端吻合。若输尿管缺损太多,根据具体情况可以选择输尿管外置造瘘,肾造瘘,利用膀胱组织或小肠做输尿管成形手术。

2.保守治疗的护理配合

(1)密切监测生命体征的变化,记录及时准确。

(2)观察腹痛情况,不能盲目给予止痛剂。

(3)保持各种管路的清洁通畅,正确记录引流液的颜色及量,尿袋定期更换。

(4)备皮、备血、皮试,做好必要时手术探查的准备。

(5)正确记录 24 h 尿量,注意血尿情况,少尿、无尿要立即通知医师处理。

(6)嘱患者卧床休息,做好生活护理,保持排便通畅,必要时服润肠药。

3.手术治疗的护理

(1)输尿管断端吻合术后留置双J管,在此期间嘱患者多饮水,保证引流尿液通畅,防止感染,促进输尿管损伤的愈合。

(2)预防感染,术后留置导尿管,注意各引流管的护理,定期更换引流袋。更换引流袋应无菌操作,防止感染,尿道口护理每天1~2次。女性患者每天会阴冲洗。

(3)严密观察尿量,间接地了解有无肾衰竭的发生。

(4)高热的护理,给予物理降温,鼓励患者多饮水,及时更换干净衣服,必要时遵医嘱给予药物降温。

4.留置双J管的护理

(1)留置双J管可引起患侧腰部不适,术后早期多有腰痛,主要是插管引起输尿管黏膜充血、水肿及放置双J管后输尿管反流有关(见图9-1)。

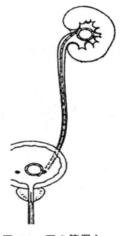

图 9-1　双J管置入

(2)患者出现膀胱刺激症状,主要由于双J管放置与不当或双J管下移,刺激膀胱三角区和后尿道所致。

(3)术后输尿管内放置双J管做内支架以利内引流,勿打折,保持通畅,同时防止血块聚集造成输尿管阻塞。

(4)要调整体位保持导尿管通畅,防止膀胱内尿液反流。

(5)观察尿液及引流状况。由于双J管置管时间长,且上下端盘曲刺激肾盂、膀胱黏膜易引起血尿。因此,术后要注意尿液颜色及尿量的变化。观察血尿颜色的方法是每天清晨留取标本,用无色透明玻璃试管,观察比较尿色。若患者突然出现鲜红尿液或肾区胀痛及腹部不适等症状,应及时报告医师。

(6)双J管于手术后1~3个月在膀胱镜下拔除。

四、健康教育

(1)输尿管损伤严重易引起输尿管狭窄,因此告知患者双J管需要定期更换直至狭窄改善为止。

(2)定期复查了解损伤愈合的情况及双J管的位置。若出现尿路刺激征、发热、腹痛、无尿等症状时,及时就诊。

（3）拔除留置导尿管后,指导患者增加饮水量,增加排尿次数,不宜憋尿。不宜做剧烈运动。有膀胱刺激征患者应遵医嘱给予解痉药物治疗。

（李现新）

第四节　尿道损伤的护理

较为常见,多发生在男性。男性尿道较长,以尿生殖膈为界,分为前、后两部分,前尿道包括球部和阴茎部,后尿道包括前列腺部和膜部。前尿道损伤多发生在球部,后尿道损伤多在膜部。

一、病因及病理

（一）根据损伤病因分两类

1.开放性损伤

因子弹、弹片、锐器伤所致,常伴有阴茎、阴囊、会阴部贯通伤。

2.闭合性损伤

会阴部骑跨伤,将尿道挤向耻骨联合下方,引起尿道球部损伤。骨盆骨折可引起尿生殖膈移位,产生剪力,使膜部尿道撕裂或撕断。经尿道器械操作不当可引起球部膜部交界处尿道损伤。

（二）根据损伤程度分为三种类型

1.尿道挫伤

尿道内层损伤,阴茎筋膜完整,仅有水肿和出血,可以自愈。

2.尿道裂伤

尿道壁部分断裂,引起尿道周围血肿和尿外渗,愈合后可引起尿道狭窄。

3.尿道断裂

尿道完全断裂时,断部退缩、分离,血肿和尿外渗明显,可发生尿潴留。

尿外渗的范围以生殖膈为分界,前尿道损伤时,尿外渗范围在阴茎、会阴、下腹壁和阴囊的皮下;后尿道前列腺部损伤时,尿外渗主要在前列腺和膀胱周围,外阴部不明显(图 9-2)。

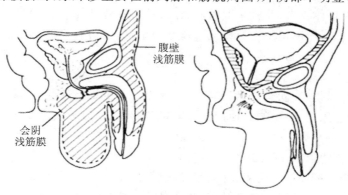

左:前尿道损伤尿外渗范围;右:后尿道损伤尿外渗范围

图 9-2　前、后尿道损伤尿外渗范围

二、临床表现

(一)休克
骨盆骨折所致尿道损伤,一般较严重,常因合并大出血,引起创伤性、失血性休克。

(二)疼痛
尿道球部损伤时会阴部肿胀、疼痛,排尿时加重。后尿道损伤时,下腹部疼痛、局部压痛、肌紧张,伴骨盆骨折者,移动时加剧。

(三)排尿困难
尿道挫伤时因局部水肿或疼痛性括约肌痉挛,出现排尿困难。尿道断裂时,不能排尿,发生急性尿潴留。

(四)尿道出血
前尿道损伤即使不排尿时尿道外口也可见血液滴出;后尿道损伤尿道口无流血或仅少量血液流出。

(五)尿外渗及血肿
尿生殖膈撕裂时,会阴、阴囊部出现血肿及尿外渗,并发感染时则出现全身中毒症状。

三、诊断

(一)病史及体格检查
有明显外伤史及上述典型的临床表现。

(二)导尿
轻缓插入导尿管,如顺利进入膀胱,说明尿道是连续而完整的。若一次插入困难,不应勉强反复试插,以免加重损伤及感染,尿道损伤并骨盆骨折时一般不易插入导尿管。

(三)X 线检查
可显示骨盆骨折情况,必要时从尿道注入造影剂 20 mL,确定尿道损伤部位、程度及造影剂有无外渗,了解尿液外渗情况。

四、治疗

(一)紧急处理
损伤严重伴失血性休克者,及时采取输血、输液等抗休克措施。骨盆骨折患者须平卧,勿随意搬动,以免加重损伤。尿潴留不宜导尿或未能立即手术者,可行耻骨上膀胱穿刺,吸出膀胱内尿液。

(二)保守治疗
尿道挫伤及轻度损伤,症状较轻、尿道连续性存在而无排尿困难者;排尿困难或不能排尿、插入导尿管成功者,留置尿管 1～2 周。使用抗生素预防感染,一般无须特殊处理。

(三)手术治疗
1.前尿道裂伤导尿失败或尿道断裂

行经会阴尿道修补或断端吻合术,并留置导尿管 2～3 周。病情严重、会阴或阴囊形成大血肿及尿外渗者,施行耻骨上膀胱穿刺造瘘术,3 个月后再修补尿道,并在尿外渗区做多个皮肤切口,深达浅筋膜下,以引流外渗尿液。

2.骨盆骨折致后尿道损伤

病情稳定后,做耻骨上高位膀胱造瘘术。一般在3周内能恢复排尿;如不能恢复排尿,则留置造瘘管3个月,二期施行解除尿道狭窄的手术。

3.并发症处理

为预防尿道狭窄,待患者拔除导尿管后,需定期做尿道扩张术。对于晚期发生的尿道狭窄可用腔内技术行经尿道切开或切除狭窄部的瘢痕组织,或于伤后3个月经会阴部切口切除瘢痕组织,做尿道端端吻合术。后尿道合并肠损伤应立即修补,并做暂时性结肠造瘘。如并发尿道直肠瘘,应待3~6个月后再施行修补手术。

五、护理

(一)护理评估

1.健康史

搜集病史资料时,要注意询问受伤的原因、受伤时的姿势,是否有骑跨伤、骨盆骨折或经尿道的器械检查治疗史。

2.身体状况

(1)尿道出血:前尿道损伤后,即使在不排尿时也可见尿道外口滴血或流血;后尿道损伤后,尿道外口不流血或仅流出少量血液;排尿时,可出现血尿。

(2)疼痛:前尿道损伤时,受伤处疼痛,有时可放射到尿道外口,排尿时疼痛加重;后尿道损伤时,疼痛位于下腹部,在移动时出现或加重。

(3)排尿困难与尿潴留:尿道挫裂伤时,因损伤和疼痛导致尿道括约肌痉挛,发生排尿困难;尿道断裂时,可引起尿潴留。

(4)局部血肿和瘀斑:骑跨伤或骨盆骨折造成尿生殖膈撕裂时,可发生会阴及阴囊部肿胀、瘀斑和血肿。

(5)尿液外渗:前尿道损伤时,尿液外渗至会阴、阴囊、阴茎部位,有时向上扩展至腹壁,造成这些部位肿胀;后尿道损伤时,尿液外渗至耻骨后间隙和膀胱周围。

(6)直肠指检:尿道膜部完全断裂后,可触及前列腺尖端浮动;若指套上染有血迹,提示可能合并直肠损伤。

(7)休克:骨盆骨折合并后尿道损伤,常有休克表现。

3.心理状况

可因尿道出血、疼痛、排尿困难等而出现焦虑,有的患者担心发生性功能障碍而加重焦虑,甚至出现恐惧。

4.辅助检查

(1)尿常规检查:了解有无血尿和脓尿。

(2)试插导尿管:若导尿管插入顺利,说明尿道连续,提示可能为尿道部分挫裂伤;一旦插入导尿管,即应留置导尿管1周,以引流尿液并支撑尿道;若插入困难,多提示尿道严重断裂伤,不能反复试插,以免加重损伤和导致感染。

(3)X线检查:平片可了解骨盆骨折情况;尿道造影可显示尿道损伤的部位和程度。

(4)B超检查:可了解尿液外渗情况。

(二)护理诊断及相关合作性问题

1.疼痛

与损伤、尿液外渗等有关。

2.焦虑

与尿道出血、排尿障碍及担心预后等有关。

3.排尿异常

与创伤、疼痛、尿道损伤等有关。

4.有感染的危险

与尿道损伤、尿外渗等有关。

(三)护理目标

(1)疼痛减轻或缓解。

(2)解除焦虑,情绪稳定。

(3)解除尿潴留,恢复正常排尿。

(4)降低感染发生率或不发生感染。

(四)护理措施

1.轻症患者的护理

主要是多饮水及预防感染。

2.急重症患者的护理

(1)抗休克:安置患者于平卧位,尽快建立静脉输液通路,及时输液,严密观察生命体征。

(2)解除尿潴留:配合医师试插导尿管,若能插入,即应留置导尿管;若导尿管插入困难,应配合医师于耻骨上行膀胱穿刺排尿或做膀胱造口术。

3.饮食护理

能经口进食的患者,鼓励其适当多饮水,进高热量、高蛋白、高维生素的饮食。

4.心理护理

对有心理问题的患者,进行心理疏导,帮助其树立战胜疾病的信心。

5.健康指导

(1)向患者及其亲属介绍康复的有关知识。

(2)嘱患者适当多饮水,以增加尿量,稀释尿液,预防泌尿系统感染和结石的形成。

(3)嘱尿道狭窄患者,出院后仍应坚持定期到医院行尿道扩张术。

(李现新)

第五节　阴囊及睾丸损伤的护理

一、概述

睾丸位于阴囊内、体表外,是男性最容易被攻击的部位。两者损伤常同时存在。闭合性损伤较多见,如脚踢、手抓、挤压、骑跨等。开放性损伤除战争年代外,平时较少,如刀刺、枪弹伤等。

睾丸损伤的程度可以是挫伤、破裂、扭转、脱位,严重时睾丸组织完全缺失。阴囊皮肤松弛,睾丸血液回流丰富,损伤后极易引起血肿、感染。此外睾丸或其供应血管的严重损伤可导致睾丸萎缩,坏死,可能并发阳痿或其他性功能障碍。有阴茎损伤时要注意有无合并尿道损伤,阴囊皮肤撕脱伤应尽早清创缝合,若缺损过大可行植皮术。阴茎、阴囊损伤的治疗原则与一般软组织的损伤相似。睾丸损伤最常见,本节主要介绍睾丸损伤的护理。

二、护理评估

(一)损伤的类型及临床表现

阴囊及睾丸损伤时常出现疼痛、肿胀,甚至晕厥、休克,有时可危及生命。

1.阴囊损伤

阴囊皮肤瘀斑、血肿,开放性损伤阴囊撕裂,睾丸外露。

2.睾丸损伤的类型及临床表现

(1)睾丸挫伤:睾丸肿胀、硬,剧痛与触痛。

(2)睾丸破裂:剧疼甚至昏厥,阴囊血肿,触痛明显,睾丸轮廓不清。

(3)睾丸脱位:指睾丸被挤压到阴囊以外的部位,如腹股沟管、股管、会阴等部位的皮下,局部剧痛、触痛,痛侧阴囊空虚。

(4)睾丸扭转:是指睾丸或精索发生扭转,造成睾丸急性缺血。近年报道此病在青少年中有逐渐增多趋势,睾丸下降不全或睾丸系带过长时容易发生扭转。临床表现为突然发作的局部疼痛,可以向腹股沟及下腹部放射,可伴有恶心及呕吐。其主要体征是阴囊皮肤局部水肿,患侧睾丸上缩至阴囊根部;睾丸轻度肿大并有触痛;附睾摸不清;体温轻度升高。不及时治疗,睾丸会发生缺血性坏死,颜色发黑,逐渐萎缩以致功能丧失。

(二)辅助检查

1.视诊

阴囊在体表外,损伤的部位、程度可以直接判断。

2.B超检查

彩色超声检查可以判断睾丸及其血管损伤的程度,能鉴别睾丸破裂与睾丸挫伤,及睾丸内血肿的存在,因而可为手术探查提供客观的检查依据。

(三)护理问题

1.疼痛

疼痛与外伤有关。

2.舒适改变

舒适改变与疼痛及手术后卧床有关。

3.部分生活自理缺陷

部分生活自理缺陷与外伤及手术有关。

4.知识缺乏

缺乏疾病相关知识。

三、护理措施

(一)生活护理

(1)做好基础护理,协助患者完成"七洁"。

(2)保持会阴部皮肤的清洁,避免排尿、排便污染。

(3)满足患者的护理需求,让患者感到舒适,遵医嘱应用止痛剂。

(4)加强病房管理,创造整洁安静的休养环境。

(二)心理护理

巡视患者或做治疗时多与患者交流,用通俗易懂的语言向患者讲解损伤的治疗及保健知识,缓解患者对突如其来的损伤产生的恐惧和焦虑,认真倾听患者主诉,及时帮助患者解决问题,做好基础护理,满足患者的合理需求,向患者解释每项检查治疗的目的,使患者能积极配合治疗护理。

(三)治疗配合

1.阴囊闭合性损伤

阴囊无明显血肿时应动态观察,卧床休息,将阴囊悬吊,早期局部冷敷;血肿较大时应抽吸或切开引流,放置引流条以充分引流渗液、渗血,给予抗生素预防感染。

2.阴囊开放性损伤

局部彻底清创,除去异物还纳睾丸,注射破伤风抗毒素,给予抗生素预防感染。

3.睾丸损伤破裂

止痛,减轻睾丸张力,控制出血,当有精索动脉断裂或睾丸严重破裂无法修复时,可手术切除睾丸,阴囊放置引流条,减少局部感染。

4.睾丸扭转

睾丸固定术是可靠、有效的治疗方法,术中可将扭转的睾丸松解后,观察血液循环恢复情况,半小时以内,如果血液运行逐渐恢复,睾丸颜色逐渐变红,表示睾丸功能已经恢复,可以保留。如果手术中睾丸颜色呈黑紫色,则表示已经坏死,应该切除。

(四)护理措施

(1)患者卧床休息,注意观察伤口周围的渗出,及时更换敷料,防止感染。

(2)观察生命体征变化,及时发现出血倾向。

(3)遵医嘱给予止痛剂,缓解疼痛不适;给予抗生素治疗、预防感染。

(4)观察局部血运情况,保持尿管和引流管的通畅,多饮水。

四、健康教育

(1)手术近期避免剧烈活动,禁房事。

(2)按时复诊,有不适及时来医院,不能随便用药。

(李现新)

第六节　阴茎癌的护理

一、病因

阴茎癌的病因目前仍不明确。阴茎癌多数发生于包茎或包皮过长的患者,新生儿行包皮环切术能有效防止此病。人类乳头瘤病毒(HPV16 型及 18 型)与阴茎癌发病密切相关。除此之外,吸烟、外生殖器疣、阴茎皮疹、阴茎裂伤、性伙伴多及卫生状况不良与阴茎癌的发病可能也有一定的关系。

二、临床表现

阴茎癌早期常隐藏在包皮内而被忽略。初起为丘疹、疣、溃疡或菜花状肿瘤,继而糜烂,边缘硬,不规则,有出血,分泌物有恶臭。疼痛不明显,一般无排尿障碍。虚弱、体重减轻、全身不适通常继发于慢性化脓性感染。极少数的阴茎病变和淋巴结转移会引起大量失血。

三、检查

(一)查体
以此了解病变或可疑病变的范围、肿瘤的位置、肿瘤的数目、病变形态、病变侵犯的程度、病变与尿道海绵体和阴茎海绵体的关系、病变的颜色和边界、阴茎长度。阴茎癌常见腹股沟淋巴结转移。查体时需要重点注意腹股沟淋巴结的大小、数量,是否活动、融合,表面是否有坏死、溃烂。腹股沟淋巴结切除及病理切片是判断有无淋巴结转移的金标准。

(二)人工勃起下超声
可提供肿瘤浸润程度的信息。

(三)MRI 和 CT 检查
可提供肿瘤浸润程度的信息以及用于评估体重过高患者腹股沟区域情况,并且有助于判断是否合并有盆腔淋巴结转移。

(四)胸部 X 线片
用于怀疑是否有骨转移的患者。

四、治疗

阴茎癌治疗前应进行准确的肿瘤分期和分级,明确肿瘤的浸润范围和所属淋巴结是否转移,然后针对原发病灶、区域淋巴结以及转移性疾病,选择适宜的治疗方法。

(一)原发病灶的治疗
1.包皮环切术

对于局限于包皮或阴茎头的早期阴茎癌或深部没有浸润、没有淋巴结转移的 I 期或 T_1 期以前的肿瘤可行包皮环切术或局部切除术。

2.阴茎部分切除术

对于Ⅰ期或Ⅱ期肿瘤、局限于阴茎头或阴茎前段、无淋巴结转移者,可行阴茎局部切除术

3.阴茎全切术

对于浸润性阴茎癌,肿瘤累及阴茎1/2以上,若行阴茎部分切除术后不能保留有功能的阴茎残端,则应行阴茎全切除和会阴部尿道重建。对于阴茎部分切除术后复发、原发阴茎体恶性程度高的阴茎癌也应行阴茎全切除术。

(二)区域淋巴结的处理

腹股沟区有无淋巴结转移及其范围是影响阴茎癌患者预后的最重要的因素。该检查结果比肿瘤分级、大体观和原发肿瘤的形态和显微镜的结构更能影响疾病的预后。不同于泌尿系的其他疾病,阴茎癌的淋巴结转移仅行淋巴结清扫就可以治愈。由于临床发现多数腹股沟肿大淋巴结为炎性,故阴茎癌原发病灶切除后是否行区域淋巴结清扫术仍存在一定争议。

1.腹股沟淋巴结清扫术

包括标准腹股沟淋巴结清扫术和改良式腹股沟淋巴结清扫术两种常见术式。其手术适应证:①阴茎癌原发病灶去除后连续应用抗生素4周,腹股沟肿大淋巴结无明显改善。②腹股沟淋巴结活检组织学或细胞学证实为转移淋巴结。③原发病灶浸润海绵体,肿瘤细胞分化差。④Ⅱ期以上肿瘤,影像学检查怀疑淋巴结转移。

2.髂血管淋巴结清扫术

当腹股沟淋巴结转移时须行髂血管淋巴结清扫术,若证实髂血管淋巴结已转移,则不必行本术式,只行姑息性治疗。切除范围包括主动脉分叉、盆筋膜、髂总动脉和髂外血管鞘及周围淋巴脂肪组织。

(三)其他疗法

1.放疗

用于局部切除的辅助治疗,也可用于晚期肿瘤的姑息性治疗。

2.化疗

阴茎癌对化疗不太敏感,多用于辅助治疗和联合治疗。

(李现新)

第七节　压力性尿失禁的护理

尿失禁是影响女性生活质量的常见疾病,据统计,全球患病率接近50%,我国人群的患病率与此相当,其中一半为压力性尿失禁。压力性尿失禁是指打喷嚏、咳嗽或运动等腹压增高时,出现不自主的尿液自尿道外口溢出。由于社会经济和文化教育等因素,加之女性对排尿异常羞于启齿,导致女性压力性尿失禁就诊率低。

一、病因

(一)年龄

随着年龄增长,女性尿失禁患病率逐渐增高,高发年龄为45～55岁。年龄与尿失禁的相关

性可能与随着年龄的增长而出现的盆底松弛、雌激素减少和尿道括约肌退行性变等有关。一些老年常见疾病,如慢性肺部疾患、糖尿病等,也可促进尿失禁的进展。但老年人压力性尿失禁的发生率趋缓,可能与其生活方式改变有关,如日常活动减少等。

(二)生育

生育的次数、初次生育年龄、生产方式、胎儿的大小及妊娠期间尿失禁的发生率均与产后尿失禁的发生有显著相关性,生育的胎次与尿失禁的发生呈正相关性;初次生育年龄在20~34岁间的女性,其尿失禁的发生与生育的相关度高于其他年龄段;生育年龄过大者,尿失禁的发生可能性较大;经阴道分娩的女性比剖宫产的女性更易发生尿失禁;行剖宫产的女性比未生育的女性发生尿失禁可能性要大;使用助产钳、吸胎器和缩宫素等加速产程的助产技术同样有增加尿失禁的可能性;出生婴儿体重>4 000 g的母亲发生压力性尿失禁的可能性明显升高。

(三)盆腔脏器脱垂

压力性尿失禁和盆腔脏器脱垂紧密相关,两者常伴随存在,均严重影响中老年妇女的健康和生活质量。盆腔脏器脱垂患者盆底支持组织平滑肌纤维变细、排列紊乱、结缔组织纤维化和肌纤维萎缩可能与压力性尿失禁的发生有关。

(四)肥胖

肥胖女性发生压力性尿失禁的概率显著增高,减肥可降低尿失禁的发生。

(五)种族和遗传因素

遗传因素与压力性尿失禁有较明确的相关性。压力性尿失禁患者患病率与其直系亲属患病率显著相关。白种女性尿失禁的患病率高于黑人。

(六)雌激素

长期以来认为绝经期妇女雌激素下降与尿失禁发生相关,但目前还存在争议。一些研究认为,口服雌激素不能减少尿失禁,且有诱发和加重尿失禁的风险,阴道局部使用雌激素可改善压力性尿失禁症状。

(七)子宫切除术

子宫切除术后如发生压力性尿失禁,一般都在术后半年至一年。手术技巧及手术切除范围可能与尿失禁的发生有一定关系。但目前尚无足够的循证医学证据,证实子宫切除术与压力性尿失禁的发生有确定的相关性。

(八)吸烟

吸烟与压力性尿失禁发生的相关性尚有争议。有资料显示吸烟者发生尿失禁的比例高于不吸烟者,可能与吸烟引起的慢性咳嗽和胶原纤维合成的减少有关。也有资料认为吸烟与尿失禁的发生无关。

(九)体力活动

高强度体育锻炼可能诱发或加重尿失禁,但尚缺乏足够的循证医学证据。

二、临床表现

(一)症状

咳嗽、打喷嚏、大笑等腹压增加时不自主漏尿。

(二)体征

腹压增加时能观察到尿液不自主地从尿道流出。

三、辅助检查

(一)1 h 尿垫试验

(1)方法:①患者无排尿。②安放好已经称重的收集装置,试验开始。③15 min 内喝完 500 mL 无钠液体,然后坐下或躺下。④步行半小时,包括上下一层楼梯。⑤起立和坐下 10 次。⑥剧烈咳嗽 10 次。⑦原地跑 1 min。⑧弯腰拾小物品 5 次。⑨流动水中洗手 1 min。⑩1 h 终末去除收集装置并称重。

(2)结果判断:①尿垫增重>1 g 为阳性。②尿垫增重>2 g 时注意有无称重误差、出汗和阴道分泌物。③尿垫增重<1 g 提示基本干燥或实验误差。

(二)压力诱发试验

患者取仰卧位,双腿屈曲外展。观察尿道外口漏尿情况,咳嗽或用力增加腹压时见尿液漏出,腹压消失后漏尿也同时消失则为阳性。阴性者站立位再行检查。检查时应同时询问漏尿时或之前是否有尿急和排尿感,若有则可能为急迫性尿失禁或合并有急迫性尿失禁。

(三)膀胱颈抬举试验

患者取截石位,先行压力诱发试验。若为阳性,则将中指及示指插入患者阴道,分别放在膀胱颈水平、尿道两侧的阴道壁上,嘱患者做咳嗽等动作增加腹压,有尿液漏出时用手指向腹侧抬举膀胱颈,如漏尿停止,则为阳性,提示压力性尿失禁的发病机制与膀胱颈和近端尿道明显下移有关。此外,注意试验时不要压迫尿道,否则会出现假阳性。

(四)棉签试验

患者取截石位,消毒后于尿道插入无菌棉签,棉签前端应到达膀胱颈。无应力状态下和应力状态下棉签活动的角度超过 30°,则提示膀胱颈过度活动。

(五)尿动力学检查

当腹压增加时漏尿,伴有排尿困难或尿频、尿急等膀胱过度活动症症状时,需要进行尿动力学检查。同时尿动力学检查还可协助对压力性尿失禁进行分型。有剩余尿及排尿困难表现的患者,还需接受影像尿动力学检查。

(六)膀胱镜检查

怀疑有膀胱颈梗阻、膀胱肿瘤和膀胱阴道瘘等疾病时,需要做此检查。

(七)膀胱尿道造影

既往有手术史,怀疑有膀胱输尿管反流,或需要进行压力性尿失禁分型的患者。

(八)超声检查

了解有无上尿路积水、膀胱容量及剩余尿量。

(九)静脉肾盂造影或 CT

了解有无上尿路积水及重复肾、输尿管畸形,以及重复或异位输尿管开口位置。

四、治疗要点

(一)保守治疗

1.控制体重

肥胖是女性压力性尿失禁的明确危险因素,减轻体重可改善尿失禁的症状。

2.盆底肌训练

通过自主的、反复的盆底肌肉群的收缩和舒张,增强支持尿道、膀胱、子宫和直肠的盆底肌张力,增加尿道阻力、恢复盆底肌功能,达到预防和治疗尿失禁的目的。此法简便易行、有效,适用于各种类型的压力性尿失禁,停止训练后疗效的持续时间尚不明确。目前尚无统一的训练方法,其共识是必须使盆底肌达到相当的训练量才可能有效。此外,盆底肌训练可结合生物反馈、电刺激治疗进行,在专业人员指导下进行可获得更好的疗效。

3.生物反馈

生物反馈是借助置于阴道或直肠内的电子生物反馈治疗仪,监视盆底肌的肌电活动,并将这些信息转换为视觉和听觉信号反馈给患者,指导患者进行正确的、自主的盆底肌训练,并形成条件反射。与单纯盆底肌训练相比,生物反馈更为直观和易于掌握,短期内疗效可优于单纯盆底肌训练,但远期疗效尚不明确。

（二）药物治疗

主要作用原理在于增加尿道闭合压,提高尿道关闭功能,目前常用的药物有以下几种。

1.度洛西汀

度洛西汀是 5-羟色胺及去甲肾上腺素的再摄取抑制剂,可升高二者的局部浓度,兴奋此处的生殖神经元,进而提高尿道括约肌的收缩力,增加尿道关闭压,减少漏尿。每次口服 40 mg,每天 2 次,需维持治疗至少 3 个月。多在 4 周内起效,可改善压力性尿失禁症状,结合盆底肌训练可获得更好的疗效。恶心、呕吐是其较常见的不良反应,其他副作用还有口干、便秘、乏力、头晕、失眠等。

2.雌激素

刺激尿道上皮生长,增加尿道黏膜静脉丛血供,影响膀胱尿道旁结缔组织的功能,增加支持盆底结构肌的张力,增加 α 肾上腺素受体的数量和敏感性,提高 α 肾上腺素受体激动剂的治疗效果。口服雌激素不能减少尿失禁,且有诱发和加重尿失禁的风险。对绝经后患者应选择阴道局部使用雌激素,用药的剂量和时间仍有待进一步研究。长期应用增加子宫内膜癌、卵巢癌、乳腺癌和心血管病的发生风险。

（三）手术治疗

目前最常用的手术方式为经闭孔无张力性尿道中段悬吊术（TVT-A）,其适应证主要有 4 种情况。

（1）非手术治疗效果不佳或不能坚持,不能耐受,预期效果不佳的患者。

（2）中、重度压力性尿失禁,严重影响生活质量的患者。

（3）生活质量要求较高的患者。

（4）伴有盆腔脏器脱垂等盆底功能病变需行盆底重建者,同时存在压力性尿失禁。

（李现新）

第八节　泌尿系统梗阻的护理

尿路上任何部位发生梗阻都可导致肾积水、肾功能损害,重则肾衰竭。泌尿系统梗阻最基本的病理变化是尿路扩张,从代偿到失代偿,诱发肾积水、尿潴留、肾脏滤过率和浓缩能力受损,最终导致肾功能障碍。

一、前列腺增生症

良性前列腺增生症主要是前列腺组织及上皮增生,简称前列腺增生。是老年男性常见病,50 岁以后发病,随着年龄增长发病率不断升高。

(一)病因

目前病因不十分清楚,研究认为前列腺增生与体内雄激素及雌激素的平衡失调关系密切,睾酮对细胞的分化、生长产生作用,雌激素对前列腺增生也有一定影响。

(二)病理

前列腺分两组,外为前列腺组,内为尿道腺组。前列腺增生有两类结节,包括由增生的纤维和平滑肌细胞组成的基质型和由增生的腺组织组成的腺泡型。增生的最初部位多在尿道腺组,增生的结节挤压腺体形成外科包膜,是前列腺摘除术的标志。前列腺增生使尿道弯曲、受压、伸长、狭窄,出现尿道梗阻。

(三)临床表现

1.尿频

尿频是最常见的症状,夜间明显,逐渐加重。早期是由膀胱颈部充血引起。晚期是由增生前列腺引起尿道梗阻,膀胱内残余尿增多,膀胱有效容量减少所致。

2.进行性排尿困难

进行性排尿困难是最重要症状,表现为起尿缓慢,排尿费力,射尿无力,尿线细小,尿流滴沥,分段排尿及排尿不尽等。

3.尿潴留、尿失禁

前列腺增生晚期,膀胱残余尿增加,收缩无力,发生尿潴留,当膀胱内压力增高超过尿道阻力后,发生充盈性尿失禁。前列腺增生常因受凉、劳累、饮酒等诱发急性尿潴留。

4.其他表现

常因局部充血、出血发生血尿。合并感染或结石,可有膀胱刺激症状。

(四)辅助检查

1.尿流动力学检查

尿道梗阻时,最大尿流率小于每秒 15 mL;当尿流率小于每秒 10 mL 时,表示梗阻严重。

2.残余尿测定

膀胱残余尿量反映膀胱代偿衰竭的严重程度,不仅是重要的诊断步骤之一,也是决定手术治疗的因素。

3.膀胱镜检查

膀胱镜检查直接观察前列腺各叶增生情况。

4.B 超检查

B 超测定前列腺的大小和结构,测量残余尿量。

(五)诊断要点

1.临床表现

老年男性出现夜尿频、进行性排尿困难表现就应考虑前列腺增生,排尿后直肠指检,可触及增大的腺体,光滑、质韧、中央沟变浅或消失。

2.辅助检查

尿动力学、膀胱镜、B超等检查有助于确定前列腺增生程度及膀胱功能。

(六)诊疗要点

1.急性尿潴留的治疗

急性尿潴留是前列腺增生常见急症,需紧急治疗。选用肾上腺素受体阻滞剂、留置导尿管或耻骨上膀胱穿刺造瘘术等,解除潴留。

2.药物治疗

药物治疗适用于尿道梗阻较轻,或年老体弱、心肺功能不全等而不能耐受手术的患者。常用药物有特拉唑嗪、哌唑嗪等。

3.手术治疗

前列腺摘除术是理想的根治方法,手术方式有经尿道、经耻骨上、经耻骨后及经会阴四种,目前临床常用前两种。

4.其他治疗

尿道梗阻严重而不宜手术者,冷冻治疗、微波和射频治疗、激光治疗、体外超声、金属耐压气囊扩张术等都能产生一定疗效。

(七)护理评估

1.健康史

评估患者的年龄、诱因,既往病史。

2.目前的身体状况

(1)症状体征:是否有夜尿频、进行性排尿困难的表现,是否合并尿潴留、尿失禁。

(2)辅助检查:尿流动力学、膀胱镜、B超检查结果。

3.心理-社会状况

评估患者对疾病和手术的心理反应及对并发症的认知程度,患者及家属对术后护理配合及有关康复知识的掌握程度。

(八)常见的护理诊断/问题

(1)恐惧/焦虑:与认识不足、角色改变、对手术和预后的担忧有关。

(2)排尿形态异常:与尿道梗阻、残余尿量增多、留置导尿管等有关。

(3)有感染的危险:与尿路梗阻、导尿、免疫力低下、伤口引流有关。

(4)潜在并发症:出血。

(九)护理目标

(1)患者的恐惧/焦虑减轻。

(2)患者能够正常排尿。

(3)患者感染危险性下降或未感染。

(4)患者术后未发生出血。

(十)护理措施

1.非手术治疗的护理

(1)饮食护理:为防止尿潴留,不可在短期内大量饮水,忌饮酒、辛辣食物,有尿意勤排尿,适当运动,预防便秘。

（2）观察疗效：药物治疗 3 个月之后前列腺缩小、排尿功能改善。

（3）适应环境：前列腺增生患者多为老年人，行动不便，对医院环境不熟悉，加之夜尿频，入院后帮助患者适应环境，确保舒适和安全。

2.术前护理

（1）观察生命体征，测量各项生理指标。

（2）做好重要脏器功能检查，了解患者能否耐受手术。

（3）术前已有造瘘管或留置导尿管的患者，保证引流通畅。

3.术后护理

（1）病情观察：观察记录 24 h 出入量，判断血容量有无不足。观察意识状态和生命体征。

（2）体位：平卧 2 d 后改为半卧位，固定各种导管的肢体不得随意移动。

（3）饮食与输液：术后 6 h 无不适即可进流质饮食，鼓励多饮水，经 1～2 d 无腹胀即可恢复饮食，以易消化、营养丰富、富含纤维素的食物为主，必要时静脉补液，但要注意输液速度。

（4）预防感染：早期预防性应用抗生素。保持切口敷料的清洁与干燥。置管引流者常规护理尿道外口。

（5）膀胱冲洗：术后用生理盐水持续冲洗膀胱 3～7 d。保持引流通畅，必要时高压冲洗抽吸血块。根据尿液颜色控制冲洗速度，色深则快、色浅则慢。

（6）不同手术方式的护理：①经尿道切除术（TUR）：观察有无 TUR 综合征的发生，即术后几小时内出现恶心、呕吐、烦躁、抽搐、昏迷或严重的脑水肿、肺水肿、心力衰竭等。可能是冲洗液被吸收，血容量剧增，稀释性低钠血症所致，护理时应减慢输液速度，遵医嘱应用利尿剂、脱水剂，对症处理。②开放手术：固定各种引流管，观察记录引流液量、颜色，保持引流通畅。及时拔除引流管，如耻骨后引流管，术后 3～4 d 拔除；耻骨上引流管，术后 5～7 d 拔除；膀胱造瘘管多在术后 10～14 d 排尿通畅后拔除，瘘口无菌堵塞或压迫，防止漏尿，一般 2～3 d 愈合。③预防并发症：出血是常见并发症。术后 1 周，患者可逐渐离床活动，禁止灌肠、肛管排气，同时避免腹压增高的诱因。

（十一）护理评价

（1）患者的恐惧/焦虑是否减轻。

（2）患者能否正常排尿。

（3）患者感染未发生或得到及时治疗。

（4）患者术后是否出血，或出血后是否得到有效处理。

（十二）健康指导

（1）讲解手术、术式及手术前后护理的注意事项。

（2）术后 1～2 个月避免剧烈活动，忌烟酒，防感冒。

（3）指导患者学会肛提肌锻炼，以尽快恢复尿道括约肌的功能。

（4）指导患者定期复查尿流率及残余尿量。

二、肾积水

结石、肿瘤、结核等原因导致尿液排出受阻、肾内压力增高、肾盂肾盏扩张、肾实质萎缩、肾功能减退，称为肾积水。成人积水超过 1 000 mL，小儿超过 24 h 的正常尿量，为巨大肾积水。

（一）临床表现

1.腰痛

腰痛是重要症状。慢性梗阻仅为钝痛；急性梗阻出现明显腰痛或肾绞痛。

2.腰部肿块

慢性梗阻形成肾脏肿大，长期梗阻者在腹部可扪及囊性肿块。

3.多尿和无尿

慢性梗阻致肾功损害表现为多尿，而双侧完全梗阻、孤立肾完全梗阻可发生无尿。

4.其他表现

因结石、肿瘤、结核等继发肾积水时，原发病表现掩盖了肾积水征象。肾积水并发感染或肾积脓时，出现全身中毒症状。

（二）辅助检查

1.实验室检查

血尿常规，必要时做尿细菌检查，化验血生化、电解质等了解肾功能情况。

2.影像学检查

（1）B超：是鉴别肾积水和腹部肿块的首选方法。

（2）X线造影：排泄性尿路造影可了解肾积水程度和对侧肾功能。

（3）CT、MRI检查：明确腰部肿块的性质，对确诊肾积水有重要价值。

（三）诊断要点

根据原发病史、典型症状、腰腹部肿块及B超等辅助检查结果可明确诊断，确定原发病对诊断有重要意义。

（四）诊疗要点

1.病因治疗

最理想的治疗是根除肾积水的病因，保留患肾。

2.肾造瘘术

原发病严重或肾积水病因暂不能去除者，先行肾引流术，病情好转或稳定后行去除病因的手术。

3.肾切除术

肾积水后功能丧失或并发肾积脓，对侧肾功能良好者，可切除患肾。

（五）护理评估

1.健康史

评估患者是否有肾结石、肿瘤、结核等原发病史。

2.目前的身体状况

（1）症状体征：原发病基础上是否出现腰痛、腰腹部肿块，是否有肾功能减退表现。

（2）辅助检查：血、尿常规化验，B超、X线等影像学检查结果。

3.心理、社会状况

评估患者对肾积水及治疗的认知程度，对术后康复知识的掌握程度，家人及社会的心理和经济支持程度。

（六）常见的护理诊断/问题

1.排尿形态异常

排尿形态异常与尿路急慢性梗阻有关。

2.有感染的危险

感染与尿路梗阻、免疫低下、肾造瘘引流有关。

3.潜在并发症

潜在并发症为尿漏。

（七）护理目标

（1）患者排尿形态正常。

（2）患者感染危险性下降或未感染。

（3）患者未发生尿漏。

（八）护理措施

1.饮食

多食含纤维较高的食物，多饮水。

2.活动

鼓励患者加强床上活动，定时按序协助患者变换体位。

3.感染的护理

遵医嘱使用抗生素；用0.1%新苯扎氯铵清洗尿道口，每天2次；每天更换引流袋；及时更换浸湿的切口敷料。

4.引流管的护理

妥善固定，引流通畅，观察记录引流量与颜色，冲洗肾盂引流管，每天2次。若无尿漏，肾周围引流物一般术后3～4 d拔除；肾盂输尿管支架引流管一般于术后3周拔除；肾造瘘管在吻合口通畅后拔除。

（九）护理评价

（1）患者排尿形态是否正常。

（2）患者感染是否得到治疗或术后有无感染发生。

（3）患者有无发生尿漏。

（十）健康指导

（1）向患者讲解手术及术后引流的重要性。

（2）指导患者养成良好的排便习惯。

（3）指导患者正确进行摄水、饮食搭配。

三、尿道狭窄

尿道因损伤、炎症使尿道壁形成瘢痕，瘢痕萎缩导致尿道扭曲、狭窄。

（一）病因及分类

1.先天性尿道狭窄

先天性尿道狭窄如尿道外口狭窄，尿道瓣膜狭窄等。

2.炎症性尿道狭窄

炎症性尿道狭窄如淋病性尿道狭窄，留置导尿管引起的尿道狭窄。

3.外伤性尿道狭窄

外伤性尿道狭窄最常见,尿道损伤严重,初期处理不当或不及时所致。

(二)病理生理

其与狭窄的程度、深度及长度有关。淋病性狭窄为多处狭窄,狭窄易继发感染,形成尿道憩室、周围炎、前列腺炎、附睾睾丸炎。尿道梗阻如长期不能解除,导致肾积水。肾功能损害,出现尿毒症。

(三)临床表现

1.排尿异常

最常见的是排尿困难,重者出现尿潴留。

2.继发疾病表现

尿道长期狭窄继发膀胱炎、睾丸附睾炎等,出现膀胱刺激征、血尿症状。

3.并发症表现

由于排尿困难而使腹内压长期增高,并发疝、痔、直肠脱垂等,并出现相应症状。

(四)辅助检查

1.尿道探子检查

尿道探子检查可确定狭窄部位、程度。

2.B超检查

B超明确尿道狭窄长度、程度及周围瘢痕组织的厚度。

3.膀胱尿道造影

膀胱尿道造影确定尿道狭窄的部位、程度、长度。

(五)诊断要点

根据尿道外伤史、感染史及典型的排尿困难,尿潴留表现,结合尿道探子检查、B超、膀胱尿道造影结果,诊断尿道狭窄一般不难。

(六)诊疗要点

1.尿道扩张术

尿道扩张术是防止和治疗尿道狭窄的有效措施。尿道狭窄的原因不同,扩张时间不同。

2.耻骨上膀胱造瘘术

耻骨上膀胱造瘘术适用于慢性尿潴留或已有肾功能损害的患者。

3.尿道内切开术

尿道内切开术是目前临床治疗的主要术式,术后放置网状合金支架管于狭窄部位扩张,一般放置 4～8 周,术后不需尿道扩张。

4.开放手术

切除尿道狭窄部及周围瘢痕后,行尿道端端吻合术。

(七)护理评价

1.健康史

儿童尿道狭窄多为先天性,成人有外伤、感染病史者,多为继发性狭窄。

2.目前的身体状况

(1)症状体征:原发病基础上是否出现排尿困难,尿潴留,是否继发感染、结石。

(2)辅助检查:尿道探子检查、B超、膀胱尿道造影的检查结果。

3.心理-社会状况

评估患者对尿道狭窄的严重性及手术治疗的认知程度,对术后康复知识的掌握程度。

(八)常见的护理诊断/问题

1.排尿形态异常

排尿形态异常与尿道狭窄、梗阻有关。

2.有感染的危险

感染与尿道梗阻、免疫力低下、膀胱造瘘引流、手术等有关。

3.潜在并发症

潜在并发症为尿失禁。

(九)护理目标

(1)患者排尿形态正常。

(2)患者感染危险性下降或未感染。

(3)患者未发生尿失禁。

(十)护理措施

1.尿道扩张术的护理

尿道扩张术的护理指导患者定时进行尿道扩张。术后观察尿量及颜色,有无尿道出血。患者疼痛明显者给予止痛处理。

2.尿道内切开术的护理

严密观察血尿转清情况。留置导尿管1个月左右,保持通畅,遵医嘱尿道冲洗,及时拔出尿管,防止狭窄复发。

3.开放手术的护理

遵医嘱应用抗生素。及时更换切口浸湿的敷料,确保各种引流导管通畅。

4.并发症护理

术后尿失禁常为暂时性,用较细导尿管引流数天后可恢复。如不能恢复,指导患者进行肛门括约肌收缩练习。

(十一)护理评价

(1)患者排尿形态是否正常。

(2)患者是否感染或感染后是否得到控制。

(3)患者是否发生尿失禁。

(十二)健康指导

(1)指导患者定时进行尿道扩张。

(2)讲解尿道扩张的意义及护理配合注意事项。

(3)鼓励患者多饮水。适当运动,进食纤维素高的食物,防止便秘。

(李现新)

第九节　先天性直肠肛门畸形的护理

先天性直肠肛门畸形是因胚胎期直肠肛门发育障碍而形成的各类消化道畸形,先天性直肠肛门畸形为该类畸形较常见的一种。本病的手术死亡率虽在2%以下,但术后并发症多,如肛门失禁、肛门狭窄、瘘管复发等。

一、临床特点

(一)症状体征

1.无瘘组

出生后正常肛门处封闭,其他部位无瘘口、无胎便排出,继之出现腹胀、呕吐。呕吐物早期为含胆汁样物,后为粪便样物。

(1)低位畸形:原肛门位有薄膜覆盖,哭闹时肛门处有冲击感。

(2)高位畸形:原肛门处皮肤略凹陷,色泽较深,哭闹时无冲击感。

(3)中间位畸形:介于低位畸形与高位畸形之间。

(4)直肠闭锁者:可见正常肛门口,但伸入2～3 cm即受阻不通。

2.有瘘组

正常肛门处闭锁,但可在会阴部、女性前庭或阴道(男性尿道)找到瘘口,有粪便排出。

(二)辅助检查

(1)X线倒立侧位摄片:生后12 h后摄片检查充气的直肠盲端与闭锁肛门位置的间距来判别畸形类型。间距小于2 cm为低位畸形,2～4 cm为中间型畸形,大于4 cm为高位畸形。另可用P-C线(耻骨联合上缘与骶尾关节的联合处连线)及I线(从坐骨下缘最低点作一与P-C线的平行线)作标志线,直肠盲端位于P-C线以上为高位畸形,I线以下为低位,介于P-C线及I线之间为中间型,但其影响因素较多。

(2)瘘管造影可显示瘘管走向、长度及与直肠关系。

(3)阴道造影可了解直肠阴道瘘患儿的泄殖腔畸形与直肠阴道瘘的关系。

(4)排泄性膀胱尿道造影可显示直肠泌尿道瘘的走向、位置。

二、护理评估

(一)健康史

了解母亲妊娠史。询问患儿会阴部是否有瘘口和有无胎便排出。评估患儿有无合并其他畸形。

(二)症状、体征

评估腹胀程度及呕吐的次数,性质及量。有无脱水及电解质紊乱,检查原始肛门处位置及在阴部、女性前庭阴道、男性尿道有无瘘口,排尿时有无粪便排出。

(三)社会、心理状况

评估患儿家长对该疾病的认识程度及心理反应,有无自卑心理,对手术治疗有无信心、接受程度及家庭经济支持能力等。

(四)辅助检查

了解 X 线倒立侧位摄片结果,判断无肛位置的高低。

三、常见护理问题

(1)有窒息的危险:与呕吐有关。

(2)舒适的改变:与肛门闭锁致腹胀、呕吐有关。

(3)营养失调:低于机体需要量,与营养供给不足、消化吸收功能减弱有关。

(4)体液不足:与禁食、呕吐、胃肠减压有关。

(5)有感染的危险:与粪便污染伤口、患儿抵抗力低下有关。

(6)知识缺乏:缺乏康复期家庭护理知识。

四、护理措施

(一)术前

(1)注意保暖,维持体温恒定,必要时放入保温箱。

(2)评估腹胀情况,观察、记录呕吐的次数、量和性质,防止呕吐窒息。

(3)评估有无脱水症状,开放静脉通路,根据医嘱按时完成补液。

(4)给予禁食、胃肠减压,保持胃管引流通畅,并观察引流液的量和性质。

(5)观察外阴部有无胎便痕迹,并观察其粪便出口。

(6)做好禁食、备皮、皮试等术前准备。

(二)术后

(1)监测生命体征,保持呼吸道通畅,有缺氧症状时,予氧气吸入。

(2)麻醉清醒后取蛙式仰卧位或俯卧位,充分暴露肛门口,保持肛门口清洁,每天随时用生理盐水棉球或 PVP-I 棉球擦去肛门排出的粪便,观察肛门有无渗血红肿、脓性分泌物等感染症状,观察排便情况。

(3)注意保暖,维持体温正常,必要时入保温箱。

(4)评估腹胀情况,观察有无呕吐,观察肛门排气排便情况,保持胃肠减压通畅,观察引流液的量和性质。

(5)禁食期间,做好口腔护理,保证液体输入,及时纠正水电解质紊乱,根据医嘱予以清蛋白、血浆等支持疗法。

(6)留置导尿者,保持导尿管引流通畅,观察记录小便量,保持会阴部清洁。

(7)行肠造瘘者,注意观察肠管血液循环和排便情况,及时清除瘘口排出物,保持造瘘口周围皮肤清洁、干燥,造瘘口周围皮肤可涂以呋锌油、氧化锌粉等,保持腹部伤口的敷料清洁干燥。

(8)术后因切口瘢痕挛缩,可导致肛门不同程度狭窄,需定期扩肛,一般于手术后 2 周开始,术后 1～3 个月,每天一次,每次 5～10 min;术后 4～6 个月,每周 2～3 次,术后 7～12 个月每周 1 次,从小拇指开始,逐步到中指、示指扩肛,或用扩肛器,由细到粗。

(三)健康教育

(1)护理人员要热情向家长介绍疾病的性质,手术的必要性及预后,以排除家长顾虑,使其积极配合治疗。

（2）向家长讲解各项术前准备（胃肠减压、备皮、禁食、皮试、术前用药）的目的和注意事项,以取得家长的配合和理解。

（3）向家长说明术后扩肛的重要性,并指导家长掌握扩肛技术和注意事项。

五、出院指导

（一）饮食

向家长讲解母乳喂养的优点,提倡母乳喂养,按时添加辅食。

（二）造瘘口护理

注意观察造瘘口肠管的血液循环和排便情况,继续做好造瘘口周围皮肤的护理,保持清洁干燥。

（三）定期扩肛

指导并教会家长正确的扩肛方法,须强调必须坚持 1 年,不得随意中断,以保证扩肛效果。

（四）定时复查

根据医嘱,定期来院复查。

（那玲丽）

第十节　结直肠息肉的护理

凡从黏膜表面突出到肠腔的息肉状病变,在未确定病理性质前均称为息肉。分为腺瘤性息肉和非腺瘤性息肉两类,腺瘤性息肉上皮增生活跃,多伴有上皮内癌变,可以恶变成腺癌;非腺瘤性息肉一般不恶变,但如伴有上皮内癌变则也可恶变。结直肠息肉是一种癌前病变,近年来随着生活条件和饮食结构的改变,结直肠息肉发展为癌性病变的发病率也呈增高趋势。其发生率随年龄增加而上升,男性多见。临床上以结肠和直肠息肉为最多,小肠息肉较少,可分为单个或多个。小息肉一般无症状,大的息肉可有出血、黏液便及直肠刺激症状。息肉可采用经肠镜下切除,经腹或经肛门切除等多种方法进行治疗。

一、病因与发病机制

（一）感染

炎性息肉与肠道慢性炎症有关,腺瘤性息肉的发生可能与病毒感染有关。

（二）年龄

结直肠息肉的发病率随年龄增大而增高。

（三）胚胎异常

幼年性息肉病多为错构瘤,可能与胚胎发育异常有关。

（四）生活习惯

低食物纤维饮食与结直肠息肉有关,吸烟与腺瘤性息肉有密切关系。

（五）遗传

某些息肉病的发生与遗传有关,如家族性腺瘤性息肉病（FAP）。

二、临床表现

根据息肉生长的部位、大小、数量多少，临床表现不同。

（1）多数结直肠息肉患者无明显症状，部分患者可有间断性便血或大便表面带血，多为鲜红色；继发炎症感染可伴多量黏液或黏液血便；可有里急后重；便秘或便次增多。长蒂息肉较大时可引致肠套叠；息肉巨大或多发者可发生肠梗阻；长蒂且位置近肛门者息肉可脱出肛门。

（2）少数患者可有腹部闷胀不适、隐痛或腹痛症状。

（3）伴发出血者可出现贫血，出血量较大时可出现休克状态。

三、辅助检查

（1）直肠指诊可触及低位息肉。

（2）肛镜、直肠镜或纤维结肠镜可直视到息肉。

（3）钡灌肠可显示充盈缺损。

（4）病理检查明确息肉性质，排除癌变。

四、治疗要点

结直肠息肉是临床常见的、多发的一种疾病，因为其极易引起癌变，在临床诊疗过程中，一旦确诊就应及时切除。结直肠息肉完整的治疗方案应该包括正确选择首次治疗方法，确定是否需要追加肠切除，及术后随访等三部分连续的过程。

（一）微创治疗（内镜摘除）

随着现代医疗技术的不断发展和进步，结肠镜检查和治疗结直肠息肉已经成为一种常见的诊疗手段，由于其方便、安全、有效，被越来越多的医护工作者和患者所接受。但内镜下治疗结直肠息肉依然存在着术后病情复发及穿孔、出血等手术并发症。符合内镜下治疗指征的息肉可行内镜下切除，并将切除标本送病理检查。直径＜2 cm 的结直肠息肉，外观无恶性表现者，一律予以切除；直径＜0.3 cm 息肉，以电凝器凝除；对于直径＞0.3 cm 且＜2 cm 的结直肠息肉，或息肉体积较大，但蒂部直径＜2 cm 者可行圈套器高频电凝电切除术。

（二）手术治疗

息肉有恶变倾向或不符合内镜下治疗指征，或内镜切除后病理发现有残留病变或癌变，则需手术治疗。距肛门缘 8 cm 以下且直径≥2 cm 的单发直肠息肉可以经肛门摘除；距肛缘 8 cm 以上盆腹膜反折以下的直径≥2 cm 单发直肠息肉者可以经切断肛门括约肌入路或经骶尾入路直肠切开行息肉局部切除术；息肉直径≥2 cm 的长蒂、亚蒂或广基息肉，经结肠镜切除风险大，需行经腹息肉切除，术前钛夹定位或术中结肠镜定位。

（三）药物治疗

如有出血，给予止血，并根据出血量多少进行相应处置。

五、护理诊断

（一）焦虑与恐惧

与担忧预后有关。

(二)急性疼痛

与血栓形成、术后创伤等有关。

(三)便秘

与不良饮食、排便习惯等有关。

(四)潜在并发症

贫血、创面出血、感染等。

六、护理措施

(1)电子结肠镜检查及经电子结肠镜息肉电切前1天进半流质、少渣饮食,检查及治疗前4～5 h口服复方聚乙二醇电解质散行肠道准备,术前禁食。如患者检查前所排稀便为稀薄水样,说明肠道准备合格;如所排稀便为粪水,或混有大量粪渣,说明肠道准备差,可追加清洁灌肠或重新预约检查,待肠道准备合格后再行检查或治疗。

(2)肠镜下摘除息肉后应卧床休息,以减少出血并发症,息肉直径<1 cm的患者手术后卧床休息6 h,1周内避免紧张、情绪激动和过度活动,息肉直径>1 cm的患者应卧床休息4 d,2周内避免过度体力活动和情绪激动。注意观察有无活动性出血、呕血、便血,有无腹胀、腹痛及腹膜刺激症状,有无血压、心率等生命体征的改变。

(3)结直肠息肉内镜下摘除术后即可进流质或半流质饮食,1周内忌食粗糙食物。禁烟酒及干硬刺激性食物,防止肠胀气和疼痛的发生。避免便秘摩擦使结痂过早脱落引起出血。

七、护理评价

通过治疗与护理,患者是否情绪稳定,能配合各项诊疗和护理;疼痛得到缓解;术后并发症得到预防或被及时发现和处理。

八、健康教育

(一)饮食指导

多食新鲜蔬菜、水果等含膳食纤维高的食物,少吃油炸、烟熏和腌制的食物。

(二)生活指导

保持健康的生活方式;增加体育锻炼,增强免疫力,戒烟酒。

(三)随访

单个腺瘤性息肉切除,术后第1年随访复查,如检查阴性者则每3年随访复查一次。多个腺瘤切除或腺瘤>20 mm伴不典型增生,则术后6个月随访复查一次,阴性则以后每年随访复查一次,连续两次阴性者则改为3年随访复查一次,随访复查时间不少于15年。

(那玲丽)

第十一节 痔 的 护 理

痔是肛肠疾病当中最常见的一种。痔随年龄增长,发病逐渐增高。

一、病因

(一)肛垫下移学说

人体在肛管的黏膜下有一层肛垫,有闭合肛管和节制排便的作用。肛垫充血、下移而形成痔。

(二)静脉曲张学说

认为直肠下静脉丛扩张淤血是痔形成的原因。

痔的诱发因素还有便秘、长期饮酒、进食刺激性食物及久坐久立。

二、分类及临床表现

(一)内痔

出血、脱出。

(二)外痔

肛门不适、潮湿不洁、瘙痒。

(三)混合痔

兼有内痔、外痔表现。

三、肛管检查方法

(一)肛门视诊

观察肛门处有无血、外痔、疣状物、溃疡等。

(二)直肠指诊

有无硬结、触痛、出血。

(三)肛门镜检查

了解直肠、肛管内情况。

四、处理原则及治疗要点

(一)手术治疗

(1)肛门成形术。

(2)吻合器痔上黏膜环切术(PPH)。

(3)血栓外痔剥离术。

(二)非手术治疗

(1)一般疗法:温盐水坐浴,局部热敷,保持排便通畅。

(2)注射疗法。

(3)胶圈套扎疗法。

(4)多普勒超声引导下痔动脉结扎术。

五、护理评估

(一)术前评估

1.健康史

了解患者发病前有无久站久坐、饮食不当、过劳、妊娠等诱因。

2.身体状况

(1)排便情况:询问患者有无便秘、便血;便血的时间及便血量。

(2)肛门皮肤颜色:异常时出现红色或出现暗红色。

(3)肛门情况:取蹲位并用力后,是否有痔、息肉从肛门脱出。

3.心理状态与认知能力

了解和评估患者的心理状态,了解患者和家属在围术期认知能力。

(二)术后评估

1.手术情况

麻醉、手术方式、用药等情况。

2.身体情况

监测生命体征、意识状态、体位、尿量等。观察肛周切口包扎情况,敷料渗出情况。

3.心理状态与认知程度

是否有紧张、焦虑的心理状态,对术后恢复是否配合,远期治疗是否有信心等。

六、护理措施

(一)术前护理

(1)戒烟、戒酒、预防感冒,女性月经期给予预告。

(2)向患者及家属讲解各项检查及处置意义,减少其对手术的顾虑及害怕的心理,取得配合。术前嘱患者禁食、禁水,取下手表、义齿、饰品等,更换清洁病服。

(3)教会患者疼痛评分方法,练习床上排尿、便。

(4)肠道准备:术前日进少渣饮食,术前晚口服泻药,术前排空大便,必要的时候灌肠。

(二)术后护理

1.活动

根据不同麻醉选择适当卧位,术后 6～8 h 待生命体征平稳后采取自由体位。可适当下床活动,不可久站或久坐。

2.饮食

手术当天及术后第 1 天禁食,术后第 2 天进食流食,在正常情况下第 3～4 d 可进普食。

3.控制排便

术后早期由于肛管压迫会使患者产生肛门下坠感或便意,术后 3 d 内尽量控制排便,促进伤口愈合,术后第 4 天应保持排便通畅,必要时可口服缓泻剂。

4.疼痛

判断疼痛原因、给予相应处理,遵医嘱按时应用镇痛药,必要时加用阿片类药物或去除肛管。

(三)并发症观察护理

1.尿潴留

与手术、麻醉刺激、疼痛等原因有关。嘱患者 4～6 h 排尿一次,必要时可给予留置尿管。

2.出血

(1)观察切口敷料渗血情况、肛管脱出情况及时间。

(2)术后保持排便通畅。

(3)必要时遵医嘱应用止血药物预防出血。

（4）发生出血时立即通知医师，进行肛管压迫止血。

3.切口感染

（1）换药时观察患者切口愈合情况、防止切口感染。

（2）遵医嘱使用抗生素以控制感染。

（3）温盐水坐浴，控制温度为 36 ℃～46 ℃，早晚各一次，每次为 10～15 min，保持肛门周围皮肤清洁干燥。

4.肛门狭窄

术后观察患者有无排便困难及粪便变细，如发生狭窄及早行扩肛治疗。

七、健康教育

（一）术后指导

（1）术后可早期离床活动，术后第 3 天后应保持排便通畅，进食粗纤维、易消化食物，早晚进餐后可口服缓泻剂。

（2）便后按时坐浴，保持肛门清洁，用丁字带固定切口敷料，避免脱落，如有污染，及时更换，防止切口感染。

（3）为患者做好疼痛知识的宣教，按时镇痛，排便或者换药前 30 min 可以口服镇痛的药物。

（二）出院指导

（1）多食膳食纤维、保持良好排便习惯。

（2）避免久坐、久站，避免剧烈运动。

（3）每天温盐水坐浴、保持局部清洁。

（4）适当进行体育锻炼及提肛运动（收缩肛门，每天 50～100 次）。

（5）定期复查。

（那玲丽）

第十二节　肛周脓肿的护理

一、护理评估

（一）健康史

了解患者有无肛周软组织感染、内痔、损伤、肛裂、药物注射等病史，有无血液病、溃疡性结肠炎等。

（二）身体状况

1.局部

评估脓肿位置，局部有无肿胀和压痛，评估疼痛的性质，是否因排便、局部受压、按摩或咳嗽疼痛加剧，是否有肛周瘙痒、分泌物等肛窦炎或肛腺感染的临床表现；有无排尿困难。

2.全身

患者是否出现寒战、高热、头痛、乏力、食欲缺乏、恶心等全身表现。

（三）辅助检查

评估实验室检查结果,有无白细胞计数及中性粒细胞比例增高,MRI 检查明确脓肿与括约肌的关系,有无多发脓肿。

（四）心理-社会状况

由于疾病迁延不愈,甚至形成肛瘘,为患者的生活和工作带来不便,注意评估患者心理状态变化,有无因疾病产生的情绪变化,了解其家属对患者疾病的认识程度及支持情况。

二、护理措施

（一）休息与活动

术后 24 h 内,卧床休息,协助并指导患者在床上翻身、活动四肢。但不宜过早下床,以免伤口疼痛、出血,24 h 后可适当下床活动。

（二）饮食护理

术后 1～2 d 以无渣或少渣流质、半流质为主,如稀粥、面条等,以减少肠蠕动,促进切口愈合。鼓励患者多饮水,摄入有助于促进排便的食物。

（三）控制感染

(1)遵医嘱应用抗生素,脓肿切开引流者,密切观察引流液的色、量、性状并记录。

(2)定时冲洗脓腔,保持引流通畅。

(3)当脓液变稀且引流量<50mL/d 时,可考虑拔管。

(4)高热患者嘱其多饮水并给予物理降温。

(5)其他护理措施参见痔围术期护理

三、健康教育

(1)疾病相关知识:向患者讲解疾病的发病原因及相应的治疗及护理配合要点,鼓励患者养成良好的饮食及排便习惯,预防便秘;避免长时间久站或久坐;术后告知患者进行肛门括约肌舒缩运动,防止肛门括约肌松弛。

(2)直肠肛管周围脓肿主要是因肛窦腺感染引起,注意个人肛门卫生和生活习惯避免肛窦炎的发生。

(3)对未行一次性切开治疗的患者术后存在较高的肛瘘风险,一旦发生肛瘘应行二次肛瘘手术治疗。

（那玲丽）

第十三节　肛瘘的护理

一、概述

肛瘘是肛管或直肠与肛周皮肤相通的肉芽肿性通道,由内口、瘘管、外口三部分组成。内口常位于齿线附近,多为一个;外口在肛周皮肤上,可为一个或多个。

经久不愈或间歇性反复发作为其特点,是常见的直肠肛管疾病之一,多见于青壮年男性,可能与男性性激素靶器官之一的皮脂腺分泌旺盛相关。

(一)病因和发病机制

大部分肛瘘多因肛窦肛腺化脓性感染扩散形成直肠肛管周围脓肿,内口为感染源入口,多在齿状线上的肛窦处,外口为脓肿自行破溃或切开引流处,位于肛周皮肤上,内口与外口之间的管道为瘘管。

由于外口生长较快,脓肿常假性愈合,导致反复发作破溃或切开,形成多个外口和瘘管,使单纯性肛瘘成为复杂性肛瘘。恶性肿瘤、溃疡性结肠炎、结核、肛管外伤感染也可引起肛瘘,但较为少见。

(二)肛瘘的分类

1.按瘘管位置高低分类

(1)低位肛瘘:瘘管位于外括约肌深部以下,可分为低位单纯性肛瘘(一个瘘管)和低位复杂性肛瘘(多个瘘口和瘘管)。

(2)高位肛瘘:瘘管位于外括约肌深部以上,可分为高位单纯性肛瘘(一个瘘管)和高位复杂性肛瘘(多个瘘口和瘘管)。

2.按瘘管与括约肌的关系分类(Parks 分类)

(1)括约肌间肛瘘(图 9-3):为肛管周围脓肿导致瘘管只穿过内括约肌,是肛管周围脓肿的后遗症。外口常只有一个,距肛缘较近,为 3~5 cm,约占肛瘘的 70%。

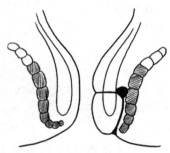

图 9-3　括约肌间肛瘘

(2)经括约肌肛瘘(图 9-4):为坐骨直肠窝脓肿的后遗症。瘘管穿过内括约肌、外括约肌浅部和深部之间,外口常有数个,并有支管互相沟通,外口距肛缘较远,约为 5 cm,约占肛瘘的 25%。

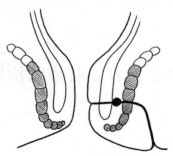

图 9-4　经括约肌肛瘘

(3)括约肌上肛瘘(图 9-5):瘘管向上穿过肛提肌,然后向下至坐骨直肠窝而穿透皮肤。瘘管累及肛管直肠环,故治疗较困难,约占肛瘘的 4%。

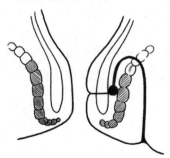

图 9-5　括约肌上肛瘘

(4)括约肌外肛瘘(图 9-6):最少见,为骨盆直肠间隙脓肿合并坐骨直肠窝脓肿的后果。瘘管穿过肛提肌,直接与直肠相通,仅占肛瘘的 1%。

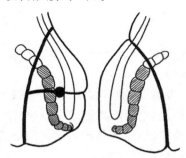

图 9-6　括约肌外肛瘘

(三)临床表现

肛瘘常有肛周脓肿自行破溃或者切开排脓病史,伤口反复不愈,形成肛瘘外口。以外口流出少量脓性、血性、黏液性分泌物为主要症状。当外口愈合,瘘管中蓄积脓液有脓肿形成时,可感到明显疼痛,同时可伴有寒战、发热、乏力等全身感染症状,脓肿穿破或切开引流后,症状即可缓解。

上述症状反复发作是肛瘘的临床特点。确定内口的位置对肛瘘诊断有重要意义。直肠指诊时触及内口有轻度压痛,有时可扪及硬结样内口及条索样瘘管。肛门镜检时可发现内口,切勿使用硬质探针自外口向内探查瘘管,易造成假性通道,应选用软质探针。经直肠腔内超声可以区分肛瘘与周围组织的关系,能分辨多数瘘管内、外口的位置。

(四)治疗

肛瘘很难自愈,易反复发作并形成直肠肛管周围脓肿,因此,大多数需手术治疗。治疗原则为将瘘管彻底切开,形成开放的创面,充分引流促进其愈合。手术操作关键则是尽量避免肛管括约肌损伤,防止肛门失禁,同时,避免肛瘘的复发。

1.瘘管切开术

将瘘管全部切开,靠肉芽组织填充伤口使其愈合,适用于低位肛瘘。

2.挂线疗法

利用橡皮筋或者有腐蚀作用的药线机械性压迫,缓慢切开肛瘘的方法。适用于距肛缘 3~5 cm内,有内、外口的低位单纯性肛瘘或者是高位单纯性肛瘘,抑或作为复杂性肛瘘切开、切除辅助治疗。其最大优点是不会造成肛门失禁同时能引流瘘管,排出瘘管内渗液,防止急性感染发生。

此法操作简单、出血量少、能充分引流、换药方便。

3.肛瘘切除术

切开瘘管并将瘘管壁全部切除至新鲜健康组织,创面不予缝合;若创面较大,可部分缝合,部分敞开引流,使创面由内向外生长至痊愈,此法适用于低位单纯性肛瘘。

二、护理措施

(一)肛瘘伤口评估

1.局部评估

(1)准确记录肛瘘的类型、位置、大小和深度。

(2)观察伤口渗液的颜色、性质、量、气味。

(3)记录瘘管的内、外开口数。

(4)保护肛周皮肤完整性。

2.全身评估

(1)疼痛:肛周神经丰富、敏感,换药时患者均不同程度紧张,疼痛感使其不自觉躲闪,创面基底部显露不良,影响伤口的观察处理。

(2)感染:注意患者有无乏力、嗜睡、不适等症状,以及外周血白细胞、中性粒细胞数增多。

(3)活动能力受限:肛瘘术后行走、坐卧不方便,影响社交活动。

(4)心理社会因素:伤口愈合周期长,经济负担加重导致患者心理焦虑、抑郁,伤口分泌物恶臭使患者容易沮丧,间接影响伤口愈合。

(二)肛瘘伤口护理

1.清洗伤口

(1)清洗液的选择:根据渗液的颜色、性质、量、气味选择清洗液。瘘管脓液多伴有异味,可用3%过氧化氢或碘溶液。过氧化氢是一种氧化性消毒剂,遇有机物,分解释放出新生氧,起到杀菌、除臭、去污、止血的作用,可有效控制瘘管的感染和伤口的异味。碘溶液具有广谱杀菌作用,可杀灭细菌繁殖体、芽孢、真菌,减少伤口中菌落数量。使用过氧化氢或碘溶液冲洗过的伤口,均须再用生理盐水冲洗干净,避免消毒液刺激,给伤口提供良好的生长环境。当伤口感染控制无异味时,直接选用生理盐水清洗伤口。

(2)清洗方法:正确的清洗方法有助于伤口的生长,同时便于操作者观察伤口。瘘管的清洗选择冲洗法更为合适。用20～50mL注射器连接去针头的头皮针或用10～14号吸痰管冲洗瘘管,冲洗至瘘管流出的液体清澈时视为洗净。

2.敷料的选择

(1)炎症期:以溶解坏死组织控制感染为主要目的。溶解坏死组织可选择自溶性清创,将水凝胶覆盖于伤口,如需将其注入瘘管,可先把水凝胶挤入10mL注射器,再将注射器乳头对准瘘口挤入瘘管中。

瘘管中坏死组织松动可用刮匙搔刮,逐次清除,创面上松动的坏死组织可选择锐器清创,将坏死组织直接剔除。控制感染选择杀菌类或抑菌类敷料。如亲水纤维银、藻酸盐银、纳米晶体银均能有效杀菌控制感染吸收渗液;磺胺嘧啶银脂质水胶体既能杀菌又能充分引流;高渗盐敷料能抑制细菌的生长还能溶解坏死组织有效引流。

当然，一些传统敷料也有较好的治疗效果，如碘仿纱条，它对厌氧球菌、真杆菌和产气夹膜杆菌有很好的抑菌效果，用在肛瘘伤口中也能引流并抑制细菌生长。炎症期由于渗液量大，敷料更换频率较高，以每天1次为宜，每次换药前嘱患者先排便而后再做伤口处理。

（2）增生期：以促进肉芽生长为主，保持伤口的湿润，渗液平衡即可。可选择藻酸盐、亲水纤维、水胶体糊剂覆盖伤口。

新鲜肉芽在湿润的环境中能快速生长，偶尔有过长或水肿，可选择高渗盐敷料覆盖伤口，去除肉芽中多余的水分，也可用95％硝酸银烧灼过长和水肿的肉芽，上述两种方法无效时可直接锐器剔除过长或水肿的肉芽，操作前应充分和患者沟通，注意患者对疼痛的耐受能力，此期更换敷料频率为1～2 d更换1次。

（3）成熟期：帮助上皮快速移行。可选择泡沫敷料、脂质水胶体和油纱类敷料，这些敷料可以有效地促进上皮的爬行，防止伤口和周围皮肤的损伤，减少患者的疼痛。此期可以用水胶体或泡沫敷料密闭伤口，让伤口保持低氧恒温状态，加速上皮生长。更换敷料为3～5 d更换1次。

（三）健康指导

1.保持排便通畅

患者术后伤口疼痛惧怕排便，嘱患者在饮食中增加蔬菜、酸奶、水果及富含粗纤维食品，养成定时排便的习惯，防止便秘，排便时不要过度用力、久蹲，以免引起切口疼痛和出血。

2.加强肛周护理

患者养成定时排便的习惯，便后用清水或湿巾清洗肛门和肛周皮肤，女性患者月经期间，可选择卫生棉条。

3.疼痛

肛门、肛管周围神经丰富，肛瘘手术后创面过大，挂线太紧，创面敷料填塞过多过紧，导致术后疼痛较多见。与患者积极沟通，鼓励患者，分散其注意力，选择舒适的体位来缓解不适，必要时使用镇痛药物。

4.活动能力受限

肛瘘患者因伤口部位特殊，行走运动受限，加之渗液及伤口分泌物异味较重，影响患者的正常社交。患者应注意选择舒适宽松的衣物，污染的衣物及时更换。

5.营养支持

加强营养，保持饮食营养丰富，嘱患者忌食辛辣刺激性食物，多食纤维素较多的食物，禁烟酒。

6.心理支持

肛瘘治疗周期长，反复发作，患者焦虑紧张。护理人员详细向患者介绍肛瘘的有关知识，应根据不同患者心理变化，进行细致的思想工作。讲解成功病例，从而消除焦虑心理，增强治疗信心。

（那玲丽）

第十四节　肛门失禁的护理

肛门失禁又称大便失禁,是指因各种原因引起的肛门自制功能紊乱,以致不能随意控制排气和排便,不能辨认直肠内容物的物理性质,不能保持排便能力。它是多种复杂因素参与而引起的一种临床症状。据过外文献报道,大便失禁在老年人中的发生率高达1.5%,女性多于男性。

一、病因及发病机制

(一)先天异常
肛门闭锁、直肠发育不全、脊椎裂、脊髓膜突出等先天性疾病均可造成肛门失禁。

(二)解剖异常
医源性损伤、产科损伤(阴道分娩)、直肠肛管手术、骨盆骨折、肠道切除手术后、肛门撕裂、直肠脱垂、内痔脱出等。

(三)神经源性
各种精神及中枢、外周神经病变和直肠感觉功能改变如痴呆、脑动脉硬化、运动性共济失调、脑萎缩、精神发育迟缓;中风、脑肿瘤、脊柱损伤、多发性硬化、脊髓瘤;马尾损伤,多发性神经炎、肛门、直肠、盆腔及会阴部神经损伤、"延迟感知"综合征等疾病均能导致肛门失禁。

(四)平滑肌功能异常
放射性肠炎、炎症性肠病、直肠缺血、粪便嵌顿、糖尿病、儿童肛门失禁。

(五)骨骼肌疾病
重症肌无力、肌营养不良、硬皮病、多发性硬化等。

(六)其他
精神疾病、全身营养不良、躯体残疾、肠套叠、肠易激综合征、特发性甲状腺功能减退等。

二、临床表现

(一)症状特点
患者不能随意控制排便和排气。完全失禁时,粪便自然流出,污染内裤,睡眠时粪便排出污染被褥;肛门、会阴部经常潮湿,粪性皮炎、疼痛瘙痒、湿疹样改变。不完全失禁时,粪便干时无失禁,粪便稀时和腹泻时则不能控制。

(二)专科体征
1.视诊

(1)完全性失禁:视诊常见肛门张开呈圆形,或有畸形、缺损、瘢痕、肛门部排出粪便、肠液,肛门部皮肤可有湿疹样改变或粪性皮炎的发生。

(2)不完全失禁:肛门闭合不紧,腹泻时可在肛门部有粪便污染。

2.直肠指诊

肛门松弛,收缩肛管时括约肌及肛管直肠环收缩不明显和完全消失,若损伤引起,则肛门部可扪及瘢痕组织,不完全失禁时指诊可扪及括约肌收缩力减弱。

3.肛门镜检查

可观察肛管部有无畸形,肛管皮肤黏膜状态,肛门闭合情况。

三、辅助检查

(一)肛管直肠测压

可测定内、外括约肌及耻骨直肠肌有无异常。肛门直肠抑制反射,了解其他基础压、收缩压和直肠膨胀耐受容量。失禁患者肛管基础、收缩压降低,内括约肌反射松弛消失,直肠感觉膨胀耐受容量减少。

(二)肌电图测定

可测定括约肌功能范围,确定骨骼肌、平滑肌及其神经损伤恢复程度。

(三)肛管超声检查

应用肛管超声检查,能清晰显示出肛管直肠黏膜下层、内外括约肌及其周围组织结构,可协助诊断肛门失禁,观察有无括约肌受损。

四、治疗要点

(一)非手术治疗

1.提肛训练

通过提肛训练以改进外括约肌、耻骨直肠肌、肛提肌随意收缩能力,从而锻炼盆底功能。

2.电刺激治疗

常用于神经性肛门失禁。将刺激电极置于内、外括约肌和盆底肌,使之有规律收缩和感觉反馈,提高患者对大便的感受,增加直肠顺应性,调节局部反射,均可改善肛门功能。

3.生物反馈治疗

生物反馈治疗是一种有效的治疗肛门失禁的方法。生物反馈仪监测到肛周肌肉群的生物信号,并将信号以声音传递给患者,患者通过声音和图片高低形式显示进行模拟排便的动作,达到锻炼盆底肌功能的作用。生物反馈的优点是安全无痛,但需要医患双方的耐心和恒心。

(二)手术治疗

由于手术损伤或产后、外力暴力损伤括约肌致局部缺陷。先天性疾病、直肠癌术后肛管括约肌切除等则需要进行手术治疗,手术方式较多,根据情况选用。包括:肛管括约肌修补术、括约肌折叠术、肛管成形术等。

五、护理评估

(一)焦虑

与大便不受控制影响生活质量有关。

(二)自我形象紊乱

与大便失禁污染有关。

(三)粪性皮炎

与大便腐蚀肛周皮肤有关。

(四)睡眠形态紊乱

与大便失禁影响睡眠质量有关。

（五）疼痛

与术后伤口有关。

（六）潜在并发症

尿潴留、出血、伤口感染。

六、护理措施

（一）焦虑护理

（1）术前患者心理护理：与患者及家属进行沟通，向患者及家属讲解所患疾病发生的原因、治疗方法、护理要点、影响手术效果的因素、可能出现的并发症和不适，使其对肛门失禁有正确的认识，积极配合手术治疗，对术后出现的并发症有心理准备。

（2）术后做好家属宣教使其亲人陪护在身边，使患者有安全感。向患者讲解手术的过程顺利使其放心，护士在护理过程中以耐心、细心的优质服务理念贯穿整个护理工作中让患者感到安心。

（二）自我形象紊乱的护理

护士做好患者基础护理，保持肛周及会阴清洁。及时协助患者更换衣裤及病床。护理操作过程中注意保护患者隐私。

（三）粪性皮炎护理

（1）一旦患者发生粪性皮炎护士应指导患者正确清洗肛周的方法。

（2）及时更换被粪便污染的衣裤。

（3）保持肛周、会阴局部清洁干燥。需要在护理粪性皮炎时同压疮做好鉴别。

（四）睡眠形态紊乱护理

病房保持安静，定时通风，鼓励患者养成良好的睡眠习惯。向患者及家属做好沟通，使其放松心情，评估影响患者睡眠的因素，帮助其排除，并讲解良好的睡眠质量对术后恢复的重要性。

（五）疼痛护理

术后建立疼痛评分表，根据评分值采取相应的护理措施，必要时常规使用镇痛泵。给予患者心理疗法，让其分散注意力，以缓解疼痛。

（六）并发症的护理

1.尿潴留

嘱患者小便时可听流水声、热敷小腹诱导排便。

2.出血

严密观察患者伤口敷料是否有渗血渗液；严密观察患者的生命体征、脉搏、心率、呼吸、神志、体温；观察患者排便时有无带血，嘱患者勿用力排便，以免引起伤口出血。如果患者伤口敷料有鲜红色血液渗出，应立即通知医师并协助医师进行止血甚至抢救处理。

3.伤口感染

每天给予伤口换药，严密观察患伤口愈合情况及有无发热等症状。

七、护理评价

患者围术期细致的护理不仅是提高患者满意度，也是提高手术成功的重要保障，通过相应的护理措施可促进患者早日康复，在治疗护理过程中，心理护理尤为重要，可帮助患者及家属减轻心理负担,减少和消除患者术后不必要的并发症,提高患者的生活质量,使患者早日回归社会。

八、健康教育

(1)嘱患者清淡饮食避免刺激辛辣等食物。

(2)指导患者正确的提肛运动。

(3)向患者讲解扩肛的目的、方法、注意事项。

(4)以多种形式的健康教育指导患者包括口头讲解、书面法、操作示范等,使患者充分掌握自我观察和自我调护的方法。

(5)对出院患者进行出院指导,并讲解随访时间,定期随访。

(6)告知患者适当活动,不可进行剧烈运动,保持肛周局部清洁干燥。

(那玲丽)

第十五节　直肠脱垂的护理

直肠脱垂可分为直肠外脱垂和直肠内脱垂。脱垂的直肠如果超出了肛缘即直肠外脱垂直肠内脱垂指直肠黏膜层或全层套入远端直肠腔或肛管内而未脱出肛门的一种疾病。直肠内脱垂又称不完全直肠脱垂、隐性直肠脱垂。由于直肠黏膜松弛脱垂,特别是全层脱垂,可导致直肠容量适应性下降,排便困难、大便失禁和直肠孤立性溃疡等。直肠内脱垂是出口梗阻型便秘的最常见临床类型,有 31％～40％的排便异常患者排便造影检查可发现直肠内脱垂。

一、病因与发病机制

解剖因素,腹压增高,其他内痔或直肠息肉经常脱出,向下牵拉直肠黏膜,造成直肠黏膜脱垂。影像学及临床观察结果等均表明直肠内脱垂和直肠外脱垂的变化相似,手术所见盆腔组织器官变化基本相似。因此,多数学者认为两者是同一疾病的不同阶段,直肠外脱垂是直肠内脱垂进一步发展的结果。

二、临床表现

排便梗阻感、肛门坠胀、排便次数增多、排便不尽感,排便时直肠由肛门脱出,严重时不仅排便时脱出,在腹压增高时均可脱出,大便失禁、肛门瘙痒。黏液血便、腹痛、腹泻及相应的排尿障碍症状等。

(一)肌电图检查

肌电图是通过记录神经肌肉的生物电活动,从电生理角度来判断神经肌肉的功能变化,对判断括约肌、肛提肌的神经电活动情况有重要参考价值。

(二)直肠肛门测压

了解肛管的功能状态。

三、护理评估

（一）术前护理评估

（1）询问患者是否有慢性咳嗽、便秘、排便困难等腹压增高情况，既往是否有内痔或直肠息肉病史。

（2）了解排便情况，有无排便不尽感，排便时是否有肿物脱出，便后能否回纳。

（3）了解辅助检查结果及主要治疗方式。

（4）评估患者对疾病的病因、治疗和预防的认识水平，是否因疾病引起焦虑、不安等情绪。

（二）术后护理评估

（1）了解术中情况，包括手术、麻醉方式、术中用药、输血、出血等情况。

（2）了解患者的生命体征，伤口的渗血、出血情况，及早发现出血；了解术后排尿情况，及时处理尿潴留。

（3）了解血生化、血常规的检验结果。了解患者的饮食及排尿、排便情况。

（4）评估患者对术后饮食、活动、疾病预防的认知程度。

（5）对术后的肛门收缩训练是否配合，对术后的康复是否有信心，对出院后的继续肛门收缩训练是否清楚。

四、护理诊断

（一）急性疼痛

与直肠脱垂、排便梗阻有关。

（二）完整性受损

与肛周炎症、皮肤瘙痒等有关。

（三）潜在并发症

与出血、直肠脱垂有关。

（四）焦虑

与担心治疗效果有关。

五、护理措施

（一）术前护理措施

（1）观察患者排便情况，有无排便困难、排便不尽感，排便时是否有肿物脱出、便后能否回纳。

（2）是否有出血、肛门周围肿胀、疼痛、黏液、瘙痒，症状明显时，嘱其卧床休息，肛门局部给予热水坐浴，以减轻疼痛。

（3）鼓励患者进食高纤维的蔬菜、水果，如番薯叶、芹菜、韭菜、茼蒿及苹果、香蕉，主食以燕麦、麦皮、番薯等，以软化大便，缓解患者的排便困难。

（4）术前1天半流质饮食，术前晚进食流质，配合灌肠，以减少术后早期粪便排出。术前视手术和麻醉方式给予禁食禁饮。

（5）准备手术区域皮肤，保持肛门皮肤清洁。

（二）术后护理措施

（1）腰麻、硬膜外麻醉，术后需去枕平卧6 h，避免脑脊液从蛛网膜下腔针眼处漏出，致脑脊液压力降低引起头痛。监测脉搏、呼吸、血压至生命体征平稳。

（2）做好排便管理：术后给予轻泻软便药乳果糖或麻仁丸及纤维增加剂,使粪便松软,易于排出。排便后及时坐浴和换药,以保持肛门周围皮肤清洁。

（3）术后3～5 d,指导患者肛门收缩训练。

六、护理评价

（1）能配合术前的饮食、灌肠,保证粪便的排出。

（2）能配合坐浴、换药,肛周皮肤清洁。

（3）能配合术后的饮食、盆底肌锻炼及肛门收缩训练技巧。

（4）掌握复诊指征。

七、健康教育

（1）饮食指导：术后1～2 d少渣半流质饮食,之后正常饮食,忌辛辣刺激性食物如辣椒及烈性酒等,进食高纤维的蔬菜、水果,如番薯叶、芹菜、韭菜、茼蒿及苹果、香蕉,主食以燕麦、麦皮、番薯等为主,以软化大便,利于粪便排出。

（2）肛门伤口的清洁：每天排便后用1∶5 000高锰酸钾溶液或温水坐浴,坐浴时应将局部创面全部浸入药液中,药液温度适中。

（3）改变如厕的不良习惯：如长时间蹲厕或阅读,减少排便努挣和腹压。

（4）肛门收缩训练：具体做法包括以下内容。戴手套,示指涂石蜡油,轻轻插入患者肛内,嘱患者收缩会阴、肛门肌肉,感觉肛门收缩强劲有力为正确有效的收缩,嘱患者每次持续30 s以上。患者掌握正确方法后,嘱每天上午、中午、下午、睡前各锻炼1次,每次连续缩肛100下,每下30 s以上,术后早期锻炼次数依据患者耐受情况而定,要坚持,不可间断,至术后3个月。

（5）如发现排便困难、排便有肿物脱出,应及时就诊。

（那玲丽）

参 考 文 献

[1] 刘龙,刘艳,刘国雄.外科学[M].昆明:云南科技出版社,2020.

[2] 孙君隽.新编麻醉技术与临床实践[M].开封:河南大学出版社,2021.

[3] 赵继宗,江涛.颅脑肿瘤外科学[M].北京:人民卫生出版社,2020.

[4] 周茂松.现代临床外科学[M].西安:陕西科学技术出版社,2021.

[5] 赵继宗.神经外科学[M].北京:中国协和医科大学出版社,2020.

[6] 马清涌.外科学[M].郑州:郑州大学出版社,2021.

[7] 郑树森.外科学[M].北京:中国医药科技出版社,2020.

[8] 袁晓兵.外科学[M].北京:中国医药科学技术出版社,2021.

[9] 许斌.外科学[M].上海:上海科学技术出版社,2020.

[10] 刘志宇.泌尿外科微创诊疗技术[M].郑州:河南科学技术出版社,2018.

[11] 肖强,张晋,范慰隆.现代临床外科学[M].昆明:云南科技出版社,2020.

[12] 曹新福.普外科微创手术学[M].汕头:汕头大学出版社,2019.

[13] 李鹏.外科学[M].长春:吉林大学出版社,2020.

[14] 田崴.实用外科与麻醉[M].长春:吉林科学技术出版社,2020.

[15] 刘玉军.当代外科学新进展[M].长春:吉林科学技术出版社,2020.

[16] 李文东.现代临床外科学新进展[M].北京:金盾出版社,2020.

[17] 陈国强,孙增勤,苏树英.微创外科手术与麻醉[M].郑州:河南科学技术出版社,2021.

[18] 闫荣业.现代临床外科学[M].天津:天津科学技术出版社,2020.

[19] 董家鸿.精准肝脏外科学[M].北京:清华大学出版社,2020.

[20] 李森恺.整形美容外科学[M].北京:中国协和医科大学出版社,2020.

[21] 江志鹏,李亮.实用腹股沟疝外科学[M].北京/西安:世界图书出版公司,2020.

[22] 刘英男.现代骨外科显微外科学[M].开封:河南大学出版社,2020.

[23] 李洋,任伟刚,李旋峰.新编实用外科学[M].昆明:云南科技出版社,2020.

[24] 赫赤,宗晓菲,王昭安.现代麻醉与临床实践[M].北京:中国纺织出版社,2021.

[25] 莫国贤.当代胆囊外科学[M].北京:科学技术文献出版社,2020.

[26] 刘志宇.泌尿外科学[M].北京:中国协和医科大学出版社,2020.

[27] 范巨峰,宋建星.麦卡锡整形外科学[M].北京:人民卫生出版社,2021.

[28] 李青峰.整形外科学[M].北京:人民卫生出版社,2021.

[29] 周辉,肖光辉,杨幸明.现代普通外科精要[M].广州:广东世界图书出版有限公司,2021.

[30] 卢丙刚.外科疾病临床诊疗与麻醉[M].北京:科学技术文献出版社,2020.

[31] 刘钊.肝胆胰脾外科学[M].哈尔滨:黑龙江科学技术出版社,2020.

[32] 赵炜煜.实用临床普通外科学[M].哈尔滨:黑龙江科学技术出版社,2020.

[33] 梁文勇.现代临床外科学[M].长春:吉林大学出版社,2020.

[34] 董金霞.内镜下黏膜切除术与高频电凝套扎术治疗胃肠道息肉的疗效及安全性比较[J].临床研究,2022,30(8):80-83.

[35] 赵森华.无痛消化内镜下息肉切除术在胃肠息肉患者中的应用效果[J].医疗装备,2022,35(9):127-128＋132.

[36] 张雨.腹腔镜与开腹穿孔修补术治疗胃十二指肠溃疡急性穿孔患者的效果比较[J].中国民康医学,2021,33(1):132-133,136.

[37] 谢朝云,蒙桂鸾,熊芸,等.胃十二指肠溃疡急性穿孔患者手术部位感染相关因素分析[J].西北国防医学杂志,2021,42(1):36-42.

[38] 王连忠,沈慧欣,段荣欣.腹腔镜修补术治疗急性胃十二指肠溃疡穿孔的疗效评价[J].微创医学,2021,16(1):63-65,86.

[39] 李琦,孟祥朝,孙惠军.不同手术方法对复发性腹股沟疝的疗效分析[J].山西医药杂志,2022,51(9):1018-1020.

[40] 刘俏男,崔常晋,李波,等.腹膜透析合并腹股沟疝经腹腹膜前修补术1例报告[J].腹腔镜外科杂志,2022,27(4):313-314.